主编
Scott L. Spear

副主编
Shawna C. Willey　　Geoffrey L. Robb
Dennis C. Hammond　　Maurice Y. Nahabedian

总主译
李　赞　韩宝三　穆　蘭　穆大力　刘真真　宋达疆

乳腺外科学
原则与技术

Surgery of the Breast
Principles and Art
Third Edition

第4卷

隆胸术与乳房成形术
Augmentation Mammaplasty

主译
于志勇　欧江华

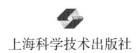

上海科学技术出版社

总目录

第2卷 乳房重建 Breast Reconstruction

第3卷　乳房缩小成形术和乳房悬吊术 Reduction Mammaplasty and Mastopexy

第4卷　隆胸术与乳房成形术 Augmentation Mammaplasty

第4卷
隆胸术与乳房成形术

Augmentation Mammaplasty

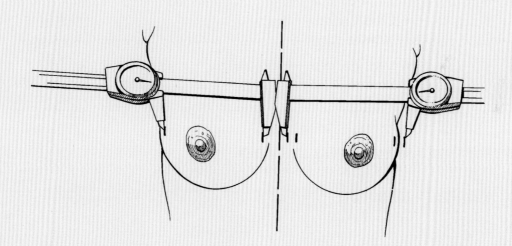

G. Patrick Maxwell

Matthew B. Baker

Allen Gabriel

第 106 章

隆胸术概述

Augmentation Mammaplasty: General Considerations

引言

小乳多为乳房发育不良或乳腺萎缩退化,困扰着相当数量的美国女性。乳腺发育不良往往被认为是原发性乳腺发育不全或胸廓发育不全(Poland综合征)或继发于其他胸壁畸形。乳腺萎缩退化可能出现在产后,随哺乳和体重下降而加重。塌瘪的乳房与正常乳房相比会导致身体形象不佳、不自信和自卑[1],从而对患者的人际关系、性生活满意度和生活质量产生不利的影响[2]。

随着身体形象变得日益重要和社会期望的改变,美容手术接受度逐步增加,美国的隆胸手术量持续稳步增加。2008 年,隆胸术在美国共行355 671 台,首次超过吸脂手术成为美国完成最多的美容手术[3]。在这一章中,我们回顾了隆胸术的历史、手术设计和手术方式,以及围手术期和术后的一些并发症。此外还描述了现代乳房假体的发展演变,并对硅胶假体隆胸术的争议进行了讨论。

历史

1895 年,Czerny 首次报道了成功的隆胸术案例,其方法是将躯干脂肪移至乳腺以修复乳房部分切除术后缺损[4]。1954 年,Longacre 报道了一例局部真皮脂肪瓣隆胸术[5]。脂肪组织和大网膜也最终被用来隆胸。然而,那时的自体组织隆胸的临床结果常是无法预测和不可接受的[6]。

在20世纪五六十年代,隆胸术用的固态异体材料是聚氨酯、聚四氟乙烯(Teflon)、膨胀聚乙烯醇甲醛(Ivalon海绵)。最终因患者出现局部组织反应、硬化、乳房变形和明显不适而没有被继续使用[7]。其他各种固体和半固体材料也曾被直接注射到乳房组织内以达隆胸目的,包括环氧树脂、虫胶、蜂蜡、石蜡、凡士林和发源于第二次世界大战时期的航空航天业的液体硅胶(聚二甲基硅氧烷)。1961 年,Uchida 报道了液态硅胶注射隆胸术[8]。不幸的是,液体硅胶注射隆胸并发症频发,包括反复感染、慢性炎症、流脓、肉芽肿形成,甚至坏死[9,10]。因此,美国禁止注射液态硅胶行隆胸手术。

现代乳房假体是由两部分假体成分组合而成,即几乎无渗透的硅胶弹性外壳及内部稳定的生理盐水或硅凝胶填充物。这种硅凝胶作为填充材料充填在一个薄而光滑的弹性硅胶壳中,其增加的填充物假体是 Cronin 和 Gerow 在 1963 年发明的[11]。从那以后,硅胶和生理盐水假体经历了多次的技术革新和改进。

乳房假体的发展

生理盐水假体

1965年,法国人 Arion 首次报道了充注式生理盐水乳房假体的应用[12]。生理盐水假体的开发是为了让非膨胀性假体通过一个相对小的切口植入后再原位充填[13]。虽然生理盐水假体的包膜挛缩率低于早期的硅胶假体,但早期假体的萎陷率却很高。最早的生理盐水假体由法国 Simiplast 公司制造,填充 3 年后的萎陷率是 75%,其随后退出市场暂停使用。1968 年,美国的 Heyer-Schulte 公司推出充注式生理盐水乳房假体(Mentor 1800 型)。

薄铂外壳和活叶阀注水壶是早期生理盐水假体与较高的萎陷率有关的两个特征[14]。通过新的室温硫化工艺使生理盐水假体的硅胶弹性外壳增厚而使其得以改善。这个工艺过程已用于所有生理盐水假体外壳生产,目前是 Allergan(原名 In-

表106.1　生理盐水假体

型号	表面	形状	凸度
Natrelle68LP 型	光面	圆形	低凸
Natrelle 68MP 型	光面	圆形	中凸
Natrelle 68HP 型	光面	圆形	高凸
Natrelle 168 Biocell 型	毛面	圆形	中凸
Natrelle 468 Biocell BioCurve 型	毛面	水滴形	中凸
Natrelle 363LF Biocell BioCurve 型	毛面	水滴形	全凸[a]
Mentor 光面、圆形、中凸型	光面	圆形	中凸
Mentor 光面、圆形、高凸型	光面	圆形	全凸
Mentor 毛面、圆形、中凸型	毛面	圆形	中凸
Mentor 毛面、水滴形、中凸型	毛面	水滴形	中凸
Mentor 毛面、水滴形、高凸型	毛面	水滴形	全凸

注:[a]363LF 型植入物采用全投影和低高度设计。

amed 和 McGhan Medical)和 Ethicon[原名 Mentor(被 Heyer-Schulte 收购)]。最初的 Heyer-Schulte 生理盐水假体壳通过活叶阀壶座注入填充物[15]。目前开发了一种更有效的隔膜阀用于所有现代生理盐水假体。

生理盐水假体是按推荐范围的充注量生产的,轻度乳房不对称使用推荐充注量盐水假体可在假体植入时得以纠正。充注不足的假体因假体外壳折叠或摩擦致萎陷率增加,因此不推荐使用。充注不足的假体也可能使乳房在特定体位时出现皱褶或局部起伏。从以往的经验看,盐水假体在略微过充和有较厚软组织覆盖的情况下表现更好。尽管这些假体可以略微过充,但过量充注可能导致假体更像一个球,沿假体边缘出现指关节样扇形凸起及不自然的坚硬感。盐水假体的另一个潜在缺点是触诊时感觉像水,而不是自然乳房组织的柔韧。两个公司均有多种具有不同表面纹理、形状和凸度的生理盐水乳房假体(表106.1)。

硅胶假体

硅胶的基本性质

硅胶是由各种长度的聚二甲基硅氧烷单体[$(CH3)_2$ - SiO]组成的半无机聚合多聚分子混合物。硅胶物理性质变化很大,取决于平均聚合物链长和聚合物链之间的交联度[16]。液体硅胶是平均长度且交联较少的聚合物。具有油性液体的稠度,常在医药和医疗器械中作为润滑剂。可通过逐步增加聚合物链长或交联程度来产生不同黏度的硅胶。硅胶的黏度可在很大范围内变化,从具有液体性质的柔软黏性凝胶到可塑形或形状稳定的牢固的内聚凝胶,其取决于聚合物链长和交联程度。硅酮凝胶聚合物的广泛化学交联将产生固体形式的硅胶,称为弹性体,具有类似橡胶的柔韧性。硅胶被用于制造面部假体、组织扩张器和所有乳房假体的外壳。这种化合物的多功能性使它们在航空航天工程、医疗器械和制药工业中不可或缺。

硅胶乳房假体的演变(表106.2)

第一代硅胶假体1962年由 Cronin 和 Gerow 发明,Dow Corning Corporation 公司生产[11]。第一代硅胶假体外壳由厚而光滑的硅胶制成,中等程度黏性的硅胶充填其中,外围见接缝。解剖形假体(泪滴状)背面有多个 Dacron 涤纶补片,以助假体保持在适当位置。遗憾的是,这些早期的假体包膜挛缩率很高,促使制造商开发第二代硅胶假体。

表106.2 硅胶乳房植入物

第一代 (1962—1970年)	厚的两件式外壳 表面光滑,有涤纶固定贴片 解剖形状(水滴形) 黏性硅胶
第二代 (1970—1982年)	薄薄的,有轻微渗透性的外壳 光滑表面(无涤纶贴片) 圆形 低黏性硅胶
第三代 (1982—1992年)	厚、坚韧、低渗透外壳 光滑表面 圆形 更黏稠的硅胶
第四代 (1993年至今)	厚的,坚韧,低渗透外壳[a] 光滑且有纹理的表面 圆形的,解剖形状的 更黏稠(内聚)的硅胶[a]
第五代 (1993年至今)	厚的,坚韧,低渗透外壳[a] 光滑且有纹理的表面 圆形和多样的解剖形状 增强内聚性,形成稳定的硅胶

注:[a]符合美国测试方法学会制定的技术参数。

在20世纪70年代,出现了第二代硅胶假体,目的是为了减少包囊挛缩的发生。这些假体的外壳更薄,无缝隙,没有涤纶固定片。这些假体呈圆形(非解剖形)并充填较低黏性的硅胶以提高自然的手感。然而,由于其薄、透水性的外壳和低黏度硅胶填充物,第二代乳房假体存在硅分子弥散或渗漏进入假体周围囊腔的问题。在取出旧假体时,可见到在包膜囊腔内假体周围的油性、黏性残留物,即硅胶弥散。微小的硅颗粒已被证实存在于假体周围组织甚至存在于淋巴管和淋巴结中[17]。硅的渗出现象尚没有发现显著的局部或系统性问题[18]。然而,由于其薄、抗渗透力弱的外壳,后期假体破裂的问题一直阻碍着第二代假体发展。

20世纪80年代出现的第三代硅胶假体研制的重点是提高外壳的强度和完整性,以减少假体中的硅胶渗出,并减少假体破裂和随后的凝胶渗出。Inamed(现为Allergen)开发了一种多层假体外壳,一种具有专利权的阻挡层材料夹在两层硅胶之间。Mentor(现为Ethicon)同样开发了第三代硅胶乳房假体外壳,由多层硅胶组成。第三代假体可让凝胶几乎无渗出,显著降低了外壳破裂的概率。

1992年,美国食品和药物监督管理局(FDA)要求第三代硅胶假体暂时退出美国市场。为可以再次进入市场,假体生产商开发了第四代硅胶乳

表106.3 硅胶乳房假体

型号	表面	形状	凸度
Natrelle 10 型	光面	圆形	中凸
Natrelle 15 型	光面	圆形	中凸+
Natrelle 20 型	光面	圆形	全凸
Natrelle 110 Biocell 型	毛面	圆形	中凸
Natrelle 115 Biocell 型	毛面	圆形	中凸+
Natrelle 120 Biocell 型	毛面	圆形	全凸
Natrelle 410 BioDimensional 型	毛面	水滴形	Matrix[a]
Mentor 光面、圆形、中凸型	光面	圆形	中凸
Mentor 光面、圆形、中凸+型	光面	圆形	中凸+
Mentor 光面、圆形、高凸型	光面	圆形	全凸
Mentor 毛面、圆形、中凸型	毛面	圆形	中凸
Mentor 毛面、圆形、中凸+型	毛面	圆形	中凸+
Mentor 毛面、圆形、高凸型	毛面	圆形	全凸

注:[a]410型和CPG型植入物可用于低、中、全高度及低、中、全和其他凸度的不同组合。

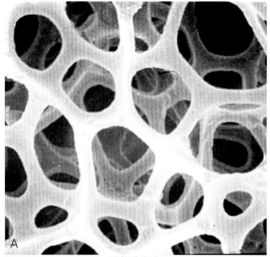

聚氨酯泡沫

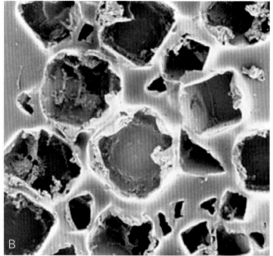

Biocell

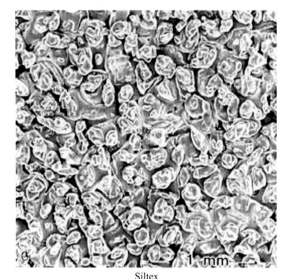

Siltex

图106.1 A. 假体的聚氨酯泡沫呈分层结构具有组织黏附力。这种纹理促进了毛面假体的发展,但美国已不可再用。B. Biocell是极毛糙的硅胶表面纹理,可通过黏附作用黏附于周围的组织。C. Siltex是一个不太毛糙的硅胶表面纹理,没有任何黏附作用,不能与组织粘连(引自 Maxwell GP, HammondDC. Breast implants: smooth versus textured. *Adv Plast Reconstr Surg* 1993;9:209‐220)。

房假体。这些硅胶乳房假体的外壳厚度和硅胶黏性的设计需要符合美国检验协会更严格的要求和FDA标准。此外,第四代假体质控更严,表面纹理和假体形状更加多样化(表106.3)。

解剖形的第四代硅胶假体的发展是基于这样一种认识,即隆胸必须考虑患者个体化的乳房形状和胸壁维度以产生最自然的效果。解剖形乳房假体的外壳具有带纹理的表面,可促使假体周围瘢痕组织向内生长和无法形成,以减少假体旋转和乳房畸形的发生率[19]。图106.1显示几种假体表面纹理的显微照片。

随着第五代硅胶假体的发展,解剖形假体概念已达如下水平。12种可能的假体高度和凸度组合的"生物维度计划系统"以满足患者个体化的需求。这些解剖学假体(410型)有一系列的容量范围,形状可以是低、中、高三个高度和低、中、高三个凸度的12种任意组合(图106.2)。Contour Profile Gel(CPG)假体由 Mentor 公司设计,下极形状更圆更突出,上极更具坡度,使隆胸和重建的乳房更加自然。

通常硅胶随重力作用而流向低位,假体上极因相对减少的体积致假体上部塌陷。为了对抗硅胶假体的这种特性,已努力开发出的第五代假体,内含有高黏硅胶具有更少的流动性和更好的形状稳定性。第五代假体的发展是硅胶技术进步的结果。

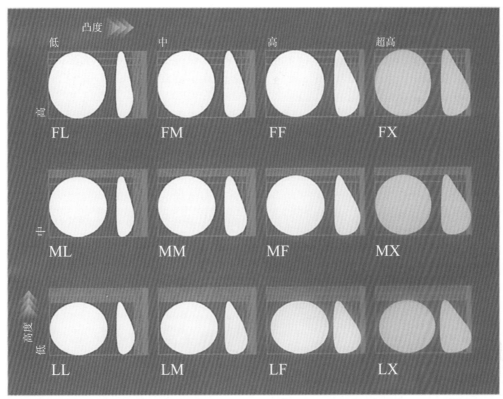

图106.2　410型高黏硅胶假体规格列表(Inamed),为隆胸术和乳房重建术提供了不同高度和凸度(L,低;M,中;F,高;X,超)的假体(致谢 Inamed Corp., Santa Barbara, California.)。

硅胶假体的批准

1976年,美国国会通过了《食品、药品和化妆品法》的医疗器械修正案,该法案赋予FDA可植入医疗器械的授予权[14]。那时,乳房假体或同类的乳房植入物基本上允许继续使用,直到FDA正式审查其安全性和有效性。1988年,美国FDA呼吁硅胶假体制造商在假体上市前提供研究数据证实其安全性和有效性。1991年11月,FDA召集专家小组来评估制造商提供的数据并举行公开听证会。咨询专家组的结论是需要更多的研究来确定硅胶乳房假体的安全性和有效性,但临床试验进行时,这些产品仍然可以被大众使用[20-23]。

FDA专员没有批准专家组建议,而是要求志愿者暂停使用硅胶假体。咨询小组的进一步评估使得FDA专员在1992年4月裁定硅胶假体并非一定不安全,但法律规定要求比制造商已提供的更多的数据来证明其安全和有效性[14]。尽管新闻媒体和公众普遍认为禁止使用硅胶假体是因为其危险性,但从未被真正禁止使用。1992—2006年间,

表106.4　参与硅胶乳房假体临床研究的入选标准

Ⅰ. 患者为女性,18 岁或以上,愿意签署知情同意书,并愿意遵守研究原则
Ⅱ. 乳房再造手术
a. 乳腺切除术后或其他涉及乳房的肿瘤手术
b. 乳房创伤后损伤
Ⅲ. 乳房先天性或发育性畸形
a. 先天性乳房缺失
b. Poland 综合征
c. 胸部发育不全
d. 结节性乳房畸形
e. 漏斗胸/隆凸
f. 脊柱侧凸,孤立性肋骨畸形
Ⅳ. 获得性畸形
a. 严重下垂需要乳房固定
b. 晚期假体周围包膜挛缩(Baker Ⅲ级或Ⅳ级)
Ⅴ. 修复破裂的乳房假体
a. 隆乳术后假体破裂
b. 乳房再造术后假体破裂
Ⅵ. 生理盐水假体因医疗原因被视为不合适
a. 皮肤太薄
b. 软组织覆盖不足
c. 皮肤严重起皱

注:根据 McGhan Medical Corp. 的研究登记表 1 和 Mentor Corp. 的术前患者病史记录(CRF Page 2-1)。

硅胶假体用于隆胸和乳房重建仅限于参与临床试验的乳房畸形患者。Mentor（现为 Ethicon）和 Inamed（现为 Allergan）共同开发了硅胶假体招募标准和资格（表106.4）。

制造商继续改进硅胶产品，并向 FDA 提交了硅胶乳房假体"附加临床研究"的结果。2006 年 11 月 17 日，FDA 批准了两家制造商生产的新改良硅胶乳房假体用于乳房重建和隆胸术。批准中附加了条件，包括要求对接受假体隆胸的妇女行 10 年的研究和 40 000 例妇女植入假体后行为期 10 年的安全性研究。密切监控批准后的研究进展。在本章写作时，制造商已经招募了所需最低数量的患者。

可替代的填充材料

出于对硅胶安全性的顾虑，乳房假体生产商开发了可替代的填充材料[24]。1991 年，Bioplasty 公司开发了以聚乙烯吡咯烷酮（PVP）作为填充材料的 Misti Gold 假体。PVP 材料被认为是一种生物膨胀凝胶，比硅更易透射线。NovaMed 获得了 Bioplasty 公司 NovaGold 名下的 PVC 充填假体在美国以外的市场。法国的 PIP 公司则开发了一种填充水合多糖凝胶的乳房假体。然而，由于渗透压梯度，术后有水合多糖凝胶或 PVP 填充物发生肿胀的报道。2000 年 12 月，英国医疗器械机构发布了一项警告称这些假体缺乏安全性研究。1994 年，Lipomatrix 公司开发了 Trilucent 假体，充填物是源自大豆油的甘油三酯[24]。然而，也存在油渗漏、组织刺激和刺鼻腐臭气味的问题。随着这些假体在 1999 年退出市场，目前美国没有任何替代填充材料的假体。

缺乏循证医学证据

有趣的是，含硅化合物在日常生活中广泛使用。大众暴露在日常消费品如发胶、防晒霜、保湿霜至少 50 年以上。活体组织中的有机硅因其疏水性几乎没有酶反应，这使得硅化合物非常稳定和具有惰性。硅胶作为标准被广泛地用于消费者安全测试，所有其他产品的生物相容性都需与其相比较[16]。在假体周围组织中检测到硅元素和硅颗粒，这一发现的生物学意义不确定也无特异性[25]。研究显示植入硅胶组织扩张器的患者的抗硅抗体水平与对照组比较无统计学差异[26]。

多项临床研究表明，接受硅胶假体的乳房切除术后患者自身免疫性疾病发生率与自体组织乳房重建者相比，无统计学差异[27-30]。即使是在超过 87 000 例患者的 meta 分析研究中，也显示硅胶乳房假体植入和结缔组织病之间无关联性[31]。在循证医学时代，似乎唯一例外的就是硅胶乳房假体的使用。值得注意的是，除了美国以外，世界上几乎所有工业化国家都在使用硅胶假体专用于隆胸。

手术目标和治疗

患者评估

隆胸的初次咨询时应与患者充分讨论手术的目标和预期。现在患者经常花时间通过朋友或者互联网来研究这个过程。医生应该给患者留下见多识广、沉着冷静、具备开展此手术能力的印象。任何有关患者的理解偏差的问题、不切实际的期望或自卑的问题都应在术前与患者充分沟通[1]。仔细询问病史和体格检查对隆胸术评估危险因素和挑选病例至关重要。年龄大于 35 岁或有乳腺癌危险因素的任何年龄的患者都建议行术前乳腺影像学检查[1]。

女性理想的乳房大小和形状具有先天主观性，并与个人喜好和文化背景有关。然而，大多数外科医生都认为，有一些共同特征能代表女性乳房的美学观念。这些特征包括一个有坡度或饱满的乳房上极和一个温和弧度的乳房下极，乳头 - 乳晕复合体在乳房中心的最突出点（图 106.3）。乳房结构是位于前胸壁上的乳房实质，被皮肤和皮下脂肪组成的软组织囊袋包裹。显然，隆胸术后的乳房外形将取决于假体、乳腺实质和软组织囊袋的动态相互作用[32]。

完整的体格检查从仔细观察和记录胸壁畸形或脊柱弯曲的症状开始。必须记录和观察乳房大

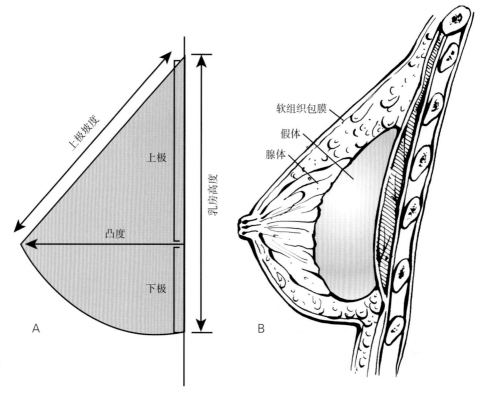

图106.3　A. 乳房美学外观的测量参数。B. 隆胸术后乳房外形是由假体的特征、容量、维度,乳腺实质的体积和数量,软组织囊袋的特点相互作用决定的。

图中标注:上极坡度、上极、凸度、下极、乳房高度、软组织包膜、假体、腺体。A、B。

小、乳头位置或乳房下皱襞位置是否存在不对称。仔细触诊乳腺和腋窝的所有象限以排除任何明显的肿块或可疑淋巴结。触诊乳房时,医生应仔细评估乳腺实质和软组织囊袋的量和平整度。软组织夹捏试验是一种有效的评估方法,即检查者的拇指和示指聚拢乳房上极,夹紧并测量组织的厚度。一般来说,夹捏试验结果小于2 cm是假体需置于胸大肌后间隙的指征。同样重要的是要描述乳房实质的数量、质量和分布,因为可能需要重塑或重新分布乳腺组织以塑造期望形状的乳房丘。皮肤的弹性也应该通过观察其对偏移的抵抗力来观察,并注意任何的皮肤冗余或妊娠纹的迹象。Allergan公司已经开发出"生物维度"术前规

表106.5　隆乳术中的术前计划和测量

(1) 仔细分析和测量现有乳房的尺寸和形状
(2) 分析并评估软组织包膜的特征
(3) 为隆胸后的乳房形状制订一个解剖学上明确的目标(例如上极丰满度)
(4) 选择假体的大小、形状、高度、宽度和投影,以实现个体患者的目标
(5) 选择手术入路(切口)和假体腔位置(即胸骨下、腺下、筋膜下)

划系统以方便患者评估和假体选择(表106.5)。Ethicon公司也开发了Bodylogic乳房假体大小选择工具使假体确认的结果更为方便。此外,还根据患者的组织特征(T)、囊袋(E)、实质(P)、植入物(I)、软组织和植入物相互作用(D)开发了乳房假体选择系统,称为TEPID评估系统[33]。

精确的测量必须将乳房下皱襞、乳头-乳晕复合体和胸骨上切迹作为主要标志(图106.4)。外科医生应测量乳房最宽处的宽度(BW),乳房高度(BH),乳头-乳晕复合体至乳房下皱襞的间距(N:IMF)。胸骨上切迹至乳头-乳晕复合体间距(SSN:N)和乳房间距(IMD)。在手术前用不褪色标记笔为患者在坐位进行标记是很有帮助的。标记原乳房下皱襞是必要的,标记胸前襞的前正中线也是一个好的方法。

除了手工测量外,三维和四维系统也可帮助测量。在选择合适的假体时,需增加医患之间的互动,以提高患者的体验。选择假体的视觉化展示能增加患者对能达到效果的信心。作为手术规划一个重要的步骤,四维成像系统(Precision

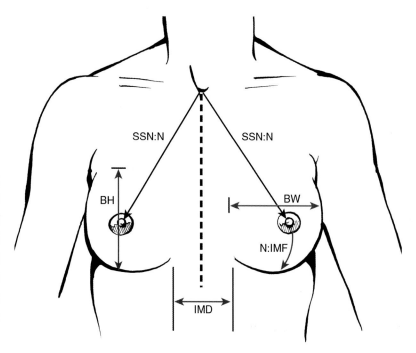

图106.4 术前评估包括测量胸骨上切迹－乳头间距(SSN:N)，乳头至乳房下皱襞间距（N: IMF）、乳房基底宽度（BW）、乳房高度(BH)和乳房间的距离（IMD）。软组织的厚度和质量用组织夹捏试验评估和进一步描述（根据Maxwell GP, Hartley W. Breast augmentation. In: Mathes SJ, Hentz VR, eds. PlasticSurgery. 2nd ed. Philadelphia: Elsevier; 2006重绘）。

Light, Los Gatos, CA)能自动测量和描绘软组织与胸壁的特点。有时靠人工测量和视诊可能会导致轻微的胸壁或软组织不对称。这种新的测量系统可以在术前发现所有的不对称，以便调整术前计划，并在签署知情同意时准确告知患者。本系统是基于如前所述的生物维度原则，我们将继续利用这种方法增加患者的安全性和满意度，降低再次手术率。该系统将作为我们医疗设备中实现这些目标的另一个工具。

手术计划
假体植入位置

乳房假体可以置于乳腺组织和胸大肌之间的乳房后间隙，或胸大肌和胸壁之间的胸大肌后间隙（图106.5)。一般来说，假体的位置取决于原乳房组织量是否足够多。乳房后间隙假体植入适用于轻度乳房发育不全和有足够乳腺组织的患者。与胸大肌后间隙植入相比，乳腺后间隙隆胸患者的围手术期不适感更少、恢复期更短。通常认为，相对于乳房组织覆盖少的胸大肌后间隙隆胸，乳腺后间隙隆胸会呈现一个更自然的乳房外形。乳腺后间隙隆胸的另一个优点是胸大肌的活动不会引起假体不自然的运动或变形，这种情况常见于

爱运动的女性[34]。然而，如果假体放在乳房后间隙，身材瘦弱的重度乳腺过小的患者植入假体后会有假体可触及甚至可观察到的风险。这类患者的假体更适合植于胸大肌后间隙。

胸大肌后间隙置入假体的过程，往往需要完全或部分切断胸大肌下部的起点使乳房下极得到必要的扩展。通常情况下，假体放置于胸大肌下实际上只是假体上内侧2/3覆盖胸大肌，这种情况应该更准确地描述为部分胸大肌后间隙植入[35]。偶尔有必要将假体植入胸大肌和前锯肌下，这称为完全肌肉下植入。

在某些情况下，乳房实质和胸大肌之间的相互作用可能会对隆胸后乳房的外观产生不利影响。例如，乳房丘悬于胸大肌前下方，导致"史努比鼻子"样乳房畸形[6]。这时就有必要进行胸大肌表面乳腺实质的部分松解，在胸大肌后和乳腺后形成一个平面[32]。这种双平面解剖法使胸大肌像"百叶窗帘"样向上收缩，而乳腺实质下垂至假体下部，避免隆胸后乳房畸形（图106.6)。

最近倡导应用筋膜后假体植入隆胸术[36,37]。从理论上讲，在胸大肌前筋膜和胸大肌之间植入假体，可以为覆盖上方软组织提供额外的支持，使乳房形态变得紧实并减少了假体在植入腔中的活

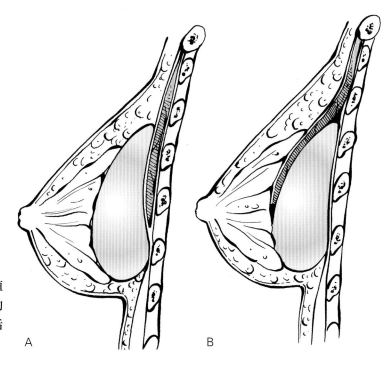

图 106.5　A. 当有足够的软组织覆盖时,植入物可以放置在胸大肌前腺体后或深筋膜的位置。B. 软组织不够时,假体置于胸大肌后或在双平面后间隙。

A B

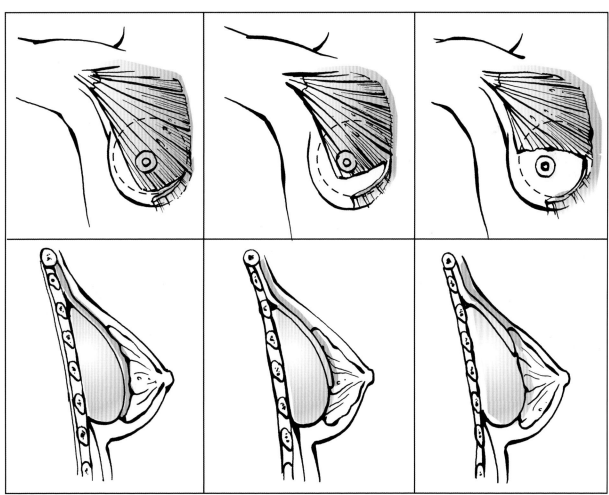

图 106.6　胸大肌后间隙植入假体通常会离断部分胸大肌,致假体上极由不同程度的肌肉覆盖而下极由乳腺腺体覆盖。胸肌离断的程度和位置决定覆盖假体的肌肉量和腺体多少,术语"双平面"就是被用来描述这种假体植入位置的。

动。此平面隆胸术的远期效果还未报道,但这种方法却在全世界越来越流行。

假体选择:填充材料

随着硅胶假体回归美国市场,植入数量较生理盐水假体逐渐增多。根据我们的经验,硅胶假体隆胸在触诊时能产生更柔软、更自然的感觉,且外观优于填充式生理盐水假体。硅胶假体的优势在国际上被广泛接受且几乎都应用于初次隆胸术。

即使多项研究已报道了硅胶假体的安全性,但其与自身免疫疾病的相关性目前没有被证实[23]。尽管缺乏科学数据支持,许多患者的印象仍然是生理盐水假体在某种程度上比硅胶假体更安全,这一观念对于那些确信硅胶假体具有潜在危险的患者来说,生理盐水假体是一个很好的替代选择。

假体选择:假体尺寸

根据患者的期望目标和医生的评估,在术前谈话阶段就选好假体的尺寸。一般来说,选择一个大小合适的假体的关键因素是原有乳房的尺寸、软组织囊袋拉伸性和特性,以及患者期望的乳房体积。乳房的宽度与胸部宽度有关,与体形成正比。为了维持正常的解剖标志,必须在隆胸过程中遵循腋前外侧乳房皱襞和乳房间的距离。乳房的高度同样重要,但比乳房宽度限制条件要小。这些标志的不平衡可能会引起不自然和变形的外观。一般来说,外科医生应该选择一个比现有乳房稍窄一点的假体(图106.7)。幸运的是,假体生产商现在生产有同一宽度的多种凸度的假体。这样外科医生就可以通过选择低凸度、中等凸度或高凸度的假体,以达到获得预期的乳房凸度和保持乳房的正常美学比例。

假体选择:假体表面纹理

在1970年,Ashley报道使用薄层聚亚氨酯泡沫(PUF)包被的硅胶假体行乳房重建,包膜挛缩的发生率显著降低[38]。设计假体表面纹理的最初目的是促进周围组织向内生长,有助于保持假体在胸壁的位置。在显微镜下观察聚氨酯泡沫显示了一个开放的、骨小梁样的结构(图106.1A)。这

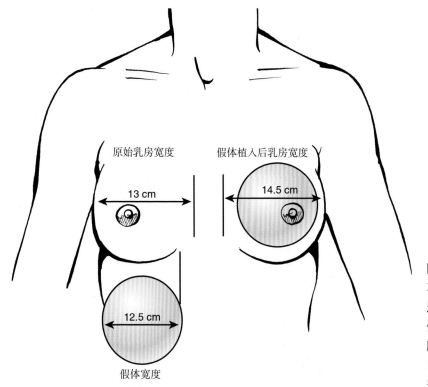

原始乳房宽度　　假体植入后乳房宽度

13 cm　　14.5 cm

12.5 cm

假体宽度

图106.7 选择的植入物的宽度一般不应超过患者的乳房组织的宽度。在这个例子中,乳房的宽度是13 cm。假体宽度为12.5 cm,假体植入患者的腺体组织下面。术后乳房形态大约14.5 cm宽,高度和凸度尺寸显著变化。

种结构促进组织迅速长入,可破坏和防止与假体周围包膜挛缩相关的环形线性纤维化[39]。PUF涂层假体植入后进行检查,常常发现涂层的分层作用和包囊内假体硅凝胶的流动性被限制。尽管如此,形成的假体包膜柔软,不产生临床症状相关的挛缩。在接下来的20年里,由于其美容效果和非常低的包膜挛缩率,PUF涂层假体(Natural-Y, Même, Replicon)日益受到整形外科医生的欢迎[40-42]。对PUF涂层假体的安全性担忧源于1979年国家癌症研究所的研究,该研究发现,老鼠喂食高剂量2,4-甲苯二胺后乳腺癌的发病率显著增加[43]。最终,聚氨酯涂层假体(Surgitek/Bristol-Meyers-Squibb)制造商未能在1991年4月获得FDA的市场前批准,这些假体被撤出美国市场。

鉴于PUF涂层假体装置相关的安全问题,假体制造商开发了对乳房假体和组织扩张器的硅胶壳进行表面纹理化处理的工序。1986年,McGhan(现在的Allergan)开发了Biocell纹理表面,应用于硅胶填充乳房假体和生理盐水充填乳房假体的外壳(图106.1B)。Biocell纹理的表面使用的是脱盐技术,创造和产生一个粗糙的开孔表面,孔的大小在300~600 μm,平均密度在3.1孔/mm²[39]。这种

表面已经被证明能诱导组织的长入,从而使假体可黏附周围的包囊[44]。Biocell织纹假体黏附效果与PUF涂层假体类似,但织纹表面并不从假体上分层。最终,Biocell织纹假体在植入腔内保持相对不动,产生柔软、非挛缩性的假体包囊,这就是柔软固定概念的起源。柔软固定的原理是使假体在精确合适的囊袋内形成相对固定的位置,与光滑面假体在较大的囊腔内具有很大的活动性形成鲜明对比(图106.8)。一些临床研究显示,Biocell织纹假体和光滑面假体植入比较,包膜挛缩发生率明显降低[39,44-46]。

1989年,Mentor(现为Ethicon)开发了Siltex纹理表面的生理盐水填充乳房假体和组织扩张器,如图106.1C所示[47]。在Siltex纹理表面制造了一个凹陷的压印,其原理是通过接触密集的织纹泡沫产生高度65~150 mm、宽度60~275 mm不规则凸起的结节。Siltex纹理的表面没有生物单元粗纹理表面粗糙,不如Biocell纹理表面假体具有黏附性,因此,Siltex纹理假体在植入腔内表现出更多的移动性,但是理论上也能降低乳房表面皱缩的风险。重要的是,临床研究显示,Siltex织纹假体与光滑表面假体比较,包膜挛缩发生率明

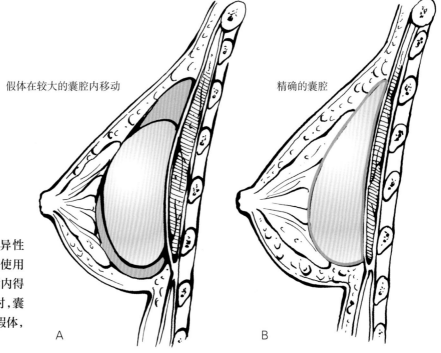

图106.8 水滴形囊袋是假体特异性的。A. 当圆形、光滑面的假体被使用时,一个大的囊袋使假体在黏液囊内得以活动。B. 当使用水滴形假体时,囊袋应该精确地围绕于匹配尺寸的假体,以促进组织粘连和假体的固定。

假体在较大的囊腔内移动

精确的囊腔

A

B

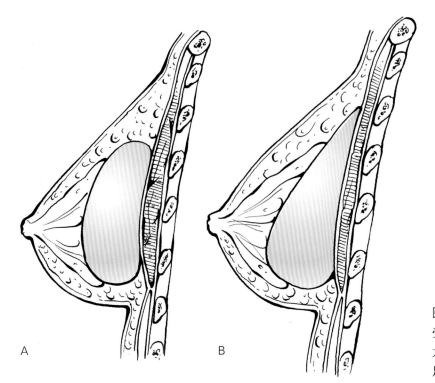

图106.9 A. 当术前乳房形态可接受时,圆形植入物就足以进行容积增大。B. 当乳房组织不充分、体积不足时,解剖形(水滴形)假体更好。

显降低[47]。

假体选择:假体形状

一定要记住女性自然乳房的形状不是半圆形,而是半球形,这一点是很重要的。对乳房形态进行尺寸分析显示:具有轻度倾斜的上极和弧形的下极,乳头－乳晕复合体在最高凸起的中央,这种形态的乳房是最符合美学的(图106.3)。典型的圆形乳房假体有其最大的中心凸起,剩余沿假体基部均匀分布(图106.9A)。与此相反,水滴形乳房假体具有占大部分体积的平坦上极,下极较突出(图106.9B)。因此,水滴形假体有一个固定的基底宽度和体积,与相同基底宽度的圆形假体比较,上极凸度较小。当患者渴望体积增大但乳房宽度较窄时,这种水滴形假体的特性是非常有用的[48－50]。

两家制造商已经研发出水滴形乳房假体以满足在乳房再造和隆胸术中乳房假体形状更自然的需求。Allergan已经研发出BioDimensional 410型水滴形硅凝胶填充乳房假体(表106.3)。Mentor研发出一系列生理盐水填充乳房假体,其轮廓剖面包括低、中或高凸度(表106.1)。显然,水滴形

假体在包囊内相对固定是必要的,因为旋转或内翻会产生明显的乳房畸形[51]。因此,所有水滴形假体都带有表面织纹,以有足够的摩擦力或有利于包囊和假体之间组织长入,确保假体的固定。

手术技术

入路

术前标记应在患者直立位完成,以便在实际手术过程中可用作参考点(图106.4)。外科医生应该标记前面的胸部中线(从胸骨上切迹至剑突)、现有乳房下皱襞和预知的新乳房下皱襞位置,作为手术剥离的范围。然后使患者处于仰卧位,在手术台中央,骨盆直接位于手术床的屈曲点上。手臂必须牢固地固定在臂板上,与躯干呈90°夹角。这些准备工作是必要的,以便在手术过程中患者可以随时按需处于直立坐位。无菌准备和前胸铺巾时,患者的肩膀必须保证可以被看到,因其作为一个重要的解剖参考点。

隆胸术中常用的3种切口是乳房下皱襞切口、乳晕周围切口、经腋窝切口[52]。在考虑患者偏好的同时,切口选择必须允许外科医生有最佳的手

术视野,便于确定解剖和精确控制假体植入。每种切口的潜在优点和局限性应与患者讨论(表106.6)。外科医生应该灵活地掌握每种技术,以便可以根据患者的解剖结构特点而个体化地制订手术方案。

乳房下皱襞的入路是由 Cronin 和 Gerow 两位教授推广普及的。无论是乳腺后植入或胸大肌后植入,假体的植入腔隙都可以被完全看清楚[11]。切口应放在预测的新乳房下皱襞位置,通常是在原乳房下皱襞的下方 1~2 cm。较小的切口(1~3 cm)可用于可膨胀的生理盐水充填式假体植入,但植入预充式假体(硅胶或生理盐水)的切口长度往往需要达到 5.5 cm。大部分切口应设计为在乳房中线外侧,因为这将会让瘢痕位于新的乳房下皱襞中最深的部分。

Jenny 于 1972 年描述了经乳晕周围入路的隆胸术,目前被整形外科医生广泛使用[53]。乳晕周围切口被放置在沿着乳晕皮肤交界处的下部。这个切口的主要优点在于瘢痕通常被很好地隐藏并且相当不明显。经乳晕周围的入路可以很容易调整乳房下皱襞和直接接近乳腺实质,松解乳房下极也很容易。然而,在乳晕直径小于 3 cm 的患者,乳晕切口对视野及解剖的要求通常达不到。这种切口存在的其他缺点,包括乳管切断后的潜在感染,乳头感觉降低的风险增加,乳晕颜色较深患者出现色素减退、瘢痕形成。

表 106.6 隆胸术的切口选择

影响因素	腋窝	乳晕周围	乳房下皱襞
植入平面			
肌肉下	+	+	+
腺体下	−	+	+
植入物类型			
盐水圆形	+	+	+
盐水成形	−	+	+
硅胶圆形/成形	−	+	+
术前乳房体积			
大(>200 g)	+	+	+
小(<200 g)	+	+	−
术前乳房低位			
高	+	+	+
低	−	+	+
乳房形状			
管状	−	+	−
腺体下垂	+	+	+
下垂(Ⅰ~Ⅱ级)	−	+	−
乳晕特征			
直径小	+	−	+
轻/模糊	+	−	+
乳房下皱襞			
无	+	+	−
高	+	+	+
低	+	+	+
二次手术	−	+	+

注:+,适用;−,一般不推荐。改编自 Hidalgo DA. Breast augmentation: choosing the optimal incision, implant and pocket plane. *Plast Reconstr Surg* 2000;105(6):2202–2216。

1977 年，Hoehler 首先描述了腋下入路，Bostwick 和其他教授推广这一方法[54]。这个切口可以使用 Montgomery 剥离器或在内镜直视下进行，解剖假体植入囊袋。腋下切口位于腋窝下壁和前壁，避免了乳腺上出现瘢痕。腋下切口通常可提供足够进入通道，放置一个可膨胀的圆形乳房假体物，但难以用于植入较大的预充式假体或水滴形假体。

形成假体囊袋

切口的位置应在术前谈话时确定。切开浅筋膜，其与下方及侧面的乳腺实质边缘相连。剥离斜向头侧避免乳房下皱襞组织破坏，直至胸大肌前筋膜。用 Bovie 电刀谨慎地止血。各种光纤照明器可用来帮助显示术中视野。外科医生倾向于使用光纤照明头灯照亮手术视野而不是用光源拉钩。一旦解剖出胸大肌的前筋膜，将在肌肉的上方或下方继续进行剥离，这取决于乳房假体植入的位置，或可以在胸大肌和前筋膜之间的平面进行剥离，以便将假体植入到筋膜下位置。

当假体植入在胸大肌下时，必须解剖出胸大肌外侧缘作为重要标志。小心地提起该肌外侧缘进入到胸大肌下间隙。这一平面的显示应从上方开始，向内侧，再向下分离肌肉和胸壁之间的疏松结缔组织。乳内动脉的穿支经常见于囊袋的内侧，需要使用电刀长头或绝缘 DeBakey 钳认真电凝止血。为了能容纳胸大肌下植入的假体，胸大肌下方的起点可能需要部分或完全切断（图 106.6）。胸大肌下方起点切断的程度取决于肌肉的起点位置、患者乳房的尺寸、植入假体的高度。相反，植入囊袋的外侧部分应采用钝性分离。这样，可以保留支配乳头–乳晕复合体感觉功能的第 3～5 肋间神经。

用含三联抗生素盐水溶液或聚维酮碘溶液充分冲洗胸大肌下的植入囊袋。再次仔细检查囊袋以确保完整止血。植入预填充假体时，先植入可调整的假体模型 Sizer，使它充水膨胀到计划容量，并将患者置于坐位，仔细观察确认合适的假体容量和辨别是否存在不对称。再将预充式假体或可

充式假体植入，放置于植入的囊袋内，确保最高凸起点在乳头位置。一旦假体处于适当的位置并充水膨胀到适当的体积，即可用可吸收缝合材料完成多层缝合，无菌胶带覆盖切口。圆形、光面、充注式生理盐水假体植入于胸大肌下的隆胸术效果如图 106.10 所示。圆形、光面、硅胶填充式假体植入于胸大肌下的隆胸术效果如图 106.11 所示。

有适当的乳腺组织覆盖，腺体下植入假体可以产生最佳的美容效果（图 106.12）。假体植入乳腺下方需要分离乳腺组织和胸大肌前筋膜之间的间隙。在分离过程中，要细致止血，避免损伤肋间外侧皮神经。如为光面、圆形假体则需分离一个更大的囊袋，可能导致假体在囊袋内移动（图 106.8A）。对织纹水滴形假体，囊袋应该被精确分离以便正好容纳假体。最终假体体积选择、假体囊袋调整、冲洗和关闭按照前述方法进行。

术后护理

在绝大多数情况下，隆胸术是门诊手术。患者可口服止痛药和预防性口服抗生素 3 天。在术后第 2 天开始，患者可以根据需要去除手术敷料并进行淋浴。首次复诊在术后第 3～5 天内进行。如果植入的是光面假体（非织纹假体），推荐术后第 3～5 天开始进行假体活动练习。如果患者有较高的假体向上方移位的风险，在术后早期可以使用弹性绷带持续地施加向下的压力。患者通常可以在手术后几天恢复工作，但 2～3 周内不允许恢复高强度的训练。后续的随访计划时间是在 4～6 周、3 个月和 1 年内。术后影像资料和对手术结果的评判是非常重要的，怎么强调都不为过。

隆胸术患者的管理

围手术期并发症

隆胸术后乳头敏感性的改变可能表现为麻木或过敏，一般认为是牵拉损伤、挫伤，或肋间外侧皮神经被横断的结果。不同的手术切口带来的乳头感觉变化的发生率和严重程度有显著差别。一般做乳晕切口后乳头感觉变化的发生率最高，而

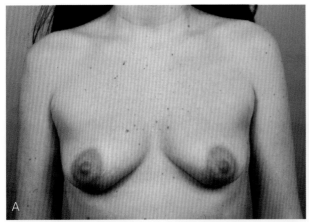

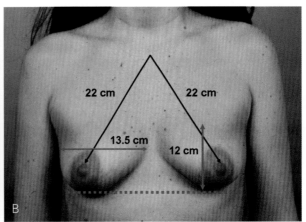

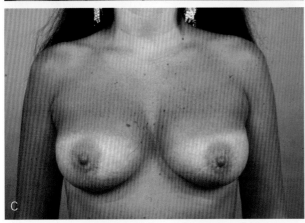

图106.10 A. 患者术前展示。B. 胸骨上凹到乳头测量距离为 22 cm,乳房宽度为 13.5 cm,乳房高度为 12.5 cm。根据这些尺寸和患者对盐水假体的需求,根据图中数据选择 12.7 cm 的植入物。360 ml 假体填充到每侧 375 ml。假体被放置胸大肌下方并切断与胸大肌下方起点。植入物被放置胸大肌下方是由于软组织夹捏试验小于 2 cm。C. 圆形、光面、充注式生理盐水假体植入在双平面下方。

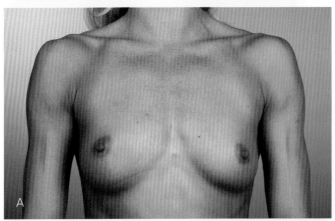

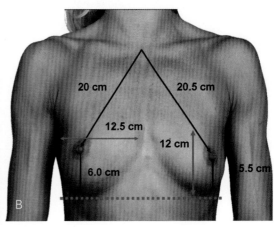

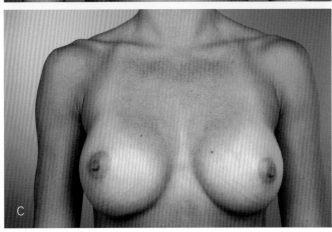

图106.11 A. 要求隆胸的运动员患者术前照片。B. 胸骨上凹到乳头的尺寸是 20 cm 和 20.5 cm,乳头至乳房下褶皱的距离不对称,分别是 6 cm 和 5.5 cm,乳房宽度 12.5 cm,乳房高度是 12 cm。C. 隆胸后的乳房外形符合患者的审美和功能要求。

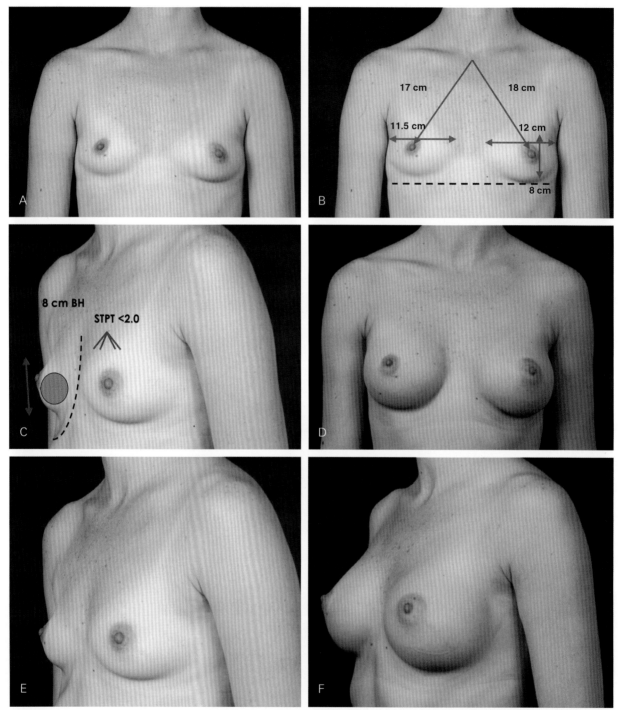

图106.12　A. 肌肉明显和乳房大小不相称的年轻患者,希望有自然丰满对称的乳房。B. 乳头至胸骨上凹的距离为17 cm和18 cm,乳房的宽度11.5 cm和12 cm,两侧乳房下皱襞位置有明显差异。C. 乳房高(BH)为8 cm,胸壁明显凹陷,右乳房下极狭窄,软组织夹捏试验(STPT)小于2 cm。D. 采用非对称型隆胸术,右侧植入255 g的410 MF型假体而左侧植入245 g的410MM型假体,通过乳房下皱襞切口放置于胸大肌下或双平面下。E. 术前斜位外观。F. 隆胸术后效果,乳房形态美观、对称。

腋下切口乳头感觉变化的发生率最低。文献报道的乳头感觉变化的发生率相差很大,但应告知患者,总的乳头感觉发生永久改变的风险约为3%～5%[55]。

假体周围积液通常在术后1周被吸收[56]。首次隆胸术后长期皮下积液非常罕见,治疗需要行超声引导下穿刺抽吸或放置引流管,稀释的抗生素冲洗和减少电凝的使用可有助于预防此并发症。隆胸术后早期或延迟发生的血肿都会造成不良后果,包括疼痛、失血、外形不对称和包膜挛缩[57]。患者术前使用的某些处方药或非处方药都可能导致术后出血,因此术前患者必须停用任何影响凝血或血小板功能的药物至少1周。为避免血肿形成,术中行精准止血是非常重要的,并且要谨慎使用钝性分离。围术期若发生血肿,应立即手术清除血肿并探查假体囊袋。但遗憾的是,在探查时很少发现血肿的来源。偶尔有患者在术后1～2周出现延迟血肿,甚至在数月至数年后发生,经常伴有乳房外伤史。不论距离隆胸术的时间多长,血肿扩大则需要进行探查和引流。小的且不扩大的血肿可采用非手术治疗,但可能会导致患者[57]假体包膜挛缩发生的风险增加。

术后可能会出现严重程度不等的切口感染,从轻度的乳房皮肤蜂窝组织炎到假体周围间隙的化脓性感染。表皮葡萄球菌是正常皮肤菌群的一部分,也是术后伤口感染最常见的病原菌。术中或术后给予抗生素可预防和减少感染的风险。在手术过程中保持无菌观念,用含有3种抗生素的盐水冲洗植入物囊袋,浓度为500 ml生理盐水中含50 000 U杆菌肽、1 g头孢唑啉、80 mg庆大霉素。还可使用无接触技术进一步减少细菌污染的风

险,外科医生用新的、无粉末的手套来处理假体。然后外科医生选择合适的植入技术小心植入假体。患者也要求在术前3天至术后5～10天用抗菌肥皂洗澡淋浴。在感染发生的早期,部分术后伤口感染可通过口服或静脉输注抗生素处理[56]。如果感染持续则应取出假体,让切口二期愈合。感染完全清除后,再进行二次隆胸术和瘢痕修复。

Mondor病是乳房的血栓性浅静脉炎,在1%～2%的隆胸术患者中会发生[56],通常会影响乳房下方的静脉,并且最常发生于采用乳房下皱襞切口的患者。幸运的是,这是一自限性的疾病,通过热敷几星期后可恢复。

隆胸术的迟发性并发症
假体包膜挛缩
隆胸术最常见的迟发性并发症是假体周围可触及包膜挛缩变形。由于周围组织的自然排斥反应,所有外科植入物都会形成一定程度的包裹。临床上假体包膜挛缩的特点包括过多的瘢痕形成且出现变硬、变形和假体移位。组织学检查显示挛缩组织呈环状线性纤维化,在光面外壳假体周围形成的包膜挛缩特别严重[39]。1975年,Baker提出了一个假体包膜挛缩临床分类系统,沿用至今[58]。此分类系统见表106.7。包膜挛缩仍是隆胸术最常见且最棘手的并发症,文献报道的发病率在0.5%～30%。

虽然已有研究证明有多个因素与包膜挛缩发生有关,但确切病因尚不清楚。增生的环状线性瘢痕可能来源于对肌成纤维细胞的刺激,肌成纤维细胞是现已知的出现在假体包囊周围的细胞。假体周围血肿、皮下积液或渗漏的硅胶刺激可能加重包膜挛缩[59]。其他异物颗粒,如手套粉末、棉绒或灰尘,也可能与包膜挛缩有关。

一些研究认为假体包膜挛缩与感染有关[60,61]。该研究描述了直接紧邻假体部位的一种慢性亚临床感染。对这种显微镜下可见的生物膜,细胞免疫功能和体液免疫相对难以发挥作用。对感染性包膜挛缩的恰当治疗是完全切除包囊和植入新的无菌假体。围手术期预防性抗生素

表106.7　隆乳术后囊膜硬度的Baker分类

一级(无触诊囊膜)	隆胸的感觉和未手术的一样柔软
二级(最低硬度)	乳房不那么柔软,可以触摸到假体,但看不见
三级(中等硬度)	乳房更硬,假体很容易触诊,可以看到它(或其变形)
四级(严重挛缩)	乳房坚硬、柔软、冰冷;失真通常很显著

的使用从理论上降低了细菌污染的风险,并已成为隆胸术的标准[62,63]。许多策略已经被用来防止假体包膜挛缩。一个策略是创建一个大的植入囊袋和采用假体移位锻炼法来维持这个植入囊袋的大小超过假体。

本章前面描述了带织纹表面的假体使用,已被证明可以减少隆胸术中包膜挛缩的发生率。其他的原因主要集中于减少皮下积液或血肿形成。皮下积液、血肿,甚至假体周围组织的血迹都可能引起包膜挛缩。在解剖过程中发生的任何出血都要控制,并用大量的冲洗液稀释除去组织中的血迹。

有证据表明,用于治疗哮喘的白三烯受体拮抗剂,可以预防和治疗假体包膜挛缩的形成[64]。具体来说,哮喘患者的常用药物扎鲁司特(安可来)和孟鲁司特(顺尔宁)已被证明可以治疗包膜挛缩的临床症状。

已形成的包囊挛缩通常需要手术干预。包囊切开术包括评估整个包囊环周,充分松解和扩大软组织封套。很厚的纤维包囊或含硅肉芽肿的钙化包囊必须部分或全部切除以矫正畸形[70,71]。这种方法往往对治疗晚期IV级囊挛缩非常有效,特别是当用生理盐水填充假体或无渗漏硅胶替代原假体后。改变植入部位的手术已被越来越多地用于治疗已形成或复发的包膜挛缩。最近的研究还表明,采用脱细胞真皮基质(ADM)可以治疗或防止包膜挛缩。虽然还需要长期随访,但在处理乳腺再次修复手术所面对的常见问题时,使用ADM已经显示出良好的应用前景。在进行乳房修复手术时,无论做或不做新的胸大肌囊袋,使用ADM是修复的主要手段[76,77]。对于那些假体植于乳腺后的患者,把假体囊袋改换到胸大肌下平面,下极用ADM覆盖。对于那些原假体是植入胸大肌下的患者,应该重做一个附加ADM的假体囊袋。确实有足够乳腺组织的患者,则重做一个有ADM提拉带的筋膜下囊袋。这可以使新放置的假体能够与正常的、血运良好的组织接触,而不是残留的瘢痕组织[65]。

假体破裂和萎缩

生理盐水充填式乳房假体的弹性壳的任何缺陷最终都会导致假体萎陷。生理盐水充填材料从假体中泄漏出来,可被周围组织吸收。临床中假体的萎陷通常由患者自己发现,几乎总是需要手术取出并替换假体。假体萎陷常伴有近期的外伤史,外壳的自发性破坏相对少见。两家生产商提交了生理盐水充填式乳房假体7年的萎陷率作为FDA的上市后审批过程的一部分[66]。Mentor假体7年的萎陷率为16.4%,随访患者是1 264例,随访率50%。Inamed的数据略有不同,在876例患者中,随访率85%,7年萎陷率为9.8%。需要注意的是,这些数据的统计学意义在发布时没有提及。然而,医生应告知患者,如果考虑用生理盐水充填式假体进行隆胸,预期7年后的萎陷率约10%～15%。

对硅胶假体自发破裂率的监测会更加困难[67,68]。当产生几乎相同的临床表现时,通常很难区分是硅胶破裂漏出或是轻微的硅胶渗漏。外壳的破裂可能导致只有少量的硅胶渗入假体包囊内空间,硅胶渗漏到囊外组织仅可能突出到孤立的小片区域。当然,已经实施闭合性包膜切除术的患者具有较高的硅胶渗漏入周围组织的风险。令人感兴趣的是,假体周围包膜挛缩可能将硅胶挤压到包囊外的区域。在大部分硅胶假体破裂病例,乳房的畸形并不明显,只有少量的包囊内或包囊外硅胶渗漏[68]。即使在硅胶假体壳出现明显破裂时,假体的形状或硬度也可能仅发生细微的变化。

乳腺磁共振成像(MRI)被认为是目前评价乳房假体完整性的最新技术。然而,使用乳房MRI评估硅胶充填式假体仍有假阳性和假阴性发生[69]。假体壳周围和包囊之间的硅残余物在MRI上常常被误解假体破裂。然而当手术时,假体外壳实际上往往是完整的,硅残留仅是硅胶渗漏。

Hölmich等的研究结果表明,大多数第二代假体MRI检查显示有破裂的证据,但患者并无症状[69]。MRI显示硅胶假体破裂的患者与MRI显示无破裂的患者相比，并没有出现症状及自身免疫性疾病或自身抗体的增加。作者总结说，硅胶假体破裂是相对无害的，很少导致明显症状[69]。

现在的硅胶比第二代硅胶具有更大的内聚力，即使在假体外壳破裂时也不太可能泄漏到周围的组织中。这种内聚性硅胶被描述为具有形状稳定或形状保持的"记忆"，很少或没有硅胶流动以及不可评估的硅胶渗漏。这就引发一个问题：现在硅胶假体外壳的破裂是否有临床意义，因为即使是在外壳破裂情况下，凝胶泄漏和凝胶扩散也不太可能发生。

最近，两家制造商都报道了他们的长期随访数据，结果非常有力和令人鼓舞。Mentor公司的长达10年的研究包括了1 008例女性患者，6年的随访，包膜挛缩发生率为9.8%[72]，而Allergan的10年研究包括940例隆胸术患者，6年的随访，包膜挛缩发生率为14.8%[73]。

两家制造商生产的高凝聚性硅胶假体有较少的包囊挛缩。Mentor的轮廓剖面硅胶假体2年的随访研究显示硅胶假体隆胸的包膜挛缩率为

0.8%[74]。另一方面，Allergan的410型高度凝聚性乳房假体的核心研究结果是，3年的包膜挛缩率是1.9%[75]。

两个制造商提供的数据表明这些医疗装置的安全性和有效性。但研究仍然在继续，我们必须努力提供持续的数据和科学的知识，并改进外科技术，以改善未来的临床结果。

结论

我们回顾了美国隆胸术的历史和发展。此外，我们的目的是提供一个用于患者评估、手术设计和方案选择的方法。目前，对一个具体的患者，在选择手术切口和特定类型的乳房假体时，有多种选择。最终，有关假体的尺寸、形状、表面纹理和填充材料选择的决定必须结合外科医生的建议和患者的意愿。然而，没有一种策略可以实现所有隆胸患者的目标。要认识到隆胸术是一门科学，也是一门艺术，每个患者的手术切口、假体囊袋的成形、假体选择和假体位置都必须是个体化的。

编者评论

Maxwell Baker医生和Gabrie深入回顾了乳房假体的历史，提供大量的临床珍贵资料，对整形外科医生开展隆胸术非常有价值。关于乳房假体植入术的历史，我还有一个补充意见。在PubMed上搜索"硅胶乳房假体"，是非常有趣的，在1990年之前，仅有8条索引文献，从1990—2009年，有874条索引文献。乳房假体装置的安全性和有效性已经在大量的文献中被报道。

目前，FDA允许使用光滑面的圆形硅胶假

体隆胸。水滴形硅胶假体在隆胸中的应用还在等待最后的批准。许多女性决定使用硅胶假体装置进行隆胸手术，生理盐水充填假体仍在继续被使用，然而对它的兴趣正在缓慢下降。

本章的其余部分是关于患者和假体的选择、手术技术和术后护理。这是世界级权威专家就隆胸术的相关问题进行的深入讨论。内容出色，插图精美，也提供了相关的参考文献。

(M.Y.N.)

参考文献 --------------------------------------

[1] Shipley RH, O'Donnell JM, Bader KF. Personality characteristics of women seeking breast augmentation, comparison to small-busted and average-busted controls. *Plast Reconstr Surg* 1997;60(3): 369-376.

[2] Baker JL Jr, Kolin IS, Bartlett ES. Psychosexual dynamics of patients undergoing mammary augmentation. *Plast Reconstr Surg* 1974;53(6):652-659.

[3] American Society of Plastic Surgeons. Press release: More than 8.7 million cosmetic plastic surgery procedures in 2003—up 32% over 2002. Available at: http://www.plasticsurgery. org/Media/Press_Releases/More_Than_87_Million_Cosmetic_Plastic_Surgery_ Procedures_in_2003.html. Accessed July 9, 2010.

[4] Czerny V. Plastic replacement of the breast with a lipoma[in German]. *Chir Kong Verhandl* 1895;2:216.

[5] Longacre JJ. Correction of the hypoplastic breast with special reference to reconstruction of the "nipple type breast" with local dermofat pedicle flaps. *Plast Reconstr Surg* 1954;14:431.

[6] Picha GJ, Batra MK. Breast augmentation. In: Achauer BM, Eriksson E, Guyuron B, et al, eds. *Plastic Surgery: Indications, Operations, and Outcomes*. 1st ed. St. Louis, MO: Mosby; 2000:2743-2756.

[7] Institute of Medicine. *Safety of Silicone Breast Implants*. Washington, DC: National Academy Press; 1999.

[8] Uchida J. Clinical application of crosslinked dimethylpolysiloxane, restoration of the breast, cheeks, atrophy of infantile paralysis, funnel-shaped chest, etc. *Jpn J Plast Reconstr Surg* 1961;4:303.

[9] Boo-Chai K. The complications of augmentation mammaplasty by silicone injection. *Br J Plast Surg* 1969;22:281.

[10] Ortiz-Monasterio F, Trigos I. Management of patients with complications from injections of foreign materials into the breasts. *Plast Reconstr Surg* 1972;50(1):42-47.

[11] Cronin TD, Gerow FJ. Augmentation mammaplasty: a new "natural feel" prosthesis. In: *Transactions of the Third International Congress of Plastic Surgery*. Amsterdam: Excerpta Medica; 1963;41-49.

[12] Arion HG. Presentation d'une prothese retromammaire. *J Soc Fr Gynecol* 1965;35:421.

[13] Regnault P, Baker TJ, Gleason MC. Clinical trial and evaluation of a proposed new inflatable mammary prosthesis. *Plast Reconstr Surg* 1972;50:220.

[14] Young VL, Watson ME. Breast implant research. *Clin Plast Surg* 2001;28(3):451-83.

[15] Lavine DM. Saline inflatable prostheses: 14 years' experience. *Aesthet Plast Surg* 1993;17:325-330.

[16] Brody OS. Silicone technology for the plastic surgeon. *Clin Plast Surg* 1988;15(4):517-520.

[17] Barnard JJ, Todd EL, Wilson WG, et al. Distribution of organosilicone polymers in augmentation mammaplasties at autopsy. *Plast Reconstr Surg* 1997;100(1):197-203.

[18] Thomsen JL, Christensen L, Nielsen M, et al. Histologic changes and silicone concentrations in human breast tissue surrounding silicone breast prostheses. *Plast Reconstr Surg* 1990;85(1):38-41.

[19] Baeke JL. Breast deformity caused by anatomical or teardrop implant rotation. *Plast Reconstr Surg* 2002;109(7):2555-2567.

[20] Miyoshi K, Miyamura T, Kobayashi Y. Hypergammaglobulinemia by prolonged adjuvanticity in men: disorders developed after augmentation mammaplasty. *Jpn Med J* 1964;9:2122.

[21] Endo LP, Edwards NL, Longley S. Silicone and rheumatic diseases. *Semin Arthritis Rheum* 1987;17:112.

[22] Spiera H. Scleroderma after silicone augmentation mammaplasty. *JAMA* 1988;260:236.

[23] Van Nunen SA, Gatenby PA, Basten A. Post-mammoplasty connective tissue disease. *Arthritis Rheum* 1982;25:694.

[24] Spear SL, Mardini S. Alternative filler materials and new implant designs: what's available and what's on the horizon? *Clin Plast Surg* 2001;28(3):435-443.

[25] Schnur PL, Weinzweig J, Harris JB, et al. Silicon analysis of breast periprosthetic capsular tissue from patients with saline or silicone gel breast implants. *Plast Reconstr Surg* 1996;98(5):798-803.

[26] Robrich RJ, Hollier LH, Robinson JB. Determining the safety of the silicone envelope: in search of a silicone antibody. *Plast Reconstr Surg* 1996;98(3):455-458.

[27] Edworthy SM, Martin L, Barr SG, et al. A clinical study of the relationship between silicone breast implants and connective tissue disease. *J Rheum* 1998;25(2):254-260.

[28] Gabriel SE, O'Fallon WM, Kurland LT, et al. Risk of connective-tissue diseases and other disorders after breast implantation. *N Engl J Med* 1994;330(24):1697-702.

[29] Park AJ, Black RJ, Sarhadi NS, et al. Silicone gel-filled breast implants and connective tissue diseases. *Plast Reconstr Surg* 1998;101(2):261-268.

[30] Schusterman MA, Kroll SS, Reece GP, et al. Incidence of autoimmune disease in patients after breast reconstruction with silicone gel implants versus autogenous tissue: a preliminary report. *Ann Plast Surg* 1993;31(1):1-6.

[31] Sanchez-Guerrero J, Colditz GA, Karison EW, et al. Silicone breast implants and the risk of connective-tissue diseases and symptoms. *N Engl J Med* 1995;332(25):1666-1670.

[32] Tebbetts JB. Dual plane breast augmentation: optimizing implant-soft-tissue relationships in a wide range of breast types. *Plast Reconstr Surg* 2001;107(5):1255-1272.

[33] Tebbetts JB. A system for breast implant selection based on patient tissue characteristics and implant-soft tissue dynamics. *Plast Reconstr Surg* 2002;109(4):1396-1409.

[34] Biggs TM, Yarish RS. Augmentation mammaplasty: retropectoral versus retromammary implantation. *Clin Plast Surg* 1988;15(4):549-555.

[35] Regnault P. Partially submuscular breast augmentation. *Plast Reconstr Surg* 1977;59(1):72-76.

[36] Graf RM, Bernardes A, Auersvald A, et al. Subfascial endoscopic transaxillary augmentation mammaplasty. *Aesthet Plast Surg* 2000;24:216-220.

[37] Graf RM, Bernardes A, Rippel R, et al. Subfascial breast implant: a new procedure. *Plast Reconstr Surg* 2003;111(2):904-908.

[38] Ashley FL. A new type of breast prosthesis: preliminary report. *Plast Reconstr Surg* 1970;45(5):421-424.

[39] Barone FE, Perry L, Keller T, et al. The biomechanical and histopathologic effects of surface texturing with silicone and polyurethane in tissue implantation and expansion. *Plast Reconstr Surg* 1992;90(1):77-86.

[40] Capozzi A, Pennisi YR. Clinical experience with polyurethane-covered gel-filled mammary prosthesis. *Plast Reconstr Surg* 1981;68(4):512-518.

[41] Gasperoni C, Salgarello M, Gargani G. Polyurethane-covered mammary implants: a 12-year experience. *Ann Plast Surg* 1992;29(4):303-308.

[42] Herman S. The Même implant. *Plast Reconstr Surg* 1984;73(3):411-414.

[43] Hester TR, Tebbetts JB, Maxwell GP. The polyurethane-covered mammary prosthesis: facts and fiction (II). *Clin Plast Surg* 2001;28(3):579-586.

[44] Burkhardt BR, Eades E. The effect of Biocell texturing and povidone-iodine irrigation on capsular contracture around saline-inflatable breast implants. *Plast Reconstr Surg* 1995;96(6):1317-1325.

[45] Hakelius L, Ohisén L. Tendency to capsular contracture around smooth and textured gel-filled silicone mammary implants: a 5-year follow-

up. *Plast Reconstr Surg* 1997;100(6):1566-1569.

[46] Tarpila E, Ghassemifar R, Fagrell D, et al. Capsular contracture with textured versus smooth saline-filled implants for breast augmentation: a prospective clinical study. *Plast Reconstr Surg* 1997; 99(7):1934-1939.

[47] Burkhardt BR, Demas CP. The effect of Siltex texturing and povidone-iodine irrigation on capsular contracture around saline inflatable breast implants. *Plast Reconstr Surg* 1994;93(1):123-128.

[48] Bronz G. A comparison of naturally shaped and round implants. *Aesthet Surg J* 2002;22(3):238-246.

[49] Hobar PC, Gutowski K. Experience with anatomic breast implants. *Clin Plast Surg* 2001;28(3):553-559.

[50] Niechajef I. Mammary augmentation by cohesive silicone gel implants with anatomic shape: technical considerations. *Aesthet Plast Surg* 2001;25:397-403.

[51] Panettiere P, Marchetti L, Accorsi D. Rotation of anatomic prostheses: a possible cause of breast deformity. *Aesthet Plast Surg* 2004; 28:348-353.

[52] Hidalgo DA. Breast augmentation: choosing the optimal incision, implant and pocket plane. *Plast Reconstr Surg* 2000;105(6):2202-2216.

[53] Jenny J. The areolar approach to augmentation mammaplasty. *Int J Aesthet Plast Surg* 1972(fall).

[54] Hoehler H. Breast augmentation: the axillary approach. *Br J Plast Surg* 1977;26:373.

[55] de Cholnoky T. Augmentation mammaplasty: survey of complications in 10,941 patients by 265 surgeons. *Plast Reconstr Surg* 1970; 45:573.

[56] Handel N. Managing local implant-related problems. In: Spear SL, ed. *Surgery of the Breast: Principles and Art*. 1st ed. Philadelphia: Lippincott-Raven;1998:953-968.

[57] Williams C, Aston S, Rees TD. The effect of hematoma on the thickness of pseudosheath around silicone implants. *Plast Reconstr Surg* 1975;56:194.

[58] Baker JL Jr. Classification of spherical contractures. Presented at the Aesthetic Breast Symposium, Scottsdale, Arizona, 1975.

[59] Barker DE, Retsky MI, Schultz S. "Bleeding" of silicone from bagel breast implants, and its clinical relation to fibrous capsule reaction. *Plast Reconstr Surg* 1978;61(6):836-841.

[60] Burkhardt BR. Fibrous capsular contracture around breast implants: the role of subclinical infection. *Infect Surg* 1985;4:469.

[61] Courtiss EH, Goldwyn RM, Anastazi GW. The fate of breast implants with infections around them. *Plast Reconstr Surg* 1979;63: 812-816.

[62] Dobke MK, Svabn JK, Vastine VL, et al. Characterization of microbial presence at the surface of silicone mammary implants. *Ann Plast Surg* 1995;34(6):563-569.

[63] Virden CP, Dobke MK, Stein P, et al. Subclinical infection of the silicone breast implant surface as a possible cause of capsular contracture. *Aesthet Plast Surg* 1992;16:173-179.

[64] Schlesinger SL, Ellenbogen R, Desvigne MN, et al. Zafirlukast (Accolate): a new treatment for capsular contracture. *Aesthet Surg J* 2002;22(4):329-336.

[65] Spear SL, Carter ME, Ganz JC. The correction of capsular contracture by conversion to "dual-plane" positioning: technique and outcomes. *Plast Reconstr Surg* 2003;112(2):456-466.

[66] Inamed. News release. Inamed files 7-year deflation rate data for its saline-filled breast implants post approval survey study with FDA; August 12, 2004.

[67] Cohen BE, Biggs TM, Cronin ED, et al. Assessment and longevity of the silicone gel breast implant. *Plast Reconstr Surg* 1997;99(6): 1597-1601.

[68] Cook RR, Bowlin SJ, Curtis JM, et al. Silicone gel breast implant rupture rates: research issues. *Ann Plast Surg* 2002;48(1):92-101.

[69] Hölmich LR, Vejborg TM, Conrad C, et al. Untreated silicone breast implant rupture. *Plast Reconstr Surg* 2004;114(1):204-214.

[70] Maxwell GP, Hammond DC. Breast implants: smooth versus textured. *Adv Plast Reconstr Surg* 1993;9:209.

[71] Maxwell GP, Hartley W. Breast augmentation. In: Mathes SJ, Hentz VR, eds. *Plastic Surgery*. 2nd ed. Philadelphia: Elsevier; 2006:1-34.

[72] Cunningham B, McCue J. Safety and effectiveness of Mentor's MemoryGel implants at 6 years. *Aesthetic Plast Surg*. 2009;33(3): 440-444.

[73] Spear SL, Murphy DK, Slicton A, et al. Inamed silicone breast implant core study results at 6 years. *Plast Reconstr Surg* 2007;120: 8S.

[74] Cunningham B. The Mentor study on contour profile gel silicone MemoryGel breast implants. *Plast Reconstr Surg* 2007;120:33S.

[75] Bengtson BP, Van Natta BW, Murphy DK, et al. Style 410 highly cohesive silicone breast implant core study results at 3 years. *Plast Reconstr Surg* 2007;120:40S.

[76] Maxwell GP, Gabriel A. Use of the acellular dermal matrix in revisionary aesthetic breast surgery. *Aesthet Surg J* 2009;29(6):485-493.

[77] Maxwell GP, Birchenough SA, Gabriel A. Efficacy of neopectoral pocket in revisionary breast surgery. *Aesthet Surg J* 2009;29(5):379-385.

第 107 章

William P. Adams Jr.

"High Five"设计系统：基于组织条件的隆胸术前设计

The High Five Process: Tissue-based Planning for Breast Augmentation

引言

隆胸术一直都是整形手术中最常见或次常见的手术[1]。近5年来,隆胸术的原则不再被认为是一个单一的外科操作,而是包含了4个过程:

(1) 患者教育。

(2) 以组织条件为基础的术前设计。

(3) 精细化的手术技术。

(4) 精准的术后护理。

以上隆胸术"四步曲"是获得可重复隆胸效果的必要条件,同时也可最小化二次手术概率,基于组织条件的术前设计是四步骤的第二步[2]。以往外科医生仅凭主观感觉进行术前设计。在过去15年中,在多个经美国FDA批准的上市前研究显示:在首次假体隆胸术后3年内再次手术率高达15%～20%,反映以往假体选择的不科学性,甚至是武断的。最近基于组织条件的术前设计的进步,不仅为隆胸术提供一种简化的术前设计方案,而且也可以选择出与患者组织及乳房尺寸相匹配的假体,从而获得更好的手术效果。用于假体选择的方案有不同的"设计系统",但是这些方法大都不是根据乳房的测量数据来选择合适的假体,因此并不是真正意义上的以组织条件为基础的术前设计系统。实际上,真正的基于组织条件的假体选择系统非常少。最近报道的基于组织条件的设计系统是"High Five"设计系统[3]。该设计系统不断更新发展了15年,现在的第三代"High Five"设计系统编撰整理出5个指标在术前设计时是最重要的决策,这些决策将会影响患者的手术效果。

精准的计划不是隆胸术所独有的,而是与所有行业有关,并已从商业活动到体育产业等的各个领域取成功。外科医生经常会问:"如何选择乳房假体?""什么样的假体能够获得最好的手术效果?""什么样假体是患者最喜欢的?"事实上它不只是假体本身问题,而是手术过程的问题,更具体说是隆胸手术过程的问题[2]。实际上,在美国FDA最近举行的乳房假体上市申请(PMA)听证会中,不仅讨论了假体,随后讨论的二次手术并发症的内容才最引人注目。

乳房假体选择的底线在于"是基于组织条件还是个人意愿"。换而言之,患者希望她们看起来像杂志封面的某一个演员或模特,或想要和她们的体型、乳房与自己大相径庭的朋友一样大小的假体。然而,真正起决定作用的是她们自身的组织条件客观能达到的效果及假体能特异性匹配自身组织。

整形外科学术的一些讲座中已良好地明确了基于组织条件的假体选择的概念。在已出版专著和同行评审的出版物中以及近几年国际会议的发言中,有超过2 500例隆胸术[4-6]是基于组织条件的术前设计。相比于过去15年所有PMA研究报道的3年内再手术率为15%～20%,此手术经过6～7年随访,其再手术率小于3%。

"High Five"设计系统的鼻祖是Tebbetts构建并发展的基于组织条件的设计系统[7],这是一套组织条件至上的设计系统。他在术前设计中将患者的组织条件放在首位,而不像McGhan的BioDimensional设计系统把患者及医生希望达到的乳房形态作为术前设计的首要因素(例如,预期的乳房间距及乳房凸度)。TEPID系统(包含包囊、乳腺实质的组织特征、假体、尺寸以及假体的填充动力学)最初只是基于组织条件进行假体体积选择的工具,但系统中的一些项目让许多外科医生感到困难。目前第三代"High Five"设计系统将5个最重要的决定隆胸手术效果的指标编码后,输出成简单易行的运算法则用于患者评估,所有操作步骤5分钟之内就能完成。

"High Five"设计系统：如何应用于临床

"High Five"设计系统的5个重要决策：

（1）假体覆盖/植入腔隙计划。

（2）假体的大小/体积。

（3）假体的类型。

（4）乳房下皱襞位置。

（5）切口设计。

High Five设计系统被认为简单安全高效。它使得外科医生可以控制每一个环节的质量,并做到有据可依。该方法适合所有类型的假体植入,包括普通凝胶假体,高黏性稳定型假体和生理盐水假体,并被证明非常有效。最重要的是,该方法很容易普及推广,无论是外科医生、住院医生、协诊员,甚至患者本人都可以成功地使用这个系统来客观地选择合适的假体。

四个基本的测量指标如下。

（1）乳房上极挤捏厚度(SPP)和乳房下极挤捏厚度(IPP),用于评估组织覆盖度。SPP需要≥3 cm才可以考虑乳房后间隙或胸肌后间隙植入假体。最初的"High Five"设计系统文献都采用2 cm作为临界值,然而,实际上即使SPP达到2 cm,术后3～5年其组织厚度也是不足的。IPP反映了乳房下皱襞(IMF)的组织厚度。如果IPP<5 mm,则应该考虑不离断胸肌下份的起始部(双平面1),而应该采用传统的胸大肌后植入使下极获得最大化的组织覆盖(图107.1A、B)。

（2）乳房基底宽度(BW)作为决定性作用的测量数据,是决定乳房假体体积最重要的两个因素之一。乳房基底宽度决定了假体囊袋的宽度,因此该指标也是隆胸手术必须测量的一个指标。乳房基底有效宽度是指从胸骨旁胸大肌起点至乳房最外侧部分的内侧缘的横跨宽度(通常经过乳头)。该宽度可以通过游标卡尺进行测量。由于游标卡尺只能进行直线测量,因此,我们通过此测量得到的乳房基底宽度通常比乳房实际宽度要小,而利用卷尺测量的乳房曲面宽度通常要比实际乳房宽度要长,在测量中应该注意避免此类错误(图107.1C)。

（3）皮肤拉伸度(SS)。皮肤拉伸度是进行假体体积选择的第二个重要指标,是对皮肤囊袋的客观测量。许多外科医生通过皮肤紧度来判断假体皮肤囊袋的情况,这个方法太主观而不能持续评估。皮肤拉伸度可以通过以下方法简单地进行测量。抓住乳晕内侧缘,最大限度向前拉伸(在患者可以忍受情况下),用游标卡尺测量皮肤在前后方向上的拉伸长度,测量结果处于2～3 cm为正常,少于2 cm为紧张,3～4 cm是松弛。如果大于4 cm提示乳房一定程度下垂,这种情况下,如果不行乳房提升固定术而仅实施隆胸术效果不会理想(图107.1D、E)。

（4）乳头－乳房下皱襞的拉伸距离(N：IMF)。将乳头最大程度向上方拉伸,于乳房中部测量乳头中点至乳房下皱襞中点的距离,即为乳头－乳房下皱襞的拉伸距离。该测量结果可以反映皮肤松弛度,并为切口选择提供依据(图107.1F)。

以上测量结果可以代入"High Five"设计系统分析和手术设计表格,该表格可以根据所有测量结果来制订手术方案(图107.2)。图107.3显示了一位31岁接受隆胸术女性的精确测量数据。

决策制订

（1）组织覆盖。这是个最重要的决策。因为假体覆盖组织不足的状况很难被纠正。在假体植入层次选择上,这个决策首先要考虑的是乳房上极组织的提捏厚度,如果提捏厚度<3 cm,建议选择胸大肌后间隙或双平面法隆胸术,因为这样可以获得足够的组织覆盖,尤其是从远期效果来看,更加如此。如果乳房上极提捏厚度>2 cm(3 cm的话更完美)可以考虑将假体植入乳房后间隙。我个人更倾向于采用双平面植入,因为这样可以综合乳房后

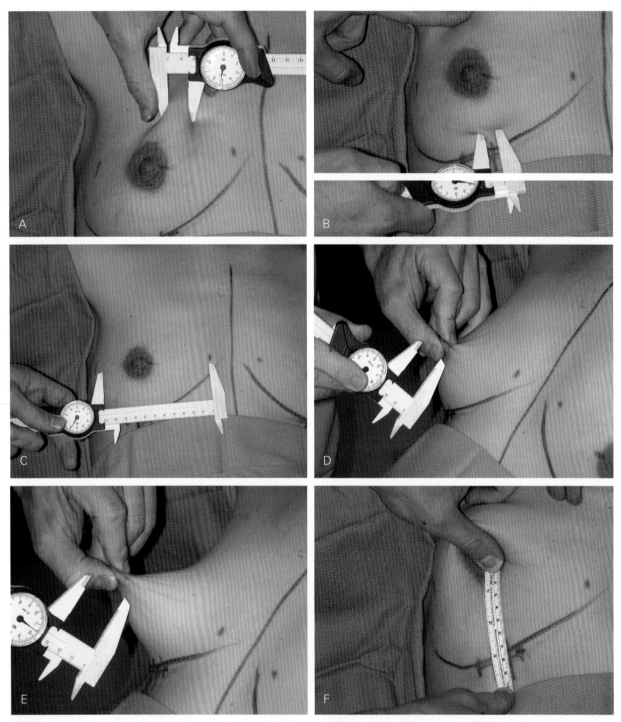

图107.1　A、B. 通过乳房上极挤捏厚度和乳房下极挤捏厚度来评估组织覆盖情况。C. 乳房基底宽度是起决定作用的测量数据,是决定假体体积最重要的两个因素之一。D、E. 选择假体的第二重要的测量数据,即客观测量皮肤囊袋大小。F. 绷紧时乳头到乳房下皱襞的距离。

"High Five"设计系统组织条件分析和手术计划

患者姓名：	日期：

(1) 组织覆盖：选择植入层次使得短期和长期的软组织达到最佳状态		
SPP	如果<2.0 cm，考虑双平面(DP)或者部分胸大肌后植入(PRP，保留跨过IMP的胸大肌起始部的完整性)	DP 1 2 3
IPP	如果STPTIMF<0.5 cm，考虑胸肌后间隙植入且保留IMF处的胸大肌起始部的完整性	PRP RM / SG
假体囊袋位置：选择基于组织覆盖的厚度		

(2) 假体体积／质量：选择能达到最佳填充效果的预计的假体体积	

基于患者乳房测量数据和组织特征确定需要的乳房假体体积

乳房基底宽度	B.W.乳房实质(cm)	10.5	11.0	11.5	12.0	12.5	13.0	13.5	14.0	14.5	15.0	ml
	初始容量(ml)	200	250	275	300	300	325	350	375	375	400	ml

$APSS_{Manstr}$	如果APSS<2.0，−30 ml；如果APSS>3.0，+30 ml；如果APSS>4.0，+60 ml，在右侧空格写下合适的数字	ml
$N:IMF_{MaxSt}$	如果N:IMF>9.5，+30 ml，在右侧空格写下合适的数字	ml
PCSEF%	如果PCSEF%<20%，+30 ml；如果PCSEF%>80%，−30 ml，在右侧空格写下合适的数字	ml
患者诉求		ml
估计净容量：基于患者组织特征填充植入腔		ml

(3) 假体的规格、类型、生产厂家：选择特定的假体特征					
假体生产厂家	假体类型／形状／表面／填充材料	假体体积／质量(ml／g)	假体基底宽度	乳房基底宽度	假体凸度
		ml／g	cm	cm	cm

为获得最佳的长期组织覆盖，假体基底宽度应该不超过患者乳房实质基底宽度，即便乳沟(IMD)会显得宽一点

(4) IMF 位置：判断术后乳房下皱襞的理想位置								

(根据以上步骤计算的假体预计净体积选择最接近的假体体积，建议的N:IMF在该体积下方的表格中)

	最接近上面计算的"假体预计体积"	200	250	275	300	325	350	375	400
	最大伸展力下推荐新N:IMF的距离(cm)	7.0	7.0	7.5	8	8.25	8.5	9.0	9.5

计划新的乳房下皱襞位置的水平	根据前述步骤将患者的N:IMF值写在右侧相应表格中，然后根据5项基本原则推荐的新N:IMF值写在右侧相应表格中。如果患者术前N:IMF比5项基本原则推荐的新N:IMF短，考虑将乳房下皱襞下移。如果患者术前N:IMF等于或大于5项基本原则推荐的新的N:IMF，则不要改变IMF的位置。	患者术前的$N:IMF_{MaxSt}$	5项基本原则推荐的N:IMF_{MaxSt}	乳房下皱襞位置的改变	乳房下皱襞位置下移
		cm	cm	是／否	cm

其他因素可能会影响最佳IMF位置，需要外科医生对新的N:IMF做出相应调整

(5) 切口位置：选择需要的切口位置		
乳房下皱襞	腋窝	环乳晕

图107.2 "High Five"组织分析和手术计划表，可用于总结测量结果并做出决定。

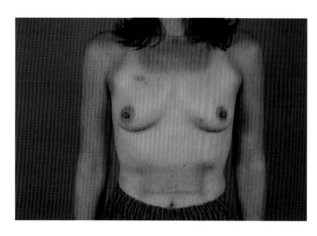

图107.3　31岁接受隆胸术女性的精确测量数据。乳房上极厚度＝2.5 cm；乳房基底宽度＝12.5 cm；皮肤拉伸度＝1.5 cm；乳头到乳房下皱襞的距离＝6.5 cm。

"High Five"设计系统组织条件分析和手术计划

患者姓名：		日期：	
(1) 组织覆盖：选择植入层次使得短期和长期的软组织达到最佳状态			
SPP	2.5 cm	如果小于2.0 cm，考虑双平面(DP)或者部分胸大肌后(PRP，保留跨过IMP的胸大肌起始部的完整性)	D P 1 2 3
IPP	1 cm	如果STPTIMF<0.5 cm，考虑胸肌下植入且保留IMF处的胸大肌起始部的完整性	PRP RM / SG
		植入腔位置：选择基于组织覆盖的厚度	

图107.4　乳房上极挤捏厚度(SPP)为2.5 cm。选择双平面1型进行手术。

(2) 假体体积／质量：选择能达到最佳填充效果的预计的假体体积												
基于患者乳房测量数据和组织特征确定需要的乳房假体体积												
乳房基底宽度	12.5	乳房实质(cm)	10.5	11.0	11.5	12.0	(12.5)	13.0	13.5	14.0	14.5	15.0	ml
		初始容量(ml)	200	250	275	300	(300)	325	350	375	375	400	300 ml
APSS_{Manstr}	1.5	如果APSS<2.0，−30 ml；如果APSS>3.0，＋30 ml；如果APSS>4.0，＋60 ml，在右侧空格写下合适的数字											−30 ml
N：IMF_{MaxSt}	6.5	如果N：IMF>9.5，＋30 ml，在右侧空格写下合适的数字											ml
PCSEF%	50%	如果PCSEF%<20%，＋30 ml；如果PCSEF%>80%，−30 ml，在右侧空格写下合适的数字											ml
患者的要求													ml
估计净容量：基于患者组织特征填充植入腔													270 ml

图107.5　基于乳房宽度为12.5 cm，最初假体体积为300 ml。由于植入腔隙较紧，皮肤拉伸度(SS)小于2 cm(在这个例子中是1.5 cm)。因此，假体体积应减少30 ml，最终适合该患者的假体体积为270 ml。

间隙和胸大肌后间隙植入的优点(图107.4)。

（2）假体体积。假体体积的选择可以依据"High Five"设计系统提供的假体选择列表来进行。首先,依据术前设计列表所示测量乳房基底宽度,根据假体选择列表中对应的乳房基底宽度初步确定假体体积,然后根据皮肤拉伸度和乳腺实质多少来进行假体体积的微调;也可以根据患者的需要(大一点或者小一点)进行微调整来满足患者的要求。所有值相加减即刻获得净填充量,即最佳的填充至患者个体化乳房假体包膜囊腔的量(图107.5)。

（3）假体类型。根据患者的要求和医生的建议,步骤2确定假体体积后,假体类型实际上已经选择好了。据假体型号列表选择一个稍小于患者乳房基底的宽度,由步骤2中算好的体积选择假体(图107.6)。

（4）确定乳房下皱襞位置。确定合适的乳房下皱襞位置需要综合考虑乳房基底宽度以及乳头至乳房下皱襞的距离。术前确定术后新的乳房下皱襞的确切位置非常重要,行乳房下皱襞切口入路的时,医生可直接将切口设计于术后乳房下皱襞位置。"High Five"设计系统包含了这些数据的关系,依表测量即可。具体细节请参阅文献。部分医生没有时间跟进这些理念,但只需简单的依

(3) 假体的规格、类型、生产厂家:选择特定的假体特征					
假体生产厂家	假体类型／形状／表面／填充材料	假体体积／质量 (ml／g)	假体基底宽度	乳房基底宽度	假体凸度
	10型 270 ml	270 ml／g	12.2 cm	12.5 cm	3.3 cm

为获得最佳的长期组织覆盖,假体宽度应该不超过患者乳房实质基底宽度,即便乳沟(IMD)会显得宽一点

10型			15型			20型		
假体体积 (ml)	直径 (cm)	凸度 (cm)	假体体积 (ml)	直径 (cm)	凸度 (cm)	假体体积 (ml)	直径 (cm)	凸度 (cm)
120	9.4	2.5	213	10.6	3.5	325	11.2	4.6
150	10.1	2.7	234	10.9	3.6	350	11.4	4.9
180	10.7	2.9	265	11.4	3.7	375	11.7	4.9
210	11.2	3.0	286	11.7	3.8	400	11.9	5.0
240	11.7	3.2	301	11.9	4.0	425	12.0	5.2
270	12.2	3.3	339	12.4	4.0	450	12.4	5.2
300	12.6	3.5	371	12.9	4.1	475	12.6	5.5
330	13.0	3.6	397	13.1	4.2	500	13.0	5.2
360	13.4	3.7	421	13.3	4.3	550	13.5	5.6
390	13.6	3.8	457	13.7	4.5	600	13.8	5.7
420	14.0	3.8	492	14.0	4.6	650	14.2	5.9
450	14.4	3.9	533	14.4	4.7			
480	14.8	3.9	575	14.8	4.8			

图107.6 选定所需的假体体积(步骤2)为270 ml。查看假体规格表。患者希望植入一个圆形硅胶假体。图中展示了Inamed/Allergan假体10、15和20型假体的数据表。最佳匹配的假体为体积270 ml基底直径≤12.5 cm,因此选择了10型、270 ml,基底宽度为12.2 cm。

表操作10个病例,该评估系统的简单性、可预见性及可重复性显而易见(图107.7)。

（5）切口。最后的选择是切口,虽然这是经常谈及的问题,但是在这5项抉择中是最不重要的一步。据患者的要求、医生推荐及的医生的手术技巧来决定(图107.8)。

使用"High Five"设计系统,所有重要的术前决策都可以在5分钟以内完成,使医生能基于患者的组织条件和径线测量高效地选择合适的假体,并可重复。它可以使医生在进入手术室之前就做好所有重要的决策,缜密地完成隆胸的第三个步骤。参见图107.9的最终结果。

讨论

借助"High Five"设计系统,医生在术前就可以做好所有影响手术效果的重要决策。"High Five"设计系统是基于组织条件的假体选择系统,可以依据患者的乳房组织特征和形态大小进行假体选择。尽管选择假体的方法很多,选择一个以组织条件为依据的假体选择系统很重要。

一个基于组织条件的假体设计系统可以通过对乳房测量数据的分析,帮助医生做出合理的假体选择。不幸的是,很多普遍应用的假体选择方法并不是以客观数据为依据的假体选择。拿基底宽度为12 cm的假体来说,可选择低凸、中凸和高凸三种形态(源于统一标准生产的假体系列,并非基于组织条件的个体化设计),其对应的体积为250～450 ml,这对于基底宽度同为12 cm的乳房来说,选择这一系列中不同体积的假体非常困难,其远期效果的差距也非常巨大。这就是为什么"High Five"设计系统要用基底宽度和皮肤拉伸度来精细评估假体体积的根本原因。如果假体皮肤囊袋较紧,考虑选择体积稍小的假体(约减少30 ml)。推算的假体体积也可以依据患者的要求和医生的判断进行调整。有趣的是"High Five"设计

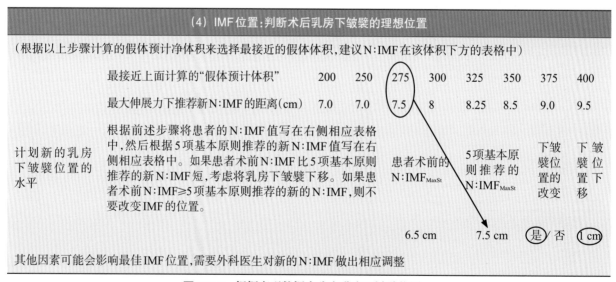

图107.7　根据客观数据来确定乳房下皱襞位置。

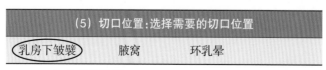

图107.8　切口及关键因素。

系统允许医生根据患者的要求做出调整。当我们选择的假体体积超过"High Five"设计系统推荐的体积的时候，术后并发症随之显著增加，尤其对高风险病例（乳房基底窄——基底宽度＜11.5 cm），乳房皮肤紧（皮肤拉伸度＜2 cm）更是如此[8]。

据前评价和已发表数据，基于组织条件的假

体选择方法使医生简便地决定最佳的乳房假体填充体积。不仅可获得最好的外形和美容效果，同时最小化手术并发症及二次手术率。使患者满意度，包括二次手术率及恢复时间得以优化。假以时日，外科医生会发现使用的这套系统很先进，并能给她们的患者带来最好的手术效果。

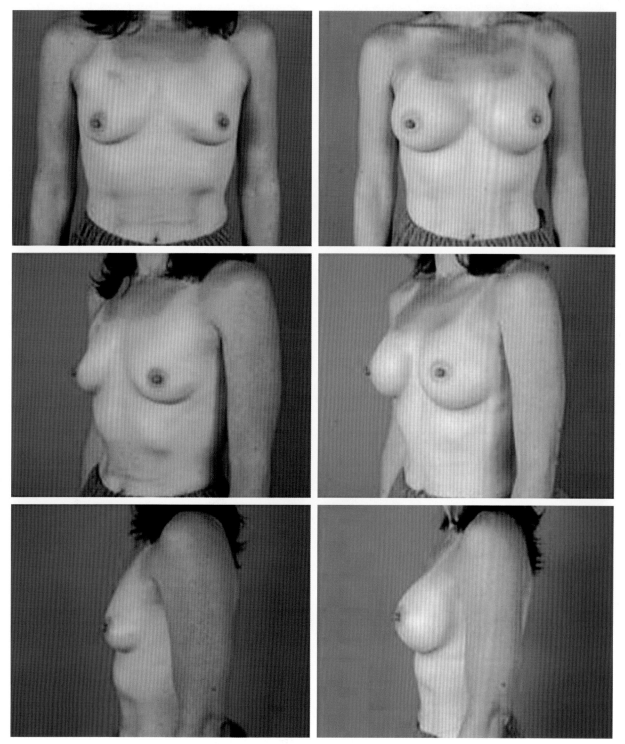

图107.9　术后1年的效果。

编者评论

Adams 医生关于隆胸手术计划的 Tebbetts/Adams"High Five"设计系统的内容非常出色。这个系统的形成是凝聚了外科医生超过15年的经验和成千上万个乳房假体植入的案例。这个系统真正的益处是为整形外科医生准备行隆乳术时构建了一个工作框架。它因为相对保守而安全，因为可重复性、患者满意度高而有效。即便如此，我相信有些医生认为这些概念并不一定适用于他们的实践。因为患者对隆胸术的期望值不尽相同，事实也是千变万化，没有统一标准。比如外科医生按这个系统估算出300 ml的假体是最佳的选择，但患者却可能期望更大的假体。

"High Five"设计系统最初在2005年提出，但是，此次版本的更新的内容应该是非常有用。基本原则如下：①基于覆盖组织的厚度；②基于乳房宽度的假体体积，可依据挤捏测量、乳腺实质的容量及患者期望值进行调整；③基于患者和医生因素选择假体类型（圆形或水滴形）；④确定IMF的恰当位置；⑤基于患者和外科医生因素选择手术切口。主要的测量包括乳房上极和下极挤捏厚度、基底宽度、皮肤拉伸度和乳头至下皱襞的拉伸距离。重要的研究回顾提示，行乳房后间隙假体隆胸术时，以前的建议是上极捏起厚度为2 cm，现在已改为3 cm。超过4 cm的皮肤伸展度通常需隆胸联合乳房提升固定术。

总的来说，这一章非常实用，将会使患者和医生感到满意。本章中的概念实用、有益、有效。

(M.Y.N.)

参考文献

[1] American Society of Plastic Surgery. 2009 Plastic Surgery Procedural Statistics. Available at: http://www.plasticsurgery.org/Media/Statistics.html. Accessed July 11, 2010.

[2] Adams WP Jr. The process of breast augmentation: four sequential steps for optimizing outcomes for patients. *Plast Reconstr Surg* 2008;122:1892.

[3] Tebbetts JB, Adams WP Jr. Five critical decisions in breast augmentation. Using five measurements in 5 minutes: the high five decision support process. *Plast Reconstr Surg* 2005;116:2005.

[4] Bengtson B. Experience with 410 implant. Presented at the American Association of Aesthetic Plastic Surgery Meeting, New Orleans, Louisiana, April 2005.

[5] Jewell M. S8 Breast Education Course. Presented at the American Association of Aesthetic Plastic Surgery Meeting, New Orleans, Louisiana, April 2005.

[6] Tebbetts JB. Achieving a zero percent reoperation rate at 3 years in a 50-consecutive-case augmentation mammaplasty premarket approval study. *Plast Reconstr Surg* 2006;118:1453.

[7] Tebbetts JB. Breast implant selection based on patient tissue characteristics and dynamics: the TEPID approach. *Plast Reconstr Surg* 2002;190(4):1396-1409.

[8] Adams WP Jr. Consequences of implant-soft tissue mismatch in breast augmentation. Manuscript in preparation.

Rebecca Cogwell Anderson

Jason C. Levine

第 108 章

隆胸术患者的心理问题

The Augmentation Mammoplasty Patient: Psychological Issues

乳房其实是具有多重意义的"符号",代表营养、哺育、爱、女性、性感。乳房的象征性功能最早可以追溯至手绘岩画[1]。公元前 3000 年,女性已经开始使用类似于胸罩或者紧身胸衣的外乳房假体。以一种符合文化习俗的方式来改善乳房的外观[2]。纵观历史,每个文明都建立了关于外观的标准。在美国文化中,除了 20 世纪 20 年代流行平胸或男孩样胸部,丰满紧致的乳房一直被认为是理想女性的生理特征[3]。1921 年,美国第一小姐的重要数据是 30-25-32,1970 年是 34-21-34,而现在是 36-21-36(单位:英寸)[4]。西方文化的观点清晰表明,女性因外观而引人瞩目已有上百年历史了。乳房的大小和外观通常包含在外貌评判标准中。维多利亚时代的早期人物,其沙漏状、娇小的身材自 19 世纪后逐渐变得高大、结实。20 世纪的完美女性变为身材高挑、轮廓分明、乳房发育良好[5]。Allen 和 Oberle 的研究发现,早在 1946 年,在 Cosmopolitan 杂志上刊登了一条"女性身材曲线是女性的生命线……是所有人目光的焦点"的广告[6]。这则广告进一步暗示了腰部以上错误的线条会毁了他人的第一印象,给她们带来挫败感和工作压力。胸衣被吹捧为一个可以"提升、承托、矫正、塑形"乳房的产品。1962 年,在 Cosmopolitan 上的一则 Bleumette 文胸广告称其文胸因能提升重建"年轻人高耸的事业线"被誉为"乳房魅力的极致"[6]。

考虑到历史文化和大众传媒对乳房的关注,不难理解为什么女性会选择隆胸术这样的乳房手术。本章详述了女性寻求隆胸术的心理学活动特征及原因,手术满意度评估及乳房假体的远、近期变革过程。

女性追求假体隆胸术的心理概况

已有大量的研究评估寻求隆胸术患者的个体因素。Beale[7]等曾尝试去评价隆胸术对女性的影响,并探讨预测哪些女性手术获益最大。研究结果提示接受隆胸术的女性是一个有相似特征的群体,均被类似的乳房问题困扰。隆胸术患者的性格和童年经历与对照组相比有显著性差异。Beale 等学者认为通过对性格的测试可预测隆胸术获益最大的女性。并进一步得出结论,神经质倾向量表得分较低的人最可能对结果感到满意。Meyer 和 Ringberg[8]的研究也表明,隆胸患者除了对身体吸引力呈负面评价外,没有心理问题。在她们的研究中,隆胸患者通常来源于那些父母之间有矛盾或与父母感情关系不好的不和谐家庭。

选择隆胸的女性"出奇一致",质疑自己的女性特征,这促使她们要求手术。进一步假设认为对乳房大小的过度关注不会突然发生,通常要么是青春期要么是产后[1,4,9]。与普通女性相比,隆胸女性离婚,婚姻不幸,情绪不佳,女性气质缺乏及抑郁症的发生率更高。大多数寻求隆胸的女性都在她们 30 岁左右做这个手术,表现出对自己的形象外观和乳房尺寸的过度关注。典型的隆胸女性口齿流利、穿着时髦富有魅力,经常穿含衬垫的胸衣。一些人认为她们呈现的自信是来掩饰自己的不安全感[10,11]。

1981 年,Goin 等[12]在其关于隆胸术对女性心理影响的综述中指出,很难真正了解隆胸术患者的本质特征。他们描绘的典型隆胸女性可能在三十多岁生下一个或多个孩子,社会经济地位在中上层,并至少经历过至少一次整形手术。他们还报道了许多隆胸术女性均有发生抑郁症的经历,并确定了和这些病例相关的 3 个问题:

（1）他们认为患者对乳房的过度关注掩盖了本就难以察觉的抑郁。

（2）他们认为患者主观地根据身体外形来判断个人外表和审视自我价值。

（3）他们描述这些人把魅力、吸引力、外向和社交安全感的行为当保护壳以掩盖内心的自卑感。

Sarwer[13]等学者对行隆胸术的女性对体形关注度进行了评估。他们假设待隆胸的女性会表现出更多的对乳房不满意、社交恐惧、更频繁的与体形相关的戏弄嘲笑和更低的自尊心。结果显示隆胸女性对体形外观投资更多。他们还报道了和对照组相比，隆胸术女性更易受到体形相关的嘲笑，并且认为这可能是她们寻求美容手术的变量指标。大多数（77%）行隆胸女性在术前1年个人生活发生过重大变化，87%的女性称在术前1年经历过严重的压力、焦虑、或者抑郁，表明绝大多数准备行隆胸术女性正在经历心理困扰，而这些心理问题需术前评价及评估。Cash[14]等研究表明，尽管寻求隆胸的女性常在术前遭遇身体形象的问题和心理问题，但也感受到了隆乳术时身体形象的提升。对准备隆胸患者的心理评估严重依赖临床访谈和问卷调查。由于对方法学的疑问和对有效性的挑战，研究结果是局限的。理解这些结果时应谨慎[15]。在一项采用明尼苏达多项人格调查量表（Minnesota Multiphasic Personality Inventory）跨越34年的研究中发现，待隆胸女性和对照组在性格和（或）临床心理上有微小或没有显著性差异[16]。然而，与普通女性相比，待隆胸女性先前精神科住院比例较高[17]，同时门诊心理治疗和（或）心理药物治疗的比例较高。

来自丹麦的Kjoller[18]等报道了假体隆胸美容手术的女性与行其他美容手术的女性及没有手术的女性特征比较。研究发现隆胸女性的BMI较低，同时长期吸烟率是普通人群和其他整容手术女性的2倍。没有数据报道植入假体的女性的结缔组织病、肿瘤、抑郁等疾病比术前增加。

总之，似乎在隆胸术的研究中患者存在抑郁症的共同点[8,12,13]。另外还存在自卑和社交困难现象[1,19,20]。Edgerton[1]和McClary[20]的研究提示，童年不愉快，尤其是与父母有矛盾和缺少安全感在寻求隆胸术的女性中更常见。基于这些精神因素的考虑，隆胸手术的动机研究是很有必要的。然而目前，文献中发现不佳心理健康特征的共同线索与使用精准数据进行的有限数量的研究结果相冲突。

寻求假体隆胸术的动机或原因

据报道每个人都存在各种影响自尊和身体形象的因素。当理想的形象与现实之间存在差异时，容易频繁发生情绪沮丧、自卑、抑郁加剧的问题[20]。Cash[21]的研究将心理与生理外貌分为两个方面：①个人的外在或社交形象；②个人的主观体形和体态。性别差异也会影响体形和体态。Kurtz[22]在1969年就认为女性能更清楚地评价自己的身材，因为女性能够精细而非笼统整体地评价身体外观。Thompson[23]提出整体形象不佳与自尊心呈负相关，形象越差，自尊心越低。因此，女性对个人形象的改变更敏感，并密切关注受体态不佳的区域。

大多数隆胸女性成年后就一直关注乳房的外观[10]。当问及手术动机时，最普遍的回答是："穿衣服会更好看"或"看起来更正常"。几乎所有女性进行隆胸的目的不是为了超越其他女性乳房大小，而是想达到她们一样大。大量研究评估女性选择隆胸术的原因，发现基本围绕质疑女性气质的主题。大多数寻求隆胸术的女性十几岁开始乳房就很小，一小部分女性则是在分娩后或哺乳后出现对自己乳房外观的担忧。

Goin[12]对寻求隆乳术的女性分为3类：

（1）不确定她们的性别，不能完全感到自己是女性。因乳房小而觉得不丰满。

（2）孕前乳房丰满，因怀孕分娩而缩小。想恢复乳房之前的形态。

（3）为了向别人展示自己的身材。

Kaslow和Becker[24]研究认为寻求隆胸术常见心理原因如下：①因为乳房小想变大；②因哺乳和

（或）体重增加或乳房紧致度降低想改善外观；③增强自信；④穿衣服时更好看；⑤改善身材；⑥更有女人味；⑦拥有更好的身材比例；⑧更性感，裸体时看起来更好。有趣的是，许多选择隆胸术女性承认与配偶或至亲或其他女性出入某些场合时感到不适，如健身房或试衣间[25]。Anderson[26]报道称女性选择隆胸的原因多种多样，包括增加性感、使伴侣满意、衣服选择性增多、提高女人味、性别认同及展现更好的形象。她强调对准备行隆胸术的患者进行评估时，应该评估她们选择此手术的动机、对手术结果的期望、对自己日常生活的满意度、是否可识别压抑或焦虑症状、与体形相关的潜在缺陷的评估。Anderson 给美容外科医生提供了一份问题清单供医生评估相关患者时使用，详见表 108.1。

此外，Matarasso[27]明确需拒绝的两类求美者：解剖学上不适合整形和缺乏理智的患者。Matarasso 认为存在潜在纠纷的患者包括：有不切实际期望、过于冲动、优柔寡断、粗鲁、过度谄媚、臆想缺陷、不良既往史、自我为中心、不合作或依从性较差、抑郁症、"整形手术上瘾"及涉及诉讼的患者。

总而言之，多数选择隆胸术的女性对手术结果比较满意。这个手术似乎为女性对个人形态的担忧提供了解决方法。

表 108.1 评估潜在隆胸患者时需要考虑的问题

- 患者是否难以描述需要的变化？
- 患者是否只有轻微畸形？
- 患者的朋友和家人是否反对该手术？
- 患者是否表现出奇怪的行为，暗示可能患有精神分裂症或精神疾病？（这种行为可能包括缺乏适当的情感、产生幻觉或无法在时间和空间上定位。）
- 患者是否有不合理的期望，是否经常向外科医生和（或）工作人员提出要求，是否表现出紧迫感？
- 患者是否表现出极度抑郁或焦虑，如精神运动迟缓或过度激动？
- 患者是否正在经历重大的生活变化或危机？
- 患者是否有过对整容手术或频繁整容手术不满的病史？
- 患者是否担心性别或性的问题？
- 如果其中一个或多个问题的答案是肯定的，建议在安排手术前进行后续预约，以进行澄清。

注：经允许引自 Anderson RC. Aesthetic surgery and psychosexual issues. *Aesthet Surg Q* 1996;16(4):227–229。

患者对隆胸术的满意度

绝大多数接受隆胸术女性对手术结果比较满意[7,12 - 14,18,19]。Schlebusch 和 Mahrt[19]设计了一项研究调查隆胸对患者长期的心理影响。结果表明，大多数患者隆胸后在形象改善的同时心理问题也得到了改善。隆胸术后患者的焦虑和抑郁症状有所减少。尽管隆胸不能满足所有患者的需求或使患者性格保持不变，但是大多数患者并不后悔自己进行隆胸术，且表示会向与自己情况相似的女性推荐进行隆胸术。Schlebusch 和 Mahrt[19]研究发现大多数行隆胸术女性并没有认真考虑过术后可能会出现效果不佳情况。Kilmann[28]等研究认为，女性认为隆胸术可提升自身吸引力和自身形象，她们评论说自己的伴侣表现出较隆胸术前更多的性生活兴趣。在她们的描述中，她们的伴侣觉得隆胸后她们更性感了并坚信性关系也提升了。Kilmann 等推断她们得到很多伴侣的积极反馈。在 1 年随访观察中，患者认为该手术明显超出她们预期获益的效果。术后，患者感觉压抑和害羞少了[29]。Hetter[30]发现仍有一小部分患者因为术后身体不适而感觉手术效果欠佳。Hetter 的研究发现，165 例患者中 96% 患者觉得此手术符合她们的期待，88% 患者表示对手术结果满意，约 97% 患者称她们仍然会再次接受隆胸术。

显然，绝大多数行隆胸术的女性对手术结果比较满意，并且认为对改善个人形象起到了积极作用。大多数对满意度的调查报告都是基于患者的自我陈述[7,12 - 14,18,19,29]。乳房评估调查问卷（Breast Evaluation Questionnaire）已证实可用于评估患者对乳房外观的满意度[31]。根据 Anderson[31]等的研究，这个问卷（已被翻译为多种语言）可以用于评估临床满意度。

死亡率问题

某些研究尝试统计隆胸术后患者的死亡率。第一个研究隆胸患者死亡率的报道发表在 2001 年 *Epidemiology* 杂志[32]。这项研究对 13 488 名隆胸女性和 3 936 个接受其他整形手术的患者进行回顾性分析,该研究将这两类患者的死亡率与美国总人群的死亡率进行了比较。研究结果表明,整形手术的患者比同龄人更健康。然而,与普通人群相比,隆胸术患者有较高的脑肿瘤死亡率和自杀比例。研究进一步分析引起自杀的常见原因有:婚姻问题、抑郁及情感障碍等,隆胸术的患者常常存在上述问题。研究认为隆胸术患者通常觉得自卑并可能导致了较高的自杀死亡率[1,4,8,9,12,13]。他们对研究结果进行总结发现:隆胸术女性和其他整形手术的女性相比,死亡率略微增高,但两组的死亡率均较普通人群死亡率显著较低。

2003 年,发表于 *British Medical Journal* 的一项研究对瑞典隆胸手术女性的潜在死亡风险进行了分析评估[33]。这项研究纳入了有潜在心理障碍的患者,研究结果夸大了隆胸患者的自杀死亡率[34]。与预期的 5.2 人的自杀人数相比,15 名女性确认自杀。其他的死亡率增高的原因是与恶性肿瘤、原发性肺癌,各种原因引起的死亡的总数与预期非常接近。他们的研究认为,行整容手术的女性比大众人群更容易出现自杀。这项研究里肺癌相关的死亡与患者经常吸烟有关,这一现象已被队列研究证实[35]。

第三个关于乳房假体植入后死亡率的研究是 2003 年发表的,该研究对芬兰乳房假体美容手术的女性的潜在死亡风险进行分析和评估[36]。研究结果预计死亡 32.1 人(死于各种原因),实际观察到 31 人死亡。研究并未发现假体植入患者较肿瘤患者有较高的死亡率。与预期的 3.1 人死于自杀相比,实际上有 10 名女性自杀。作者认为潜在的心理障碍可能是假体隆胸女性存在较高自杀死亡率的原因之一。

然而,在自杀研究领域的一国际知名专家认为,实际的预期死亡率比上述三种基于人群和隆胸术前患者特征为基础的研究所得到的预期死亡率还要高。Joiner 总结认为以下特点与死亡率升高相关:

(1) 最早在 25~44 岁之间行隆胸术的白种人。

(2) 尽管大多数隆胸患者术前的行为和人际关系比较稳定,但与其他妇女的差异在于离婚、酗烟、抽酒、情绪、饮食和与外貌相关的疾病。

(3) 可能存在更为冲动的人格特征。

(4) 可能存在于隆胸患者和其他女性之间的其他差异。

一项 1987 年的研究证据表明,隆胸患者术前存在的一些因素会引起自杀率升高,这项研究对一组瑞典女性隆胸术前精神和社会心理特征进行评估。此研究发现,准备行隆胸术的患者中有 18% 出现过自杀未遂,而相比之下准备接受面部和颈部皮肤良性肿瘤切除术的患者仅有 3% 出现过自杀未遂。

如前所述,尽管大多数隆胸患者对手术结果比较满意,但是患者术前或许已经存在与自杀有关的因素[14]。Joiner 研究表明,如果这些女性没有进行隆胸术,那么自杀率可能会更高。并且他得出与目前研究结果一致的发现:隆胸术前患者通常"对自己的身材不满意",至少对她们的乳房、对身材不满意是引起情绪和饮食失调的影响因素。情感和饮食的失衡是引起自杀的高危因素。因为许多隆胸术患者是为了改善自身外貌,Joiner 认为隆胸术可以通过提高对身材的满意度来降低自杀死亡的风险[37]。

似乎存在手术很小和手术太迟的亚分组患者。事实上,在一封关于瑞典假体隆胸美容女性的死亡率研究的回复信中,Klesner[38]描述了可能有高风险自杀倾向的美容手术亚组患者。他指出,对体形不满意的体像障碍是一种躯体形式疾病,涉及想象中或实际存在的轻微外观缺陷,但患者对此过于关注。这一现象在约 6%~15% 的有整形手术史或皮肤手术史的患者中存在。Klesner 建议整形医生术前应对患者提供心理健康咨询,以排除患者存在体像障碍。Klesner 认为,如果体像障碍能够得到诊断和治疗,或许可以降低患者的自杀率。

早期的研究认为使用硅胶假体隆胸可能对健康带来不良后果,这使得 1992 年 FDA 暂停了硅胶乳房假体的应用。但是新的研究证据表明使用硅胶假体没有增加身体和心理的危害[39]，因此，2006年FDA撤销了之前所做的决定。迄今为止最大的一项纳入了25 588名加拿大患者的队列研究发现隆胸患者存在较高的自杀死亡率[40]。该研究发现：隆胸患者的自杀率是普通人群的2~3倍[41]。此研究结果还表明，患者的年龄和假体的使用寿命可能与自杀风险存在关联[32,40,42]。假体的使用寿命较长和患者在年龄≥40岁时接受乳房隆胸手术这两个因素可能与较高的自杀风险有关。

流行病学证据表明隆胸术后患者的自杀率有所增加。然而，由于描述性研究并不能得出隆胸手术和自杀之间存在确切的因果关系。Sarwer[16]等建议进行前瞻性临床试验来得出两者是否存在因果关系。然而，流行病学研究通过分析自杀风险和隆胸手术的类型（直接的或间接的），与自杀相关的潜在危险因素（如性滥交、酗酒、吸烟）、术前的人格特征和精神病理学特征（如对个人形象的不满）、手术的动机和期望（如内部与外部动机）以及心理作用和术后并发症（如个人形象、生活质量）等方面，对上述现象进行了阐述[16]。

关于硅胶乳房假体的争议及其对隆胸患者的影响

自1992年大众媒体首次报道FDA暂停硅胶假体的使用以来，安全性就一直是假体使用女性重点关注的问题。女性主要通过大众媒体来获取相关信息[43,44]。有些报道的信息带有偏见性或缺乏准确性[43,44]。研究者一直在持续报道隆胸女性所担心的一些问题。这些问题包括包膜挛缩、假体渗漏和自身免疫性疾病，还有假体乳房重建后是否会导致乳房钼靶检查结果解读以及是否会增加患癌风险等[43-46]。

Palcheff-Weimer等[45]进行了一项针对隆胸后女性对媒体报道的反应研究。结果发现，FDA暂停使用硅胶假体后，隆胸术后患者的满意度从先前的98%下降至71%，乳房重建患者满意度为79%。1992年5月，在温哥华举行的美国整形外科协会会议中，Concannon等针对患者是否认为媒体在乳房硅胶假体方面做出了准确报道的问题做了相关阐述[43]。63%乳房重建患者以及54%隆胸患者认为媒体报道不太准确或十分不准确。接受调查的大多数女性表示，她们并没有因媒体的相关报道而改变对乳房假体的态度。

1994年，Larson等[44]进行的研究评估了公众对媒体公开报道硅胶假体安全性问题的态度。结果表明，获取信息的主要来源是电视，其次是报纸和杂志。只有10%的受访者表示是通过阅读医学期刊获取相关信息，88%的受访者认为媒体均衡地报道了假体是否安全，或只是一部分媒体反对使用硅胶假体，然而只有6%的人认为媒体做出了客观的报道。几乎所有接受调查的女性都表示，她们认为在获得知情同意后自己应该有权利选择乳房硅胶假体类型。Larson等问那些有乳房假体的患者是否愿意行乳腺钼靶或常规检查时，只有3%患者表示她们不会做乳腺钼靶检查，40%患者觉得不会影响钼靶检查，53%患者表示肯定会做乳房钼靶检查。有趣的是，Larson对大众人群调查后发现，大众人群对此比乳房假体的使用者持更为犹豫的态度，其中78%人群称对乳房假体的使用特别犹豫，据媒体报道的信息会拒绝使用乳房假体。与大众人群相比，硅胶假体隆胸的女性对此并没有太多焦虑，她们大多数人表示会再次进行假体隆胸术。

Merkatz等[47]的报道称，在FDA审议期内，FDA收到了成千上万封做过乳房假体手术女性的来信。绝大部分来自对结果满意的女性，也有一小部分女性称不满意。FDA对来信做了定量分析，分析其中112封消极反应信件的社会心理学内容，可分为以下四类病例。

（1）认为手术前没有充分了解相关信息者。

（2）认为主管医生没有认真对待出现的疼痛或其他不适症状者。

（3）声称难以维持正常活动者。

（4）表述担忧未来且认为信息获取困难者。

FDA还完成了271封声称有健康问题的信件的描述性分析。她们表述的问题通常是乳房疼痛（40%）、假体破裂（31%）、包膜挛缩（29%）、关节疼痛(39%)和疲劳(35%)[48]。

Anderson和Larson[49]进行了一项媒体报道是否会诱发有假体患者的焦虑反应的研究,该研究表明媒体曝光会明显引发乳房重建和隆胸患者的关注。所有参与调查的患者都意识到乳房硅胶假体的使用尚存在争议,该研究同时报道隆胸患者和乳房重建患者之焦虑的反应存在差异。尽管认为媒体报道具有主观性,但媒体报道的确给那些对乳房假体持犹豫态度的调查对象增加了焦虑反应。

总之,此领域绝大多数研究者都一致同意关注硅胶假体问题对女性来说很重要,事实上,媒体对她们产生了一定的影响。基于对相关文献的回顾性分析,大多数患者对隆胸手术效果感到满意,并且仍会选择进行假体隆胸手术[43-45,49]。

关于乳房假体的立法现状

FDA认证了3款乳房假体可用于隆胸、乳房重建和乳房修复,它们分别是生理盐水乳房假体、硅胶乳房假体和可更换的乳房假体。在1993年,生理盐水乳房假体的制造商接到FDA的通知,要求其代理商提供产品的安全性和有效性的数据。然而,制造商在进行相关研究的同时,假体仍在市场上应用。1999年8月,FDA再一次要求制造商在批准假体上市前,需提供有关生理盐水乳房假体安全有效的数据。2000年3月,FDA组织普外科和整形外科手术设备调查小组对生理盐水乳房假体进行审查,其中两家制造商生产的假体最终得到审查小组认可。2000年5月,FDA批准这两个制造商可以生产假体。FDA报道称,尽管存在并发症,但两个制造商所做的研究表明绝大多数患者在术后3年仍对乳房假体感到满意。但到目前为止,所有生理盐水乳房假体仍在进一步研究中[50]。

1991年4月,FDA要求制造商在批准硅胶假体上市前,也需提交假体安全有效的数据,但对硅胶乳房假体安全性和有效性的数据进行审核后认为不够充分。因此,硅胶乳房假体退出市场。

1992年1月,制造商发布自愿暂停使用硅胶假体的决定并等待审查小组做出安全审查意见。3个月后,FDA解除暂停使用乳房假体的决定,同时批准硅胶乳房假体用于临床。但限定其适应证为:乳房切除后重建、先天性畸形矫正及因医疗或外科原因更换破裂的硅胶假体等情况。1998年,FDA批准其中一家制造商生产的硅胶乳房假体可用于隆胸、乳房重建和乳房修复。2000年,FDA批准另一家制造商生产的硅胶假体也可应用于上述适应证[51]。2003年10月,FDA顾问小组建议对硅胶乳房假体某一制造商进行市场认证。然而2004年1月,FDA并没有接受上述顾问小组的建议,而是在补充信息提交之前暂且推迟对假体的批准。FDA明确表明在假体的安全信息提交之前,仍拒绝对硅胶假体使用的批准[52]。制造商向FDA提交的文件表明,尽管手术存在并发症,但患者对手术满意度仍很高[53]。2005年4月,FDA召集一个顾问小组对其中两个制造商上市前提交的证据进行审查。2005年7月和9月,厂家均收到了FDA的批准函。2006年11月,两家PMAs硅胶假体收到FDA批准[54]。PMAs定形乳房材料仍在FDA的审查中。

结论

毋庸置疑,千万年来代表着哺育、女性气质及性感的乳房是女性的重要标志。小乳房或乳房畸形会使女性的自尊心降低或女性特质缺乏。为解决这一问题,女性试图通过穿戴胸罩和紧身胸衣来改善乳房的外观。随着隆胸术的出现,许多女性可通过手术来改善乳房的大小和外形。大多数女性行隆胸术是为了增强她们的个人形象,增加自尊,并且使穿着的服装风格更加多样化。随着乳房假体安全性的不断提高和外科技术的不断精进,最终的整形效果也在不断改善,隆胸的大多数女性对手术效果也感到满意。随着对女性乳房的持续关注,需要继续向这些女性提供全面的医疗服务和心理支持。

编者评论

Anderson 医生关于隆胸心理学的章节提供了隆胸术以及硅胶假体使用对心理影响的恰当见解。这提醒我们,在30岁左右关注自己乳房外形的女性,其实在青春期就已开始关注自己的乳房大小和外形。这些患者通常是想改善自己的身材或是为了穿着更漂亮。但还有一部分患者是在生育哺乳后才开始关注自己乳房的外观的。Anderson 医生同时还提到了第三类寻求隆胸术者,她们行隆胸术不是为了外观正常,而是想展示和炫耀,这部分患者通常是艺术家或表现主义者。

Anderson 医生还提醒我们,有些患者不适合进行整形手术,例如,解剖学特征不适合或是存在心理疾病的患者。存在心理疾病的患者包括:不合理期望、强迫症、易冲动、犹豫不决、粗鲁、夸张、侏儒症或存在身体畸形的患者,不良既往史,"VIP",不合作或治疗依从性差的患者,抑郁患者以及涉及诉讼的患者。

研究结果表明绝大多数隆胸术患者对自己的手术效果满意。而寻求隆胸的患者绝大多数是由于自己的乳房外观欠佳或是身材欠佳。隆胸手术可以改善患者乳腺的外观,提升自身形象,从而实现患者预期的目标。

Anderson 医生也对假体相关的争议问题进行了评述,给我们带来了一定的启发。从这一章节我们了解到,由于媒体在20世纪90年代报道的对硅胶假体的争议问题,公众对硅胶假体的看法有所变化。此外,虽然公众对硅胶假体存在负面的印象,但是相比于普通公众,硅胶假体隆胸患者对硅胶假体的负面印象较少。Anderson 医生发现通过FDA收到的患者信件中发现了一很有趣的现象:绝大多数给FDA写信的患者对自己隆胸的效果感到满意。对隆胸效果不满意的患者,通常与术前信息了解不充分和医生没有重视自己的术后并发症有关。还有部分不满意患者与术后造成行动不便或是对自己未来的担忧,以及难以获取准确的信息有关。

Anderson 医生对隆胸患者心理学评价是可信的。我们也已经认识到女性想改善乳房外观或提升身材的意愿已经有数千年的历史。因此,女性想有一个更大、更有形的乳房外观的动机是正常合理的,而手术可使她们的愿望实现。

(S.L.S.)

参考文献

[1] Edgerton MT, Meyer E, Jacobson WE. Augmentation mammoplasty. II. Further surgical and psychiatric evaluation. *Plast Reconstr Surg* 1962;21:279-302.

[2] Peters WJ. Plastic surgery of the breast. *Mod Med* 1981;6:37-41.

[3] Schalk DN. The history of augmentation mammaplasty. *Plast Surg Nurs* 1988;8:88-90.

[4] Schlebusch L. Negative body experience and prevalence of depression in patients who request augmentation mammoplasty. *S Afr Med J* 1989;75:323-326.

[5] Steele V. *Fashion and Eroticism: Ideals of Feminine Beauty from the Victorian Era to the Jazz Age*. New York: Oxford University Press; 1985.

[6] Allen M, Oberle K. Augmentation mammoplasty: a complex choice. *Health Care Women Int* 1996;17:81-90.

[7] Beale S, Hambert G, Lisper HO, et al. Augmentation mammoplasty: the surgical and psychological effects of the operation and prediction of the results. *Ann Plast Surg* 1984;13:279-297.

[8] Meyer L, Ringberg A. Augmentation mammaplasty: psychiatric and psychosocial characteristics and outcome in a group of Swedish women. *Scand J Plast Reconstr Surg Hand Surg* 1987;21(2):199-208.

[9] Goin MK. Psychological reactions to surgery of the breast. *Clin Plast Surg* 1982;9:347-354.

[10] Walsh KC. Breast augmentation: your patients adjustment to a new body image. *Today's OR Nurse* 1986;8:20-25.

[11] Shipley RH, ODonnell JM, Bader KF. Personality characteristics of women seeking breast augmentation. *Plast Reconstr Surg* 1977;60:369.

[12] Goin JM, Goin MK. *Changing the Body: Psychological Effects of Plastic Surgery*. Baltimore: Williams & Wilkins; 1981.

[13] Sarwer D, LaRossa D, Bartlett S, et al. Body image concerns of augmentation patients. *Am Soc Plast Surg* 2003;112(1):83-90.

[14] Cash T, Duel L, Perkins L. Women's psychosocial outcomes of breast augmentation with silicone gel filled implants: a two-year

prospective study. *Plast Reconstr Surg* 2002;109:2112.

[15] McGrath MH. The psychological safety of breast implants for augmentation mammaplasty. *Plast Reconstr Surg* 2007;12:120.

[16] Sarwer DB, Brown GK, Evans DL. Cosmetic breast augmentation and suicide. *Am J Psychiatry* 2007;164:1006-1013.

[17] Jacobsen PH, Hölmich LR, McLaughlin JK. Mortality and suicide among Danish women with cosmetic implants. *Arch Intern Med* 2004;164(22):2450-2455.

[18] Kjoller K, Holmich L, Fryzek J, et al. Characteristics of women with cosmetic breast implants compared with women with other types of cosmetic surgery and population based controls in Denmark. *Ann Plast Surg* 2003;50(1):6-12.

[19] Schlebusch L, Mahrt I. Long-term psychological sequelae of augmentation mammoplasty. *S Afr Med J* 1993;83:267-271.

[20] Edgerton MT, McClary AR. Augmentation mammoplasty: psychiatric implications and surgical indications. *Plast Reconstr Surg* 1958; 21:279-305.

[21] Cash TF. Physical appearance and mental health. In: Graham JA, Kligman A, eds. *Psychology of Cosmetic Treatments*. New York: Praeger Scientific; 1985:196-216.

[22] Kurtz RM. Sex differences in variations in body attitudes. *Consult Clin Psychol* 1969;35:625-629.

[23] Thompson JK, Thompson CM. Body size distortion and self-esteem in asymptomatic, normal weight males and females. *Int J Eat Disord* 1986;5:1061-1068.

[24] Kaslow F, Becker H. Breast augmentation: psychological and plastic surgery considerations. *Psychotherapy* 1992, 29:467-473.

[25] Birtchnell S, Whitfield P, Lacey JH. Motivational factors in women requesting augmentation and reduction mammaplasty. *J Psychosom Res* 1990;34:509-514.

[26] Anderson RC. Aesthetic surgery and psychosexual issues. *Aesthet Surg Q* 1996;16:227-229.

[27] Matarasso SL. Introduction to cosmetic surgery. *Semin Dermatol* 1994;13:60-63.

[28] Kilmann PR, Sattler JI, Taylor J. The impact of augmentation mammaplasty: a follow-up study. *Plast Reconstr Surg* 1987;80(3):374-378.

[29] Sihm F, Jagd M, Perse M. Psychological assessment before and after augmentation mammaplasty. *Scand J Reconstr Surg* 1978;12: 295-298.

[30] Hetter GP. Satisfactions and dissatisfactions of patients with augmentation mammaplasty. *Plast Reconstr Surg* 1979;64:151-155.

[31] Anderson RC, Cunningham B, Tafesse E, et al. Validation of the breast evaluation questionnaire. *Plast Reconstr Surg* 2006;118(3): 597-602.

[32] Brinton L, Lubin J, Cay Burich M, et al. Mortality among augmentation mammaplasty patients. *Epidemiology* 2001;12(3):321-326.

[33] Koot V, Petters P, Granath F, et al. Total and cause specific mortality among Swedish women with cosmetic breast implants: perspective study. *BMJ* 2003;326(7388):527-528.

[34] Hasan JS. Psychological issues in cosmetic surgery: a functional overview. *Ann Plast Surg* 2000;44:89-96.

[35] Fryzek J, Weiderpass E, Signorello L, et al. Characteristics of women with cosmetic breast augmentation surgery compared with breast reduction surgery patients and women in the general population of Sweden. *Ann Plast Surg* 2000;45(4):349-355.

[36] Pukkala E, Kulmala I, Hovi SL, et al. Causes of death among Finnish women with cosmetic breast implants, 1971-2001. *Ann Plast Surg* 2003;51(4):339-342.

[37] Joiner TE Jr. Does breast augmentation confer risk of or protection from suicide? *Aesthet Surg J* 2003;23(5):370-375.

[38] Klesner J. Mortality in Swedish women with cosmetic breast implants, body dysmorphic disorder should be considered [Letter]. *BMJ* 2003;326:1266-1267.

[39] McLaughlin JK, Lipworth L, Murphy DK, et al. The safety of silicone gel-filled breast implants: a review of the epidemiologic evidence. *Ann Plast Surg* 2007;59:569-580.

[40] Villeneuve PJ, Holowaty EJ, Brisson J, et al. Mortality among Canadian women with cosmetic breast implants. *Am J Epidemiol* 2006;164:334-341.

[41] Crerand CE, Infield AL, Sarwer DB. Psychological considerations in cosmetic breast augmentation. *Plast Surg Nurs* 2007;27(3):146-154.

[42] Brinton LA, Lubin JH, Murray MC, et al. Mortality rates among augmentation mammaplasty patients: an update. *Epidemiology* 2006;17:162-169.

[43] Concannon MJ, Weimer MS, Puckett CL. Media impact on breast implant patients. Paper presented at the American Association of Plastic Surgeons, Vancouver, British Columbia, Canada, May 1992.

[44] Larson DL, Anderson RC, Maksud D, et al. What influences the public perception of silicone breast implants? *Plast Reconstr Surg* 1994;94:318-325.

[45] Palcheff-Wiemer ME, Concannon MJ, Conn VS, et al. The impact of the media on women with breast implants. *Plast Reconstr Surg* 1993;92:779-785.

[46] Anderson RC, Larson DL. Patient concerns related to media coverage of silicone implants. *Plast Surg Nurs* 1995;15:89-91.

[47] Merkatz RB, Bagley GP, McCarthy EJ. A qualitative analysis of self-reported experience among women encountering difficulties with silicone breast implants. *J Womens Health* 1993;2:105-109.

[48] McCarthy EJ, Merkatz RB, Bagley GP. A descriptive analysis of physical complaints from women with silicone breast implants. *J Women's Health* 1993;2:111-115.

[49] Anderson RC, Larson DL. Reconstruction and augmentation patients' reaction to the media coverage of silicone gel-filled implants: anxiety evaluated. *Psychol Rep* 1995;76:1323-1330.

[50] U.S. Food and Drug Administration. FDA breast implant consumer handbook—2004. Available at: http://www.fda.gov/cdrh/breastimplants/indexbip.html. Accessed July 8, 2005.

[51] U.S. Food and Drug Administration. Breast implants: an information update 2000. Available at: http://www.fda.gov/cdrh/ breastimplants/bichron.html. Accessed March 5, 2004.

[52] CBS News. FDA rejects silicone implants. January 8, 2004. Available at: http://www.cbsnews. com/stories/2003/11/05/health/main581986.shtml. Accessed July 8, 2005.

[53] INAMED Corporation. Making an informed decision: saline-filled breast implant surgery: 2004 Update. Available at: http://www.fda.gov/cdrh/breastimplants/labeling/inamed_ patient_labeling_5900.html. Accessed July 8, 2005.

[54] U.S. Food and Drug Administration. (2009). Silicone gel-filled breast implant timeline. Available at: http://www.fda.gov/MedicalDevices/ProductsandMedicalProcedures/Implantsand Prosthetics/BreastImplants/ucm064461.htm. Accessed April 8, 2009.

第 109 章

Caroline A. Glicksman

隆胸术的患者教育

Patient Education in Breast Augmentation

引言

事实证明,千禧年的开始对隆胸手术医生来说是进入了一个艰难的时期。对于那些见证了美国FDA硅胶假体顾问团的人来说,无论好坏,隆胸手术对成百上千的美国女性生活产生了巨大的影响。假体至少经历了45年的演变,其使用寿命和可靠性得到明显的提升和验证[1]。然而,最近上市前审批程序(PMA)数据显示,虽然技术更新使假体得到了改进,但是申请资料显示的手术效果,如二次修复手术率结果远远滞后[2,3]。

经过不断的改进,隆胸术现在不只是一个外科手术过程。同行评议的文献资料证实,医患之间的有效沟通可以显著改善长期效果。达到此目的的第一步便是全面的患者教育[4]。医患在诊疗过程的咨询阶段中做出的决定会比假体类型和手术本身更能影响手术效果和生活质量。患者教育过程是医生告知患者知情同意的最佳时机,并告知患者需对自己做出的决定负责。有效的患者教育过程必须将理解与问责联系起来,真正重要的是患者是否理解,接受并承担其做出决定的责任[5]。

本章着重介绍目前的隆胸术知情同意问题及如何进行隆胸术的患者教育。初诊时注重重要内容的表述,以便患者理解,并将签署知情同意融入教育沟通中。有效的教育沟通技巧,不仅可在门诊和病房进行,也可用于术前谈话并告知患者需对自己所做的决定负责。最后,本章所阐述的方法有助于患者期望管理,规避潜在风险或分阶段手术的经济责任以及有助于患者和假体的长期随访。

患者教育和知情同意

医学上的"知情同意"最早于1957年由美国学者提出,术语的提出使医患关系从统治医学界长达数百年的医学"家长主义"转向尊重患者自主权的医疗模式转变。1972年,美国CobbGrant指出,知情同意的意义必须建立在以下4项基本原则的基础上:首先,患者普遍不懂医学;第二,患者有权支配他们的身体并对自己的治疗做出决定;第三,告知患者签署的知情同意是有效的;第四,真实信息需通过主管医生获得,因此需要信任主管医生[6]。因此,隆胸术的知情同意包含两个主要目的:最重要的目的是尊重和鼓励患者的自主权;其次是保证信息的真实性从而保护患者免受伤害。用易于理解的方式告知患者准确详细的信息,才能确保实现上述两个目的。只有当患者在充分了解手术的利弊及替代治疗方案时才能做出最佳的选择,并签署知情同意书。此外,我们必须再次向患者强调隆胸术是存在未知风险的一种手术。

有效沟通在医患关系中起着核心的作用,可以增加患者的满意度和依从性、改善治疗结果和提升患者体验[7]。知情同意的重要性在于患者可以综合评估推荐的治疗方案所带来的利弊,以做出正确的决策[8]。患者在充分了解意见和建议的基础上,与他们的主管医生讨论,才能做出最佳的治疗决策。目前让患者签署知情同意的意义在于代表患者的签字具有法律效力。然而,患者签字并不代表患者充分理解其所签署的知情协议。此外,美国卫生及公共服务部现在要求所有的知情同意书需要用通俗易懂的语言来书写,以便让当事人或他们的代理人能准确地理解知情同意书所书写的内容。存在语言或文化障碍时,许多州要求避免文化敏感的知情同意书,这一流程被视作是妥协。此外,还建议提供书面形式的文件和手册,以便较低阅读水平的患者也能理解知情同意书的内容[9]。

医生的角色之一是一名有效的沟通者。由于医学语言和日常语言相距甚远，医生及其工作人员跟患者沟通时需用患者熟悉且易于理解的日常语言传达信息[10]。大多数医护人员可用患者能理解的语言来解释医学用语。医患双方需要经常沟通，以便能够准确地理解双方所要表达的内容[11]。研究表明，如果知情同意书简短易读，那么将有助于患者对其准确的理解。建议对同意书的书写内容、写作风格、书写格式和长度都进行改进，以便患者理解[12]。但也有学者认为与其他方法相比，这些修改并没有显著提高患者对知情同意书的理解[13]。此外，术语"全面知情同意"代表的含义是知情同意书需要将每项信息告知患者。其实患者不希望也没有充分的时间了解所有与手术或假体有关的信息。因为目前隆胸术仍存在许多潜在的未知风险，患者仍然很难获得完整准确的知情同意[14]。我们应向患者提供"合理"和"全面"的信息，这些信息总是少于所有可获取信息[15]。在隆胸术中，我们必须进一步将风险定义为与手术或假体相关的风险[16]。

虽然患者在手术同意书上签字能代表其同意，但并不代表完全理解内容。在整个教育沟通过程中需要记录每个步骤，并对每一个过程中患者的理解程度进行评估。已有学者提出，可以将患者教育和知情同意两个过程整合[5]。除分步提供多个简短可读的文件外，医护人员还应对患者的理解水平进行评估。"教育反馈"的方法可以巩固理解。医护人员可要求患者用其自己的语言对医学问题进行描述，如患者的理解出现偏差，可再次询问。有效沟通或许是提高患者理解水平最重要的因素。当医院致力于为患者提供专业安全、效果持久、二次手术率更低的隆胸术时，应给予患者充分时间来做出正确的抉择，这是因为许多患者在没有进行充分理解医疗信息之前便匆忙做出治疗决策。如有机会尽量为患者提供二次咨询的机会。再次咨询前，应该鼓励患者通过互联网或是咨询其他医生的意见来获取尽可能多的教育知识。对于那些想要参与隆胸手术决策的女性来说，她们有充足的时间来对治疗决策进行充分评估，这一点至关重要。

大部分患者手术决策质量的研究与患者的决策辅助工具或其他决策支持工具的临床试验结果有关。隆胸术的术前决策被称为"偏好敏感决策"，其反映的是，尽管做出决定需要根据医学证据，但仅仅依靠医学证据还不够。通过患者的偏好对做出适当决策也是很必要的。并且可以将"偏好敏感"的临床决策定义为：当患者被告知所提供的治疗建议后表现出对某些治疗方案偏好的程度。因此，应该让患者有充分的机会来获取足够的信息[17]。在整形外科文献和学术会议上都曾围绕平衡患者自主权（即医生有义务为患者自主选择和自主决定治疗方案创造必要条件）和获益（医生有责任为患者做到最好）进行过大量讨论。使患者获益也是医生追求的信念，即除了有义务帮助患者之外，应该尽量避免对其造成伤害。虽然长期以来在西方医学伦理中有强调患者自主权的传统，但这一传统目前正在经受广泛质疑[18,19]。当患者的自主决定与医生为患者寻求最佳利益的义务相冲突时，便会出现隆胸术的伦理争论。例如，虽然医生希望避免可预防的并发症，但是可能导致无法修复的畸形。外科医生和患者都可能感觉又回到了医学"家长制"模式，并且在对隆胸患者进行医学教育时，患者拒绝同意"医生才了解最佳方案"的概念。然而，如果我们有可量化的指南可降低二次手术率和改善长期治疗效果，有必要在术前将一些有益的措施纳入教育沟通过程。隆胸患者在签署知情同意过程中仍然具有自主权，只要他们知道并充分了解其决定所带来的长期后果，并且他们愿意对其所做的决定负责。

患者首次咨询

隆胸术的教育过程实际上可以在首次咨询之前开始。甚至可以在患者踏入医生办公室之前开始。工作人员提供的口头信息可建立一个"全程隆胸体验"的模式。印刷资料可以邮寄给患者，并且建议患者在首次咨询之前上网浏览信息。医患双方日常均使用互联网来获取健康信息，但由于网站缺乏监管,因此信息质量的可控性较差。因此需要告知手术患者正确区分广告网站和非广告网站。医生网站是一个很好的获取健康信息的来源,并且其应能链接到赞助和非赞助的其他网站。然而,互联网上的信息并不是代替医生来提供信息。此外,在初次咨询之前,医护人员应该核查患者在互联网上获取的信息是否有误,如果有误需要对其进行纠正[20]。

患者教育沟通是一个分阶段的重复学习过程,需要外科工作人员共同参与。许多大型手术都有一个耐心的教育者在教育过程中发挥着积极作用。对于小的手术,外科医生和训练有素的工作人员可能有责任为患者教育和知情同意制订详细准确的流程。全面整合了患者教育和知情同意的流程已经发布[6]。已经开发了内容全面的知情同意文件,并将其直接纳入术前教育过程。这些文件专门用来检验患者对内容是否理解以及是否接受她们对其所做的决策负责任的程度。这些文件可以从整形和重建手术网站[21]上下载,并可修改以满足个人实际风格的需要(图109.1)。患者可以从中获取大量信息。

医患双方经过多次讨论得出的治疗决策要明显优于在手术交费时签署的各个单独的同意文件。记录配偶、重要的其他亲属是否参与决策过程同样重要。如果这个人被允许参加关于手术结果的任何术后讨论,那么这个人应该参加过至少一次患者教育[5,6]。尽管在术前患者签署多个文件并不是所有外科医生的偏好或风格,但在术前应该有书面记录的口头讨论,以使患者理解所提供的替代方案,评估和接受风险,以及她的决定可能带来的短期和长期并发症。此外,应有书面文件告知患者有可能对术后出现的不良并发症、影像学检查,甚至更换假体的情况承担经济责任。

隆胸术的患者教育:工具和科学技术

多年来,大多数外科医生通过借助工具和科学技术的帮助来提高患者教育过程中的沟通技能。从使用简单的插图演变到交互式数字教育,

说明医生需要用更好的教育工具来教育患者,以便患者做出更理性的决定[22]。大多数想隆胸女性都非常积极地去了解隆胸的过程。在许多临床实践中,医生为患者提供印刷资料或网络内容介绍,患者可以在首次咨询之前阅读,以使她们了解隆胸术。在首次咨询期间由医生或教育者对这些材料进行审查。

许多患者对乳房假体的历史了解较少,大多是从媒体、个人经历、亲朋好友了解到相关知识,因此通常会对假体存在偏见。医生可借助可视化和可触化工具将患者的感觉整合到学习体验中,从而加强自己所要表达的信息。已证实可视化工具可以改善医患沟通,提高教育水平和推进知情同意的进程。可视化工具在提升患者满意度和理解力的同时,可以节约医生解释细节所花费的时间。实践证实应用可视化工具可以克服患者存在读写或文化障碍的问题[23]。用上一代硅胶假体来讲述假体在过去45年中所出现的重要更新或许很有价值[24]。1992年,FDA暂停了硅胶假体的使用,因此仍有一部分女性担忧假体的安全性问题[25]。当患者看到上一代假体和新一代假体(生理盐水假体、圆形假体或定形硅胶假体)的区别时,会消除其对假体存在的误解。隆胸术女性应明白有多种假体可供她们选择。尽量让患者用手亲自触摸生理盐水假体、圆形硅胶和定形高黏硅硅胶假体的区别,这远比单纯描述假体的形状外壳和填充物的区别更有效。重复告知患者相关信息以及结合教育的模式可改善书面和口头交流的效果,从而使患者获取更多的信息。最重要的是,患者可以权衡她们考虑使用每一种假体所存在的利弊。一项旨在评估患者倾向选择假体软硬度的研究中,患者可以亲自感受填充至合适体积的圆形和固定形状生理盐水假体的区别。这种亲身经历的实践可使参与者不仅了解假体填充的相关知识,还可了解假体填充物对组织可能带来的影响。从而让患者结合自己对假体的了解,以及其所做的决定可能带来的潜在结果这两个方面来决定假体选择。在了解每种假体可能产生的长期结果后,研究中的大多数患者尽管觉得优化填充的

患者教育自查表

患者的担忧
_____
_____
_____
_____
_____
_____
_____

你以前做过整形手术吗
□ 你对结果满意吗
□ 我在你治疗中的角色
□ 我们在患者教育中的承诺
□ 我们今天要谈什么
□ 你看过我们提供给你的信息了吗
□ 隆胸的临床简要评估
□ 患者偏好
□ 替代方案与单一方法
□ 假体会导致疾病吗？研究和资料来源
□ 乳房假体植入术与乳腺癌
□ 乳房假体植入和乳房X线检查：
　所有假体都会干扰乳房X线检查。随着年龄的
　增长，假体可能需要成像以检测是否破裂，患者
　可能需要承担所有费用
　□ 可能需要建议在未来的所有牙科治疗中使用
　　预防性抗生素
□ 乳房植入技术
　□ 不断变化的替代方案——当前的可替代方案
　□ 假体的局限性——任何假体都有权衡

医生的问题
(外科医生签名)
_____
_____

□ 总结备选方案
　□ 切口选择——乳房下、腋窝、乳晕周围、腋窝
　□ 植入位置——乳房后、胸前、双平面、完全肌下
　□ 当前的假体选择——光滑圆形、纹理圆形、纹
　　理形状，其类型和制造商
　□ 将假体安放到组织中，将长期风险和危害降
　　至最低

_____
_____
_____
_____
_____
_____
_____

□ 确定最佳尺寸
　□ 如果你能选择一个尺码，会是什么
　□ 大小和时间哪个更重要
　□ 常见的误解
　□ 假体大小对组织的影响——现在和将来
　□ 文胸罩杯尺寸:我们不能保证罩杯尺寸
　□ 保持胸部与身材的平衡
　□ 测量你的乳房，了解你的组织情况
　□ 专注于形状、填充、尺寸
　□ 拍照和确定手术计划

_____
_____
_____
_____
_____

□ 手术是什么样子的
　□ 日间手术常规
　□ 设施和设施人员
　□ 麻醉:
　　麻醉安全、误解、风险
　　局部麻醉与全身麻醉
　　我们的麻醉人员
□ 手术期间
　□ 将会发生什么,预计的时间范围
□ 手术后
　□ 在麻醉恢复期醒来,然后与护士一起下台
　□ 我们会给你详细的说明:
　　告诉你和你的护理者的期望和具体做什么
□ 恢复和活动
　□ 恢复正常活动的重要性
　□ 我们所做的和我们需要你做的
　□ 没有绷带、文胸、肩带、排水管或特殊装置
　□ 2周内没有任何有氧运动

□ 增加的风险
　□ 这是一个完全选择性的手术,存在风险和不
　　可控因素
　□ 流血
　□ 感染
　□ 感觉异常
　□ 包膜挛缩
　□ 不满意的美学效果或瘢痕
　□ 干扰肿瘤检测
　□ 并发症可能需要额外的手术、更长的恢复时
　　间和额外的费用
　□ 审查同意书和文件上的风险
□ 包膜挛缩与乳房僵硬
　□ 这是怎么一回事
　□ 挛缩是如何形成的
　□ 控制挛缩
　□ 多久发生一次
　□ 如何矫正乳房僵硬
□ 外科医生无法预测或控制的因素
　□ 包膜挛缩
　　□ 不同程度,如果严重,需要再次手术
　　□ 再次手术由外科医生自己做最后决定
　　□ 所有费用均由患者承担,无须购买保险
　　□ 组织拉伸问题——随着假体尺寸的增加
　　　而增加拉伸,允许假体向下或向外移动
　　□ 允许假体旋转拉伸
　　□ 牵引力影响
　　□ 手术后你对不同尺寸假体的要求

□ 与外科医生无法预测或控制的因素有关的任何
　手术的所有费用均由患者负责(外科医生费用、
　设施费用、麻醉、实验室、休息时间)——包括包
　膜挛缩、感染、拉伸畸形、假体尺寸变化
□ 与我们沟通的重要性
　我们想做你想做的事,你必须一直对我们诚实,
　外科医生有时候看不懂你的心思
□ 你对外科医生的期望
　护理类型、书面材料、照片、手术、你关心的其他
　内容

□外科医生的资质、培训证明、委员会认证、专业证
　明、出版物等
　_____[外科医生签名]
□ 患者已阅读所有提供的信息材料(是/否)
　_____[患者签名]
□ 讨论中任何其他重要的人参与,给患者一份其
　他人参与的证明

□ 与患者详细讨论了患者提供的书面信息,并回
　答了患者的问题,使患者满意
□ 与患者详细讨论的所有知情同意书文件中都回
　答了患者的问题

_____[患者签名] _____[外科医生签名]

图109.1　给患者的患者教育自查表

假体比较硬,但还是倾向于选择较硬的假体[26]。患者最终必须决定假体的填充物和形状,并且使她们做出的选择以及每一选择的平衡过程被知晓。利用实物假体作为教育工具可使患者参与度更高,并且达到更好的知情同意效果。

在隆胸的患者教育中,一个更常见的方法是使用"术前"和"术后"的照片作为教育工具。截至2009 年 6 月,Google 搜索显示,在互联网上有近200 万个网站展示隆胸相关的照片,图像可以加深患者的理解和记忆。不过图片并没有针对每一个患者所用的假体类型进行记录,也没有定量的标志,这些缺点使患者感到困惑。然而,与患者一起观看图片可以很好地了解患者的需求,并可使女性根据自己的乳房特点选择合适的假体,并给出正确的期望值。此外,大多数患者对隆胸术后出现的风险仅有模糊的认识,这可能是由于术前的决策导致的。例如,有的患者期望的假体实际上已经超过了她乳腺所能容纳的最大范围,或者有时医生建议她进行乳房提升固定术。高质量的图片可用于帮助患者理解医学术语,如包膜挛缩、皮肤拉伸、假体错位、乳房畸形和可见的皱纹(图109.2)。图片还可以用来讨论切口位置和潜在的

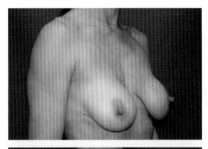

触底、拉伸、畸形、错位

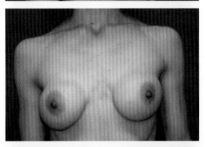

包膜挛缩

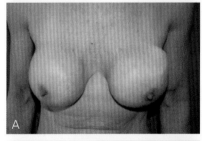

植入物可见并可触及,乳腺实质变薄

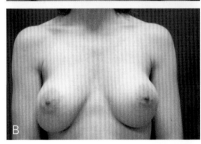

生理盐水扩张器腺下扩张术后 1 年

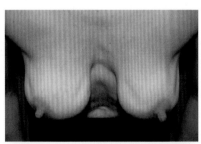

褶皱明显

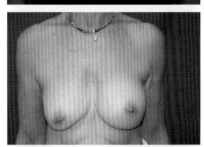

破裂

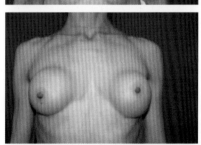

盐水注射过多、底盘宽度过窄

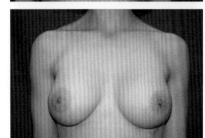

新囊腔更换硅胶假体术后 3 年

图 109.2 A. 图像可作为一种患者教育工具,帮助患者可视化理解常见的隆胸并发症,提高她们对可能的短、长期风险的认识。B. 患者教育工具可以包括选择将较大的假体放置在乳腺下方的位置来进行视觉效果展示。专业术语如拉伸变形、错位和实质变薄,以及术后出现的可纠正或不可纠正的畸形都可以通过图像来解释。然后,医生可以使用假体和技术来展示行修复手术时假体和自身组织的优先顺序关系。

伤口愈合问题。这些可视化辅助工具也可用于解释模糊概念,如乳腺实质变薄、皮肤拉伸、假体错位。此外,图像可以用来描绘纠正并发症所进行的二次修复手术,以及某些不可纠正的并发症。在患者教育中使用图像的目的并非劝阻患者不要行隆胸术,反而是在丰富患者的知识,从而使她更好地做出明智的选择。

为了更好地帮助隆胸女性的获取信息,假体制造商应帮助患者了解特定假体外壳、形状、填充物、尺寸的网站。使患者更加熟悉与假体相关的医学术语,使用诸如"记忆凝胶(Mentor Corporation)"和"糖果熊(Natrelle 410型)"之类的词汇,这些显然是制造商精心设计用来直接面向消费者进行营销活动的结果。用于简化假体选择的工具已经使用了几十年之久[27,28]。在与患者沟通期间,可以用这些工具来帮助患者行假体选择,增强患者关于隆胸的知识。除了印刷的假体资料外,制造商还开发了特别详细的假体选择工具,既可口述使用,也可数字列表的方式提供,或以更直观的形式呈现给患者(图109.3)。此外制造商还设计了交互式假体选择工具。医生可以将患者的愿望(偏大、偏小、最佳)与该程序结合,可以在患者咨询期间使用,用于帮助患者更好理解。为了更深入地提升患者的学习体验,其他制造商开发了集

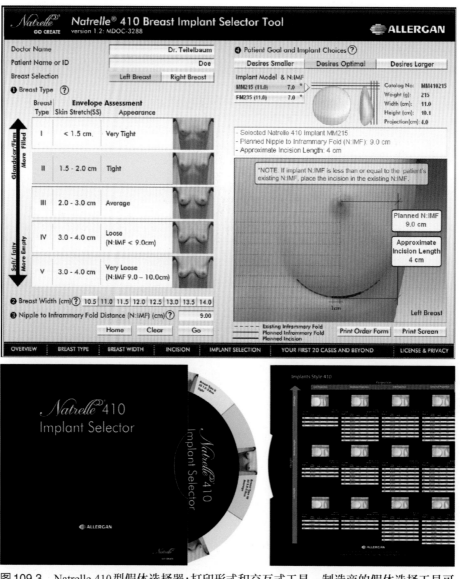

图109.3 Natrelle 410型假体选择器:打印形式和交互式工具。制造商的假体选择工具可用作患者教育中的数字和视觉辅助工具。

成有图像捕获技术的交互式手术模拟软件。这种三维技术旨在帮助医生及其患者预测可能出现的手术结果[29]。

患者最终必须决定采用何种假体、假体植入囊袋的位置、切口的位置。外科医生可以决定采用哪些教育模式用于患者最有效,以确保有效地将信息传达给隆胸患者。此外,所有的工具在管理患者期望方面有重要的价值,应用这些工具可以帮助医生区分患者的期望是否现实。上述的教育沟通工具可以重复使用以解决重要问题,并可用来行有效的沟通。希望是能教育好患者,让其做出更好的决定并且愿意对自己做出的决定负责。

告知隆胸术终身可能发生的风险

决定手术风险沟通成功的关键因素之一是患者需了解相关的细节问题。一般来说,患者得到有关风险信息越多,就越可能影响他们的行为和治疗决定[30]。进行隆胸术的决定是完全自主的,医生应提供给患者尽可能多的信息以使患者做出充分知晓的决定。信息应以清晰、积极、个性化的格式提供给患者。建议将所有提供的信息以及医患双方做出的决定进行完整的记录[5,6]。

乳房假体的寿命

尽管技术在进步,盐水假体还是硅胶假体都有一定的使用寿命。如果可能的话,制造商需向患者提供包装说明、知情同意文件、保修信息。FDA网站还提供了来自设备和放射健康中心的最新信息,包括来自 Allergan 和 Mentor 的患者标签信息[31]。制造商的官网需提供有关假体破裂和包膜挛缩率的最新数据,向患者提供这些信息以便她们查看[32]。常规随访患者手术效果的医生应提供假体损坏率的长期随访数据,包括纠正包膜挛缩和其他并发症的手术率。最好让患者有机会获取上述相关数据,从而了解实际的发生风险,以使患者做出更好的选择。许多患者可能不容易理解假体破裂和包膜挛缩发生率的相关数据,但是医生可以通过图像、数字和语言的方式向患者表述

相关信息,以改善与风险相关的沟通流程。

用于肿瘤筛查和硅胶假体评估的乳房影像学检查

已有相关研究探讨乳房假体是否会干扰乳腺钼靶检查,从而延缓隆胸女性发现乳腺癌的时间[33,34]。医生需要告知患者,乳房假体可能会干扰乳腺钼靶成像。硅胶假体无法透过射线,并且假体可能会掩盖部分乳腺组织并使其结构变形。干扰的程度取决于多种因素,包括假体的位置等。虽然有证据表明假体放在胸肌后比放在腺体后能增加钼靶检查时的组织量,但假体对筛查灵敏度和特异性的影响有待进一步研究[34]。然而,乳房假体并不会增加乳腺癌发生或死亡的风险。研究显示,乳腺癌的患者中,有隆胸史的预后较好,其肿瘤直径较小,级别较低和激素受体状态较好[35,36]。这可能是因为隆胸女性乳腺组织少或是因为假体提供了坚硬的触诊面[37]。现有的信息表明,虽然钼靶筛查在无症状的隆胸女性中敏感性较低,但没有证据表明,隆胸会延迟疾病的诊断[35,38]。为了增加灵敏度,需要告知患者他们可能需要变换体位或进行额外的检查[39]。在理想条件下,改进的钼靶技术可以观察到 90% 的乳腺组织。假体隆胸的女性行钼靶检查通常花费的时间较长,从而增加辐射的暴露量。还应告知患者,包膜挛缩不仅会影响钼靶成像,而且进行检查时可能会出现明显的疼痛症状[40]。

应告知所有使用硅胶假体的患者,FDA 指南规定需要通过乳腺 MRI 检查才可看出假体是否出现破损。虽然有些假体破损可以通过查体发现,但报道称医生通过体格检查诊断假体破裂的敏感性仅为 30%[41],而 MRI 可以高达 89%[42]。因此,需要告知患者,临床检查不是筛查假体破损的有效方法,她们需要定期行 MRI 检查,即便在她们没有不适症状的情况下,也可以筛选出静息破裂的假体。FDA 建议患者应在术后 3 年每年行一次 MRI 检查,之后每 2 年行一次。筛查假体破损的检查会增加隆胸患者的经济负担,并且医生须告知患者术后筛查的花费可能超过其进行隆胸手术的费

用,因为保险可能对筛查的费用不予支付[43]。还应告知患者,包括四维超声成像在内的一些新型诊断工具即将上市,这些仪器的应用可能会降低筛查的费用。

鼓励隆胸的女性参与长期的随访研究,以帮助医生准确评估假体的长期安全性和患者获益。一项长达10年的研究主要用来收集使用生理盐水假体和硅胶假体隆胸的女性的随访数据。这些研究为参与假体监测研究的患者和外科医生提供经济奖励[44,45]。

术前教育及其在患者期望管理中的作用

如果术前教育是完整的,那么其他的大部分咨询应该着重于管理患者的术后期望。在术前应花时间讨论外科医生能够或不能预测或控制的因素。术后乳房的大小不符合患者的期望是引起医患矛盾的常见原因[46]。2004年,FDA PMA 数据显示,调整乳房大小的二次手术占所有再次手术比例的近1/3。Allergan 来自 FDA PMA 研究的核心研究数据(2007年更新)显示,调整乳房大小(报道为23.4%)是术后4年中[30,45]再次手术的第二大常见原因。调整乳房大小的手术意味着术后乳房的大小与患者的期望值不一致。此外,医生需要告知患者,目前尚没有可以精确确定术后乳房文胸大小的方法。目前用来确定术后乳房文胸大小的系统并不准确,结果不稳定,因此缺乏实际应用价值。不同风格以及不同品牌的文胸,在面料和弹性等方面缺乏统一的标准,因此可以理解女性为什么要努力寻找舒适、合身的文胸。大多情况下只能通过推测而非通过精确的测量得出文胸的尺寸[47]。文胸尺寸在全世界各不相同,并在制造商之间也存在较大的差异。此外,许多文胸制造商、设计师、文胸店店员有自己专有的内衣尺寸。患者经常会获取错误的有关文胸大小的建议。她们对挑选合适大小的文胸存在困惑。例如,34C 相当于36B 文胸。在美国,美国标准衣服尺寸组织制定了一些参考标准,但仍没有建立正规的尺寸

标准[48]。然而,研究表明,当外科医生高度重视患者的术前教育和决策过程(重点强调潜在的长期并发症而非术后罩杯尺寸)时,基本上可以降低乳房二次手术率[5,6]。

基于个体组织测量的结果选择乳房假体的患者与医生共同做出基于患者为中心的决策。在知情同意过程中,沟通至关重要,以书面形式记录患者假体选择是绝对必要的。如果患者在术后质疑其大小或形状,患者教育过程也可以在术后继续进行。高质量的术前照片在术后作为教育工具至关重要。患者经常忘记她们的乳房在手术前大小及是否对称。同步拍摄使患者能验证与外科医生一起做出的决定。理解并参与假体选择过程的患者大都能够接受术后的乳房外观。

术前与患者进行充分沟通可解决患者一些不理解的问题。问题之一是谁对术后可能发生的事件负主要经济责任[49]。术后的经济责任可能包括手术或假体引起的相关并发症(表109.1)、假体老化进行放射学评估的费用,以及最终更换或移除

表109.1 植入物和手术相关风险

植入物相关风险	手术相关风险
植入物失败:破裂或放气,包括无声破裂	出血
包膜挛缩	浆膜瘤
错位畸形	感染
组织牵拉	瘢痕
钙化	过敏反应
挤压	麻醉
胸壁畸形	乳头或皮肤感觉丧失
不对称	静脉血栓
凝胶渗漏	疼痛
表面污染:重度感染或包膜挛缩	移位畸形
对乳房X线检查的干扰	缝合问题
特殊职业	伤口愈合延迟
个人财务费用	皮肤变色
其他未知风险	心脏并发症
	肺部并发症
	撞击

注:改编自 Jewell M. S8 Breast Education Course. Presented at the American Society for Aesthetic Plastic Surgery Meeting, New Orleans, Louisiana, April 29, 2005。

乳房假体的费用。在隆胸之前必须告知患者在其一生中可能发生的潜在经济风险，以及医患双方谁负担经济责任。应在签署知情同意过程中以书面形式说明上述重要问题。最后，应该告知患者医生进行"权衡"后的决定：何时直接移除而非更换假体以降低后续的手术风险和经济风险[50]。

结论

几十年来，隆胸术的术前计划，如假体选择、假体植入的位置、切口的选择，都是基于外科医生的主观偏好或患者的意愿。尽管医生需要在术前获得知情同意，但是没有一种手段用来评估患者的决定是否在充分知情的情况下做出的，或者反映患者是在医患双方进行充分沟通的基础上做出的选择。数据表明，外科医生应该尝试更好地了解患者的知识储备和决策质量以解决术前的理解分歧。隆胸术患者的决定被认为是"偏好敏感"的临床决策，应由充分知情的患者做出的决定。此外，关于整形外科医生在其中的作用仍有争议，即建议患者根据自己的组织量确定合理的乳房期望大小，除非现有数据建议这么做，

否则可能会增加修复手术的概率和增加术后出现不可校正畸形的风险。此外，同时将知情同意文件纳入患者教育将有助于患者在追求自主权的同时对其决定负责。患者咨询正转向更互动的"体验"，包括语言、视觉和触觉工具，从而使患者能更好地参与和知情。很多媒体的关注点集中在乳房假体的安全性上，并且许多欲行隆胸的女性可能对假体的安全性存在偏见，这可能需要多模式的教育方法来解决。期望管理还包括告知患者外科医生能或不能控制的因素，以及谁将对可能出现的不良结果负经济责任。

最后，医生必须向患者告知隆胸存在的长期风险，并且可能由于自然衰老而产生问题。比如体重的增加或降低、生育、母乳喂养、乳腺癌患病风险以及经历更年期等都是女性生命中的自然事件。此外，由于患者和假体都会老化，隆胸术的患者教育不应以外科手术结束而结束，而应该术后再持续几年。整形外科医生应该意识到，隆胸女性向 FDA 进行投诉的最常见原因是术前了解信息不充分[51]。政府或媒体将她们的注意力从这个问题上移开也不太可能。然而，医生可以通过提前告知患者隆胸手术的相关风险来避免出现此类问题。

编者评论

Glicksman 博士为隆胸术很好地阐述了知情同意过程。她叙述了外科团队有效沟通和患者理解的重要性，并强调了现实期望的概念及其在短期和长期结果中的作用。教育是至关重要的。幸运的是，我的临床实践与 Glicksman 博士的主张的非常相似。照片作为一种教育工具是无价的。应将良好、一般和差的结果都展示给患者。我特别喜欢讲述文胸部分的内容，因为患者总是过度强调所需的文胸尺寸。问题是文胸尺寸并不直接与乳房容积相关。它更多是反映体形，乳房形状和比例。具有 44B 罩杯的女性通常比 34D 罩杯的女性拥有更多的乳房组织量。因此，知情同意不仅仅是签署一份文件，

代表患者理解操作的性质，它也可以为患者提供适当的教育咨询，从而尽量减少不良后果发生。

虽然我同意 Glicksman 医生综述的所有概念，但仍有一些需要说明的地方。第一，虽然大多数整形外科医生是优秀的沟通者，但很少是良好的教育者。第二，不是所有的患者都是科学家，一些患者可能缺乏理解大量新信息的能力。还有一点需要注意的是，一些整形外科医生在隆胸时有偏见，他们总想实施更大程度的手术，这可能会导致不切实际的期望和较差的手术结果。不幸的是，在现实的一些临床实践中，外科医生和工作人员的工作是在"销售"手

术。感觉像是如果他们不做，另一个整形外科医生就会这么做，而很少有整形外科医生想失去"生意"。使这种情况进一步恶化的是，一些患者常常根据从朋友、互联网、社会趋势、杂志和电视获取的知识来形成自己的预期，并持有这种预期来进行咨询。这可能会做出不合理的选择。根据我的经验，一些患者明确知道她们

想要什么，她们不会听取那些可能更适合她们自身组织特点的假体或术式。在这些情况下，外科医生应该放弃他的偏见，拒绝手术。理想的情况，也是我们想要的情况，就是外科医生和工作人员有责任纠正患者不合理的期望。

(M.Y.N.)

参考文献

［1］ Adams WP, Potter JK. Breast implants: materials and manufacturing past, present, and future. In: Spear SL, ed. *Surgery of the Breast: Principles and Art*. 2nd ed. Baltimore: Lippincott Williams & Wilkins, 2006:424-437.

［2］ Mentor Corporation. Silicone gel and saline implant PMA clinical trials. Available at: http://www.fda.gov/cdrh/breastimplants/index.html. Accessed February 12, 2009.

［3］ Inamed Corporation. Silicone gel and saline implant PMA clinical trials. Available at: http://www.fda.gov/cdrh/breastimplants/index.html. Accessed February 12, 2009.

［4］ Adams WP. The process of breast augmentation: four sequential steps for optimizing outcomes for patients. *J Plast Reconstr Surg* 2008;122(6):1892-1900.

［5］ Tebbetts JB, Tebbetts TB. An approach that integrates patient education and informed consent in breast augmentation. *J Plast Reconstr Surg* 2002;110(3):971-978.

［6］ Cobb v Grant［1972］. 8 Cal3rd 229, 104 Cal Rptr 505, 502 P21.

［7］ Stewart M. Effective physician-patient communication and health outcomes: a review. *Can Med Assoc J* 1995;152:1423-1433.

［8］ Whitney SN, McGuire AL, McCullough LB. A typology of shared decision making, informed consent, and simple consent. *Ann Intern Med* 2004;140:54-59.

［9］ Davis TC, Crouch MA, Willis G, et al. The gap between patient reading comprehension and the readability of patient education materials. *J Family Pract* 1990;31:533-538.

［10］ Ong LML, de Haes JCJM, Hoos AM, et al. Doctor-patient communication: a review of the literature. *Soc Sci Med* 1995;40:903-918.

［11］ Kusec S, Oreskovic S, Skegro M, et al. Improving comprehension of informed consent. *Patient Educ Couns* 2006;60:294-300.

［12］ Beardsley E, Jefford M, Mileshkin L. Longer consent forms for clinical trials compromise patient understanding: so why are they lengthening? *J Clin Oncol* 2007;25:e13-e14.

［13］ Flory J, Emanuel E. Interventions to improve research participants understanding in informed consent for research: a systematic review. *JAMA* 2004;292:1593-1601.

［14］ Wood S, Spear S. What do women need to know and when do they need to know it? *Plast Reconstr Surg* 2007;120(7):135S-139S.

［15］ Veatch R. Implied, presumed and waived consent: the relative moral wrongs of under and over-informing. *Am J Bioeth* 2007;7(12):39-54.

［16］ Jewell M. Managing patient expectations in breast augmentation. S8 Breast Education Course (with permission). Presented at the American Society for Aesthetic Surgery meeting, New Orleans, La., April 29, 2005.

［17］ Sepucha K, Ozanne E, Silvia K, et al. An approach to measuring the quality of breast cancer decisions. *Patient Educ Couns* 2007;65:261-269.

［18］ Schneider CE. *The Practice of Autonomy: Patients, Doctors, and Medical Decision*. New York: Oxford University Press; 1998:307.

［19］ Tauber AI. *Patient Autonomy and the Ethics of Responsibility*. Cambridge, MA: MIT Press; 2005:328.

［20］ Yermilov I, Chow W, Devgan L, et al. How to measure the quality of surgery-related Web sites. *Am Surg* 2008;74:997-1000.

［21］ American Society of Plastic Surgeons. *Plastic and Reconstructive Surgery*. Available at: http://www.plasreconsurg.org. Accessed July 12, 2010.

［22］ Heller L, Parker P, Youseff A, et al. Interactive digital education aid in breast reconstruction. *Plast Reconstr Surg* 2008;122(3):717-727.

［23］ Noland K, Juhn G. *The Visual Health Experience: Tools, Technology, and Information for Providers and Their Patients*. Atlanta, GA: ADAM; 2001.

［24］ Young VL, Watson ME. Breast implant research: where we have been, where we are, where we need to go. *Clin Plast Surg* 2001;28(3):451-483.

［25］ Palcheff-Weimer ME, Concannon MJ, Conn VS, et al. The impact of the media on women with breast implants. *Plast Reconstr Surg* 1993;92:779-785.

［26］ Tebbetts, J. Patient acceptance of adequately filled breast implants using the tilt test. *Plast Reconstr Surg* 2000;106(1):139-147.

［27］ Allergan. Natrelle. Breast augmentation and breast enhancement. Available at: http://www.natrelle.com/1.2_find_fit.aspx. Accessed July 12, 2010.

［28］ Mentor. BodyLogic system. Available at: http://www.mentorcorp.com/global/physician-information/ bodylogic.htm. Accessed July 12, 2010.

［29］ Axisthree. Available at: http://www.axisthree.com/welcome. Accessed July 12, 2010.

［30］ Lipkus IM. Numeric, verbal, and visual formats of conveying health risks: suggested best practices and future recommendations. *Med Decis Making* 2007;27:696-713.

［31］ U.S. Food and Drug Administration. Labeling for approved breast implants. Available at: http://www.fda.gov/MedicalDevices/ProductsandMedicalProcedures/Implantsand Prosthetics/BreastImplants/ucm063743.htm. Accessed July 12, 2010.

［32］ Mentor. Important information for augmentation patients about Mentor MemoryGel™ silicone gel-filled breast implants. Available at: http://www.mentorcorp.com/pdf/ approved/Augmentation.pdf. Accessed February 23, 2009.

［33］ Allergan. Breast implant answers: understanding silicone gel-filled breast implants. Available at: http://www.breastimplantanswers.com/. Accessed July 12, 2010.

［34］ Miglioretti DL, Rutter CM, Geller BM, et al. Effects of breast augmentation on the accuracy of mammography and cancer characteristics. *JAMA* 2004;291:442.

［35］ Handel N, Silverstein MJ, Gamagami P, et al. Factors affecting mammographic visualization of the breast after augmentation mammaplasty. *JAMA* 1992;268:1913-1917.

［36］ Deapen D. Breast implants and breast cancer: a review of incidence, detection, mortality, and survival. *Plast Reconstr Surg* 2007; 120(suppl 1):70S.

［37］ Handel N, Silverstein MJ. Breast cancer diagnosis and prognosis in augmented women. *Plast Reconstr Surg* 2006;118(3):587-593.

［38］ Clark CP III, Peters GN, OBrien KM. Cancer in the augmented breast. Diagnosis and prognosis. *Cancer* 1993;72(7):2170-2174.

［39］ Eklund GW, Busby RC, Miller SH, et al. Improved imaging of the augmented breast. *Am J Roentgenol* 1988;151:469-473.

［40］ Brown SL, Todd JF, Luu HD. Breast implant adverse events during mammography: reports to the food and drug administration. *J Women's Health* 2004;13:371.

［41］ Hölmich LR, Fryzek JP, Kjøller K, et al. The diagnosis of silicone breast implant rupture. Clinical findings compared to findings at magnetic resonance imaging. *Ann Plast Surg* 2005;54(6):583-589.

［42］ Hölmich LR, Vejborg I, Conrad C, et al. The diagnosis of breast implant rupture: MRI findings compared to findings at explantation. *Eur J Radiol* 2005;53:213-225.

［43］ Allergan. INAMED silicone gel-filled breast implants. Smooth & BIOCELL texture. Directions for Use. DFU Inamed Rev. Santa Barbara, CA: Allergan; November 3, 2006. Available at: http://www.fda.gov/cdrh/pdf2/P020056c.pdf. Accessed January 12, 2009.

［44］ Allergan. BIFS. Breast Implant Follow-up Study. Available at: http://www.bifs.us/. Accessed January 12, 2009.

［45］ Mentor. MemoryGel™ breast implants. Post-approval study. Available at: http://www. memorygel.com/PAS.aspx. Accessed January 12, 2009.

［46］ Spear S, Hedén P. Allergans silicone gel breast implants. *Expert Rev Med Devices* 2007;4(5):699-708.

［47］ Pechter EA. A new method for determining bra size and predicting post-augmentation breast size. *Plast Reconstr Surg* 1998;102(4): 1259-1265.

［48］ Apparel Search Company. US standard clothing sizes. Definition for the clothing industry. Available at: http://www.apparelsearch.com/Definitions/Miscellaneous/US_standard_ clothing_sizes.htm. Accessed July 12, 2010.

［49］ Spear S. What women need to know and when do they need to know it? *Plast Reconstr Surg* 2007;120:135S-139S.

［50］ Tebbetts JB. "Out points" criteria for breast implant removal without replacement and criteria to minimize reoperations following breast augmentation. *Plast Reconstr Surg* 2004;114:1258-1264.

［51］ Merkatz RB, Bagley GP, McCarthy EJ. A quantitative analysis of self-reported experience among women encountering difficulties with silicone breast implants. *J Women's Health* 1993;2:105-109.

乳房下皱襞入路隆胸术

The Inframammary Approach to Augmentation Mammaplasty

引言

计划行隆胸术时,通常需要做三个术前决定,包括假体的大小和款式、假体植入囊腔平面的选择、进入乳腺的切口位置选择。切口选择方面,隆胸术切口选择平衡两个竞争关系的因素:舒适的入路和尽可能隐蔽。迄今出现的不同切口有:环乳晕切口、经乳头切口、腋下切口、脐周切口。然而,对众多外科医生来说,乳房下皱襞切口达到了如上切口要求的最佳平衡。乳房下皱襞切口的最大优势是能直接进入乳房,便于准确控制囊腔大小和精准止血。瘢痕位于乳房下皱襞不易被看见,除非抬起乳房或仰卧。其他切口要么长度限制(如环乳晕切口和经乳头切口),要么位置远离乳房(如腋下和脐周切口)而难以充分暴露游离解剖乳房囊腔的术区。此外,经其他切口分离囊腔通常是钝性分离,会在囊腔扩张的过程中最大限度减少出血。此外,如患者出现术后并发症,如血肿、包膜挛缩或变形,经乳房下皱襞切口可有足够术野来纠正这些问题。尽管其他切口入路术后瘢痕也不明显,综合考虑瘢痕的质量位置和术区暴露时,外科医生发现乳房下皱襞切口是最吸引人的选择。

切口设计

为使切口最终能直接位于钝性的乳房下皱襞需综合考虑多种因素。最易处理的情况是患者需有足够的乳房体积能形成明显的皱襞,有足够皮肤覆盖假体而不需要募集上腹部的皮肤来帮助形成乳房下极。这也需要假设乳房下皱襞位置不会改变。在这些患者中,切口直接标记在皱襞内,通常切口需足够长以便于充分暴露术野来创建囊腔

和植入假体。选择生理盐水假体时的切口为3～4 cm;选择硅胶假体的切口长度为4～5 cm。放置高黏解剖形硅胶假体时,如果假体较大,切口长度可长达7 cm。在上述这一类型的患者,术后瘢痕将可靠稳定地位于乳房下皱襞内,但大多是病例其实是不可预测的(图110.1)。当原有皮肤不能充分覆盖假体时,乳腺周围皮肤就会被募集,就会产生一个新的乳房下皱襞位置。选择切口位置时必须将这些因素考虑在内。通过测量假体半径及从乳头至预计乳房下皱襞的距离有助于准确估计术后乳房下皱襞位置,同样将皮肤弹性考虑在内。估计乳房下极皮肤将需要延展来容纳假体,最好是在下极皮肤拉伸的情况下测量以尝试预测这个假设的术后效果。另外,我还发现另外一个对这种类型的患者或许有用的方法,患者仰卧,轻轻提拉乳房皮肤使其离开胸壁来观察新乳房下皱襞位置。把切口的位置设计在该皱襞下缘,有助于假体植入术后瘢痕位于新乳房下皱襞内(图110.2)。对于术前乳房皮肤囊袋明显挛缩患者,很难准确估计乳房下皱襞位置。这部分患者乳房下皱襞的位置通常会降低。由于下极乳房皮肤弹性相对较差,会影响牵拉的效果。因此直接测量从乳头到预设乳房下皱褶距离是预测新乳房下皱襞位置的最佳方法。这个测量距离由测量乳房假体的半径来指导确定。在这些患者中,也会存在乳房下极切口向上移动的情况,因此切口位置通常比原计划切口位置低0.5～1 cm,从而有助于术后瘢痕位于新乳房下皱襞内(图110.3)。

确定预设乳房下皱襞位置后,实际切口沿线做在任意位置。确定切口位置的常见办法是从乳晕或乳头的内侧向所预设乳房下皱襞位置做一条垂线,沿着该垂线向外测量预想的距离。我发现有些患者期待更向外的切口。经乳晕外侧的垂线

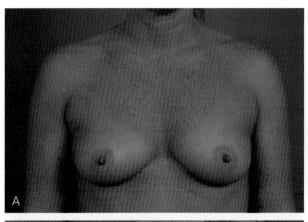
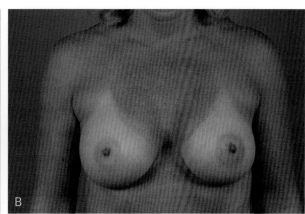
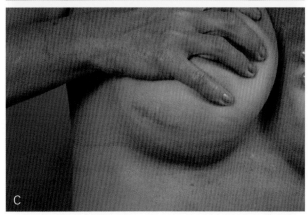

图110.1 A. 中等乳房体积女性经乳房下皱襞切口隆胸术前的乳房外观。B. 术后1年,增大的乳房跨越了下皱襞,隐藏了瘢痕。C. 只有当乳房抬升从下看才能看到愈合良好的瘢痕。

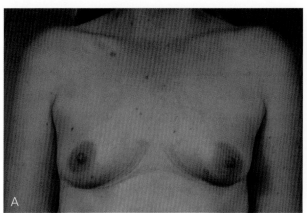
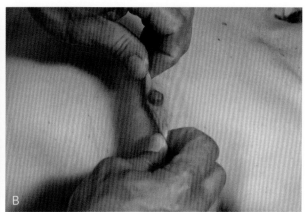
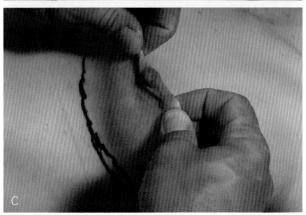

图110.2 A. 小乳房体积患者术前外观,隆胸术前乳房下皱襞-乳头间距较短。B. 上提乳房离开胸壁,提起冗余的皮肤模拟假体在对软组织囊袋里的效果。C. 用一个来自上份的力轻压皮肤的表面,可以清楚地观察到新的乳房下皱襞的确切位置,从而有利于设计准确的切口以使术后瘢痕精准地位于乳房下皱襞内。

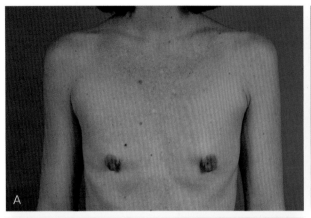
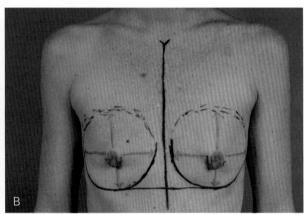
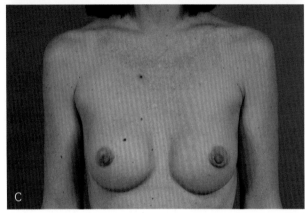

图110.3　A. 基本没有乳房体积的女性术前乳房外观,没有乳房下皱襞。B. 以植入假体的半径值以乳头为中心从各个方向测量,以估计新乳房下皱襞的位置。C. 患者术后的照片显示两侧的乳房下皱襞位置准确,两侧对称度良好。

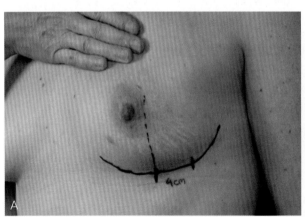
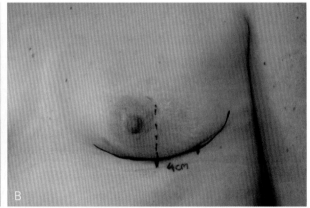

图110.4　A、B. 从乳晕的外侧缘到预设乳房下皱襞做一条垂线,沿乳房下皱襞向外侧测量手术切口的长度。通过这种方式设计的切口位置低且位于外侧,术后切口愈合良好时将很难看出。

向外侧延伸,乳房垂落时,瘢痕更加难以发现(图110.4)。与切口选在乳房下皱襞的中间位置相比,这种方法额外好处是通过手术的方式允许从上和外处理更多乳房下皱襞而不是切口直接位于乳房下皱襞正中。与切口直接位于乳房下皱襞中央相比,从更远的位置更容易将乳房下皱襞正确游离解剖至所需水平(图110.5)。

对乳房下皱襞不对称患者而言,保持较低一侧乳房下皱襞位置不变,通过降低对侧乳房下皱襞位置来达到两侧对称是一种简单可行的办法(图110.6)。但也要考虑到降低乳房下皱襞位置的同时会影响乳头和乳晕的位置情况。但对于双侧乳房下皱襞明显不对称的患者来说,与对侧乳房相比,较高侧的乳房下皱襞下降太低会引起乳晕－乳头复合体向上移位。此时,最好的办法是通过提高较低侧乳房下皱襞位置,环乳晕切口手

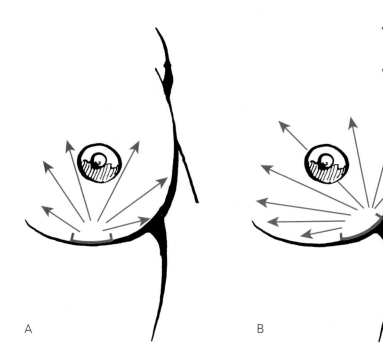

图 110.5　A. 在控制解剖平面和定位乳房下皱襞位置时,在乳房下皱襞的中央位置进行切口设计很麻烦。由于乳房下皱襞和切口太近,容易造成乳房下皱襞位置过低,从而导致假体出现"触底反弹"的外观。B. 将乳房下皱襞的切口位置移到外侧的位置,至与乳房的入路相同,但直接游离与乳房下皱襞的位置相关的假体囊腔更容易,也可以更好地控制乳房下皱襞位置。

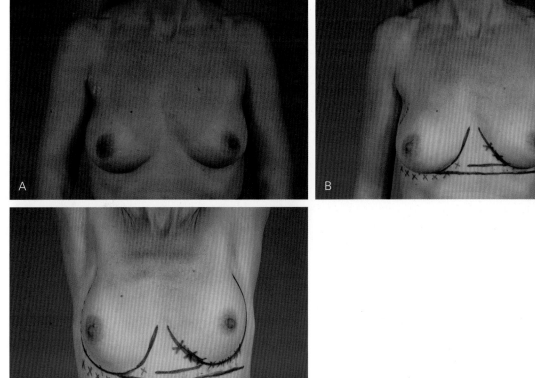

图 110.6　A. 两侧的乳房下皱襞不对称女性术前外观。B、C. 手术时下调左侧乳房下皱襞以适配右侧。

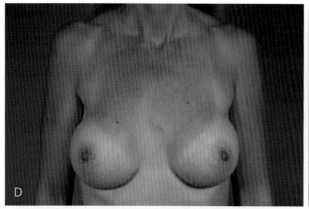

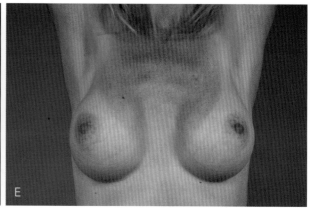

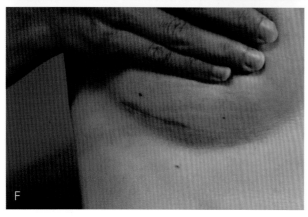

图 110.6(续) D、E. 光面圆形生理盐水假体植入术后，两侧上肢抬高重置的乳房下皱襞对称良好。F. 术后乳房下侧切口瘢痕正确置于乳房下皱襞。

术调整乳头－乳晕复合体位置来达到对称的目的，或接受轻度但明显改善了的乳房下皱襞不对称。

手术技巧

乳房下皱襞切口提供了隆胸术需要的直视下游离假体植入平面的视野。这种切口适用于所有类型的假体囊带分离，如乳腺后间隙、筋膜后间隙[1,2]、部分胸大肌后间隙、双平面囊腔[3-6]，以及完全胸大肌后间隙囊腔。含肾上腺素的局麻药皮下注射后切开皮肤。拐向上达乳房下部可以避免无意中降低乳房下皱襞。应用光纤拉钩暴露术野，通过在各个方向对浅面组织分离创建囊腔。对于部分胸大肌后或筋膜后囊腔，直接对上外侧游离就可以暴露胸大肌外侧缘。抬高肌肉的底部后从内侧向上至向外分离，以充分扩张囊腔。侧面游离解剖时，由于侧面的囊腔容易分离，手术时须注意避免过度解剖游离。进此切口可以很容易在直视下沿着囊腔的内下边缘对胸大肌进行分离。此外，如需要分离双平面浅面被覆的软组织，肌肉下缘也同时需要分离。经乳房下皱襞切口，可更直观地对皮下和筋膜下囊腔进行分离，以及更方便确定囊腔的分离界限，发现潜在的出血点以便彻底止血。此外，通过乳房下皱襞切口，能容易辨别需要保留的组织。特别是手术时可以容易地识别处理囊腔内侧的内乳动脉第 2 肋间穿支，以及外侧的肋间神经，从而保留它们。继续分离囊腔至可以容纳所需要植入的假体。确定分离囊腔内、外侧的范围非常重要。若囊腔太宽，患者仰卧时，假体易向外侧倾斜致使乳房内侧出现凹陷。这种现象会降低患者的术后满意度。囊腔充分扩展后，由于切口位置距离囊腔很近，因此可以很容易地植入假体。这对于具有固定体积的硅胶假体特别有利，因此这种假体放入囊腔时需动作轻柔。另外，经乳房下皱襞的切口可更方便看到或触摸到假体定位点,这对于解剖形硅胶假体的正确植入很有帮助。如切口位置离囊腔位置较远,由于假体表面和乳房软组织之间存在摩擦力,质地粗糙的假体有时可能很难准确地植入相应的位置。因此,在这种情况下选择囊腔相邻较近的切口有利于假体的顺利植入。假体顺利置入囊腔后逐层关闭切口,用 3-0 或 4-0 可吸收线间断缝合深筋膜和真皮层,最后连续缝合关闭切口。

结论

进行隆胸术时,精确分离囊腔控制囊腔的大小、准确植入合适假体是减少术后并发症和获得良好美学效果的关键因素。因此,乳房下皱襞切口可通过提供充分术区视野来实现上述两个目标。乳房下皱襞隆胸术后瘢痕一般愈合良好,且位于乳房下的皱褶中,通常情况下不易察觉。因此,经乳房下皱襞的切口入路通常被推荐用于隆胸手术。

编者评论

经乳房下皱襞切口入路的隆胸术可能是用于胸大肌下或腺体下的假体植入最常见的入路。通过分析乳房下皱襞切口、经乳晕切口以及经腋下切口的隆胸术,我认为经乳房下皱襞切口的隆胸术与其他切口的隆胸术相比,存在明显的优势。比如可对囊腔分离进行直接和准确的可视化操作、可方便调整切口的位置和长度、可将术后的瘢痕隐藏于乳房下皱襞中。通过此切口,可以很容易地将假体植入胸肌下或腺体下的囊腔中。虽然其他切口均有效,但是我更喜欢选择乳房下皱襞切口来进行隆胸手术。此外,此切口可以降低术后并发症。

Dr. Hammond 列举了经乳房下皱襞隆胸手术的奇妙之处,对此术式非常熟悉,并对乳房下皱襞切口的位置和特征进行了评述。他认为乳房下皱襞位置应该基于对乳腺大小和假体的体积以及身高进行综合评估。下调乳房下皱襞的位置可能会增加乳房皮肤的顺应性以便于更好地覆盖假体。我同意 Dr. Hammond 认为囊腔的直径能够反映假体直径大小的观点。假体植入术后,有些患者由于囊腔光滑、假体和囊腔大小不适而引起假体移位。对这类患者通常需要再手术进行纠正,这通常会引起患者对术后效果不满意。

(M.Y.N.)

参考文献

[1] Graf RM, Bernardes A, Rippel R, et al. Subfascial breast implant: a new procedure. *Plast Reconstr Surg* 2003;111:904-908.

[2] Góes JC, Landecker A. Optimizing outcomes in breast augmentation: seven years of experience with the subfascial plane. *Aesthetic Plast Surg* 2003;27:178-184.

[3] Tebbetts JB. Dual plane breast augmentation: optimizing implant—soft-tissue relationships in a wide range of breast types. *Plast Reconstr Surg* 2001;107:1255-1272.

[4] Tofield JJ. Dual plane breast augmentation. *Plast Reconstr Surg* 2001;108:2162-2164.

[5] Ramirez OM, Heller MDL, Tebbetts JB. Dual plane breast augmentation: avoiding pectoralis major displacement. *Plast Reconstr Surg* 2002;110:1198.

[6] Spear SL, Carter ME, Ganz JC. The correction of capsular contracture by conversion to "dual-plane" positioning: technique and outcomes. *Plast Reconstr Surg* 2003;112:456-466.

Scott L. Spear

Jeffrey M. Jacobson

Elan Reisin

第 111 章

乳晕入路隆胸术

The Periareolar Approach to Augmentation Mammaplasty

引言

环乳晕切口的隆胸术因其绝佳的直接手术入路、瘢痕隐蔽而运用广泛。自20世纪70年代问世以来[1-4]，这一术式采用中央入路直达假体囊腔，适用于所有剥离层面及大部分假体类型[5]。在保留乳头感觉方面，环乳晕切口术式等同于或优于经乳房下皱襞切口术式[6,7]。由于乳头-乳晕复合体区不易长瘢痕，术后瘢痕通常不明显。事实上，根据我的临床经验，仅有极少数患者会对这种手术瘢痕不满意。与之形成对比的是，此前行乳房下皱襞切口术式的患者对术后瘢痕不满意的情况更常见[8]。环乳晕切口的位置与乳房下皱襞无关。而且，如果希望在首次手术或后续手术中下调乳房下皱襞的话，环乳晕切口是绝佳的选择[5]。环乳晕切口不会干扰乳晕旁和乳晕下肿物活检或乳房切除术，且便于今后行乳房提升固定术，只需延长环乳晕切口即可实现[3-5,8-14]。最后，如果患者需行二次修复手术，多数手术可重复取乳晕切口[15]。

这种术式确实会造成乳腺实质组织损伤，并可能在乳腺内部形成瘢痕，但在临床中几乎不会影响查体或钼靶检查[9,10,12,14]。患者站立时，环乳晕切口形成的皮肤瘢痕比乳房下皱襞切口瘢痕明显；患者仰卧时，前者则不如后者明显。此切口瘢痕只有整个乳房暴露时才能看见，否则，即使穿着极少的衣物，瘢痕也是隐蔽的。环乳晕切口术式几乎适用于所有患者，无论是否有乳房下垂，乳晕是极大还是极小。乳腺实质越厚，越不建议采用该术式，因为必须切开全层腺体才能到达乳房后间隙。乳头附近的乳腺手术操作应当注意，假体可能会被乳房细菌菌落污染，从而引发假体感染或包膜挛缩[16]。

隆胸手术切口的设计需综合考虑多方面因素，包括假体放置位置（胸肌后间隙或乳房后间隙）、假体的选择（光面或毛面，圆形或解剖形）以及是否同期行乳房提升固定术[17]。环乳晕切口便于后续行乳房提升固定术，而乳房下皱襞切口入路可能对于后续行乳房上提固定术毫无帮助，且可能产生干扰。对于乳晕较大或者乳房下皱襞位置较高的患者，环乳晕切口同样适合。即使乳晕较小或者乳房下皱襞较浅或缺失，与在假体植入形成的新皱襞处的估计切口位置相比，考虑延长环乳晕切口要更合适。如患者乳房较小或者无下垂且乳房下皱襞距乳晕下缘仅有4~6 cm，环乳晕切口手术的美容效果并不优于乳腺下皱襞切口。尽管常规切口如经腋下和经脐入路的手术切口有一定的美容效果，但即便有内镜辅助，其手术难度大且精准度不如环乳晕切口。环乳晕切口隆胸术具有直观、简单易操作、受术者欢迎且无须特殊器械辅助等特点[18]。

方法

术前标记画线时患者面向前方，取坐位或站立位，双臂置于身体两侧。手术前需要标记乳房中线、乳房下皱襞、预计的乳房下皱襞位置。在手术室内实施含肾上腺素的局部麻醉前，需精确标记乳头-乳晕复合体与周围无色素乳腺皮肤的交界。在含或不含肾上腺素的局部麻醉前标记切口至关重要，因为局麻药会使乳晕边界错位或模糊，难以准确定位皮肤切口。大多数手术切口取乳晕下方[4]。通常，我们尽量避免切口位于乳晕赤道线上方，切口取乳晕6点位置[13]。涉及假体植入术的大多数手术推荐围手术期使用抗生素，但非强制选择。

术时患者体位为双手叉腰,或上肢外展固定于臂板,不超过90°。如果术中患者体位为坐立位,判断手术效果的最佳做法是患者双肩始终保持平直。手术时保证充足光线也很关键,推荐手术时使用内镜、头灯、冷光源拉钩和冷光源电刀。

切口术区使用含肾上腺素的局部浸润麻醉,

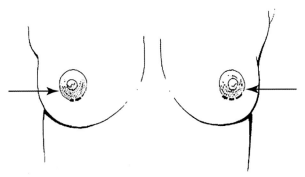

图111.1 精准地沿乳晕边缘做环乳晕切口至关重要。操作精准的话,切口瘢痕将随时间流逝而不易察觉。切口中心应定位于乳晕下缘6点的中央位置。

待肾上腺素充分起效后,手术刀切开皮肤表皮和真皮层,电凝切开乳腺组织(图111.1),皮肤拉钩置于切口两侧暴露术野,切开乳腺组织后分离可采取垂直切入或斜下直达胸壁[13](图111.2),斜切口可保留切口处足够的乳腺组织,有利于切口愈合及保持乳腺轮廓。术中常用Rake抓钩配合Army/Navy牵引器切开深部乳腺组织至胸壁,到达胸肌筋膜时,牵开乳腺组织,暴露深层的筋膜和肌肉,对应的体表投影位置相当于乳房下极,自乳房下皱襞至上方一点的区域,此区域大小取决于假体植入后的皮肤包裹状况及乳房下垂程度(图111.3),囊腔的内下区域需分离至预设的乳房下皱襞水平(图111.4)。如果选择乳房后间隙植入假体,需要在直视下使用电刀,借助纤维光学照明设备或内镜和Deaver牵引器精准地解剖分离囊腔。

行胸肌后间隙隆胸术时,用Allis钳夹住已暴露好的胸大肌下缘,向上牵拉胸大肌下缘,通过一

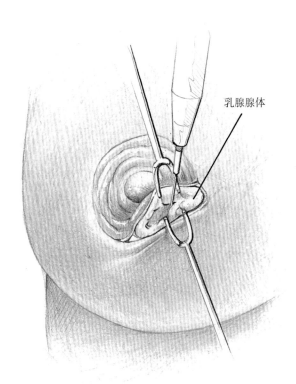

图111.2 手术刀切开皮肤后,改电刀垂直或倾斜向下深入切开全层腺体至乳房后间隙。如果行胸肌后间隙隆胸术,切开剥离时往内侧靠一些。不建议皮下游离腺体,这样很可能会引起明显的皮下瘢痕挛缩。分离腺体至较深层次时,仔细地用手术刀或尖头组织剪完全离断腺体深层至胸肌筋膜层,为后续的手术提供操作通道。

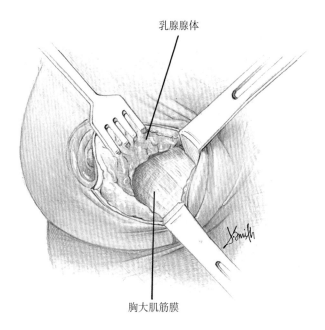

图111.3 确认至胸肌筋膜层时,电刀或锐性分离将乳腺从胸大肌上剥离。若行乳腺后间隙隆胸,则需完全分离乳腺后间隙以形成所需的假体植入囊腔。可用组织扩张器或充注型假体注入生理盐水或者空气填入囊腔以辅助分离,并确定需要进一步游离的区域。若行胸肌后间隙隆胸,首先分离胸肌下缘的乳房,将这部分乳房组织像乳腺后间隙隆胸那样从肌肉表面提起,暴露胸肌的下游离缘,以利于后续深入的操作。

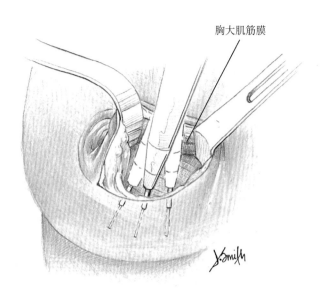

胸大肌筋膜

图111.4 直视下电凝游离囊腔的下半部分。并通过手指的牵、拉、推钝性分离精细调节囊腔分离。向前牵引拉开上覆组织有助于完成如上操作。乳房后间隙剥离应向下至乳房下皱襞。

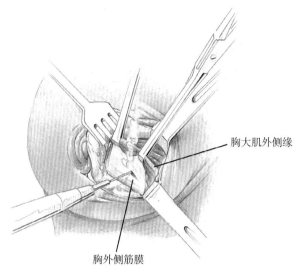

胸大肌外侧缘

胸外侧筋膜

图111.5 行胸肌后间隙隆胸时,经之前创建好的通道入路,用一把或两把Allis钳夹住胸大肌的游离缘并牵拉上提。

开始创建的胸肌后间隙中央位置通道将其从胸壁上分离(图111.5),从而建立进入胸肌后间隙平面的入口。使用电凝和尽量小的钝性分离精准扩大胸大肌后间隙(图111.6),断穿支血管前仔细电凝烧灼止血。完成游离的手术过程中最需要注意的是,避免错误牵拉提升前锯肌或胸小肌。松解全长的胸大肌下缘与乳腺后间隙下缘融合,创建完

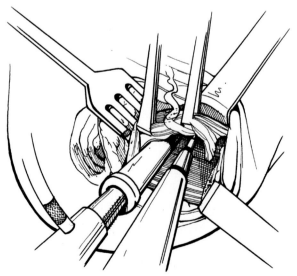

图111.6 借助光纤照明或内镜,电凝小心地锐性向内、下分离肌肉,以创建形态理想的囊腔。

整的假体囊腔。胸大肌下界完全游离后,乳房后间隙游离就完成了。光纤照明下电凝彻底止血,然后用三联抗生素和(或)稀释Betadine碘伏溶液冲洗囊腔。再次消毒切口周围的皮肤,由主刀医生戴无菌无粉手套植入假体。

如果植入的是充注型假体,先抽取出假体中的空气,像卷雪茄一样将假体向阀门方向卷曲后植入囊腔,将适量生理盐水或者其他液体注入假体,连接注水管,用皮肤胶带暂时黏合切口,患者体位改为坐位,系统评估双侧乳房的对称性,包括大小、位置、轮廓、乳房下皱襞和乳头高度。

检查手术效果满意后,取出注水管,直视下确认阀门关闭,2-0或3-0 PDS圆针间断缝合乳房腺体,3-0或4-0的可吸收单丝线内翻式间断缝合真皮,最后用3-0或4-0可吸收单丝线连续皮内缝合,用组织胶水作为表面敷料黏合表面切口[14]。

讨论

环乳晕切口术式适用于所有类型的假体,无论是硅胶假体还是盐水充注型假体,圆形还是解剖形,毛面还是光面。由于极佳的手术视野及暴

露,解剖形假体植入高度推荐使用环乳晕切口。充注型假体也能有效地运用环乳晕切口,即使是在极小的乳晕的病例,因为即便是直径仅有 25 mm 的乳晕,环乳晕半环形切口也能达到约 4 cm 的长度[10](图 111.7~图 111.9)。如果术前不确定是否需要行乳房上提固定术,乳晕切口是较为

合理的选择[5]。环乳晕切口也是管状乳房发育不良矫正术的最佳切口选择,为术中必须切除的乳晕皮肤或腺体的手术操作提供了可能的操作空间[5]。包括包膜切除、假体置换、力求平衡的单侧乳房隆胸术、假体囊腔大小调整、假体移位调整在内的二次手术均可行环乳晕切口。

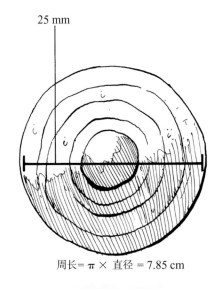

25 mm

周长 = π × 直径 = 7.85 cm

图 111.7 所有手术切口均存在缺陷,环乳晕切口也不例外。环乳晕切口没有大小限制,即使小乳晕也可做。即便乳晕直径仅有 25 mm(约为 25 美分硬币大小),沿乳晕半环可轻松做长 4 cm 的切口。

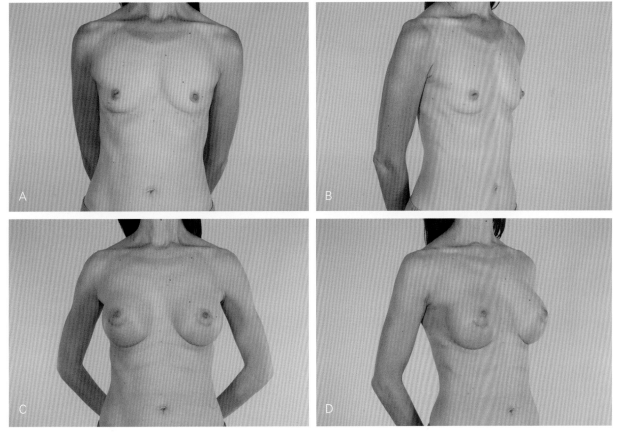

图 111.8 A、B. 身高 5 英尺 7 英寸(约 170 cm)的 51 岁女性患者隆胸术前。C、D. 同一患者行环乳晕切口置入 375 ml 硅胶假体双平面隆胸术 3 个月。

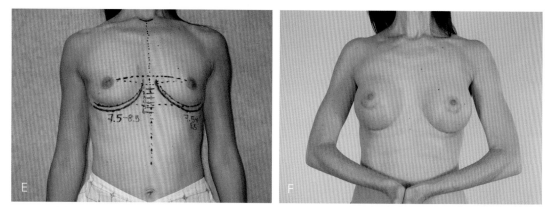

图 111.8(续)　E. 术前标记。乳头－乳房下皱襞间距由 7.5 cm 降至 8.5 cm。F. 患者术后 3 个月行胸大肌收缩动作时出现的形态异常。

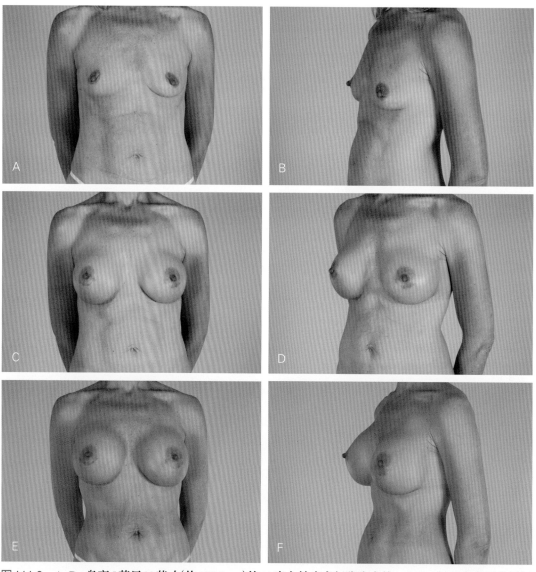

图 111.9　A、B. 身高 5 英尺 10 英寸(约 177.8 cm)的 41 岁女性患者行隆胸术前。C、D. 同一患者环乳晕切口行 425 ml 高凸生理盐水假体双平面隆胸术后 6 个月。E、F. 同一患者双侧环乳晕旁切口置换为 700 ml 高凸生理盐水假体双平面隆胸术后 3 个月。

编者评论

环乳晕切口是达乳房后间隙或胸肌后间隙平面的优选入路。根据我的临床实践经验,此种方法限于大乳晕病例。管状乳房畸形或需下调乳房下皱襞的病例也推荐此切口入路。此术式的缺点之一是,经某些长度受限的切口入路植入预充好的硅胶假体可能会比较困难。如果植入的假体容积超过 400 ml,我更倾向于乳房下皱襞切口。正如本章所言,切口将贯穿腺体全层或皮下直达乳房下极,应小心操作乳腺实质的手术,细菌迁移污染术区可能导致包膜挛缩。行环乳晕切口隆胸的病例应常规口服抗生素 1 周以预防感染。研究表明,环乳晕切口比乳房下皱襞切口更容易发生包膜挛缩[16]。然而,将假体置于胸肌后间隙时,包膜挛缩发生率明显下降[19]。研究还发现,两种术式对乳头-乳晕复合体敏感度的影响无明显区别[7]。

参考文献

[1] Williams JE. Experiences with a large series of silastic breast implants. *Plast Reconstr Surg* 1972;49:253.

[2] Jenny H. Areolar approach to augmentation mammaplasty. *Plast Reconstr Surg* 1974;53:344.

[3] Jones FR, Tauras AP. A periareolar incision for augmentation mammoplasty. *Plast Reconstr Surg* 1973;51:641.

[4] Gruber R, Friedman GD. Periareolar subpectoral augmentation mammoplasty. *Plast Reconstr Surg* 1981;67:453.

[5] Hidalgo DA. Breast augmentation: choosing the optimal incision, implant, and pocket plane. *Plast Reconstr Surg* 2000;105(6):2202-2216.

[6] Okwueze MI, Spear ME, Zwyghuizen AM, et al. Effect of augmentation mammaplasty on breast sensation. *Plast Reconstr Surg* 2006;117:73-83.

[7] Mofid MM, Klatsky SA, Singh NK, et al. Nipple-areola complex sensitivity after primary breast augmentation: a comparison of periareolar and inframammary incision approaches. *Plast Reconstr Surg* 2006;117:1694-1698.

[8] Becker H. The intra-areolar incision for breast augmentation. *Ann Plast Surg* 1999;42(1):103-106.

[9] Biggs TM, Humphreys DH. Augmentation mammaplasty. In: Smith JW, Aston SJ, eds. *Grabb and Smiths Plastic Surgery*. 4th ed. Boston: Little, Brown; 1991:1145-1156.

[10] Spear SL, Matsuba H, Little JW. The medial periareolar approach to submuscular augmentation mammaplasty under local anesthesia. *Plast Reconstr Surg* 1989;84:399.

[11] Riefkohl R. Augmentation mammaplasty. In: McCarthy JG, ed. *Plastic Surgery*. Vol. 6. Philadelphia: Harcourt Brace; 1990:3879-3844.

[12] Biggs TM, Cukier J, Worthing JF. Augmentation mammaplasty: a review of 18 years. *Plast Reconstr Surg* 1982;69:445.

[13] Spear SL, Bulan EJ. The medial periareolar approach to submuscular augmentation mammaplasty under local anesthesia: a 10 year follow up. *Plast Reconstr Surg* 2001;108(3):771-775.

[14] Courtiss EH, Goldwyn RM. Breast sensation before and after plastic surgery. *Plast Reconstr Surg* 1979;58:1.

[15] Hammond D. The periareolar approach to breast augmentation. *Clin Plast Surg* 2009;36(1):45-48.

[16] Wiener TC. Relationship of incision choice to capsular contracture. *Aesthet Plast Surg* 2008;32:303-306.

[17] Mladick RA. Breast augmentation: ease of dissection with the periareolar technique. *Aesthet Surg J* 1999;19(2):162-164.

[18] Yavuzer R, Basterzi Y, Tuncer S. Using tissue adhesives for closure of periareolar incisions in breast reduction surgery. *Plast Reconstr Surg* 2003;112:337.

[19] Hendricks H. Complete submuscular breast augmentation: 650 cases managed using an alternative surgical technique. *Aesthet Plast Surg.* 2007;31:147-153.

Ruth Maria Graf

Maria Cecília Closs Ono

André Ricardo Dall' Oglio Tolazzi

第 112 章

筋膜下隆胸术

Subfascial Breast Augmentation

引言

隆胸术多年来一直在不断增加[1,2]。关于手术方法、假体选择,尤其是假体放置平面或假体囊腔的争议也随之而来。基本的放置假体的囊腔位置为:胸大肌前(腺体后)和后(肌肉后)。两者各有利弊。

乳房后间隙隆胸的乳房凸度更好,通常可以满足希望乳房增大的患者。但这种方法不适合很瘦的患者,因为能看到皮下完整的假体轮廓,使乳房看起来有点假,手术痕迹比较明显。这类患者选择圆形假体胸大肌后间隙植入会使外观看上去更自然。还可以减少临床可见包膜挛缩的发生率,因为一旦胸肌运动,有助于阻止假体周围的包膜收缩,并为轻微移位实现解剖学阻挡。胸肌后放置法也存在一些缺点。由于胸肌后腔隙比腺体后间隙稍小,对假体体积的选择限制稍多。从术后中远期角度看,患者运动时胸肌的运动会使假体移动,不仅看起来不太舒服,还会导致假体异位。由于肌肉活动,假体通常不会跟随乳房腺体下垂而下移,那样的话会出现"双泡"外观。

为了更好地平衡腺体后间隙和肌肉后间隙隆胸的优劣,我们自 1998 年起使用筋膜下的技术。本章详细介绍了实施筋膜后间隙隆胸的三种不同径路,并讨论了其与腺体后间隙和肌肉后间隙方法相比的一些优点。

手术技术

术前标记及麻醉

患者取站立位行术前标记。标记乳房囊袋外缘,内侧距离胸骨中线至少 1～2 cm,外侧不超过腋前线,上至第 2 肋间隙。考虑到乳头 – 乳晕复合体的位置、假体基底的直径(或半径)、皮下组织的厚度和皮肤的弹性,原有乳房下皱襞和将来隆胸后的乳房下皱襞均需要标记(图 112.1)。

手术可在全身麻醉、硬膜外麻醉、肋间神经阻滞麻醉或者局部麻醉以及镇静下进行。我们更倾向于硬膜外阻滞麻醉联合镇静。患者体位呈双上肢外展 90°,且背部略垫高。切口及乳房囊袋边浸润注射含肾上腺素盐水(1:30 万),但不要浸润注射整个乳房囊袋范围,以避免解剖筋膜困难。

腋窝入路

于腋皱襞上做一个长约 4 cm 的 S 形切口,距胸大肌外侧缘约 1 cm。永远不要穿过胸大肌的外侧缘,这非常重要,保持瘢痕隐藏在腋窝。经腋窝入路隆胸在皮下隧道剥离和植入假体时可能会损伤淋巴管。为了尽量减少淋巴管损伤,皮下隧道应在肌肉上外侧缘进行游离,以保留绝大多数淋巴结构所在的下外侧软组织三角区(图 112.2)[3,4]。

切开胸大肌筋膜,电刀游离解剖出筋膜后乳房假体腔隙。也可以使用腔镜拉钩或者光源长拉钩辅助在直视下完成(图 112.3 和图 112.4)。

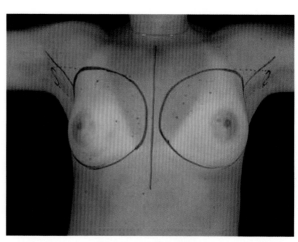

图 112.1　术前标记。

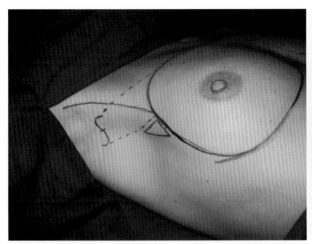

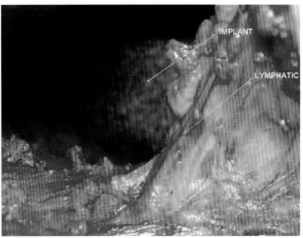

图112.2　保留淋巴结构。

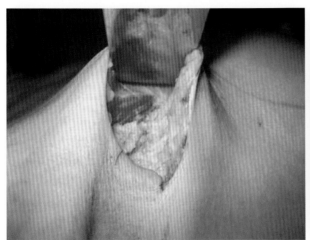

图112.3　胸大肌筋膜切口。

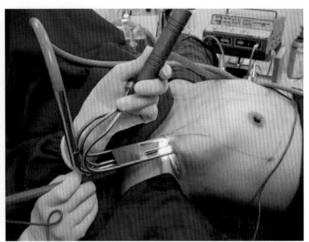

图112.4　使用带光源的拉钩进行解剖游离。

乳晕入路

环乳晕切口隆胸可以联合或不联合乳房提升固定术。通常在乳晕缘下半部的皮肤做切口，保留乳晕上半部分作为乳头－乳晕复合体的上蒂。如果拟行乳房上提固定术，甜甜圈形状的皮肤区域去表皮，并且保留真皮的上半部分。去表皮区的外边界是：新的上提乳晕位置（A点），距中线9～10 cm（内侧），距腋前线约12 cm（外侧），距未来的乳房下皱襞5～8 cm（下侧）。在乳腺腺体和皮下组织之间沿斜行方向解剖乳房下极。一旦到达胸大肌筋膜，于平乳头水平位置切开，向各方向分离至标记的边缘以创建筋膜下腔隙（图112.5～图112.7）。另一种切口选择是经乳晕入路，适用于乳晕直径至少为3.5 cm的患者。于乳晕做横行弧形切口，贯穿但不要切开乳头，不会损伤乳腺小

叶导管或乳房腺体[5]。乳腺组织的切开方式同环乳晕切口入路。

乳房下皱襞入路

在未来的乳房下皱襞位置做一长约4 cm切口。新的下皱襞和切口应仔细规划，便于将来的瘢痕愈合良好且位置隐蔽。新的乳房下皱襞和未来的瘢痕的位置应该考虑到假体的直径、皮下组织的厚度和皮肤的弹性。轻拉伸乳头－乳晕复合体，标记新的乳房下皱襞至乳头的距离，并要考虑到假体半径和皮下组织的厚度。这个距离（乳头至新的乳房下皱襞）通常在5～8 cm之间。切开皮肤和皮下组织，确定胸大肌筋膜后，游离解剖筋膜后腔隙（图112.8和图112.9）。

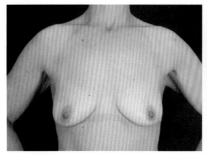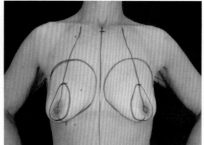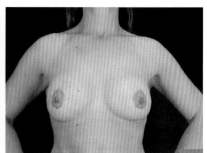

图112.5 术前视图、术前标记和术后1年视图。

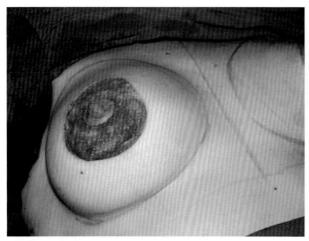

图112.6 环乳晕切口入路的术中去表皮。

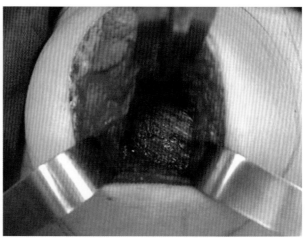

图112.7 到达胸大肌筋膜。

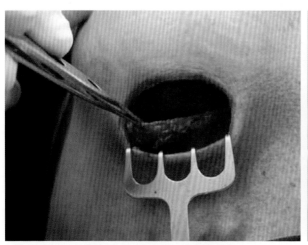

图112.8 进入胸大肌筋膜。

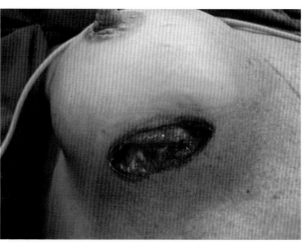

图112.9 关闭胸大肌筋膜,保护假体。

筋膜后间隙乳房囊腔制备

创建筋膜后间隙时有一些重要的细节[6,7]。筋膜切开后,游离筋膜后间隙应非常小心,以免筋膜损伤。与此同时,如对解剖平面心存疑虑,可将部分肌纤维连同筋膜一并掀起。使用尖端非常精细的电刀游离解剖乳房假体囊腔时,设置为纯电凝或混切模式。因为有出血的风险,我偏向不使用纯电切、钝性游离或剪刀游离。一旦血管断端回缩至肌肉,止血和清晰的解剖就变得困难。拥有良好的外科手术技术时,可审慎地使用电切模式,以避免额外不必要的组织损伤。无论是使用腔镜辅助还是直视下解剖,使用拉钩上提暴露视野很有必要,可使手术便于进行。解剖的边界是:第2肋间隙(上方),距胸骨中线1~2 cm(内侧),乳头-乳晕复合体下方5~8 cm(新的乳房下皱襞),腋前线(外侧)。两侧乳房假体间距应不小于2~3 cm,以防发生假体贯通[8]。

游离解剖一完成,彻底评估出血情况,假体植入该腔隙。必须严格行止血,以避免出血性并发症和随后的包膜挛缩。为了避免在腔内残留碎片和异物,不推荐使用纱布或棉垫清理腔隙。而应该使用生理盐水进行冲洗。测试假体可以用来准确地选择最合适的假体。接触假体前,常规更换新的手套,并在植入假体前用消毒液再次清洁切口周围的皮肤。因为有感染风险而不建议使用引流管[9]。

讨论

乳房实际上是包裹在浅筋膜层内的皮肤附属器官。该筋膜的浅层靠近真皮,与其无明显区别。当乳房在腺体后间隙隆胸时被提起,浅筋膜深层更为明显,可以清楚辨识[10]。浅筋膜深层和覆盖胸大肌的筋膜之间的疏松结缔组织往外延伸覆盖邻近的腹直肌[11]。

在临床实践中,我们发现筋膜后间隙隆胸的一些优点。如果胸大肌筋膜紧实且相对弹性较小,就会对假体的圆形边缘产生一定的压力,有助于乳房上极平滑过渡。由于胸大肌筋膜紧贴胸大肌,假体植入时,部分周围肌纤维也随之上抬。对于纤瘦的患者,这同样有助于假体边缘的逐渐过渡(图112.10)[6,7,12]。非常瘦的患者想要相对较大的假体,则属于例外情形。在这种情况下,最好在肌肉后间隙植入圆形假体,或在筋膜后间隙植入解剖型/自然型假体(图112.11)。筋膜后间隙隆胸术在临床应用上的其他优点还有待研究。令人印象深刻的是,由于筋膜为假体提供了更好承托,这种术式还可以减少术后乳房下垂和波纹征。与胸大肌的直接接触也可以降低包膜挛缩的发生率。此外,假体在肌肉表面可以避免将来运动时的假体移位。

经腋窝入路的筋膜后隆胸适用于不需要行乳房提升固定术的病例。不留瘢痕的隆胸是该技术的主要优点,年轻患者尤为偏爱(图112.12)。该技术可使瘢痕隐藏于远离乳房的低张力区,因而成为有增生性瘢痕和瘢痕疙瘩病史或相关风险患者的首选。建议术前谈话应包括其对乳腺腋窝淋巴引流和前哨淋巴结的影响。

我们团队近期发表的研究表明,如果手术时游离解剖注意一些技术细节,经腋窝入路隆胸术后腋窝的前哨淋巴结可得以保留[3,4]。该技术需要特殊的器械(长光源拉钩或腔镜辅助系统),且学习曲线较长。虽然该手术入路可以选择任何类型的假体,但是应特别注意避免解剖型/自然型假体的位置不正。

环乳晕切口入路适用于中等或较大的乳晕,

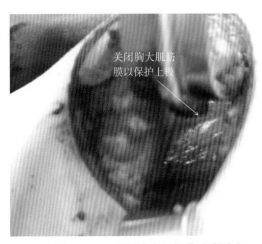

图112.10 关闭胸大肌筋膜,保护上极。

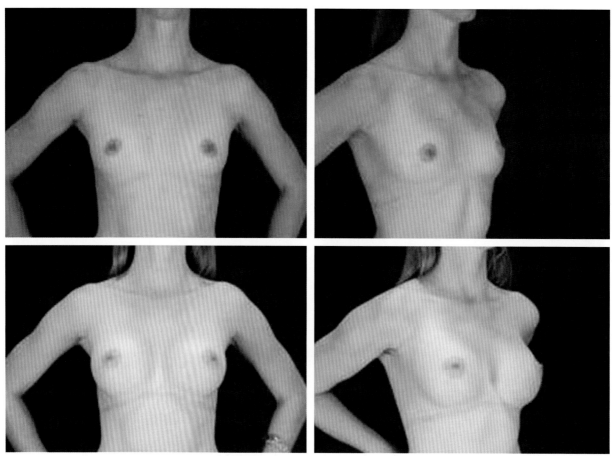

图112.11　一位非常瘦的患者接受了筋膜下解剖型假体隆胸术的术前视图和术后1年视图。

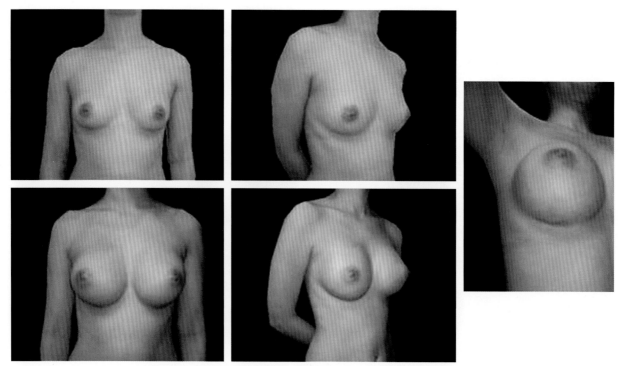

图112.12　一位年轻患者植入圆形假体的术前视图和术后1年视图。

该乳晕的下半周径线得允许做至少4 cm长的切口。乳晕与乳房皮肤间界定清晰的过渡对瘢痕隐蔽同样重要。通过假体植入轻度乳房下垂也没有得到矫正的患者,适合行环乳晕切口乳房提升固定术(图112.13)。管状乳房通常表现为乳房下极发育不良和一定程度的乳头-乳晕复合体薄弱和下垂。对于此类情况,我们也建议采用环乳晕切口入路,并用尼龙线荷包缝合改善乳头-乳晕复合体。建立筋膜后腔隙,放射状切开乳房下极筋膜可使皮肤获得更好延展。圆形假体可以用于轻度管状乳房。而对于情况较严重的病例,解剖型假体可以获得更好的下极丰满度。

乳房下皱襞入路隆胸术是植入硅胶假体最简单、最直接的途径。这种方法不受假体尺寸的限制,切口也可按需延长,也是最保守的保护乳房腺体和淋巴引流的方法。瘢痕可隐藏在胸衣内。切口的正确设计,使最终的瘢痕位于新的乳房下皱襞很重要。这种术式适用于所有不适合行环乳晕切口乳房提升固定术且没有增生性瘢痕和瘢痕疙瘩病史的患者。其缺点包括患者卧位时瘢痕可见,以及比其他入路存在更高的假体外露风险。

结论

筋膜后间隙隆胸术是一种相对较新的手术方法,结合了腺体后间隙和肌肉后间隙假体植入技术的一些优势。它使用胸大肌筋膜覆盖并支撑假体,可以通过大多数的手术切口入路完成。用过此方法的外科医生的临床结果是:它可以获得更好的美学效果,同时假体边缘不易显露,也可以减少并发症(波纹征、包膜挛缩、假体下垂及移位)的发生。病例对照研究可进一步验证这些发现。

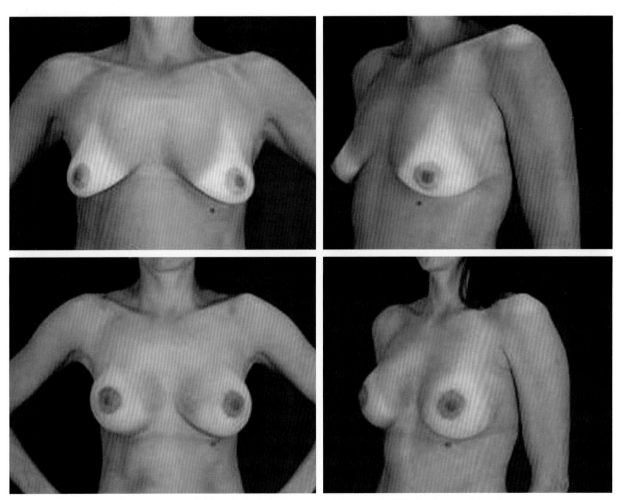

图 112.13　一位轻度乳房下垂的患者植入圆形假体术前视图和术后2年视图。

编者评论

作为一名既做腺体后间隙隆胸又做胸肌后间隙隆胸的医生,我对这一章很感兴趣。Graf医生及其团队自1998年开展筋膜下隆胸术,取得了非常满意的效果。他们详细地描述了该项技术,并展示了非常好的临床术后效果。筋膜后平面隆胸术的入路包括环乳晕切口、乳房下皱襞和腋窝切口。他们注意到某些并发症如假体边缘显露、波纹征、假体下垂、移位和包膜挛缩的发生率有所下降,从而带来更好的美学效果。一项研究证实了其包膜挛缩发生率更低,经环乳晕切口入路筋膜后植入假体(光面)发生Backer Ⅲ级包膜挛缩的发生率(1.5%)低于肌肉后间隙放置(毛面假体为4.5%,光面假体为1.9%)和腺体后间隙放置(毛面假体为14.4%)假体[13]。

虽然我还没有在筋膜后平面放置过乳房假体,但非常想尝试这项技术。我一般认为胸大肌筋膜太薄,这样的操作会对其造成损伤。然而,实际情况似乎并非如此,因为有时可以将片状的肌肉连带筋膜一并掀起。本章介绍的术后结果非常好,值得尝试。

(*M.Y.N.*)

参考文献

[1] Spear SL, Bulan EJ, Venturi ML. Breast augmentation. *Plast Reconstr Surg* 2006;118(7 suppl):188S-196S.

[2] Hidalgo DA. Breast augmentation: choosing the optimal incision, implant, and pocket plane. *Plast Reconstr Surg* 2000;105(6):2202-2216.

[3] Graf RM, Canan LW Jr, Romano GG, et al. Re: implications of transaxillary breast augmentation: lifetime probability for the development of breast cancer and sentinel node mapping interference. *Aesthet Plast Surg* 2007;31(4):322-324.

[4] Sado HN, Graf RM, Canan LW, et al. Sentinel lymph node detection and evidence of axillary lymphatic integrity after transaxillary breast augmentation: a prospective study using lymphoscintography. *Aesthet Plast Surg* 2008;32(6):879-888.

[5] Tenius FP, da Silva Freitas R, Closs Ono MC. Transareolar incision with geometric broken line for breast augmentation: a novel approach. *Aesthet Plast Surg* 2008;32(3):546-548.

[6] Graf RM, Bernardes A, Auersvald A, et al. Subfascial endoscopic transaxillary augmentation mammaplasty. *Aesthet Plast Surg* 2000; 24(3):216-220.

[7] Graf RM, Bernardes A, Rippel R, et al. Subfascial breast implant: a new procedure. *Plast Reconstr Surg* 2003;111:904.

[8] Spear SL, Bogue DP, Thomassen JM. Synmastia after breast augmentation. *Plast Reconstr Surg* 2006;118(7 suppl):168S-171S.

[9] Araco A, Gravante G, Araco F, et al. Infections of breast implants in aesthetic breast augmentations: a single-center review of 3,002 patients. *Aesthet Plast Surg* 2007;31(4):325-329.

[10] Hwang K, Kim DJ. Anatomy of pectoral fascia in relation to subfascial mammary augmentation. *Ann Plast Surg* 2005;55(6):576-579.

[11] Würinger E, Mader N, Posch E, et al. Nerve and vessel supplying ligamentous suspension of the mammary gland. *Plast Reconstr Surg* 1998;101(6):1486-1493.

[12] Góes JC, Landecker A. Optimizing outcomes in breast augmentation: seven years of experience with the subfascial plane. *Aesthet Plast Surg* 2003;27(3):178-184.

[13] Stoff-Khalili MA, Scholze, R, Morgan WR, et al. Subfascial periareolar augmentation mammaplasty. *Plast Reconstr Surg* 2004;114: 1280-1288.

Louis L. Strock

第 113 章

经腋窝入路隆乳术

Transaxillary Breast Augmentation

经腋窝入路隆乳术吸引人之处在于从腋窝下放置假体，而在乳房上没有切口。该隆乳术由 Hoehler 于 1973 年首次报道，Hoehler 主要通过钝性剥离方式将假体植入部分胸大肌后间隙[1]。虽然其他的一些早期报道基于短期结果，但也为这种隆乳途径提供了支持，但显而易见的技术局限性限制了它的普及[2]。而 Tebbetts 基于解剖学相关研究和长期随访结果，进行了一系列的技术改进，以减少该手术方式的并发症[3]。尽管做出了这些努力，但经腋窝入路隆乳术早期完全依赖于钝性分离技术，仅具有有限的或完全没有可视化的操作，因此与传统的乳房下皱襞和乳晕旁入路相比较而言，该术式术后更容易出现双侧植入物不对称，且普遍缺乏技术控制力，这使得该术式缺乏吸引力。

Price 等首先报道的经腋窝入路内镜辅助下隆乳术，可让术者实现组织层次分离的可视化，克服了以前单纯依靠钝性分离而无可视化的最大缺点[4,5]。这一改进的可视化操作技术可提高止血效率，精确控制乳腺下皱襞位置和形态，以及根据每位患者的具体需求精确剥离不同的层次。内镜辅助下增加的经腋窝入路隆乳术的技术控制已经被多个病例研究所报道[4-12]。这些改进的技术控制方面的经验累积建议内镜辅助下经腋窝入路隆乳术成为腋窝切口植入假体的标准方法。

由于内镜辅助可对剥离特异组织层次提供可视化操作，从而增加技术控制，所以当使用腋窝入路隆乳术时，本人强烈主张使用这一术式。本章将详细介绍该术式的细节，随后与无内镜辅助的术式进行对比讨论，两种术式的区别在于组织剥离阶段的技术差异。

标记

标记常规在术前等候区域完成，让患者处于坐位，标记的内容包括乳房和胸壁宽度、组织厚度、乳房下皱襞位置、计划的乳房下皱襞位置以及精确的切口位置（图 113.1）。乳房下皱襞处的解剖学中线和乳房"子午线"均在坐位标记，并且在麻醉后仰卧在手术台上时再次确认。

体位

将患者置于仰卧位，手臂与身体呈90°固定在手托板上。手术在全麻下进行，辅以短效肌松药物。除了必须要保证医生能够在双侧肩膀上方和下方进行手术外，铺巾和常规隆胸术一致。麻醉机位于手术床头部，保留足够的空间，以便允许外科医生在肩部上方使用床尾部的内镜设备进行大部分手术操作。除了内镜吊塔之外，所有的电凝和吸引器都向床尾部放置（图 113.2）。

设备

设备如 Price 等描述，包括具有显示器的内镜吊塔、内镜光源、记录器和摄像机。内镜头上安装 10 mm 大小的向下倾斜的摄像头，插入埃默里型乳房牵开器（Cardinal Health, Dublin, OH）的套管中，牵开器的带槽手柄中间带有光纤电线[4,5]。我倾向于使用 Agris-Dingman 解剖器进行钝性剥离（图 113.3）。

切口

手术切口的选择取决于使用生理盐水假体还

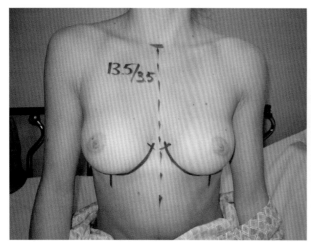

图113.1 术前标记。

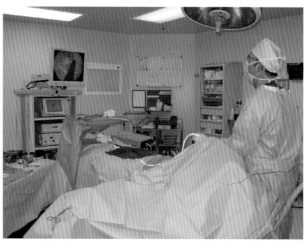

图113.2 患者平卧,双臂外展,允许医生于肩部上方进行操作,内镜吊塔放置于手术床尾。

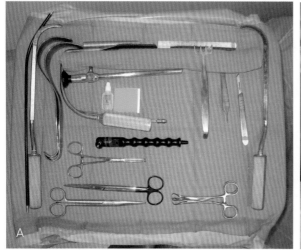

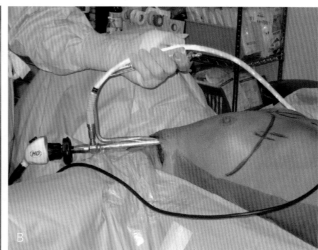

图113.3 A. 内镜设备图。B. 内镜拉钩连接摄像头,光源包含于内镜中,光纤固定在 Emory 内镜牵开器的凹槽(Cardinal Health, Dublin, OH)内。

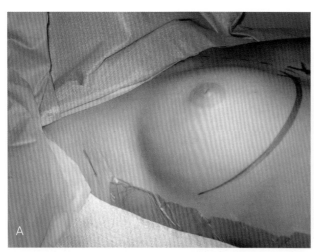

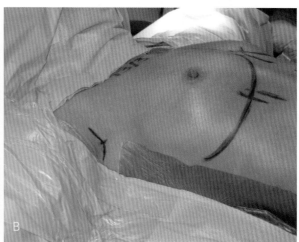

图113.4 A. 生理盐水假体的切口长约2.5~3 cm,位于腋窝自然褶皱内。B. 硅胶假体的切口长约5 cm,从腋窝顶端标记点开始延伸。这种长切口如果用于生理盐水假体将拥有更好的视野。

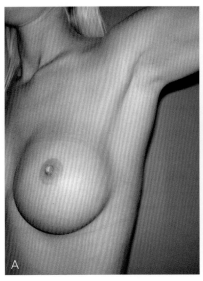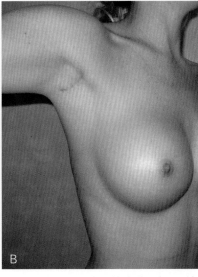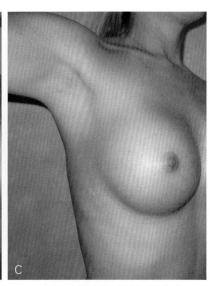

图 113.5　A. 生理盐水假体隆乳术后 6 个月切口。B. 硅胶假体隆乳 4 个月后切口。C. 图 B 中的患者硅胶假体隆乳术后 1 年切口。

是硅胶假体。对于生理盐水假体来说，长度为 2.5 ～ 3 cm 的切口标记在腋窝顶点的皮肤褶皱内（图 113.4A）。

　　然而，对于硅胶假体来说，需要长度为 5 cm 的切口。该切口的标记从腋顶的一个点开始，沿存在的皮肤褶皱方向，向前画出一条线，不超过胸大肌的后边界。切口的后部分，从腋窝顶那个点开始，朝后和稍向上的方向。这些标记需要仔细进行，确保切口隐藏在腋前皱襞内（图 113.4B）。这些标记通常在术前等候区域进行，患者取坐位，确保正确的切口位置在腋前线后。尽管有些医生无论使用什么类型的假体，为了开始的解剖暴露，总喜欢使用长一点的切口，但我强烈建议仅在使用硅胶假体时，才使用较长的切口。根据我的经验，生理盐水假体常规使用的短切口，一般 6 个月后瘢痕淡化，而使用硅胶假体的较长切口，需要 9 个月才缓慢淡化（图 113.5）。

初始段解剖

　　切口切开后，首先在皮下水平，向前方进行剥离，先使用电切，然后使用剪刀分离，直至到达胸大肌的外侧缘。在此表浅平面进行剥离对于防止损伤肋间臂神经至关重要（图 113.6）。然后使用

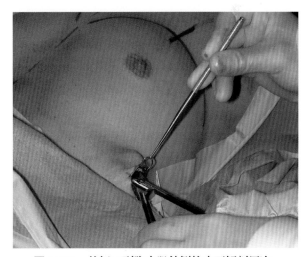

图 113.6　从切口到胸大肌外侧的皮下解剖层次。

整形剪刀进入胸大肌后腔隙，分开胸大肌和胸小肌之间的平面。或者，使用较长的切口，使用光纤牵开器在直视下进入胸大肌后腔隙。手指轻柔地钝性分离，用来分离额外的有限的胸大肌后腔隙。

胸大肌后的分离

　　胸大肌后的分离是手术的一个重要阶段，在很大程度上决定了内镜下松解胸大肌的难易程度。这一个过程的重点在于创造一个视野清晰出血少甚至无出血的术区。尽管最初的内镜使用方

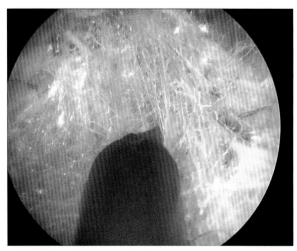

图 113.7　内镜置入后初步分离的胸大肌下间隙如图所示,方向为右乳腔隙视野,内侧是左,外侧是右,而胸腔位于视野下端。

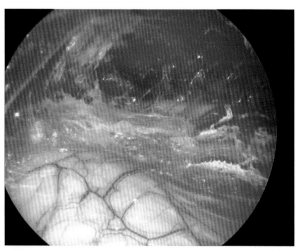

图 113.8　光学意义上腔隙的建立,使得胸大肌的松解在可视下变得非常容易。

法为优先选择钝性分离乳房下皱襞处的胸大肌,但我更倾向避免这种操作方式所导致的偶发可见的组织出血[4]。我更倾向用锐性的内镜电切来创建腔隙,通过使用混合电流电极,分离刚好在乳晕深面的胸大肌,释放乳晕平面[12](图 113.7)。这一操作分两步实现:先使 Emory 牵开器进入到胸大肌下间隙,然后将与除雾液接触后的内镜与牵开器护套一起进入到胸大肌下间隙。片状的电刀头呈 J 形朝向外的方向,用于解剖分离,电刀手柄的后端有吸引装置用来排烟。以上是该手术所使用的内镜部分操作步骤。术中通过识别肋骨来保持剥离方向,松解组织,直到在所有需要分离的胸大肌的主体区域被清楚地显露出来(图 113.8)。

胸大肌松解技术

　　胸大肌的松解从肌肉中间开始,小心地将内镜看到的腔隙内部解剖结构和乳房外部标记结合对照(图 113.9A、B)。操作应确保肌肉分离到预设的乳房下皱襞位置,因为乳房下皱襞维持原位置还是降低非常重要。肌肉的松解从内到外,再次仔细检查剥离水平和乳房下皱襞的关系。在组织松解过程中,需要非常认真地止血。牵开器尽量向上暴露,便于组织分离。内镜的放大作用与适当的牵开器提拉相结合,可以根据患者需要,为特殊肌肉及筋膜的松解提供非常好的视野(图 113.9C、D)。继续向外跨过胸大肌基底部,分离至乳房或胸大肌的外侧缘。由于某些患者进行了肌肉的锐性剥离,因而要仔细检查,以免过度松解。在乳房外侧的锐性剥离需要小心地进行,以免损伤该区域的感觉神经。细致的钝性剥离在此区域仍是首选。随后使用 Agris-Dingman 剥离器来确认内侧和外侧的组织分离范围,可以通过内镜辅助检查和松解。此时,还可借助内镜辅助仔细检查止血。用内镜重新检查内侧肌肉分离的程度,处理可能需要离断的任何持续存在的肌肉牵拉(图 113.10)。内侧的肌肉分离很少高于乳头水平。非常重要的是,胸大肌主体不能向中间过度松解,过度松解可能会导致难以修复的严重畸形。分离的腔隙常规使用抗生素和局部麻醉剂冲洗。

　　只要手术各个阶段保持清晰的视野,使用内镜辅助分离胸大肌是很简单的操作。这里需要特别注意进入胸大肌下间隙的方法,分离胸大肌下间隙以及胸大肌止点松解的方法。为了保持清晰的视野,需要持续吸"烟",组织分离过程中严格止血,并在内侧和外侧进行钝性剥离后再次检查。胸大肌下松解时必须在内侧胸壁方向上保留足够的肌袖,避免出血。

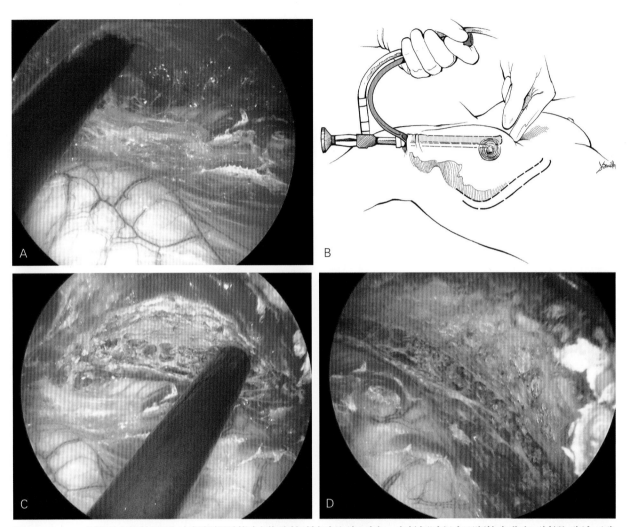

图113.9　A. 内镜下内部的视野,内部松解时将内侧解剖与外部标记相对应。在松解过程中不断检查乳房下皱褶,确认正确的松解位置。方向为右乳腔隙视野,左外侧,右内侧。B. 外部标记与内部肌肉松解的起点和水平对应(引自Jones GE, NahaiF. Transaxillary breast augmentation. In: Spear SL, ed. Surgery of the Breast: Principles and Art。 2ed, Philadelphia: Lippincott Williams&Wilkins; 2006; 1311-1318)。C. 松解从内到外,清晰的视野为准确的层次分离创造条件。D. 松解完成。

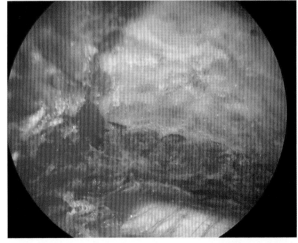

图113.10　重新检查内侧肌肉松解,保留胸大肌主体并参考外部标记。再次确认内部剥离和外部标记的对应关系。

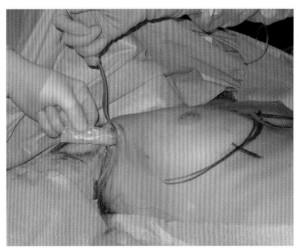

图113.11　盐水假体打卷后,放在Deaver牵开器下方,植入腔隙。

假体植入

生理盐水假体首先需要从装置中排出空气，然后在抗生素溶液中浸泡。一个细长的Deaver牵开器拉起整个切口，并进入胸大肌下方腔隙，在乳房基底部的中间位置，指向乳房的下部和中央部。将生理盐水假体卷起，使注水管中心向上，然后放置在牵开器的下方送入软组织腔隙（图113.11）。然后将假体小心地展开，并填充到预期的容积。将患者调整为45°和80°坐姿，以便检查乳房下皱褶的水平和形态。可使用光滑边缘的剥离器进行小调整。或者可将生理盐水假体排气后取出，通过内镜调整腔隙，重新植入假体。当然，随着外科医生获得更多的该技术的经验，更换假体是很少见的。在对侧乳房进行相同的操作，并根据需要进行任何调整，以达到最佳的对称性。

硅胶假体放置的技术则不同，因为假体不能排空。我倾向于使用两个彼此垂直放置的1英寸（约2.54cm）Deaver牵开器，一个平行于锁骨，另一个平行于侧胸壁，同时拉开，以允许假体以滚动的方式进入（图113.12）。可用手确认假体正确的放置和处于正确的位置。然后，按照所述方式进行检查，抬高手术床，让患者背部升高到45°和80°，以充分检查腔隙剥离大小和乳房下皱褶的水平和形态，充分评估双侧增大的乳房对称性。然后分层缝合切口，加压包扎。

术后护理

经腋窝入路的一个重要问题是，用于假体植入的胸大肌下方腔隙的上部不是必要的腔隙，必须在术后早期通过使用外部加压来封闭。封闭的目的是避免这些空间残留渗液，或避免假体迁移到不正确的位置。为了消除这个空间，在术后就放置一个压力敷料，保持加压24～48小时，接着使用弹性包裹内衣，用它来保持向下的压力，维持5～7天（图113.13和图113.14）。其他并发症基本上都是其他传统隆乳术如乳房下皱襞及乳晕入路手术常见的。

无内镜辅助的方法

除了使用完全钝性分离进行组织松解之外，非内镜技术可以与上述描述的相同技术手段进行。一旦进入胸大肌下，使用Agris-Dingman剥离器完成胸大肌下腔隙到肌肉主体的全部分离。在分离出一个初始腔隙之后，使用Agris-Dingman剥离器直接将胸大肌钝性分离到6点钟的位置。然后以类似的方式进一步钝性分离腔隙外侧。让患者处于坐位，检查乳房下皱襞水平和形态。然后使用带长光纤的牵开器检查止血。一旦腔隙剥离到满意的程度，完成止血，便可放置假体[5]。

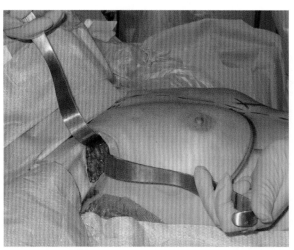

图113.12　用两个1英寸（约2.54cm）的Deaver拉钩，以一个合适的角度拉开空间，放入硅胶假体。

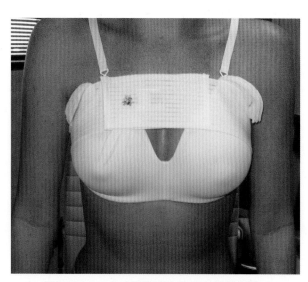

图113.13　术后假体固定的内衣和弹力带。

讨论

当使用经腋窝入路方法隆胸时，内镜下辅助对手术提供了精确度和技术控制，以获得与预设一致和可靠的效果。内镜下可视化操作可以提供和预想一致的视角，进行特定组织松解，控制乳房下皱襞的位置和形态。如果没有对组织的直接可视化技术，这点很难做到。使用内镜辅助腋窝入路隆乳的经验，可使这种方法适用于各种组织类型、各种需求的患者，如维持或调整乳房下皱襞的位置，应用生理盐水假体或硅胶假体进行隆乳（图113.15～图113.18）。这种方法可以达到与传统乳房下皱襞入路和乳晕入路一致的结果，但具有在乳房上不留下任何切口的独特优势。

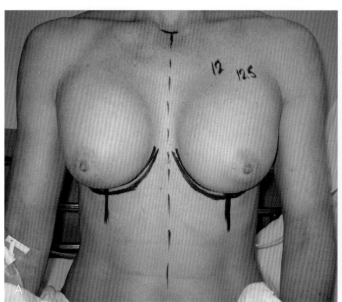
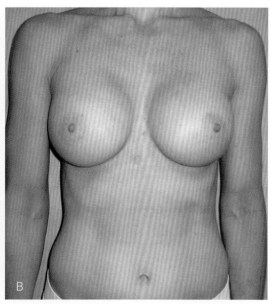

图113.14　A. 一位44岁女性的术前标记，患者提出使用腋窝入路的方法调整盐水假体向上移位。B. 术后1年视图，内镜辅助下切开包膜，使用420 ml高凸生理盐水假体替换原假体，降低乳房下皱襞。图113.13所示的术后常规处理就是为了避免这个问题。

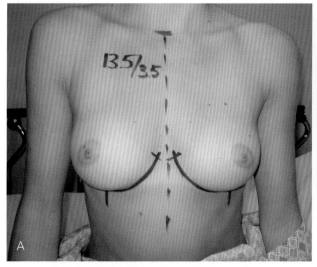
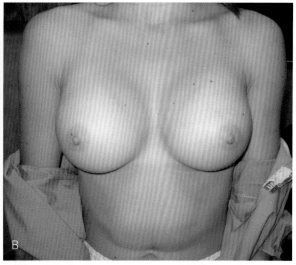

图113.15　A. 一名21岁的女性隆乳设计图，具有中等软组织覆盖量。术前标记显示，此手术计划在内镜辅助下经腋窝入路植入生理盐水假体，保持乳房下皱襞位置不变。B. 早期术后视图，使用内镜辅助腋下入路，在部分胸大肌下间隙放置380 ml高凸盐水假体，双乳假体对称，乳房下皱襞保持位置不变。

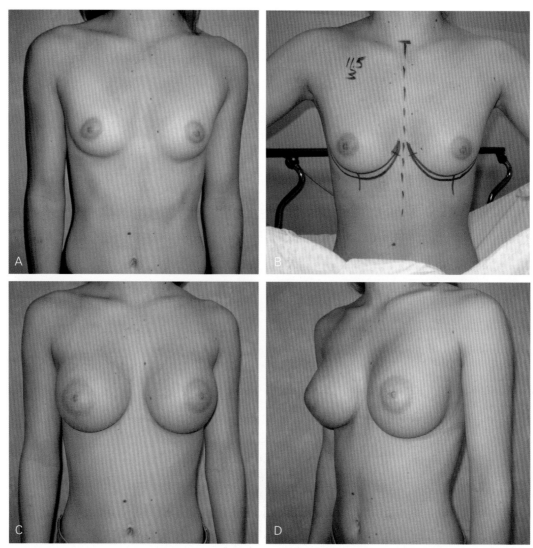

图 113.16　A、B. 一名 21 岁的女性,皮肤质地紧致,标记为内镜下辅助腋窝入路隆乳的设计线。计划将乳房下皱襞轻微下降。C、D. 使用内镜辅助下,部分胸大肌后间隙放置 330 ml 高凸生理盐水假体术后 1 年图像。

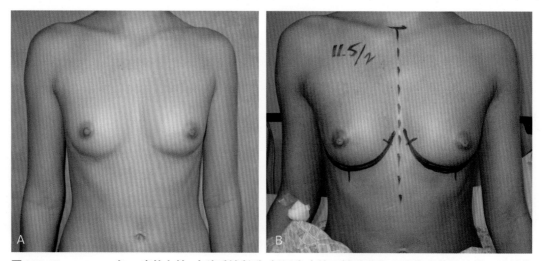

图 113.17　A、B. 一名 29 岁的女性,皮肤质地紧致,标记为内镜下辅助腋窝入路隆乳的设计线。计划将乳房下皱襞轻微下降。

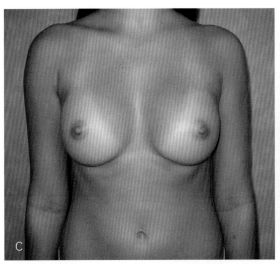
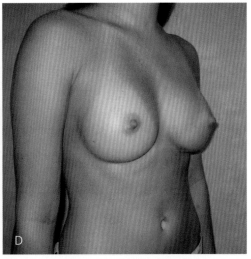

图113.17（续） C、D. 使用内镜下辅助腋窝入路，部分胸大肌下放置的250 ml中高凸硅胶假体后5个月图像。

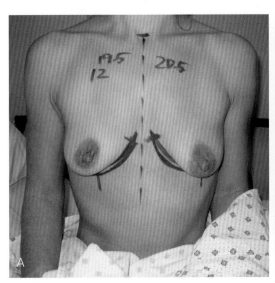
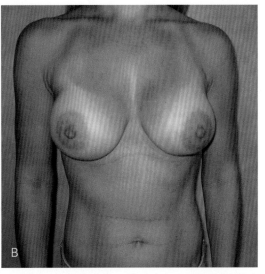

图113.18 A. 一名41岁的女性，皮肤松弛，乳房下皱襞偏高，标记为内镜下辅助腋窝入路隆胸的设计线。注意该设计让双侧乳房下皱襞显著降低。B. 使用内镜辅助腋窝入路放置350 ml高凸硅胶假体后8个月的图像。

编者评论

　　Strock医生对腋窝入路隆乳技术进行了精彩的描述。在这一章中，他回顾了内镜和非内镜方法。很明显，内镜辅助的方法在可见性、止血和腔隙剥离方面具有显著优势。这两种技术的共同之处在于标记、患者体位和切口位置。两种技术的不同之处包括设备和剥离方式。非内镜下技术是使用钝性剥离技术完成的，而内镜下的剥离方法是使用电切。切口长度取决于假体类型。当使用盐水假体时，切口约2.5~3 cm，而使用硅胶假体时，切口约5 cm。Strock医生的几个案例展示了手术出色的效果。

(M.Y.N.)

参考文献

［1］Hoehler H. Breast augmentation: the axillary approach. *Br J Plast Surg* 1973;26:373.

［2］Wright JH, Bevin AG. Augmentation mammaplasty by the transaxillary approach. *Plast Reconstr Surg* 1976;58(4):429-433.

［3］Tebbetts JB. Transaxillary subpectoral augmentation mammaplasty: long- term follow- up and Refinements. *Plast Reconstr Surg* 1984;74(5):636-647.

［4］Price CI, Eaves FF, Nahai F, et al. Endoscopic transaxillary subpectoral breast augmentation. *Plast Reconstr Surg* 1994;94(5):612-619.

［5］Jones GE, Nahai F. Transaxillary breast augmentation. In: Spear SL, ed. *Surgery of the Breast: Principles and Art*. 2nd ed. Philadelphia: Lippincott Williams & Wilkins; 2006:1311-1318.

［6］Eaves FF. Breast augmentation: enhanced visualization with the endoscopic transaxillary technique. *Aesthetic Surg J* 1999;19:162.

［7］Graf RM, Bernardes A, Auersvald A, et al. Subfascial endoscopic transaxillary augmentation mammaplasty. *Aesthet Plast Surg* 2000;24:220-220.

［8］Strock LL. Technical refinements and complication avoidance in transaxillary endoscopic breast augmentation. Presented at the American Society for Aesthetic Plastic Surgery Meeting, Boston, Massachusetts, 2003.

［9］Serra-Renom JM, Garrido MF, Yoon T. Augmentation mammaplasty with anatomic soft, cohesive silicone implant using the transaxillary approach at a subfascial level with endoscopic assistance. *Plast Reconstr Surg* 2005;116(2):640-645.

［10］Giordano PA, Roif M, Laurent B, et al. Endoscopic transaxillary breast augmentation: clinical evaluation of a series of 306 patients over a 9-year period. *Aesthet Surg J* 2007;27(1):47-54.

［11］Tebbetts JB. Axillary endoscopic breast augmentation: processes derived from a 28-year experience to optimize outcomes. *Plast Reconstr Surg* 2006;118(7S):53S-80S.

［12］Strock LL. Technical refinements and complication avoidance in transaxillary endoscopic breast augmentation: an updated experience. Presented at the American Society for Aesthetic Plastic Surgery Meeting, San Diego, California, 2008.

Richard V. Dowden
Marianne A. Fuller

第 114 章

经脐入路隆乳术
Transumbilical Breast Augmentation

历史与背景

对寻找不在乳房上做切口也能满足女性隆乳愿望的手术方法尝试已经有很悠久的历史了。Planas[1]和Barrett[2]先后在 1976 年和 1980 年报道了在腹壁上植入乳房假体的术式。通过肚脐植入乳房假体的想法是由 Johnson 于 1991 年设想并实施，不久后公布于众，显示并发症发生率非常低[3]。后续公布的手术做了几个有意义的修改[4-6]，并被证明对患者[7]和假体[8]都是安全有效的，目前已被广泛应用[9-14]，且成为手术标准的组成部分。经脐入路隆乳使用的是大多数整形外科医生熟悉的基本技术，如吸脂辅助去除脂肪、内镜操作、组织扩张，但是在 16 年前它们的结合还是一种很新颖的方法。

关于术语的命名先后有几个，能被接受的正确术语是经脐入路隆胸术（TUBA）。其他的术语因为不够精确而被排除，例如脐周、经腹。这些是误导性的，应该被舍弃。正如经腋窝入路是指通过腋窝，经脐入路是指通过肚脐外周，既不是脐旁，也不是腋窝周围。经腹更容易遭到误解，因为这会暗示手术是经过腹腔做的。即使在腹部瘢痕做切口或与腹壁整形术同时手术，也应该使用TUBA这个术语，因它与所有其他方法最大区别是所涉及的独特技术原理，而不只是精确的切割位置。

除了瘢痕之外，经脐入路隆胸术最终效果与其他植入盐水假体的方法相同，但是TUBA与其他方法相比具有几个明显的优点[15]。术者观察到术后并发症的发生率很低，疼痛轻，恢复快，患者满意度高。我们的经验也得出了相似的结果。最重要的是，我们发现特别是对于不对称的乳房，TUBA可以对乳房的最终位置、形状和对称性提供最佳效果。TUBA 手术后，恢复显著加快，特别是将假体放在胸大肌前。因为假体放置在胸大肌前还是胸大肌后是由患者自行决定的，所以患者对他们选择的结果同样满意很正常。TUBA 手术出血很少，可能是由于乳房中没有切割操作或者是假体放在乳房后方的原因[3]。经脐入路隆胸后疼痛水平显著降低尚未得到充分的解释，有一个假设认为植入物在切口愈合上没有施加压力，这一点和经腋窝隆胸是一样的。但是，比起经腋窝隆胸，TUBA 有一个显著的优点，切口位于固定区域，不会因手臂提升而移动或拉伸。TUBA 的另一个优势是外科医生自由地使用大的植入物，而不用担心伤口开裂或畸形，尽管乳房皮肤可能被施加相当大的张力。

TUBA 是一种钝性扩张技术，不需要切割，也不需要在腔隙内烧灼。因此不需要填塞纱布和海绵，也避免了纱布海绵滞留的问题。一些作者[16]认为，这种钝性扩张可能会导致比切割或烧灼技术更剧烈的疼痛，但是这种假设并没有在实践中被证实。当然，患者疼痛水平的评估是非常主观的，尝试比较不同切口之间的疼痛水平几乎是不可能的。更重要的是，任何真正的对照研究都不可能或不会完成。

TUBA 的另外一个优点是关于引流方面的。许多外科医生认为植入物周围积液可能是导致包膜挛缩的主要原因。因此，有人主张使用引流管，而有些人却不愿这样做，因为他们认为将引流管与植入物表面的皮肤相连是不舒适的。TUBA 的这个优点是，隧道为任何可能在植入物周围聚集的血清肿提供可靠的"储存库"，或至少提供不需要与植入物接触的引流管的位置。

TUBA 在植入物保护方面也具有一些优势。制造商很清楚术中有 4 种潜在的损伤植入物的类型,而这些损伤在任何扩张技术都可能发生:即作为组织扩张器使用时对植入物的损伤,与边缘锋利的器械接触,在强制插入填充的植入物时破裂,以及缝合切口时的针刺。TUBA 术不会发生这些损伤,因为在 TUBA 术中植入物不用作扩张器,植入物不接触任何器械,植入时植入物必须为空的,并且缝合伤口时远离植入物。

如果 TUBA 方法具有如此多的优势,人们可能会问,为什么没有更多的外科医生学会使用它呢? 几个可能的原因包括外科医生或许害怕学习新的东西,或者对不熟悉的东西有所警惕,或者认为没有理由为了扩展现有的手术方法来购入新的设备和花费学习新技术的时间。甚至可以想象,有些外科医生可能会愤怒于别人设计了一种他们不能提供给患者的好的手术方法,并希望坚持他们已掌握的方法。也许这就是 Thomas Szasz 的一个格言,"每一个有意识的学习行为都需要心甘情愿去承受对自己自尊心造成的伤害"[17]。值得注意的是,在历史上,消极和不情愿同样也出现在了用内镜方法完成其他传统开放手术的普及中,例如胆囊切除术、脾切除术、疝修补术和腕关节手术,而这仅仅只列举了目前数百个用内镜做的手术中的几个主要的手术。

另一个不愿意学习 TUBA 方法的原因可能是缺乏必要的操作内镜的能力或者至少缺乏对内镜用于经脐入路隆乳术的理解。在任何隆乳术中,必须有足够的可视化,以确保手术的关键部分正确和安全地完成[18]。有些技术是通过使用光源牵开器直接看到来完成的,其他一些技术是通过使用内镜来增强可视性。如果选择经脐入路,只能通过使用内镜来验证植入物平面和方向,没有渗血,形成充足的囊袋和阀完整性。因此,TUBA 的合理实施要求外科医生必须掌握强大的内镜技能。外科医生必须将手的操作与显示器看到的联系起来,将显示器上看到的与真实的解剖结构联系起来[19]。重要的是,与其他内镜隆胸术相比,在经脐入路隆乳术中,在造袋期间不使用内镜,而使用内部液压膨胀替代,通过观察乳房位置和形状进行外部监测。内镜仅在关键点使用以验证囊袋

的状态。然而,有些外科医生为缩短手术时间而在没有内镜的情况下进行 TUBA 也是不合适的。此外,对需要在内镜下进行锐性分离的手术改变手术方法也是错误的,正如许多不完全熟悉 TUBA 技术的外科医生建议的那样。

许多外科医生的误解是使用内镜技术可能会使植入物的保障条款失效。这是一个基于植入物使用手册的假设,手册声明制造商不推荐经脐手术或任何其他内镜方法(因此也排除了经腋下)。有关这种措辞不当的手册的一点历史也是值得关注的。在美国 FDA 植入物审批听证会上,TUBA 被简单地提及了一下。虽然有 2 名整形外科医生在场,但不幸的是,他们都不了解 TUBA。由于信息缺乏,FDA 成员听到了一个错误的说法,即植入物"被卷成一团,通过内镜推入"[20],由于这种误解,其中一个整形外科医生建议 FDA 不批准内镜方法,从而导致手册中的措辞不当。美国联邦法律禁止制造商的任何产品"规定外"使用,即以任何未经 FDA 批准的方式使用。因为制造商不能推荐经脐方式,人们可能认为整形外科医生会被禁止使用 TUBA 或经腋窝的方法。但事实上,医生在"规定外"使用任何产品并无法律障碍[21]。因此,没有法律限制整形外科医生做 TUBA。当按照本章的方法进行操作时,不会有任何无保障的根据,实际上制造商仍然继续履行保障条款。更重要的是,两家美国制造商的植入物均获得 FDA 批准,且提供了书面保证,保证他们的植入物在使用经脐途径隆乳[22]后完全有效,并且两家制造商都提供加长充填管,专门设计用于 TUBA 使用。

TUBA 方法已经成为持其他各种观点的人批评的焦点。仔细检查每一条批评,发现多数人只是误解,或者有些是蓄意说谎[19],但无论如何,所以这一切都毫无疑问是错误的。一些严重的误会需要澄清。整个 TUBA 手术操作在皮下腹直肌前筋膜表面,不涉及腹肌、腹腔或内脏。在乳房后面或乳腺内没有发生实际切割。外科医生能够在外部看到乳房的确切形状,以及在扩张期间植入物的位置,因此在囊袋形成或植入物定位中不需要任何猜测。植入物囊袋的制作其实比其他方法更

容易。我们发现TUBA方法还有助于矫正乳房不对称和一定程度的管状乳房，因为这个方法是通过压力扩张皮肤，因而不用担心皮肤开裂。

打算应用TUBA方法的外科医生必须准备好面对真实存在的错误批评，因为患者会听到或阅读这些批评。这些批评通常来自外科同事，通常只是对手术无知的表现，尽管在某些情况下，它们可能意图败坏TUBA的"名声"。例如，一些外科医生贬低这种钝性扩张技术，通过使用充满感情色彩的负面术语来"警告"患者。他们使用诸如"劈开"或"撕裂"或"脱落"这样的术语，尽管钝性扩张技术在其他常见手术中历史悠久，例如面部提升、腹部成形术、鼻成形术和吸脂术，在这些情况下，这些外科医生却并不使用这种轻蔑的术语。外科医生也可能试图通过说这是一种"盲目"的技术来诋毁它，无视我们通常也在其他手术中采用的"盲目"的技术，例如鼻整形术和脂肪抽吸术，它们也是通过表面进行评估，而不是从内在评估。患者需要清晰准确的概念来抵消这些误导的影响。

尽管如此，TUBA手术一些真正的缺点也需要讨论到。TUBA不能用于预填充植入物、硅胶或生理盐水，因为植入物通过狭窄的通道进行无创插入并将其限制在适当尺寸的囊腔内，需要将其塑造成小的横截面用于插入。将来可能会开发出用于植入硅胶的方法，因为正在为此目的进行研究。另一个缺点是，TUBA方法可能不太适合

放置非圆形植入物，因为创建适当的非圆形囊腔很困难，可能增加向外侧旋转的机会，但是这方面的研究也在进行中。

TUBA手术的另一缺点是需要投入大量其他隆胸术不需要的设备，包括内镜、摄像机、监视器、光源、Johnson器械包（图114.1）和两套全套术中扩张器。内镜是34 cm长、硬性、0°非妇科手术类型。再次强调在内镜下没有进行解剖，仅对手术过程中的关键点进行验证，因此是非手术视野。

成套Johnson器械可以直接从Wells Johnson公司（Tucson, AZ）获得。它们提供外径分别为19 mm和24 mm的两种不同口径的管子和封闭器。几乎所有的植入物我们都是使用19 mm尺寸，但是对于更大的Allergan植入物可能就要使用24 mm尺寸，可能这在滚动时会有点笨重。Johnson管和匹配封闭器对于建立正确的放置平面和在手术过程中使用内镜确认关键点至关重要。为了安全起见，我们坚持认为封闭器尖端应该稍微钝一点，而不是尖锐的（图114.2），这可能需要进行一些修改。Johnson钝曲棍是一个在末端弯曲、顶部有凹槽的长而钝的杆，几乎在每个病例中都会使用。我们差不多每50个病例就有一次需要使用直的、有凹口的推动器将纤维带推开。一个尖端钝性的，带有锁定连接器的长而薄（3/32英寸，1英寸

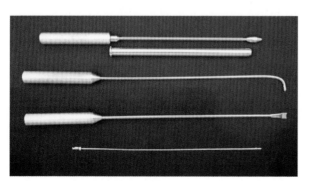

图114.1　经脐入路隆乳器械。从上往下，Johnson封闭器，Johnson管，Johnson钝"曲棍球杆"，Johnson推杆（很少使用）和吸引器头。请注意，为了安全，Johnson封闭器头部是钝头。详情请见正文叙述。

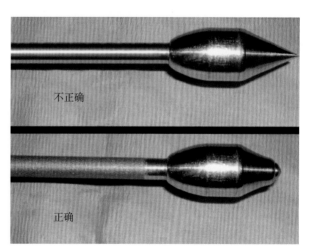

不正确

正确

图114.2　封闭器尖端的特写视图，不正确（锐利）的形状和正确（钝）的形状。如果唯一可用是锐利的形状，任何器械商都应该可以适当修改。请注意，轴杆应该粗糙处理以获得更好的抓握力。

＝2.54cm)的吸管,也是我们设备的一部分。虽然不是标准套装的一部分,但它可以由 Wells Johnson 公司提供。在这需要注意的是,Johnson 管不是用来将植入物推入到最初设定好的位置[3]。当然,也从来没有建议使用任何器械推送植入物,这与 FDA 的错误说法恰恰相反。仅仅通过外科医生的外部手术操作推送植入物是足够安全有效的。

在对这项技术[3]的原始描述中,最初植入物本身被用做扩张囊袋的装置,然后将其留在原处。为了避免扩张对植入物的损伤,1992 年改进了方法,要求先使用大的盐水充填扩张器来扩张囊袋。这些扩张器可以使得扩张囊袋精确和对称,然后将其移除。使用的扩张器应具有与植入物相同的体积和尺寸。通常,除了高度不对称的患者外,使用哪种植入物是预先决定好的,而不是通过扩张器作为"尺寸"来决定。放在胸大肌前的扩张器通常扩张至最终体积的 150%～170%,放在胸大肌下的最终扩张到 150%～200%。如果皮肤非常紧密,则使用较高水平的临时过度充气。扩张器应该是透明的,以便允许通过扩张器本身检查囊袋的内部情况。如果没有可用的透明扩张器,可以通过用标准的光面植入物轻松制造一套,并使用商业级的室温固化硅胶黏结剂牢固地黏合其填充管,然后在高压灭菌器中灭菌。

对于 TUBA 技术来说,比设备更重要的是对外科医生进行适当的训练。TUBA 不是通过阅读文章或书籍、参加讲座和观看几个实例就能尝试的手术。一旦掌握了这项技术,TUBA 是非常安全和直接的,但学习过程可能是艰难的,并且没有充分的个人训练可能会遇到很多问题。适当的培训包括讲座、视频学习、内镜实践和实验室尸体解剖学习班,以及对潜在问题进行录像并带回放辨认和处理。值得再次强调的是,掌握内镜技术是安全满意地完成这个手术的绝对必要条件[4]。

经脐入路隆乳的 2 796 个乳房中,再次手术有 117 个乳房(4.1%),大部分通过脐,主要是改变尺寸大小,其他指征如表 114.1。以患者为基础,有 4.4% 的患者再次手术,其中一半以上患者为选择性手术。

表114.1　乳房再次手术(117例)

经脐切口:87例
假体置换:83例
换成更大的尺寸(采用包膜切开术):18例
换小号:22例
挛缩:19例
过时的种植方式:10例
非过时假体类型:9例
选择性替代:24例
无假体置换:4例
囊切开术:2例
外植假体:2例
通过其他切口:30例
假体置换:24例
更大尺寸或用硅胶假体:16例
挛缩:6例
过时的植入方式:4例
非过时假体类型:2例
包膜切除术:2例
假体不置换:6例
囊切开术:1例
乳房固定术:1例
增加填充量:2例
仅假体:2例

患者选择

在我们的实践中,一旦确定了哪个切口位置对她可行,患者就会决定切口的部位。几乎所有的患者都是适合经脐入路的,即使是有胸壁明显畸形和肋弓外展的患者,以及漏斗胸或鸡胸的患者。中度的管状乳房畸形也适合 TUBA,与流行的说法相反的是,TUBA 对矫正乳房不对称的效果绝佳。与文献中的观点[11]相反,TUBA 降低乳房下皱襞没有任何问题,甚至可以高达 3 cm。使用 TUBA 同时行乳房固定术还没有报道,但这是可能的。有些人可能会认为,由于乳房固定术在乳房上需要切口,所以做 TUBA 就没有什么价值。然而,做 TUBA 首先就可准确地评估乳房的下垂程度,而且不会由新的乳房切口产生变化。这种"后固定"的方法可以不必担心随后的皮瓣坏死引起的植入物暴露。值得注意的是,既往的乳腺外科手术并不干扰 TUBA。我们已经将 TUBA 方法用于以前进行过的活组织检查,乳房固定术、移植、放疗和乳房缩小手术的患者。TUBA 手术不太适用于具有严重管状乳房畸形或乳头需要重新定位的患者,因为他们的乳房表面需要大量的改变。

由于剖宫产、吸脂术、腹壁整形、腹腔镜或开腹手术等造成的腹部瘢痕并没有给我们带来困难,包括胆囊切除术、胃切除术或脾切除术等造成实际穿过隧道路径的瘢痕。对于许多有腹部瘢痕患者,直接使用这些瘢痕做切口,而不是做肚脐切口。即使是硬皮病的患者有一片萎缩性硬皮皮肤直接位于隧道的路径上也不会妨碍手术。TUBA的禁忌证之一是上腹部疝位于隧道的路径中,并且可能干扰封闭器。肥胖本身并不是TUBA的禁忌证,但是如果患者的腹部脂肪层太厚,无法检测到这样的上腹部疝,那么没有进一步研究排除这种疝,那她也就不是合适的患者。脐疝不是禁忌证。事实上,修复脐疝的理想时机是在TUBA手术时。我们曾多次做到这一点。然而,它确实增加了术后疼痛。

脐环对TUBA手术没有任何障碍,因为切口可在珠宝孔后方简单地绕开。一些外科医生还愿意保留这些肚脐首饰,甚至将其用作牵开器,而我们的偏好是提前几天取出,而不是让其保留在周围。如果患者愿意,饰品可以在手术完成后消毒并重新佩戴[7];作为替代方案,可以放置聚丙烯缝合线圈以用作牵开器,并且保持珠宝轨道不闭合。TUBA也与其他同步手术相结合,如腹部成形术,吸脂术或输卵管结扎术。我们的2例患者在对侧的乳房切除术后重建时进行了单侧TUBA治疗,2例患者都强烈希望不要在剩余乳房上出现瘢痕。如前所述,另一个不适合做TUBA的是选择预填充式盐水或硅胶植入物,由于旋转的可能性增加,成形植入物是否适合TUBA方法是存在疑问的。在早期TUBA手术中,有2例患者使用了毛面的圆形植入物,但是因为毛面的圆形植入物没有被证明比平滑植入物具有任何长期效果上的优势,所以我们不再使用它们进行任何隆胸术。

计划

因为经脐隆乳术不适合在术中尝试各种尺寸的植入物,所以需要使用各种方法提前确定好植

入物的尺寸。我们倾向于结合测维度的方法在患者选择的胸罩尺寸内使用可调容积测定仪,需要特别注意乳房的横径尺寸和乳房的厚度,这个测维度的方法是在乳房顶部和乳房下皱襞之间做挤压试验[23]。由于TUBA允许插入更大尺寸的植入物,而不用担心开裂,所以外科医生必须准确评估患者的组织特征,以便与患者充分讨论她所期望的结果,并有所权衡。这通常是一个非常漫长的讨论[24]。我们的理念是允许患者做出自己的选择,当然我们有责任帮助患者权衡所有的因素[25]。

因此,将植入物放置在胸大肌前还是胸大肌后的决定也必须提前做出,自1999年5月19日起,当开始用胸大肌后TUBA技术时,已经准许在肚脐做切口的患者选择放置平面了。自提供这2项选择以来,约有60%选择了胸大肌前,40%选择胸大肌后。全面讨论胸大肌前和胸大肌后放置的优缺点超出了本章的范围,但是我们仍要特别指出两个非常重要的方面:第一,我们的实践结果是胸大肌前放入植入物和胸大肌后放入植入物包膜挛缩的发生率相同,前提是放在胸大肌前的患者进行日常压力按摩(不能替代);第二,正如研究表明,放入植入物的患者比没有放入植入物的患者得乳腺癌的概率不会更高[26],从未有任何报道表明假体放置的平面不同[27]会使在乳腺X线照射检测乳腺癌的准确性上存在区别,也没有任何预后差异,理论上乳腺X线照射也不受影响。话虽如此,但有些放射科医生阅读胸大肌下植入物的乳腺X线片比胸大肌前更快,有些却相反。

在罕见的情况下,对于乳房具有较大不对称的患者,我们建议在一侧将植入物放置在胸大肌前,另一侧放在胸大肌后。由于没有令人信服的证据显示其与筋膜下或前锯肌下/腹直肌下隆乳有任何差别,所以我们没有尝试而是推测通过脐进行操作也许更具挑战。

在我们的实践中,使用了几个单独的知情同意文件。这些文件包括:一般隆乳术的知情同意;任何内镜手术(经脐或经腋窝)的"非标签知情同意";植入物体积大于400 ml的知情同意;以及"最佳填充知情同意"即植入物体积达到最佳值但该

体积超过该植入物[28]的制造商规定的最大值,导致"过度填充"。我们更愿意术前将这些文件充分理解并让患者签署好。因此,在医生办公室完成这些知情同意,让患者有机会与外科医生或护士对话。

患者准备

我们建议患者术前锻炼以加强腹部肌肉。所有抑制凝血的药物,包括维生素 E 和中成药,均在手术前 2 周停药。正如我们在全身麻醉下进行任何手术的做法一样,为了防止术后便秘,患者在术前用粪便软化剂和泻药将胃肠道排空是有帮助的。指导患者在手术前一天用抗菌皂清洁肚脐。任何肚脐首饰必须在手术前 2 天去除。

在手术当天,允许给予静脉注射抗生素。在给予任何镇静之前,患者在等候区等待,并用酒精

做皮肤消毒,包括用棉签涂抹肚脐内。患者站立位做标记:首先从胸骨切迹到剑突做一中线,然后画出乳房下皱襞。挤压试验确定乳房下组织厚度,加上植入物半径的总和来预测乳房半径,然后将第二半圆线绘制在乳房下方。分离囊袋的垂直范围在两侧上胸部能够显示。为了表明隧道的路径,放在胸大肌前的手术,从脐向乳晕边缘每一侧画一条线,放在胸大肌下的手术,从脐向胸大肌起点每一侧画一条线。正如文献[29]所讨论的,肚脐不在中线上,以及任何其他的不对称性,都会导致法律上的后果,所以在术前需得向患者指出这点。

为了确保切口瘢痕恰好隐藏在脐内,也应该让患者站立画线。可以做各种形态的切口(图114.3),无论哪个外形,最好完全隐藏在患者脐的特定轮廓内,只要切口具有足够的长度,能够无阻力顺畅地插入 Johnson 管。当拉伸时,切口长度应等于 Johnson 管的管身周长的一半,可以作为粗略

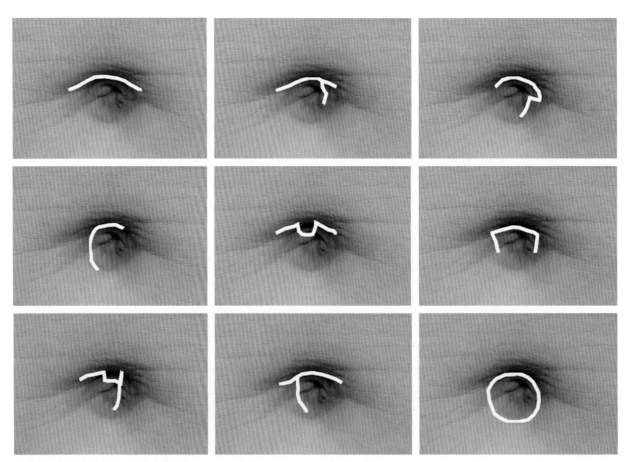

图114.3 脐切口可以做成各种形态,甚至在首饰孔周围迂回。周长必须容纳 Johnson 管。患者直立位时标记,以确保它们被包含在肚脐内并且很好地被隐藏。

的参考。对于直径为 19 mm 的管子,切口在拉伸之前通常约为 2 cm 的长度。我们还没有遇到过因为脐太小而不能充分切开并隐藏其中切口的情况。

植入准备

患者麻醉之前,在单独的后台上检查和准备植入物与扩张器,从而获得装置故障时取消手术的机会。检查植入物上的标记是很重要的,因为曾经发生过在正确标记的盒子中实际包含错误的植入物的情况。相较于填充盐水观察液体泄漏,通过浸入盐水中观察气泡来测试植入物是一种更好的方法,需要注意的是,不要添加额外的(潜在的无菌)空气。无论什么时候,我们都会戴着新的无粉手套拿着植入物。一个值得注意的方面是制造商也接受了经脐入路技术,Allergan 在植入物箱中提供超长填充管,而 Mentor 现在也可以提供长填充管(长填充管可以单独订购)。较短的填充管将需要无菌延长管。如果需要,可以使用丝带固定管道连接,拧紧就足够了。使用完全密封的装置,将约 50 ml 盐水注入每个植入物中排除所有空气。密封系统大大降低了将病原体引入植入物的可能性,如果不是 FDA 要求,这可能会成为医疗标准。随着剩余的盐水被去除,植入物被卷起,在穿过光滑的皮下隧道时保持其卷起的形状,实际上植入物保持其方向通常没有困难。植入物和扩张器都以相同的方式从一侧到另一侧向内卷起,而不是如最初文献所述的雪茄形状以保护填充管(图 114.4),在经过横向隧道时需帮助维持方向。扩张器以类似的方式制备,再次验证装置上的尺寸标记,浸没试验测试是否渗漏,灌注少量盐水,并在抽出盐水期间将其卷起。因为扩张器配有较长的管道,所以它们不需要延长部件,但是它们确实需要丝带将其连接器固定到填充管上,因为在囊袋创建中所涉及的液压会导致锁定连接器从填充管中弹出。准备好后,将植入物放回到无菌容器内。

操作技术

手术室设置标准[30]:右侧优势的外科医生很可能更倾向于站在患者右侧,监护仪靠近患者左肩。手术台用暖风预热。一旦患者到达手术室,就将浸泡在碘伏中的棉球放在患者脐中,并留在那里直到准备手术。患者仰卧位,胸大肌前术式时手臂外展 90°,胸大肌后术式时手臂外展 70°。膝盖保持平直,下面不放枕头或其他物体,以避免阻碍仪器。我们喜欢使用温暖的毯子和气动丝袜。镇静剂和局部麻醉可以用于 TUBA,但是现在有了更优异的药物,所有我们更喜欢全身麻醉。喉罩均适用于放在胸大肌前和胸大肌后的 TUBA。我们更倾向 N_2O 最好不用于诸如 TUBA、腹部抽脂或腹腔成形术的手术,因为它可能导致

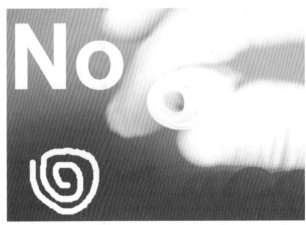
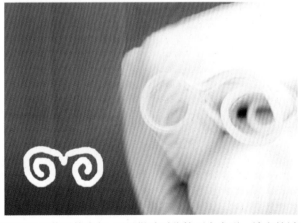

图 114.4 经过通道为了有助于保持植入物方向,植入物应当不是以雪茄形状卷起,而是做成对称的两个卷形。填充管被保护在两个卷之间。

腹胀。监护的内容包括脉搏血氧饱和度、血压、心电图,通常是双谱指数神经监测仪。初始隧道形成期间不应用肌松剂,以保持腹直肌肌紧张。对于放在胸大肌后的手术,可以在封闭器达到乳房下皱襞后给予短效肌松剂。

皮肤消毒范围从颈部延伸到耻骨和两侧的腋后线。如果肚脐有首饰孔,用浸湿在准备好的溶液中的编织丝线穿过它。洞巾的位置使其露出整个前胸部和腹部,并且必须将铺巾平铺在骨盆上,以免干扰长的器械。手术台轻微地将头侧向下倾斜将有助于防止空气积聚在囊袋内,以避免术后植入物有声音[31]。我们对每个乳头应用透明塑料膜粘贴,以防止任何液体流出。如果同时要进行腹部抽脂术,那应该推迟到 TUBA 之后,否则形成的多个隧道(图 114.5)会阻止植入物插入。当我们将 TUBA 与腹部整形术相结合时,我们在腹部整形术之前或术中做 TUBA。

局部切口的皮下用长效麻醉剂浸润麻醉。一些外科医生用局部麻醉剂和肾上腺素渗透或扩张隧道的整个路径,但是我们不认为这对全身麻醉有帮助。脐切口是在手术过程中唯一一次使用锋利器械的地方。拉钩可能有助于稳定该切口的皮肤。然后使用圆头剪刀直接向下分离直到腹直肌筋膜表面。为了避免进入未知的脐疝,应该首先在筋膜表面外侧进行扩张,然后进展到内侧。使

用 Army-Navy 牵引器,沿着皮肤上的尾部张力,使用大型钝剪剪开筋膜表面上的每个隧道,约 5 cm以上,最小范围剥离以避免产生盲袋。直视下证实隧道直接在筋膜上,注意不要穿透腹直肌鞘,有些罕见病例的纤维细且仅松散地附着。右手示指用于验证隧道的前几厘米是否具有足够的直径及是否有纤维障碍物。

Johnson 封闭器的尖端(没有管)通过切口到达隧道。封闭器在腹直肌筋膜和皮下组织之间的平面中前进,而皮肤和皮下组织由另一只手支撑,手停留在封闭器前端。重要的是,这种前进仅以每步约 4 cm 速度完成,而不是按照最初文献说的那样连续稳定向前推进。封闭器不能在尾部手柄紧握,而是沿其轴距离切口约 4 cm 的地方;这样可以防止不正确的分离走得更远。不要抽出并重新启动封闭器很重要,因为这可能形成小的盲端隧道,从而引起植入组织扩张器和植入物时造成困难(图 114.6)。Johnson 封闭器在筋膜表面前进,注意保持在皮下组织深层,防止产生术后任何的皮下不规则(一个经常提及的并发症,但 16 年内完成的 1 402 例中没有见到)。

如果放在胸大肌下,在穿过乳房下皱襞之前,我们在胸大肌后面灌注冷冻的 1:1 000 000 肾上腺素稀释的混合液用于止血。为此,先给予短效肌肉松弛剂,然后将吸注管头部通过隧道传递至乳

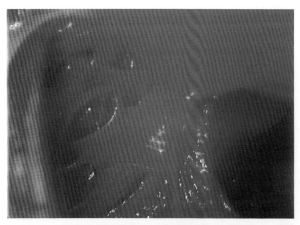

图 114.5 腹部脂肪抽吸后内镜视图显示多条隧道,使植入物通过困难。隆乳与腹部脂肪抽吸一起手术时,应推迟吸脂,直到植入物到位以后再行腹部脂肪抽吸。

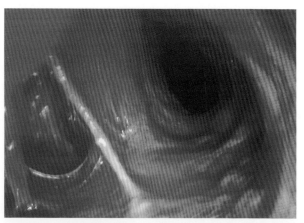

图 114.6 内镜视图显示在左侧的一个盲端或假性通道,是由于封闭器封闭后继续向前进行。从左上角向下倾斜的血管也是可见的。这样的血管不需要分离。通过手工经皮操作植入假体的手术可以避免假性囊袋的产生。

房下皱襞。在抬起乳房以升高胸肌起点位置,然后用吸注管推进穿过乳房下皱襞,每侧注射约60 ml的肾上腺素混合物,并进行按摩(相比之下,一些外科医生喜欢在每一侧都使用低于乳房下皱襞的微小皮肤切口来灌输肾上腺素溶液,但这会留下一些患者不喜欢的小瘢痕)。做这个操作时,必须确定灌溉不在肌肉前面,否则会导致肿胀,从而使对称性的评估变得困难。

然后,将封闭器进一步前进。对于胸大肌前放置植入物时,穿过乳房下皱襞时,不能抬起乳房,因为这反过来会升高胸肌,并增加通过胸大肌下平面的可能性(图114.7)。这就是为什么对胸大肌下放置植入物时,在封闭器通过乳房时被刻意提起。在乳房下皱襞处,通道穿过更密集组织时可以通过这样的操作来降低阻力。胸大肌前和胸大肌下的推进方式给外科医生明显不同的触觉反馈,这也是尸体操作经验如此重要的原因之一[7]。胸大肌前通道给人一点颗粒或粗糙的感觉和持续的抵抗力,而在胸大肌下前行时给人光滑平稳的感觉和很小的阻力。然后,封闭器前进到乳头上方的预先标记的位置。与任何胸大肌下扩张或重建一样,应避免与肋骨接触以尽量减少术后骨膜疼痛。

接下来,Johnson管和封闭器组合通过通道。润滑剂有助于每次插管,我们使用的润滑剂是Shur-Clens(E.R. Squibb & Sons, Princeton, NJ)。然后从管中抽出封闭器,并使用内镜来验证与肌肉相关的正确平面,以及确认没有明显的出血(图114.8)。对于胸大肌前植入的,乳房的下表面在上部视野中将呈现闪亮的黄白色,其中胸大肌在下部视野中具有红棕色和清晰的线条图案(图114.9)。对于胸大肌下植入的,红棕色胸肌肌束(通常有一层脂肪并包裹着血管)(图114.10)将在上视野中显而易见,下视野中发现肋骨的白色横嵴。在胸大肌下放置的情况下,附着在肋骨上的胸肌纤维在视野侧形成倾斜的柱状(图114.11)。

然后将内镜和管子一起缓慢地拉出,同时检查整个通道。令人惊奇的是,出血很少。任何盲道、组织带(图114.12)和可能阻碍植入物进展的血管都被标记在皮肤上。较大的血管,例如乳房下极附近常见的穿支血管(图114.13),不必分开,但标记在皮肤上的位置便于在它周围操作植入物。

接下来,使用Johnson直角钝头器械在理想的平面内向中间和侧方开始将组织分开一段有限的距离。对于胸大肌下植入的,这种分离应包括分离胸大肌的尾部纤维。与任何胸大肌下手术一

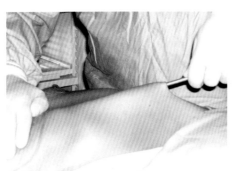
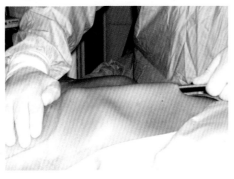
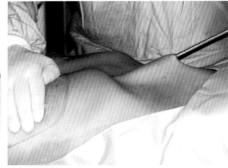
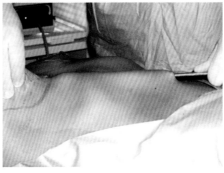

图114.7 抓握封闭器的方式对于手术安全和获得期望的结果至关重要。左上图的错误是封闭器没有平行于胸壁。右上图显示了一个严重的错误,其中轴杆被直接指向囊后平面。另外,手柄需要被握住而不是握轴。左下图显示了胸大肌前通道的正确技术,右下图显示了胸大肌下通道的正确技术。注意另一只手抓握乳房的位置。

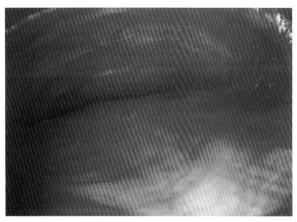

图114.8 一张典型的隧道的内镜观察图片,直接在腹直肌筋膜表面,上面是皮下组织。注意没有出血或血管染色。

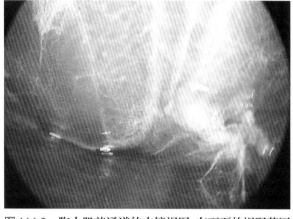

图114.9 胸大肌前通道的内镜视图,在下面的视野范围内是胸大肌肌肉纤维,上面是乳腺组织的后面。注意乳腺组织与肌肉已经分离开,组织内不存在渗血或血管染色。

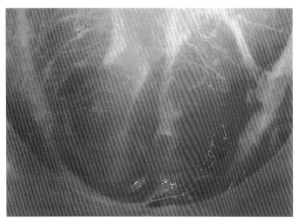

图114.10 胸大肌下通道的内镜视图,上面视野中是胸大肌肌纤维,有时可见线状条纹的脂肪和血管。注意该视野没有出血。

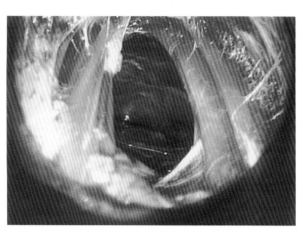

图114.11 胸大肌下隆乳术早期乳房下极附近的内镜视图,当管子和内镜从胸大肌下囊袋中抽出时,显示胸大肌纤维像两侧的支柱一样,超出了看到的胸大肌下囊袋,而起始于肋骨。这些纤维将很快从肋骨上分离出来。

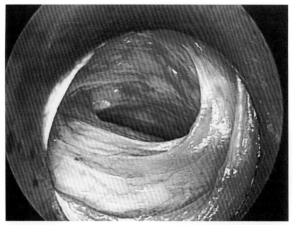

图114.12 隧道内镜视图,显示组织带从右侧逐渐侵入。该组织带可能包含并保护血管,并且不需要分开,因为在它周围植入物中可以很容易地被引导。皮肤上应标记这个组织带。

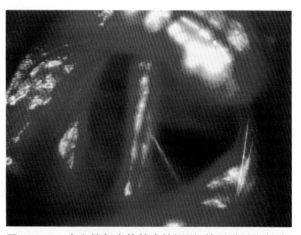

图114.13 大血管复合体的内镜视图,其不需要分离,但在皮肤上需标记它的位置,便于外部操作的扩张器和植入物顺利通过。

样,应避免器械和肋骨骨膜之间的实际接触,以减少术后疼痛。为了避免两侧乳房内侧相通,请注意不要分开胸骨旁肌肉纤维,并且在4点钟和8点钟位置停止向中线分离。然后灌注60 ml肾上腺素溶液(如果需要收缩血管将其冷冻),并按摩乳房。TUBA出血最少的主要原因可能是因为手术中没有锐性切割组织。对TUBA不熟悉或有偏见的专家时常会建议将该技术改为涉及锐性组织切开和烧灼的技术。然而,这将否定TUBA的许多优点,并且产生一些目前还不存在的缺点。这个手术不是"破碎的",它不需要"修理"。

现在,所有为植入扩张器所做的准备都完成了。如上所述,扩张管需要用丝带固定到其塑料连接器上,并且这种连接的强度有待验证。Johnson最早的出版物中的插图显示,为了前进,卷起的植入物尾端嵌入在Johnson管的开放端,但是对于其他扩张器或植入物来说,这是不必要且不推荐的(图114.14)。扩张器仅通过脐部切口引入,沿着仅通过外部手指操作形成的组织隧道前行(图114.15)。请注意,扩张器和后来的植入物都不会通过或与管子、内镜、牵开器或任何其他固体物体接触。一旦扩张器进入囊袋中,则使用封闭的填充系统来注射无菌生理盐水。一些外科医生喜欢使用加压泵,我们更喜欢注射器的方法。

对于这种膨胀来说,优选的是生理盐水,而不是空气,因为空气的可压缩性会影响实现充分、光滑、对称地膨胀,并且使用空气可能导致不能精确地膨胀,而这恰恰是最需要的。在TUBA中使用空气进行膨胀被报道因不对称导致很高的再次手术率。此外,使用生理盐水而不是空气有助于通过扩张器见到清晰的内镜视野,如下一节将讲述的那样。生理盐水应是温热的,以帮助维持患者的核心温度。

最终效果取决于下一步。隆胸手术采用较远的切口的一个最大的优势是在术中能够观察到乳房的最终形状。随着扩张器的填充作用,手动的外部压力被用来控制囊袋的变化,既定形又定位。该步骤是至关重要的,并且需要外科医生充分注意不断变化的形状,使得囊袋在不需要的区域中不会变得太大,但是在需要的地方也能充分扩张。可能需要相当大的压缩力来控制囊袋的扩张,并且要抵抗组织膨胀的自然趋势,阻力最小处的扩张可能是不需要的。因为这一步需要压力,扩张管和其塑料连接器的连接处需要牢固连接。在扩张期间,可以触摸到后乳房囊和(或)胸大肌纤维尾部的痕迹,这会稍后阐述。

检查内镜尖端是否冷却后,将内镜插入(不用Johnson管)并且前行直到接触扩张器的表面,这允许通过盐水扩张器直接观察囊袋内部以确认正确的胸大肌上平面(图114.16),没有任何肌肉纤维被抬起,或者在胸大肌下平面,上面是肌肉,下面是肋骨(图114.17),查找需要松解的任一条带(图114.18),并确认准确松解固定的肌纤维,特别是在下极附近。只有在扩张阶段,才能清楚地显

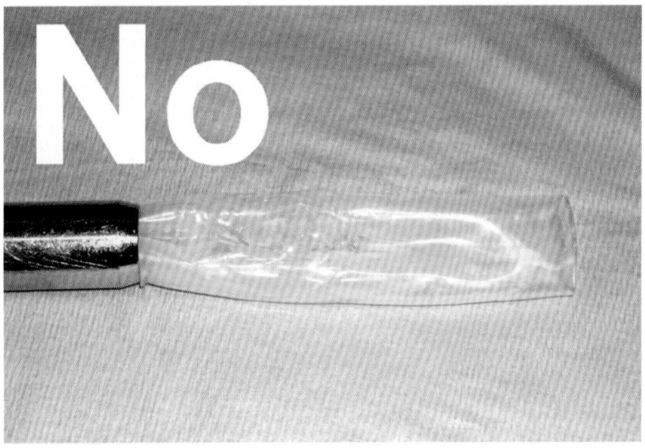

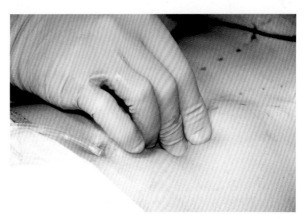

图114.14 最初的文献描述使用Johnson管通过隧道推动植入物。这种操作是不必要的,为了保护植入物,不应该这样做。

图114.15 不要使用任何仪器推动植入物,外部手指操作完全足以使植入物穿过隧道。助手确保在前进期间填充管不会被堵塞或卡住。

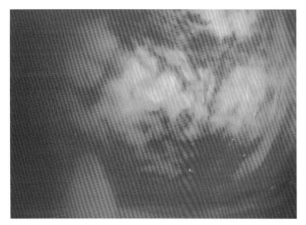

图 114.16 通过胸大肌前扩张器的内镜视图显示乳腺组织的后部,伴有微小的出血或组织的血液染色。

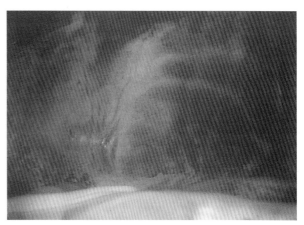

图 114.17 通过胸大肌下扩张器的内镜视图显示胸大肌肌肉的后部血管蒂周围被脂肪包绕。下面发白的横嵴是肋骨。扩张器可以接触肋骨,但金属仪器不能。

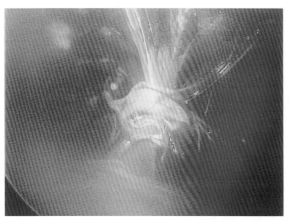

图 114.18 通过扩张器显示的内镜视图可见一条需要释放的肌肉带。这使用 Johnson"曲棍球杆"很容易完成。

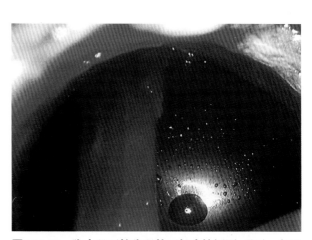

图 114.19 胸大肌下扩张器的下极内镜视图,显示一条肌肉条带必须被分开,以防止后期植入物向上移动。

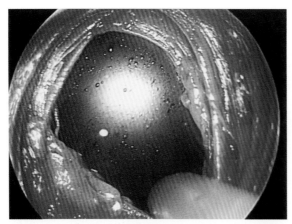

图 114.20 胸大肌下扩张器下极的内镜视图,显示隧道左侧和右侧的起点连续的肌纤维。Johnson"曲棍球杆"用于分割这些条带,以防止植入物向上移动。

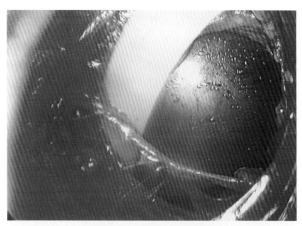

图 114.21 胸大肌前扩张器的内镜视图,显示在乳房下皱襞附近中等大小的血管。这种血管不需要分割,但标记其在皮肤上的位置将有助于在其周围操作植入物。

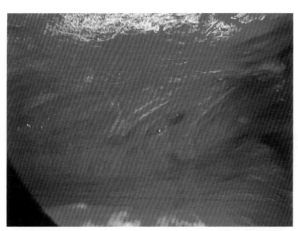

图114.22 撤出扩张器后胸大肌下囊袋的内镜视图,显示典型的无明显出血。

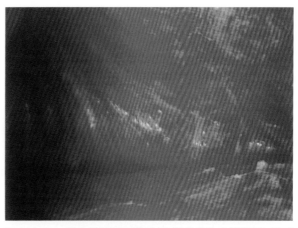

图114.23 撤出扩张器后胸大肌前囊袋的内镜视图,显示典型的没有任何明显出血的图像。中心右侧的线状浅色结构是保留的第4肋间神经,以支配乳头。

示一些肌纤维(图114.19)。胸大肌下平面必须释放源自乳房下皱襞的所有肌纤维(图114.20),以避免看到植入物向上移动,这是由于未分开这些纤维所致。偶尔会看到所谓的"附属胸肌"纤维起源于腹直肌前鞘尾部到乳房下皱襞,这些纤维不需要分开。通常在乳房下皱襞处,即使比较大的血管也不需要分开(图114.21),但是分离任何此类血管都应该是钝性而不是锐性地进行,以便迅速止血。在这种囊袋形成的过程中,通常需要使用钝角器械来分离小条带或限制带。这些仪器必须非常小心,避免损坏扩张器。在这个扩张阶段有效地完成纤维条带的释放是很重要的,从而避免了在后期囊袋内植入物周围使用器械。放在胸大肌前的植入物,我们用生理盐水(不是空气)将扩张器扩张至最终所需体积的150%~170%,对于放在胸大肌下的,则将其膨胀至150%~200%。对于较大的植入物,可能需要特别注意以避免内侧过度剥离,从而导致转位或两侧相通。为了术中扩张和止血,过度扩张的装置被留在原处几分钟。透过扩张器的视野应该是清晰的。如果出现混浊或有悬浮微粒,这可能意味着扩张器泄漏,最常见的泄漏部位是填充管接头处,需要更换以确保精确的囊袋空间。

然后,将扩张器中的体积减小到最终期望的植入物体积,并且升高床的头部以使患者几乎直立。根据需要调整体积,验证对称性,然后使患者

恢复到仰卧位。直到尺寸、形状、位置和对称性最佳为止,才能去除扩张器。然后将盐水排空,但尚未完全排空时,将扩张器通过填充管牵引排出去(如果所有的生理盐水都在扩张器开始下降到隧道之前被去除,加固的扩张器就会抵抗其更容易通过通道所需的变形作用,使得移除更加困难)。一旦扩张器部分下降到通道,可以完全放气取出。

然后将Johnson管和封闭器组合重新置入,撤出封闭器,引入内镜检查囊袋,再次验证没有任何明显的出血(图114.22)。通常在检查囊袋出血时,可以清楚地看到支配乳头的神经(图114.23)。如果出血比平常多,那我们就要使用引流,即使出血减轻,我们也会继续引流。没有必要在植入物囊袋内烧灼。在早期1 402个病例中有2例分离了现在我们已经不再分离的大血管,并发现了出血点,但在准备烧灼时,出血几乎停止。尽管如此,还是采取了烧灼措施。此时,为了术后更舒适,我们用0.25%布比卡因冲洗,每侧10 ml。当然,囊袋内现在可以用任何类型的抗生素或抗菌溶液冲洗。

在更换全新无粉手套并分离预先设计的皮肤切口边缘,外科医生将植入物从切口放入,用示指将其推向通道。必须注意避免在手指撤出时移动填充管。然后,外科医生使用外部操作来推进植入物,挤奶式挤压植入物通过通道(图114.15)。为了促进这一点,助手用注射器制造轻微的负压来加固植入物。这是目前TUBA技术的标志,除

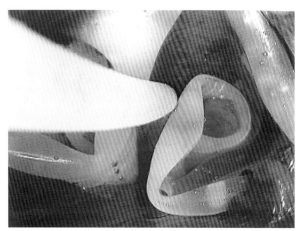

图114.24 内镜视图显示正确卷曲的后瓣植入物位于其隧道的上端,尚未完全在囊袋内。植入物填充现在可以开始。

了患者的软组织和外科医生的手套外,植入物不需要触碰任何东西,特别是不能碰触内镜也不能碰触管子(图114.14)。在将植入物从隧道推进到囊袋之前,可以用任意方式推进植入物,使用内镜而不是用 Johnson 管证实其方向是正确的(图114.24)。如果需要调整方向,则应退回到通道内调整(不要拉管子)。

将植入物完全推进到囊袋中之后,通过输入无菌静脉注射用生理盐水(无葡萄糖)将其膨胀至指定体积,生理盐水加热至约40℃以帮助维持患者的核心温度,而无须任何外部压力。一些外科医生偏好用一个开放的盆和一个泵来填充植入

物,但是我们倾向使用封闭系统,尽量将污染的风险减到最小,实际上这可能很快就被美国FDA强制执行。患者再次处于几乎直立的位置,并且根据对称性的需要进行微小的体积调整。如果外科医生想要在其填充管就位时观察植入物,可以安全地使用内镜,只要不使用 Johnson 管(图114.25),因为使用Johnson管可能导致拔管时过早地将填充管分离。即使仅使用内镜,必须注意完成填充之前不要将填充管移开。用另一只手握住植入物,通过牵拉移除每个填充管。

如果有脐疝存在,那就使用标准技术重新修复。标记疝囊的轮廓,疝孔清除,并执行两层封闭。如果外科医生担心囊袋出血,一个简单的解决办法就是在每个通道中留下一个3.3 mm细抽吸引流管,通过脐内的微小切口排出。TUBA的一个优点是,隧道为任何可能在植入物周围聚集的血清肿提供可依赖的"贮藏"空间,并为引流管提供一个位置,引流管不必接触植入物。如果要进行腹部吸脂,可通过此肿胀组织进行手术。

最后检查囊袋、植入物、阀门及通道时,植入物周围任何剩余的空气经通道内抽出有助于防止皮下捻发音或其他手术后的声音[31],然后用皮下可吸收缝线封闭脐切口。使用无菌胶带,如果患者想要重新置入任何肚脐饰品,应用透明薄膜敷料固定小纱布进行覆盖。如果要做腹部脂肪抽吸,现

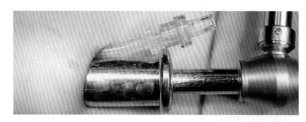
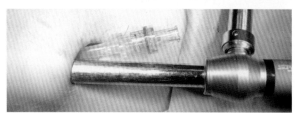

图114.25 一旦植入物就位,必须尽一切努力避免过早分离填充管。上图显示的是错误的做法,因为 Johnson 管可能会拉出填充管。相反,如下图所示,内镜插入时没有 Johnson 管。

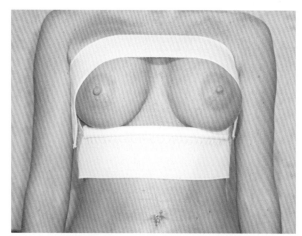

图114.26 如果适度压力的弹性带压在乳房上部,患者在术后早期似乎更舒适。

在就可以做了。如果脐切口首先被完全封闭上,脐周区域可以通过吸脂塑造更好的轮廓。正如我们对大多数隆乳的做法,如图所示,一个3英寸(约7.62cm)宽的弹性带在乳房上半部分加压(图114.26)。这有助于植入物固定,有助于在某些情况下消除任何旧的乳房下皱襞,有助于保持囊袋伸展,加压植入物,最终有助于避免包膜挛缩。弹性腹带有助于提供舒适的支持。

问题处理

大约有5%的病例,外科医生需要处理微小的问题。显然,使用内镜能清晰地显示辨别这些问题。那些没有用内镜做TUBA手术的患者将留下一些未被诊断和未经治疗的问题,正如我们在修复经脐扩张手术中和法医学审查中所证实的,这些外科医生没有使用内镜进行操作这些病例时存在这种情况。隧道进入不理想层面是这些问题之一。我们已经看到在有的案例中,由于没有使用内镜,术中检测到植入物被放置在非预期的层面上。

发现隧道层面错误是很容易的,因为内镜可以显露视野范围内不正确的肌纤维(图114.27)。在囊袋进一步扩张之前,必须纠正这个问题,否则纠正将变得非常困难。虽然设计了一个器械[32]来改变置入层次,但我们没有找到任何特殊的必须使用的器械。纠正一个不理想的不正确的隧道层面,首先应判断在哪一点开始进入错误的层面。然后,封闭器被重新推送入正确的平面,一直到囊袋的顶部。内镜显示两个隧道由胸大肌和筋膜分开,表现为一条横带(图114.28)。然后,将长而钝的Johnson"曲棍球杆"器械送入,顶端直接进入正确的平面隧道,特别是靠近隧道开口的部位,反复拉扯到尾部,每次松解一点组织。接下来,器械尖端向上旋转并反转,使其指向外侧,并将器械向尾部多次拉动确定新的外侧平面。这是根据需要重复的,以直观地制作更宽的囊袋,在这种情况下分离肌肉纤维必须防止扩张。如果需要做这个步骤,暂时会有一些较多的出血。

经扩张器和内镜可视下能清晰地显示乳房上部(图114.30)或乳房下区域(图114.31)中错位的肌纤维(图114.29)或条带,可能需要使用Johnson曲棍球棒分离,除非非常微小的纤维无须处理。坚固的下部肌肉条带可能不明显(图114.19),直到扩张器被填充起来后才显示出来。如果未认识到这种坚固的下部肌肉,植入物后期向上移动的可能性会增加。这也是我们对那些没有使用内镜进行手术的患者再手术时发现的。使用钝的直角器械钝性分离这些条带。没有必要分离乳房下皱襞的所有血管(图114.32)。注意它们在皮肤上的位置,只允许在其周围放入植入物。

那些不了解TUBA的人会频繁发出反对的声音,"很难控制这么远的出血"。与预期的相反,出

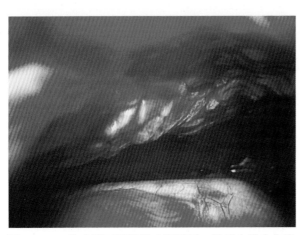

图114.27 胸大肌下隧道的内镜视图。肋骨上的小血染斑点是由仪器接触引起的,应避免,从而减轻术后疼痛。

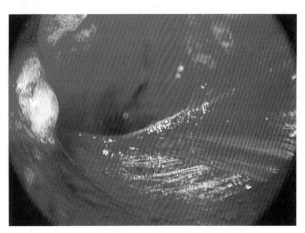

图114.28 胸大肌上隧道内镜视图。但是,本图还显示了一些掀起的胸大肌肌纤维。使用Johnson"曲棍球杆"解决这个问题,如文中所述。

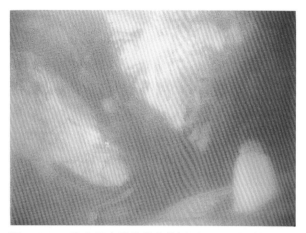

图114.29　胸大肌上扩张的内镜视图显示一条狭窄的肌肉带已经掀起。这发生在胸大肌下隧道转换到胸大肌上隧道时,同时表明这些纤维未完全松解开。如果认为重要的话,Johnson"曲棍球杆"可以解决这个问题。

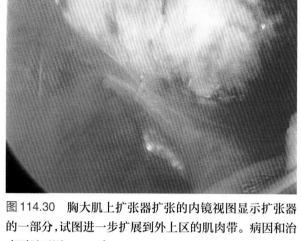

图114.30　胸大肌上扩张器扩张的内镜视图显示扩张器的一部分,试图进一步扩展到外上区的肌肉带。病因和治疗可见于图114.30中。

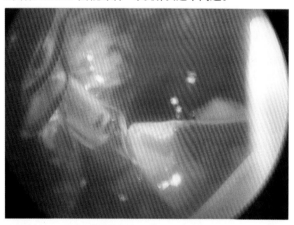

图114.31　胸大肌上扩张器扩张的内镜视图显示下极附近持续存在纤维需要分开。这种情况是这个条带部分由胸大肌下入路残留的胸肌肌纤维组成。在这个区域是必须用Johnson"曲棍球杆"校正的。

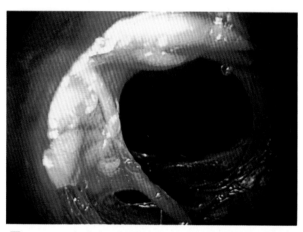

图114.32　在乳房下极附近的大血管内镜视图。这些血管的位置应标记在皮肤上,以便可以保留和避开。

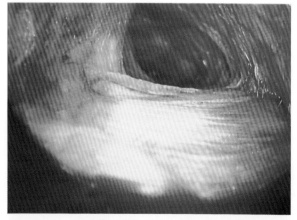

图114.33　内镜隧道视图,显示皮下组织干净地与腹直肌鞘分离开。没有明显的出血是经脐隆乳手术的标志。

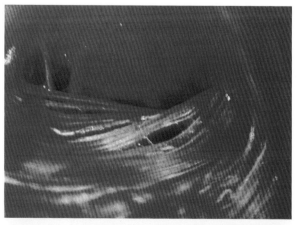

图114.34　一张很少见到的内镜视图显示腹直肌鞘的一些纤维稍微升高。很明显,尖锐的闭孔头可能穿透腹直鞘。注意左边远处的血管。这些不需要分开,但应该在皮肤上标记它们。

血的血管需要在隧道或囊袋里进行烧灼是相当罕见的。我们有机会在肚脐皮肤切口下烧灼，但从来没有遇到过隧道本身的出血，这里非常"干爽"（图114.33）。如前所述，只有早期的2个病例因存在一条微小的出血血管，被认为应该在囊袋内进行烧灼，但是事实上，在处理出血的设备准备好之前，出血已经停止了，烧灼不再需要。这种烧灼所需的设备是直角内镜和长的绝缘抽吸烧灼头。这种出血并没有再次遇到，但是如果发生这种情况，我们现在可能会使用压迫和等待的方法，然后是放置引流管。当然，这种出血部位的检测也要使用内镜。

不管使用什么切口，胸大肌平面下隆乳（有时管状乳房使用胸大肌上）时，之前的乳房下皱襞可能会持续存在形成穿过乳房下部的横向压痕。这种压痕随着时间的推移而改善，但TUBA有助于通过特定的术中操作来快速解决问题，与使用开放扩张技术隆乳的乳房后期外形的刻痕相似。为此，扩张器上面引入直角器械（当植入物植入之前的扩张阶段），尖端指向前方，在几个有肌肉纤维条索的位置向下拉。这样分离了纤维，甚至可以对乳腺筋膜进行分离，以便4~6个月内帮助旧的皱褶扩展。在胸大肌下扩张中，这个器械甚至可以有效地将乳房尾部软组织与肌肉分开，也可用于调整一定程度的乳房下垂和(或)松弛的乳房下极组织[33]，这种调整有时被称为为"双平面"松解。

偶尔会遇到几个其他的小困难，这些困难容易被预防或解决。其中一个问题是植入物的填充管过早分开，通过非牵引管道可以避免，特别是当植入物填充管存在于隧道中时，不插入Johnson管更容易防止出现这个问题。Johnson管和隧道墙之间没有额外的空间，所以Johnson管可以使填充管随着它一起拉出[8]。如果填充管确实被过早拉出，则可能需要对植入物进行穿刺和更换。然而，可以通过细小的乳晕周围切口重新连接填充管，在内镜控制下通过该细小切口将填充管插入其中。

理论上，最初的腹部隧道可能做得表浅，在皮下组织内，而不是在其下面的平面上，但我们没有

让这种情况发生。如果封闭器有尖头，这个问题很有可能会发生。这样一个尖头的封闭器也可以穿过腹直肌鞘。有时，用内镜可以看到，即使使用平钝的封闭器，前鞘的几根纤维也可被分开并略微抬起（图114.34）。这是需要使用内镜的另一个理由。

将植入物从隧道中推进入囊袋通气前，植入物是否倒置可以通过内镜检查（图114.35），同时仍然有机会将植入物挤压回隧道内重新调整方向。使用内镜也可以直接观察阀门的泄漏情况。如果遇到，植入物必须被排出液体，去除和更换。

术后护理

术后患者会出现不同程度的胸部和上腹部不适。对于植入物放在胸大肌前的患者，这通常是轻度的不适，比用其他切口方法轻多了。但是植入物放在胸大肌后的患者可能会出现肌肉痉挛，为此我们给患者使用几天地西泮。偶尔会发生持续约1周的轻度腹胀症状。这可能是由于使用了我们不鼓励的止痛药物、腹直肌肌肉松弛药。大多数患者的腹部酸痛相当于做了太多仰卧起坐一样。乳头的敏感性最初可能会改变，但是随着时间的推移，大多数患者将恢复正常。出血一直很少，因此通常没有瘀斑[6]。所有患者均服用几天止

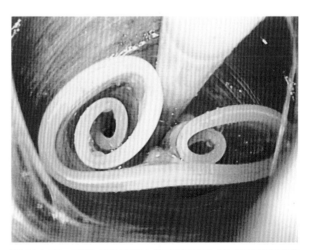

图114.35 正确方向的植入物内镜视图，其已经通过通道并几乎完全进入囊袋。确认方向，允许颠倒的植入物被推回通道，在那里可以容易地重新调整。

痛药和口服广谱抗生素。没有因乳房张力大而做切开的患者，也不用担心切口边缘坏死切除导致植入物暴露。然而，我们建议患者术后 1 周不要使用尼古丁。

TUBA 方法是"快速恢复方法"所涵盖的技术之一。从第一个晚上开始，我们在胸大肌上和胸大肌下隆乳后都鼓励胳膊在不负重的情况下大范围运动。如果患者不使用手臂推拉自己调整体位或耗费力量上床下床，则胸大肌下隆乳的患者将更舒适。患者不应从事任何剧烈的活动，但可以进行合理范围内的可忍受的正常活动。患者还必须等到不再服用地西泮或止痛处方药物，才能开车或操作机器。

患者术后最多主诉的并不是疼痛，而是有压迫感。我们更喜欢第二天早上看到患者的弹力带保持原状，当绷带被去除时，可以使用胸罩，并且可以开始在一天中频繁短间隔地移除弹力带。钢托胸罩是完全可以使用的，因为没有乳房切口。如果饱满度比患者期望更高，或者旧的乳房下褶皱作为横向折痕持续存在，则使用上部弹性带和（或）进行上部挤压按摩。患者可以立即淋浴或泡澡，鼓励充分的手臂运动，这些都是没有禁忌的。根据个人的恢复速度和植入平面，跑步、有氧运动和举重应延迟。一旦患者做这些动作很舒服，就可以进行自由活动。根据患者的舒适度和外科医生的偏好，可以早期鼓励压力乳房按摩。如果需要，可以使用维生素 E（每天 200 U）和二甲基砜（MSM，每天 2 000 mg）[34]。不经常使用引流管，但如果用了，几天后就会被拔除。我们的 TUBA 患者都没有发生 Mondor 条索。

使用绷带和手动按压上极的持续时间取决于患者是否达到了她想要的轮廓目标。最初，乳房可能显得相当圆润，尤其是胸大肌前放入植入物的。上极加压，下极组织伸展，植入物在数周至数月内达到最终形状。如果患者希望乳房显得比较平坦，或者如果旧的乳房下皱襞持续存在，则根据需要继续压缩每个乳房的上极。一旦患者对乳房的轮廓感到满意，她就可以停止对乳房上极的压迫。与任何隆胸术一样，轻度软组织水肿常见于

术后几周内，并且需要提醒患者不要习惯于乳房临时的较大尺寸。皮下积气可能会暂时导致捻发音发生。任何胸大肌下植入光面植入物的手术，患者可能都会经历捻发音或"吱吱声"，最终都能消失[31]。胸大肌下植入物的患者注意可视性压痕，以及长期持续存在的强力胸大肌收缩引起的植入物移位。我们通常会根据需要在 1 周、2 个月、6 个月、12 个月及更早的时间安排随访，并且我们强烈主张对于隆胸患者进行持续的随访评估。

经脐植入物替换

提供经脐隆胸整形的外科医生也希望来了解并擅长通过脐置换植入物。首先脐部位置有瘢痕的患者通常希望通过肚脐进行最终的植入物置换。通过肚脐更换失败的生理盐水植入物是一个简单的过程，只要它在通气后立即进行[35]或者选择性地进行。首先，应该强调这里正在讨论的是及时替换相同尺寸或较小植入物，而不是更换较大的植入物，也不会在通气很长时间后对包膜挛缩和置换进行重大的修正。

用于置换的设备包括所有标准的经脐隆胸的器械，以及这些附加器械：妇科直角操作内镜（例如 Karl Storz Gmbh, Tuttlingen, Germany），长内镜抓紧钳（例如 Ethicon, Cornelia, GA）（注意抓紧钳不通过内镜）和任何长的绝缘烧灼头。此外，还需要从植入物排出生理盐水的器械。虽然可以经皮使用 18 号针，我们更喜欢在内镜下用尖锐的内镜烧灼头进行。作为一种供选择的方法，可以使用标准吸引器（如 Karl Storz），虽然由于吸引器长度还没有长到能通过内镜使用，所以使用该器械时是在盲视下进行吸引。手术室设置与用于经脐隆胸使用的设置相同。

除了下面描述的几个步骤之外，第二项技术与原始隆乳术几乎相同。正如原始的经脐隆乳术一样，重新放置的植入物尺寸最好是事先决定的。患者站在术前等候区域时所做的标记与原始 TUBA 所用的标记相同，除非有两条隧道排成一行，能直接从肚脐进到乳房下皱襞的最近点。初

始操作步骤也与先前描述的原TUBA相同。先前的肚脐瘢痕被打开,然后使用钝性扩张到达筋膜,并且在腹直肌前鞘上向每个乳房继续扩张一小段距离。接下来,Johnson封闭器以常规的方式逐步前进。与经脐隆乳手术一样,必须小心,不要产生任何可能使新植入物插入困难的假通道。我们没有遇到因以前手术或先前腹部整形术产生的瘢痕而引起的问题。

到目前为止,现在的与原始的经脐隆胸技术没有太大差异,但从这里开始差异出现了。通常情况下,封闭器将直接在肌肉或胸壁上进入乳房,当然保持仪器平行于胸壁。然而,对于置换手术,这样做会使隧道通过包膜囊后面,导致包膜开口太靠后而无法使用。因此,一旦封闭器的尖端已经到达乳房下皱襞附近,随着封闭器的前进,尖端必须被强制提前避开胸壁,以便在其下极线处直接接触包膜囊(如果植入物完全放气,则需要将乳房向上方提拉,包膜囊的下极才能与胸壁和封闭器成直角)。封闭器紧靠着包膜囊下极后,它被去除。此后,Johnson管与封闭器组合前进到相同的位置,封闭器撤回,内镜用于证实管子确实正好靠在包膜囊上(图114.36)。管子插入到操作视野内。胸大肌上置换和胸大肌下置换术之间没有差异,因为在经脐扩张胸大肌下隆胸时,胸大肌纤维的起始部已经从下方的肋骨抬起了。

下一步是另外一个偏离TUBA手术操作初衷

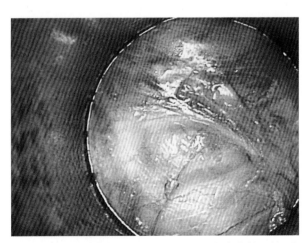

图114.36　经脐修复的内镜视图显示乳房囊袋的下极,准备电切并取出植入物进行更换。

的举措。TUBA技术的优点之一是在囊袋里绝对没有锐性切割或烧灼,因此无须内镜观察囊袋形成过程。然而,为了更换植入物,使用内镜控制下的切凝来打开包膜囊的下极,这需要内镜监测。使用瞬时和短时间灼烧以防止尖端过度加热,因为这可能进一步地损坏植入物并干扰制造商的产品分析。我们更喜欢制作一个X形包膜囊切口,其中两个臂的长度与Johnson管的直径相同,以避免阻碍新的植入物通过。在包膜囊切开术期间,必须注意确认没有皮肤褶皱被烧灼的风险。

接下来将植入物几乎完全排空(这可能需要穿刺),留下少量盐水以缓解植入物变形,使其容易通过隧道排出。在排空期间,重要的是轻轻地挤压乳房,以将缩小的植入物模制成窄而细长的形状。封闭器和管子通过包膜囊一起前进到口袋中。封闭器被撤回,内镜被再次引入,并且电烧用于分割任何剩余的限制其开放的包膜囊或褶皱。使用外部操作,将缩小的植入物推送至Johnson管末端的位置。在这一点上,我们使用内镜抓持器去除植入物,但是经常损伤植入物,因此,现在我们使用吸引机将其移除。取出内镜,然后将清除的塑料管(用于吸脂)插入管中,向下滑动以接触植入物,然后开启强力吸引机。即使这是盲视下操作,也并不困难。吸引管被拉回,直到植入物抵靠Johnson管的远端,然后将管和植入物一起取出。正如在原始的经脐隆胸手术中所述,我们没有做过任何尝试让植入物通过Johnson管,甚至是在去除植入物时。

在植入物移除之后,用内镜检查囊袋的内部,并且如果需要,绝缘的烧灼器械可用于内镜下进行有限的包膜囊切除,从乳房上大约8点钟位置开始,经过顶部和下方,到乳房的4点钟位置。不同于经脐隆胸手术,其内镜仅间歇地用于核实手术过程中的进展,而不是在创建袋子的同时使用,这种囊切开术需要内镜持续监测,就像在任何开放的囊切开术一样,注意避免穿透皮肤。我们在8点至4点钟位置之间还发展了一种低位囊切开术的技术,但这内容不在本章的范围之内。

通常我们将替换的植入物放入原来的囊袋

里。然而有一次,在替换有包膜挛缩的患者时,使用了一个 Hedén 等描述的方法[36],即在旧包膜囊表面创建新的植入袋。因此,在包膜囊开放之前,封闭器顶端要被提升并经过旧包膜囊表面,形成的隧道将成为新囊袋的起始端。将植入物送到新建的囊袋里没有困难。

如果插入的植入物比前者稍大,或者如果长期存在缩小的情况,囊袋将需要扩大,无论是否需要限制包膜囊切除。正如原始的经脐扩张一样,植入物从未用于囊袋扩张。我们放入与新植入物相同尺寸的扩张器,并液压扩张囊袋,在缩小或适度尺寸增加的情况下,将完成内部包膜囊切开术。扩大的囊袋形状通过乳房的外部来观察,在适当的情况下使用液压。

扩张器移除后,检查囊袋,如果需要则可以止血。如前所述,初次经脐隆胸囊袋内的止血很少需要,如果曾经需要,也是因为囊袋制作时使用液压导致。相比之下,为了缩小或增加尺寸更换植入物,必要的包膜囊切口增加了需要烧灼的可能性。囊袋判断合适后,灌注局部麻醉剂,并插入新的植入物,在此期间,植入物不能再被任何器械推动、通过或触及,只有外科医生的手套和患者的无菌皮下组织可以。如果已经进行了内部包膜囊切开术,我们通常会使用引流管,延伸到乳房下皱襞之下,通过微小的脐切口排出。如果使用胶黏塑料薄膜,则不需要缝合。

经脐植入物置换术恢复迅速,患者在一两天内恢复正常活动。切口疼痛是轻微的,因为切口部位没有张力,但皮下通道的疼痛以及包膜囊切开位置的疼痛是会出现的。因为囊袋的制作方法是在没有肌肉纤维的下极上制成的,所以肌肉疼痛和痉挛都不是术后的问题,即使是胸大肌下植入。修复手术比初次 TUBA 术后瘀青发生的概率更大。

通过肚脐更换植入物对于已经熟悉经脐扩张的外科医生来说并不困难。精通初次手术技术的医生根据这里给出的指导能很容易地经脐更换植入物,并且不需要额外的培训。

结果

训练有素的整形外科医生进行的 TUBA 的风险不会超过任何其他隆胸手术。一个真实的病例对照研究是一侧用 TUBA 方法隆乳,而另一侧用切口的方法,但这不太可能实现。最有效的结果报道是 Johnson 等的研究[37],其中独立评审人发现术后感染发生率为 0.4%,血肿发生率 0.8%,乳头敏感性下降发生率 0.8%,隧道血肿发生率 0.6%。本章作者的实践证实了研究的结论,即 TUBA 是非常安全和有效的。从 1993 年 1 月 1 日起到写这一章时(2009 年 3 月 10 日),我做了 1 001 例胸大肌前 TUBA 手术和 401 例胸大肌后 TUBA 手术(自 1999 年 5 月 19 日以来),总共 1 402 例。零血肿、零感染,手术中没有植入物损伤,手术期间没有转为开放手术的情况,没有 Mondor 条索病例发生。腹部没有持续的切口畸形、凹陷、不规则或瘢痕,我也没有见过这种照片,虽然有传言有未经训练的外科医生遇到过这种事。9 例胸大肌前 TUBA 患者和 11 例胸大肌后 TUBA 患者在隧道内累积了少量(10～30 ml)的血清肿,尽管如此少量,毫无疑问随着加压可以自行吸收,但是也可以在操作时选择抽吸积液(图 114.37)。如果没有可用的隧道作为可依赖的储液器,这么小体积的血清肿并不能被发现,也不用抽吸。这也引起了推测,是否这种小血清肿的发生及在其他类型的隆乳术中同样存在,但只是没有被发现,而这些小血清肿却可能会导致包膜囊挛缩,这提供了更多值得学习的空间。

典型病例(图 114.38～图 114.43)显示了胸大肌上和胸大肌下经脐隆乳的术前术后照片。正如我们在照片中所见,经脐隆乳手术允许医生矫正乳房体积和位置的明显不对称以及乳房轮廓差异和乳房下皱襞的水平位置。

结论

TUBA 是一个安全的手术,是有意行隆乳患者的绝佳选择。该技术需要外科医生的技能和耐

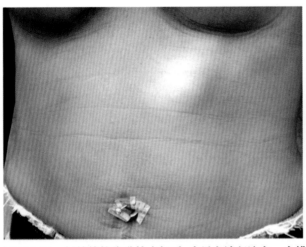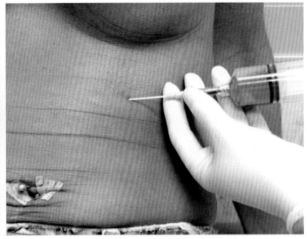

图 114.37　与其他的隆乳技术相反,少量血清积液有一个排放口,可以显示并安全吸出。这么少量积液毫无疑问会自行吸收,但为了患者舒适,通常是可吸出的。

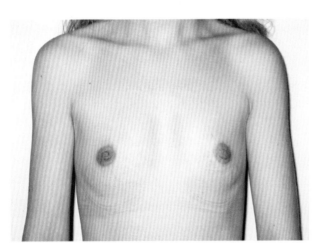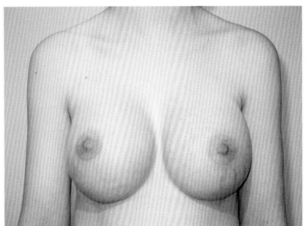

图 114.38　这是胸大肌上隆胸的患者,使用光滑圆形(475～570 ml)植入物填充至每侧最佳体积范围内(570 ml)。与任何隆胸术一样,乳头位置的微小差异被放大。患者的妊娠纹没有增加。

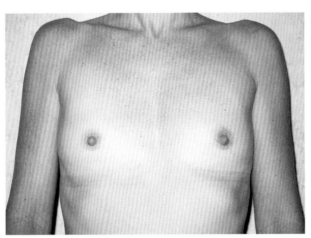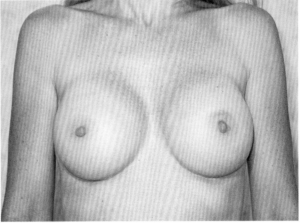

图 114.39　这是胸大肌下经脐隆胸的患者,有微小不对称,使用光滑圆形(375～390 ml)植入物填充到最佳体积范围内(右侧 390 ml,左侧 375 ml)。

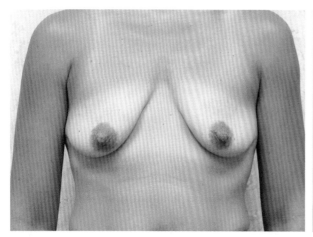 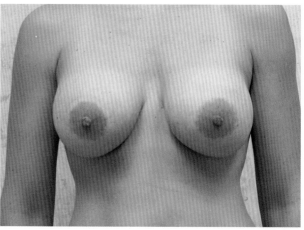

图 114.40　这是胸大肌上经脐隆胸的患者,有中度乳房下垂,使用光滑圆形、高凸(560～675 ml)植入物填充到最佳体积范围(650 ml)。如果植入物放在胸大肌下,这个患者可能会有"双泡"征。

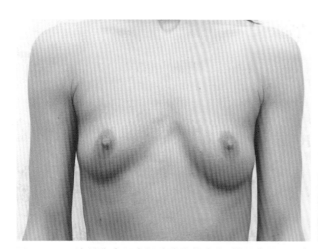 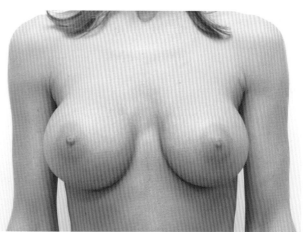

图 114.41　这是胸大肌上经脐隆胸的患者,使用光滑圆形(375～450 ml)植入物填充至最佳体积范围(右侧 450 ml)和另一个 325～390 ml 植入物填充至最佳体积范围(左侧 390 ml)。经脐隆胸手术很大程度能使操作者校正相当显著的乳房体积和位置不对称性。还没有已知的技术能允许不做切口就能充分重新定位乳头的。

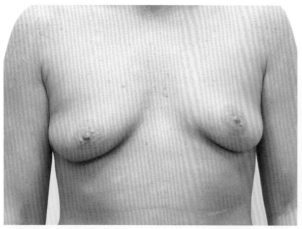 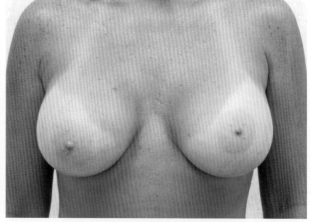

图 114.42　这是胸大肌上经脐隆胸的患者,使用光滑圆形(475～570 ml)植入物填充至每侧最佳体积范围内(570 ml)。虽然没有隆乳技术可以无须切口就能纠正乳头位置的差异,但是 TUBA 允许校正患者的乳房轮廓差异和乳房下皱襞水平的差异。

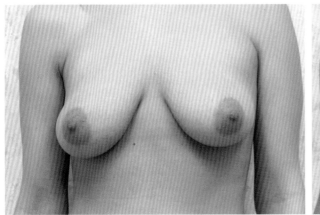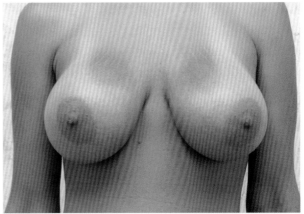

图114.43 这是胸大肌上经脐隆乳的患者,使用光滑圆形植入物(475～570 ml),填充至最佳体积范围内(右侧550 ml,左侧为570 ml)。

心,而不是进行草率的或容易失败的操作。经脐隆胸是一种可靠安全的手术,一旦掌握是非常简单的[38]。然而,正如任何复杂的手术技术一样,有许多细节必须掌握才能实现可靠性和安全性,并且外科医生的经验可能减少更多的并发症发生[39]。作者曾担任3天教学课程的教员,为约30名外科医生提供TUBA方法培训,其中包括内镜实践课程、尸体实验室操作以及如何避免或纠正问题。根据这一经验,我们相信,任何正式课程培训的缺乏对患者的安全性和植入物保护都是不利的。尽管经脐隆乳术在概念上似乎很简单,但是训练不足和粗心大意就会面临技术上的困难。通过书本、文章或讲座不能获得与整形外科医生一样的经脐隆胸技术。正如Rohrich所说,"如果我们为整形外科医生提供一个新的感兴趣领域的正式高级培训,我们会自然而然地提高对患者的手术效果"[40]。学习期的外科医生有需要获得培训,最好是通过正式的课程,但这种培训至少是有资质的老师,他已经多次操作过,可以有效地传授手术,还要有合适的尸体教学实验室设施用于传授必要的技能,有一个手术的影像资料库,并准备好给外科医生的正式课程内容。TUBA是一个非常安全的隆胸手术,只要所有预防措施如本文所述,且有适当的技能、资格、培训和认证过的外科医生,适当的设备、正确评估患者,并持续关注该技术的细节,就可以开展。

编者评论

主编非常感谢本文作者对TUBA技术的系统性回顾。对于那些对这个技术感兴趣的人,本章应该是一个很好的开始和初步的指导,并能更好地理解这种手术的相关原理和技术。在本篇关于乳腺外科的文字中,我们有一些与乳腺外科领域相关的分歧和策略,特别是隆胸。可能没有比关于TUBA的介绍及Tebbetts医生关于隆胸的定量组织评估和计划这一章更好的了。

出于所有实际目的,Dowden医生所倡导的方法是使用液压膨胀技术结合钝性切除术以及内镜可视化进行远距离操作确认。Tebbetts医生撰写的章节是进行精确测量计划的一部分,结合使用精细清晰的图像,并根据植入物制作精确的囊袋。

根据Dowden医生和其他人的数据,我们必须相信,在专家手中使用这种钝性切除和有点"盲视"的技术,足以用低并发症获得高成功率。我想强调,这在短期内尤其如此。当我阅读本章时,我对所描述的手术的复杂性感到震惊。TUBA 可能看起来很简单,但实际上在这里描述的这个过程中有很多步骤,需要仔细注意细节和避免错误。事实上,可能出现的错误来源于经常提及的一些患者,这些患者是 Dowden 医生发现的其他医生尝试用 TUBA 方法做但失败了的。值得注意的是,本章中的结果一般都是相当不错。然而,5/6 是胸大肌前隆胸,并且所有这些病例均植入相当大的植入物,真正改变乳房的尺寸和边界。应该注意的是,当我们追踪隆胸效果时,使用这些尺寸和体积的植入物,如在这里描述的患者,确实提出了关于植入物对患者的软组织长期影响的问题。在 Tebbetts 撰写的章节中,我们提供了一种替代方法,在现有乳房的边界内优先进行手术,以避免对软组织的长期负面影响。我想以一种祝贺作

者的方式来完成本评论,作者在此提供这样一个详尽和准确的技术描述,并展示了其实现惊人效果的潜力,该效果可与大多数外科医生通过任何切口放置圆形、大容量植入物的效果相媲美。

我已经向我的患者介绍并提供了 TUBA 这项技术,并且在过去几年中对少数患者进行了这项手术。我认为作者是在向对这种技术真正感兴趣的人展示,通过学习这项技术完成高质量的成果是可能的。然而,不管从短期还是长期来看,这种技术和 Tebbetts 医生所支持的技术在理念、技术和结果上的差异确实是很大的,这肯定会对外科医生选择自己想要的治疗方式提出挑战。

(S.L.S.)

参考文献

[1] Planas J. Introduction of breast implants through abdominal route. *Plast Reconstr Surg* 1976;57:434.

[2] Barrett BM Jr. Combined abdominoplasty and augmentation mammoplasty through a transverse suprapubic incision. *Ann Plast Surg* 1980;4:286.

[3] Johnson GW, Christ JE. The endoscopic breast augmentation: the transumbilical insertion of saline-filled breast implants. *Plast Reconstr Surg* 1993;92(5):801-808.

[4] Dowden RV. Technical update on transumbilical breast augmentation. *Aesthet Surg J* 2000;22:240-242.

[5] Johnson GW, Dowden RV. Breast augmentation: umbilical approach. In: Ramirez OM, Daniel RK, eds. *Endoscopic Plastic Surgery*. New York: Springer, 1995:156-175.

[6] Johnson GW, Dowden RV. Breast augmentation: transumbilical retroglandular approach. In: Fodor PB, Isse NG, eds. *Endoscopically Assisted Aesthetic Plastic Surgery*. St. Louis, MO: Mosby; 1995:145-166.

[7] Dowden RV. Keeping the transumbilical breast augmentation procedure safe. *Plast Reconstr Surg* 201;108(5):1389-1400; discussion, 1401-1408.

[8] Dowden RV. Why the transumbilical breast augmentation is safe for implants. *Plast Reconstr Surg* 2002;109(7):2576-2579.

[9] Songcharoen S. Endoscopic transumbilical subglandular augmentation mammaplasty. *Clin Plast Surg* 2002;29(1):1-13.

[10] Pound EC III, Pound EC Jr. Transumbilical breast augmentation (TUBA): patient selection, technique, and clinical experience. *Clin Plast Surg* 2001;28(3):597-605.

[11] Sudarsky L. Experience with transumbilical breast augmentation. *Ann Plast Surg* 2001;46(5):467-472; discussion, 472-473.

[12] Caleel RT. Transumbilical endoscopic breast augmentation: submammary and subpectoral. *Plast Reconstr Surg* 2000;106(5):1177-1182; discussion, 1183-1184.

[13] Pandeya NK. Transumbilical insertion of saline-filled breast implants. *Plast Reconstr Surg* 1997;99(4):1198.

[14] VilaRovira R. Breast augmentation by an umbilical approach. *Aesthet Plast Surg* 1999;23:323-330.

[15] Dowden RV. Endoscopic breast surgery. In: Achauer BM, Eriksson E, Guyuron B, et al., eds. *Plastic Surgery: Indications, Operations, Outcomes*. Philadelphia: Mosby; 2000:2757-2767.

[16] Tebbetts JB. Achieving a predictable 24-hour return to normal activities after breast augmentation part II. *Plast Reconstr Surg* 2002;109:293-305.

[17] Szasz TS. *The Second Sin*. New York: Doubleday; 1973.

[18] Fisher J, Maxwell GP. Selection of technique for augmentation mammaplasty. In: Noone RB, ed. *Plastic and Reconstructive Surgery of the Breast*. Philadelphia; Mosby-Year Book; 1991.

[19] Dowden RV. Dispelling the myths and misconceptions about transumbilical breast augmentation. *Plast Reconstr Surg* 2000;106(1):190-194.

[20] U.S. Food and Drug Administration, Medical Devices Advisory Committee. General and Plastic Surgery Devices Panel, Meeting, March 1, 2000. Panel discussion: Clinical; 2000:492-503. Available at: http://www.fda.gov/ohrms/dockets/ac/00/transcripts/3596t1.rtf. Accessed July 13, 2010.

[21] Dowden RV, Reisman NR, Gorney M. Going off-label with breast implants. *Plast Reconstr Surg* 2002;110(1):323-329; discussion, 330.

[22] Letter confirming implant warranty for transumbilical augment. Available at: http://breastimplant.net/faqs/McGhanLg.html. Accessed July 13, 2010; Letter confirming implant warranty for transumbilical augment. Available at: http://breastimplant.net/faqs/MentorLg.html. Accessed July 13, 2010.

[23] Tebbetts JB. *Dimensional augmentation mammaplasty.* Santa Barbara, CA: Allergan Medical Corporation; 1994.

[24] Tebbetts JB. A system for breast implant selection based on patient tissue characteristics and implant-soft tissue dynamics. *Plast Reconstr Surg* 202;109:1396-1409.

[25] Dowden RV. Who decides the breast augmentation parameters? [Editorial]. *Plast Reconstr Surg* 2003;112:1937-1940.

[26] Miglioretti DL, Rutter CM, Geller BM, et al. Effect of breast augmentation on the accuracy of mammography and cancer characteristics. *JAMA* 2004;291:442-450.

[27] Skinner KA, Silberman H, Dougherty W, et al. Breast cancer after augmentation mammoplasty. *Ann Surg Oncol* 2001;8(2):138-144.

[28] Dowden RV, Reisman NR. Breast implant overfill, optimal fill, and the standard of care. *Plast Reconstr Surg* 1999;104(4):1185-1186.

[29] Rohrich RJ, Sorokin ES, Brown SA, et al. Is the umbilicus truly midline? Clinical and medicolegal implications. *Plast Reconstr Surg* 2003;112:259-263.

[30] Dixon P, Dowden RV, Connor P, et al. Transumbilical breast augmentation. *AORN J* 2000;72(4):615-625.

[31] Dowden RV. Bourdonnement and other benign temporary breast implant sounds. *Ann Plast Surg* 1999;43(6):589-591.

[32] Rey RM Jr. Transumbilical breast augmentation: a new instrument. *Plast Reconstr Surg* 2001;15(107):1310-1311.

[33] Tebbetts JB. Dual plane breast augmentation: optimizing implant-soft-tissue relationships in a wide range of breast types. *Plast Reconstr Surg* 2001;107:1255-1272.

[34] Baker JL. The effectiveness of alpha-tocopherol (vitamin E) in reducing the incidence of spherical contracture around breast implants. *Plast Reconstr Surg* 1981;68:696.

[35] Dowden RV. Transumbilical breast implant replacement. *Aesthet Surg J* 2003;23(5):364-369.

[36] Hedén P, Jernbeck J, Hober M. Breast augmentation with anatomical cohesive gel implants: the world's largest current experience. *Clin Plast Surg* 2001;28:531-552.

[37] Johnson G, Black J, Spira M. Endoscopic augmentation mammoplasty. Presentation at the 1994 Senior Residents Conference, Boston, Massachusetts, May 27, 1994.

[38] Dowden RV. Transumbilical breast augmentation is safe and effective. In: Hollier LH, Hallock GG, eds. *Seminars in Plastic Surgery.* New York: Thieme; 2008:51-59.

[39] Brennan WA, Haiavy J. Transumbilical breast augmentation; a practical review of a growing technique. *Ann Plast Surg* 2007;59:243-249.

[40] Rohrich RJ. Lessons learned from a botulinum toxin type A survey. *Plast Reconstr Surg* 2004;113:1435-1437.

解剖型高聚合性硅胶假体植入隆胸术（欧洲经验）

Breast Augmentation With Anatomic, High-cohesiveness Silicone Gel Implants（European Experience）

自古以来，女性渴望拥有年轻而形态优美的乳房。女性的乳房与性密切相关，在适当的状态下向异性传递年轻与生育能力的信号。因此，在19世纪末就有女性出于爱美之心而接受隆胸手术[1]。自从1964年硅胶乳房植入物上市以来[2]，女性对于隆胸手术的需求一直在稳步增长。

在硅胶假体隆胸术问世后的30年里，传统上指导手术的是硅胶植入物的体积。然而从20世纪90年代开始，隆胸手术逐步面向多维度考量，形成了一个明显的趋势。在21世纪，隆胸手术正处于一个转折点。当采用传统手术技术时，植入物的选择往往依赖于医生的经验和患者对乳房的要求，很少进行测量或组织分析。植入物位置的术前规划也很随意，一般由医生的经验决定。植入物的选择局限于一种或几种型号圆形光滑的产品。在隆胸手术的"新纪元"，植入物的选择建立在胸部和乳腺组织分析的基础之上，变得更加精确。对三维的考量取代了以体积为基础的植入物选择方式。植入物的位置也不再是随意确定，通过仔细的术前分析和测量而更加精确。许多不同的植入物产品可被获取。除传统的圆形植入物外，患者还可以选择解剖型和不对称型的植入物。植入物可以具有光滑或织纹的表面，还可以有不同高度、宽度和凸度分布的多种形状。

与20世纪60年代相比，当前的乳房植入物填充材料并没有太大改变。在美国，由于FDA在1992年暂停硅胶在隆胸手术中的使用，生理盐水仍然是美国最主流的填充物。硅胶植入物最近重新进入美国市场，需求增长迅速。而在世界其他地区，硅胶仍是占据主导地位的植入物填充材料。在20世纪90年代，硅胶填充物的特性也发生了变化，使植入物具有更高的黏聚度，从而保持更加稳定的形状。因此，传统硅胶植入物与新型高凝聚性硅胶植入物的根本区别在于形状的稳定性。最近，市场上还推出了圆形的高凝聚性硅胶植入物。

本章讨论了如何选择形状稳定的植入物、术前标记以及与植入物形状和填充材料相关的事项。我们需要认识到形状稳定的植入物与形状非稳定的植入物之间有巨大的差异。若外科医生采取类似的方式使用这两种植入物，可能会增加并发症的概率，导致再手术的风险上升。需要强调的是，不仅植入物选择和手术技巧存在差异，患者的沟通、术前标记以及术后推荐指南也完全不同。形状稳定的植入物能够更好地控制新乳房的形状，与胸部填充的"旧时代"相比，我们已经进入了21世纪乳房塑形的"新纪元"。

高聚合性硅胶乳房植入物生产商

1994年，McGhan（后面更名为Inamed，成为Allergan一部分）是第一家引进高聚合性硅胶乳房植入物（AHCSI）的公司，产品名称是410型。随后，公司还开发了各种形状的硅胶植入物（Matrix系统）。1997年，全世界第一批患者（共8人）在斯德哥尔摩Akademikliniken通过Matrix系统接受了隆胸手术，从那时起我们团队获得使用此类植入物的国际领先经验。2008年，超过10 000例患者接受了410型植入物隆胸手术，还有若干进修课程和示范手术在全球范围内展开。Allergan Matrix 410型植入物由高凝聚性硅胶组成，这一特性保证了植入物的形状稳定性。植入物的形状呈泪滴状的解剖型，还可被组合成12种不同高度和凸度（每一种高度和凸度的组合构成一个单元格）。高度包括低高、中高和全高，而凸度则包括低凸、中凸和特殊凸度。因此，中等高度与低凸度的组合也被称为ML植入物，而全高植入物与特殊凸度的组合被称为FX植入物（图115.1）。植入物质地柔软，但刚度比常规的低聚合力（响应式）硅胶植入物要高。将AHCSI植入物（McGhan）切成两半，与材料的横切面直接接触具有一定黏性，但形状依然不变。与标准的硅胶植入物相反，当手工挤压切开的植入物时，材料不会从壳内流出。本章主要根据Allergan 410型植入物的使用经验进行讨论，同时以上经验也适用于其他类型的植入物。自从McGhan/Allergan推荐AHCSI以来，其他生产商（如Mentor、Eurosilicone、Polytech/Silimed、Perthese和Arion）也相继推荐AHCSI。Matrix系统具有12种Allergan专属植入物，但其他厂商也有各种高度和凸度的形状稳定的植入物。最近，被强生公司收购的Mentor公司就曾推出高聚合力硅胶植入物CPG（Contour Profile），产品共有5种不同形状，高度和凸度分布各异。Allergan还引入了新型形状稳定植入物510型，该植入物有两种凝聚性硅胶。硅胶前侧比后侧质地坚硬，以增强乳晕-乳头复合体处的凸度。AHCSI各生产厂家的硅胶质地并不相同，聚合力也千差万别。行业并没有制定统一的聚合力标准，所以很难对各个厂商进行比较。因为从广泛意义上来说，所有硅胶都是有聚合力的。只有当水或盐水的分子松散排列时，才会呈现液体状态。因此，即便硅胶植入物呈"流体"状，它也是有聚合力的。但是，在这种

状态下，聚合力较低。要测试硅胶的聚合力，可以用以下方法：将植入物水平放在测试者手里，然后手指提起植入物顶端翻转至垂直位置，此时形状的稳定性也就代表了硅胶植入物的聚合力。植入物上方坍塌越严重，聚合力也就越低。

为了将植入物旋转的风险降至最低，植入物外壳的表面进行了织纹化的处理。织纹化的目的是为了有助于组织生长和固定植入物，同时降低包膜挛缩的风险。表面织纹化处理使组织生长成为可能，并与周围组织融合，从而有利于固定植入物[3-5]。织纹化处理还能防止由包膜收缩引起的圆周线性纤维化[6]。这种效应仅在植入物放置于乳腺下层次的研究中是明确的。AHCSI各厂商使用不同方法来进行织纹化处理。促进组织生长和固定的前提条件是孔隙直径至少需要在300 μm以上[7]。410型植入物BioCell型号表面的孔隙直径在250～750 μm之间，平均值为500 μm。Mentor植入物Siltex型号织纹化表面的孔隙直径为300 μm，并不促使组织生长。但是，这并不表示孔径的大小对包膜挛缩的程度有影响。

高聚合性硅胶植入物适应证

AHCSI使女性比例协调的丰胸成为可能。AHCSI提供各种容积比例的植入物，确保植入物与女性胸壁和乳腺保持协调。有的妇女希望拥有相当巨大的乳房，显得比例不协调而显示人造的外形，AHCSI并不适合。AHCSI在二次隆乳术中也有较好的效果，但相比标准的低聚合力植入物或液体充注的植入物，对手术的要求会更高。在二次隆乳中，推荐重新构造植入囊腔以减少植入物的旋转。如果存在严重的包膜挛缩，乳腺组织也会严重萎缩。在这种情况下，很难使用AHCSI填充旧植入物之后形成的无效腔。这类情况中，推荐使用非形状稳定性的植入物或者选择乳房固定术联合AHCSI。第三个使用AHCSI的明确适应证是乳房重建手术。形状丰富的植入物提供了更多个性化的选择。这在矫正乳房不对称方面具有额外的价值。先天畸形例如Poland综合征（图

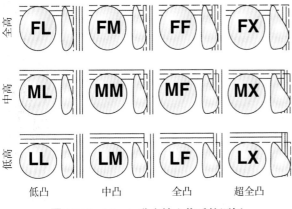

图115.1 Matrix乳房植入物系统图解。

115.2)和乳腺切除术后缺损就是典型的乳房不对称症状,这类缺陷可以因植入物形状的选择范围大而获益。在乳腺切除术后,高聚合力硅胶植入物的形状稳定性还有利于皮肤回缩再塑,效果优于低聚合力植入物或液体充注的植入物,后者往往会趋向流动至腔的低位(图115.3和图115.4)。

高聚合性硅胶植入物的优点和缺点

相比传统隆乳技术,可提供多种稳定形状的植入物使定制化的隆胸术成为可能。新的植入物结合患者胸廓形状和乳腺组织的体积等诸多变量

因素,更好地满足患者的需求。形状选择的多样性在矫正乳房不对称方面具有明显的优势。通过仔细分析左右胸廓和乳腺组织的差别,可以提前确定对应的植入物形状。CT对于详细评估胸廓不对称和分析胸壁形状十分有用(图115.5)。一项新的乳房形状分析工具是三维成像。

通过对当前乳房形状的分析,可以预测不同形状植入物在隆胸术后的效果。这对于规划隆胸术以及患者术前沟通具有极高的价值(图115.6)。

美国FDA在1992年宣布暂停使用硅胶植入物,因为产品可能具有以下三大隐患。

(1)乳腺癌风险。

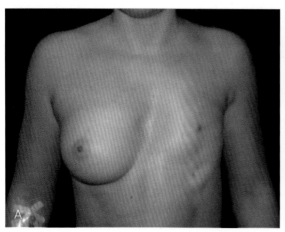
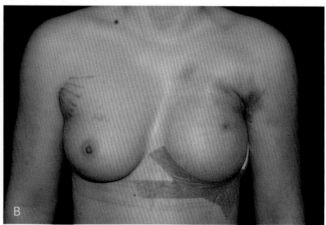

图115.2　A、B. Poland综合征表现为单侧胸肌先天发育不良或缺失。图为植入410型MF 335 ml假体以及肱骨腹侧肌腱再附着的背阔肌转移手术之前和之后的对比图。

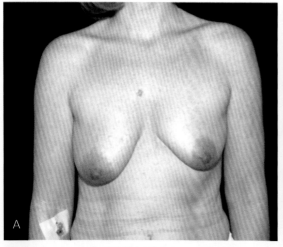
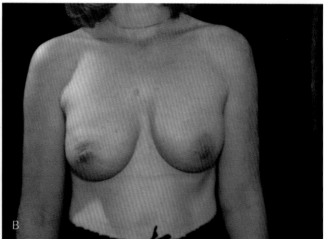

图115.3　A、B. 皮下乳腺切除术与410型FF(475 ml)植入物修复手术之前和术后6个月的对比图。形状稳定的高聚合力填充物允许皮肤在这个稳定的假体上回缩。注意乳腺切除术前,右乳头位置较高。低聚合力填充物可能填充皮肤囊袋空腔的下极,产生完全不同的术后效果。

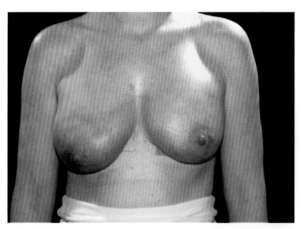

图115.4　术后1周，与图115.3相同病例。注意乳头位置在术前与术后6个月的区别（图115.3B）。

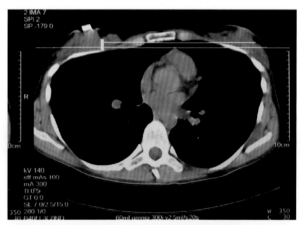

图115.5　在评估胸廓不对称时，胸壁CT扫描相当有帮助，可详细辨别胸壁各结构高度可能存在的不对称，然后根据不对称的具体情况确定高聚合力植入物的形状。

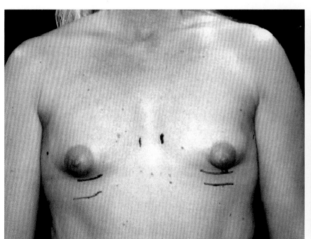

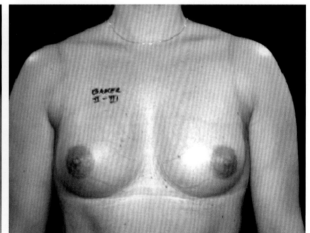

图115.6　高聚合力硅胶植入物隆胸手术前与手术后。右侧包膜挛缩（Baker Ⅲ级硬度，变形程度较低；注意胸基底略缩窄）。左侧柔软。

（2）自体免疫疾病风险。

（3）植入物破裂。

1992年之后的研究表明，隆胸术并不会增加乳腺癌的罹患风险[8-11]。大量流行病学研究还发现，硅胶植入物手术并不会增加自身免疫性疾病的风险[12-15]。但植入物破裂的概率目前尚不明确，不同时代的植入物在破裂概率方面也存在较大差异。AHCSI的一大优势在于填充物的性质决定了植入物的移位较少，从而降低了磨损，有更长时间的使用预期。在长达9年的跟踪调查中，我们发现高聚合力硅胶植入物的破裂风险较低。在与低聚合力硅胶植入物的比较中，MRI检测发现，低聚合力硅胶植入物的破裂风险是高聚合力植入物的5～30倍[16]。高聚合力植入物的外壳如果破裂可能并不会产生任何副作用，因为填充物不太可能从壳内的小孔中泄露。AHCSI的另一项优势在于，植入物可以承受更大的外力，相较低聚合力植入物或液体填充物，变形的风险更低。临床研究发现，若发生包膜挛缩，高聚合力植入物可以降低变形的风险（图115.7）。低聚合力植入物一旦遭到挤压，则很容易发生变形，成为球状（图115.8）。

即使表面有可见的不整齐，高聚合力植入物也很少产生褶皱。AHCSI的上半部分较易出现不规整的情况，主要是因为这是植入物最薄的部分。低凸度全高植入物的上半部分最为脆弱，也

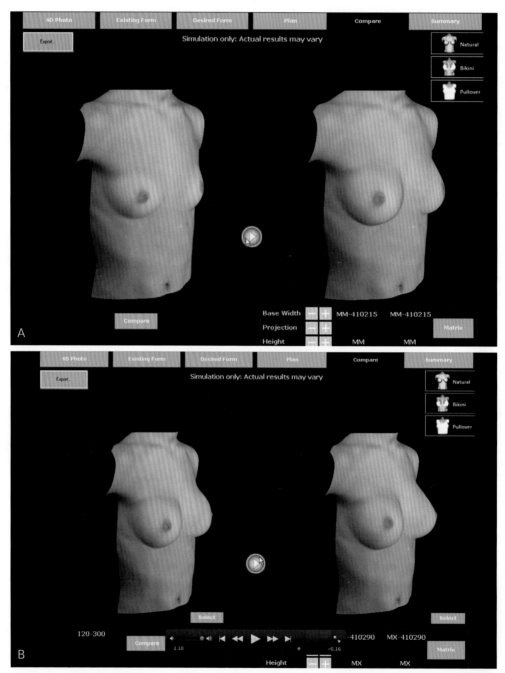

图 115.7　最新的三维模拟工具（Precision Light）显示：A. 410 型 MM 215 ml 植入物计算结果（右），与术前情况比较（左）。B. 圆形 120 型 300 ml（左）与解剖形 410 型 MX290 ml 植入物（右）的区别。

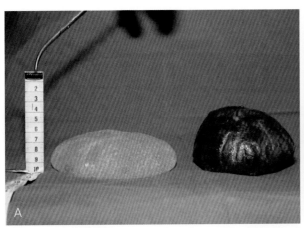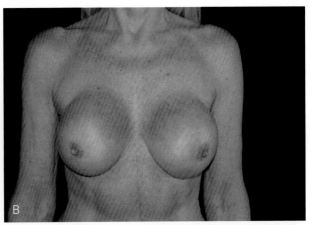

图 115.8　A. 低聚合力填充物极容易在受挤压时变形成球形，Baker Ⅲ级挛缩。右侧可见具有完整包膜的植入物。左侧植入物包膜已经去除。植入物（Inamed 110型）形状尺寸与型号一致。B. 低聚合力硅胶植入物（110型）与图115.7右侧乳房刚度一样，但更容易变形。

最容易发生变形。当植入物囊袋切口较浅且植入物放置在乳腺组织内时，植入物上半部分变形的风险会上升。有报道称，植入物上半部分弯曲时，变形的风险会增加，这一现象也许与上述因素有关[17]。

如果形状和乳腺组织容量相似的乳房在胸肌同样位置植入不同形状的硅胶，且随访未出现包膜挛缩时，解剖型植入物比圆形植入物的上极显得更自然（图115.9）。据报道，圆形植入物在站立位会呈现解剖形状[18]。这种情况只有在植入物未被完全填充或填充物为低聚合力植入物或液体植入物，并且无包膜挛缩时才会出现。然而，这会导致植入物上半部分塌陷伴有植入物外壳的不平整。这有可能增加植入物外壳的磨损，从而增加植入物破裂的风险。发生包膜挛缩后，植入物有可能发生变形，变成不自然的球面形状。如果植入物被过度填充来减少这些问题，形状会变得更圆和不自然，质地也会更坚硬。因此植入物的形状和填充的材料显然会导致隆胸术最后效果的差异。

圆形植入物有哪些适应证呢？最大的适应证在于患者的偏好，尤其是那些渴望拥有更加圆形和人造外观乳房的女性。患者也有可能出于经济考虑而选择圆形植入物，因为大部分 AHCSI 植入物的价格比圆形植入物更昂贵。部分患者偏爱质

地柔软的植入物，可选择低聚合力的圆形硅胶植入物。但医生需要告知患者，通常情况下包膜挛缩的轻重程度与植入物的黏稠度相比，对乳房质地的影响要重要得多。AHCSI 还可以提供各种刚度的植入物（例如 Allergan 410 型柔软植入物）。圆形植入物的另一适应证是反复出现的解剖型植入物的旋转。圆形植入物也被推荐选择性地用于二次隆胸手术，尤其是严重的单侧包膜挛缩的病例。在这类情况下，建议使用低聚合力植入物，或者同时联合乳房固定术。最近，形状稳定的圆形植入物被推荐使用（例如 Allergan Inspira TRM、TRF 和 TRX）。这些产品的效果与形状稳定的高聚合力植入物类似，由于形状呈圆形，因此没有发生旋转问题的风险。当患者希望乳房上极较饱满时，圆形植入物也受到青睐。

AHCSI 的缺点还包括花费较高、技术要求高，具有更陡峭的学习曲线。由于填充物性质，手术切口也更长（4～6.5 cm，平均为 5.5 cm，根据植入物大小而定）。高聚合力植入物不宜通过太小的孔植入。AHCSI 在 Baker Ⅰ型的病例中也质地较硬，不适合比例夸张的隆胸手术。另外，植入物也存在旋转风险，但根据报道，发生率仅为0.42%[19]。同时，乳腺组织与植入物表面不粘连并不代表一定会发生植入物旋转。对植入物表面进行织纹化处理，使孔径超过300 μm后，是组织长

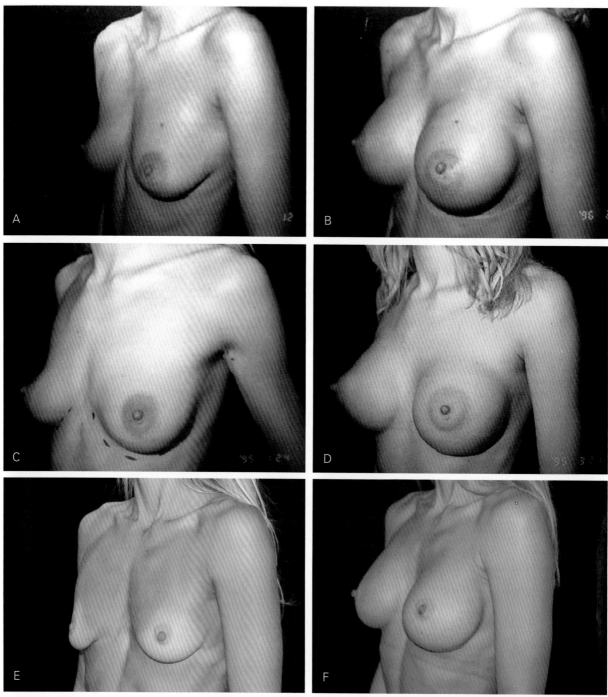

图115.9 相同类型乳房在同等手术和包膜程度的条件下，解剖型植入物的上极比圆形植入物更自然。A、B. 高聚合力植入物乳腺下隆胸术前与术后。C、D. 圆形110型植入物乳腺下隆胸手术的术前与术后。患者的乳房柔软度相似。解剖型植入物显然特别适合乳房上极组织覆盖不佳的患者。E、F. Allergan 410 型 MM 280 ml 双平面法（Ⅱ～Ⅲ型）胸肌下隆胸术前与术后。患者乳房上极组织覆盖情况好，即便是采用圆形植入物，上缘外观依然自然。

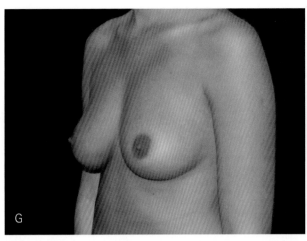
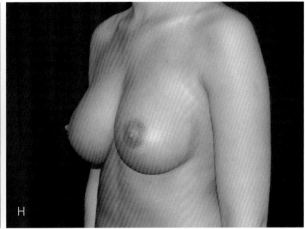

图115.9（续） G、H. 筋膜下圆形高聚合力硅胶植入物隆胸术前与术后（Inspira TSM 240 ml）。

入的先决条件，也有利于植入物的固定。部分形状稳定的植入物表面（如 Mentor/Johnson 的 Siltex 系列植入物），由于孔径低于 300 μm，组织不易固定[7]。但是尽管如此，这些形状稳定的解剖型高聚合力植入物发生旋转也相对不常见。

再次隆胸手术发生植入物旋转的概率较高，为避免这类问题，植入物不应放置在以前的囊腔中，尤其是旧植入物表面较光滑的情况。研究认为，光滑的囊袋会限制组织生长，妨碍与植入物融合，由此增加旋转风险。初次隆胸术也有可能发生旋转。此时，植入物表现为可移动，这一现象可能有好几个原因。植入物固定性降低的原因尚不明确，但可能与以下因素相关。首先，可能是手术不到位，导致囊腔分离范围过大。为降低这类风险，必须在术中用标尺进行确认，确保植入物尺寸

与患者匹配。囊腔宽度应略宽于植入物。建议每侧剥离宽度不超过 1 cm。植入物囊袋的高度需超出植入物至少 2 cm 或以上，为植入物上半部分组织的再回复提供充足的空间。植入物后期发生旋转还有可能是因为假包膜或双包膜的形成（图115.10），此时包膜被分成了两层，内层完全或部分吸附在植入物上。两层包膜之间还可发现少量浆液。目前还没有对这一现象确切的解释，但学者提出了好几种假说。有学者认为，这是植入物存在亚临床感染而形成生物膜所致。在临床观察中，只发现单侧感染，一般采取重新切开植入物囊袋和更换植入物进行处理。也有学者认为，植入物在植入初期形成的浆液主要是因为手术不当，导致植入物囊腔或切口创伤太大。分离需精准且不发生出血，同时要避免分离过大。建议使用碳

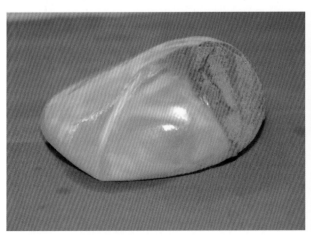
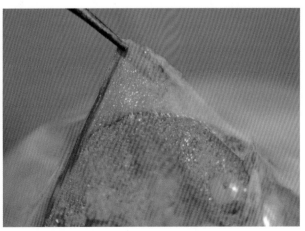

图115.10 形成双囊的高聚合力硅胶植入物。内层黏附在植入物表面，与外层分离，因此植入物可在乳房内运动。

化钨针式烧灼法(Colorado tip)。在肌肉下植入手术中,应保留肋骨和肌肉间疏松结缔组织于肋骨上,以减少血清肿的形成。还有学者提出,植入物发生旋转是因为创伤或外力。支持这一理论的原因是注意到,这一现象大多发生在乳腺实质、植入物包囊疏松的患者身上,植入物有更多移动的机会。同时,在二次隆胸术中发现,410 型植入物背侧面的光滑贴片常被稍大范围的非粘连区包绕,往往不具有附着性。可以认为这是 410 型植入物的缺陷,有可能导致血清肿形成,并将植入物囊袋分成两层。

反对解剖型植入物的原因包括价格太高以及患者对传统低聚合力植入物满意度高。还有人提出,高聚合力植入物的质地较硬,在胸壁上的运动不自然。AHCSI 的确价格更高,但由于寿命更长,实际上从单位时间看也许更便宜。将 AHCSI 的额外开支除以植入物可能的使用年限,每年的成本相当低。这样的计算结果患者普遍表示接受,并且也愿意为每天都会"穿戴"的产品付出更多的金钱。确实大部分患者对圆形硅胶植入物的效果表示满意,但我们要记住的是,尽管术后效果略差一点,许多患者也能够接受,然而这不能成为限制自己改善手术效果的理由。实际上,给患者带来最好的手术效果正是医生的职责所在。当手术效果改善时,患者会有更大的幸福感。

仔细分析隆胸术后乳房的坚实度,我们发现与外科医生或患者描述的情况相比,低级别的包膜活动度相当常见。挤压没有发生包膜挛缩的乳房,此时与体外的植入物相比,乳房硬度稍高一些。这比植入物的实际硬度更容易影响乳房的硬度。另外还注意到,与植入物本身的硬度相比,包膜活动程度是影响乳房在胸壁运动的一个更重要的因素(图 115.11)。未发生包膜挛缩的 AHCSI 与其他任何类型的植入物一样能够在胸壁上自由移动。因此,根据我 30 年来有关隆胸手术的临床经验,总结 AHCSI 的优缺点,我认为 AHCSI 能够给患者带来更高的满意度,并发症的发生率也比其他植入物更低。

植入物选择:术前分析与测量

尽管在 20 世纪 90 年代初期就有医生从三维的角度研究隆胸植入物[19,20],但仍有大量患者、护士和整形医生认为,植入物的体积才是植入物选择的关键所在。许多医生仍在凭感觉和经验确定植入物的大小,完全忽略了在植入物选择之前的乳房测量和分析。今天的隆胸术更关心比例协调,而不是植入物的大小。

这可以通过比较大乳房但植入物体积较小的患者和中等乳房但植入物体积较大的患者来说明(图 115.12)。应引导患者了解,隆乳的最终外观与乳房组织的初始容量、维度和胸壁大小相关,他们不应基于对合适体积的预先设想来选择植入物。许多患者会在咨询医生前在网上浏览,因此他们对所需植入物体积的错误想法并不少见。患者应了解植入物必须符合生物学条件,植入物的选择必须以组织为基础,这一点至关重要。

术前测量可以提高手术精确度,加深患者对手术的认识。测量允许患者参与和记录,这将带来更好的评估和更加可预测的结果。患者也有更现实的期望,最终会提高其满意度。当 John Tebbetts 提出隆胸手术前乳房的维度分析时,提出了大量不同的测量方法。对许多外科医生来说,这是令人困惑的,而且已经发现这些测量可以大大简化,然而,一些测量方法仍然非常重要。测量数据包括术前乳房宽度与患者理想的乳房宽度。在选择合适的植入物形状时,需要计算和考虑乳房下皱襞在术前与术后的位置。这些测量被用于手术咨询,这与传统的隆胸咨询存在很大的差异。在传统的手术咨询中,医生往往会根据植入物大小来评估患者。一些外科医生通过测量证实了所选植入物的准确性。在生物维度咨询中,采取了反向方式来获得理想的植入物体积。医生通过计算植入物的宽度和高度以及参照患者的期望值选择植入物。选择的植入物宽度在制造商的植入物图表中被注明,这为植入物体积的最终选择提供了信息。

AHCSI 的选择分为以下基本步骤。首先,检

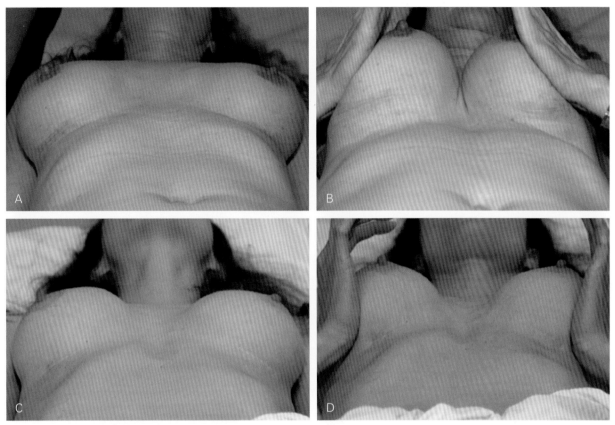

图 115.11　A、B. 无包膜挛缩的高聚合力硅胶植入物。触摸乳房时，植入物的运动范围比低聚合力硅胶植入物（C、D）更大。后者硬度为 Baker Ⅱ级。

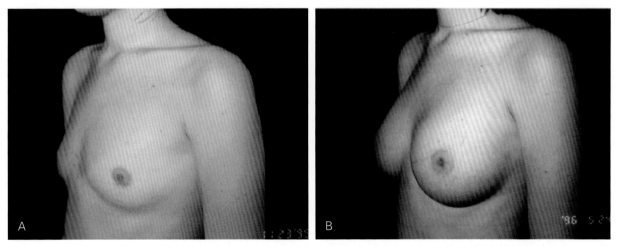

图 115.12　图 115.9B 为 410 型植入物隆胸术后图片，患者胸部的外观明显比 B 图 410 型 FM 植入物的乳房更大。A. 术前。患者个子较矮，胸腔较窄，乳腺组织更丰富。B. 术后。

查乳房和胸腔。大部分患者对存在乳房轻微不对称的情况并不了解,术后应告知患者详情。大部分患者都有各种程度的乳房不对称,因此有必要向患者声明,乳房不对称在术后会继续存在,对于轻微的乳房不对称,既无方法也无必要进行矫正。通过测量和仔细分析情况,可以最大限度地减少显著的不对称性。通过选择不同的植入物尺寸和(或)形状,而使不对称性的校正成为可能。

在检查现有乳房和胸部时还必须重点观察皮肤罩和腺体的特征。皮肤罩的松弛程度是选择植入物凸度的重要依据。松弛度的检查可以通过皮肤的向前拉伸,测量延展性,或通过在组织的最大拉伸期间测量下极尺寸来完成。乳腺形状和坚实度也很重要。收缩的紧密腺体组织增加了乳房下极双泡畸形的风险,特别是如果乳头-乳房下皱襞距离短,考虑选择适合的植入物高度是非常重要的。对于术前乳头至下皱襞距离较短的患者,建议选择高度较低的植入物,减少双泡畸形的风险。

乳房上部的形状也很重要。若上端距锁骨太近和(或)胸腔上部外凸,则不适合采用全高植入物。若胸腔上部凹陷,此时采用全高植入物可以塑造更好的上极形状。骨架形状也是术前检查的重要考虑因素,因为当使用形状稳定的植入物时,骨结构中的突出可能被放大。然而,不同形状的解剖型植入物可以代偿乳房不对称的缺陷。

在正确完成了生物条件检查之后,选择植入物的第二步是确定合适的植入物宽度。通常来说,比例协调的乳房间距为 2～3 cm。术后,乳房外缘应与腋前皱襞匹配。通过在镜子前面向内侧和外侧移动乳房,与患者沟通术后新乳房的理想宽度,然后用卡尺测量。减去组织覆盖,可以计算出合适的植入物宽度。在规划的植入物边界处,用夹捏法在内侧和外侧测量组织覆盖。这种夹捏在乳头高度进行,由于是双层组织,内外侧厚度的总和应该除以 2,以提供腺体对新乳房宽度增加程度的信息。计算出植入物的理想宽度后,将其与术前乳房宽度进行比较。如果植入物的理想宽度大于现有乳房宽度,可能会增加植入物被触及和

轮廓显露的风险。然而,对于乳房较窄的患者,植入物宽度必须超过现有的乳房宽度,才能使乳房外观自然。在大多数情况下,选择的植入物反映了现有乳房的宽度。

下一步是确定合适的植入物高度。显然,如果选择圆形植入物,植入物的宽度与高度一致。然而,对于解剖型植入物,植入物的高度是可以变化的。植入物的高度应根据乳房下皱襞的位置和乳房上极的形状决定。将患者手臂抬高 45°,即可预测术后乳头-乳晕复合体的位置(见后面讨论的术前标记)。该方法可用于计算不同植入物高度的上、下极的位置。通常,一半的解剖植入物位于乳晕之后的乳头-乳晕复合体上方,一半位于下方。因此,不同植入物的高度可以分成两部分,并且该距离在乳头-乳晕复合体附近测量,臂在水平面上方抬高 45°并且在远端测量一半。通常,解剖型植入物的一半位于乳头-乳晕复合体上方,另一半位于乳头-乳晕复合体下方。因此,植入物可分为两部分进行高度测量,将患者手臂上举在水平面上方 45°,测量乳头-乳晕的近端和远端距离,然后根据乳房下皱襞位置确定高度。在某些情况下,可以降低乳房下皱襞的位置,但这样做可能会导致双泡变形。因此,建议选择一个较低高度的植入物,与现有的乳房下皱襞紧密连接,这不是全高的植入物所能提供的。在确定植入物合适的高度和宽度后,应将数据告知患者。显然,这个"底盘"不涉及体积,植入物的凸度将决定植入物的体积大小。

下一步需要确定凸度以选择合适的植入物。在选择植入物凸度时(Allergan Matrix 系统的低、中、全或增强),应结合考虑患者的乳腺组织情况和期望值。通过在大镜子前向患者展示新乳房预估的外侧边界来沟通不同的植入物凸度的效果,这是植入物选择过程的一个重要部分。当患者斜站在镜子前,乳房与镜子平行且距离镜子最远时,医生可用卡钳,手呈握杯状,演示不同植入物的凸度。需注意,乳腺组织将被植入物压缩和压扁,因此,当演示凸度时,卡钳必须推入乳腺组织。另外需记住在选择植入物时,植入物必须与乳房的皮

肤软组织罩相匹配。因此，如果患者皮肤松弛，她可能需要比实际需求体积更大的植入物来填充皮肤软组织罩。在这种情况下，还可以选择低凸植入物联合乳房固定术。对于皮肤软组织罩较紧的患者，他们如果需要凸度特别大的植入，在术后初期可能会造成组织紧绷的状况。然而，随着时间推移，乳腺组织会扩张，在乳房相对平坦的患者中使用特别凸出的植入物并非禁忌。患者在术前应被告知了解以上情况。

在选择植入物时，评估患者意愿是很重要的一步。评估患者目标并非易事，但这是美容手术成功的关键。充分教育患者并帮助她们建立切实可行的期望是取得成功的基础。在患者教育人员的帮助下，可以改善医患沟通。这些受过专门训练的护士有更多的时间和患者在一起，比通常与医生交流更轻松。医生还可以通过杂志图片去了解患者偏好。并且，还编写了专门的患者教育书本以促进交流[21]，书中包含大量的术前和术后图片，详细描述了手术过程，包括术后事件、风险和

并发症。这对患者术前准备非常有帮助。咨询的最后一步是在选择合适的植入物时，在紧身运动胸罩中测试植入物的体积，以增强患者的信心和信任。只有在患者完全平躺时，将实际的植入物植入运动胸罩中才是准确的。如果患者乳腺组织过于丰满，植入物在运动胸罩中会提供错误的图像，特别是当涉及新乳房的宽度时。此时，最好使用生产商（Allergan）提供的特殊的植入物测试模具。如前所述，了解患者期望的一个重要部分是与患者一起站在镜子前，演示新乳房的估计尺寸和边界（图 115.13）。

在基于维度的隆胸术初期，为了便于选择植入物，"决策树"的方法兴起[19]。在已描述的植入物选择方法中，新的三维分析和预测系统将会改善植入物的选择程序和对患者的沟通方法。

术前标记：AK 标记法

传统上，隆胸手术是一个相对主观的过程，以

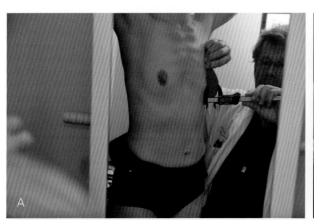
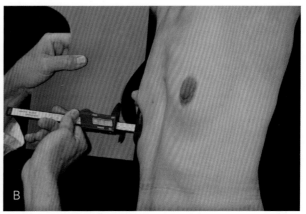
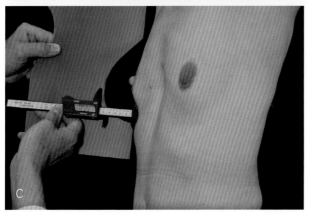

图 115.13　在确定植入物宽度与高度后，最后需要确定凸度，而凸度将决定植入物的体积。在镜子前向患者演示植入物的凸度。A. 测量乳腺组织厚度，并用卡尺演示不同植入物的凸度，模仿植入物在乳房组织上的效果。该过程需要按压乳腺。B、C. 通常患者会选择低凸度（B）植入物或额外凸度（C）的植入物。

每个外科医生的经验和技巧为基础。根据所谓的 Akademikliniken(AK)法进行三维分析和术前测量,可以使手术更加精确。

术前标记需解决以下两个问题:

(1)植入物应放置在胸壁的什么位置?植入物在垂直位置与乳头-乳晕的关系对于术后乳房外观非常重要。如果植入物太低,乳房下极就会太丰满,使乳头朝向上方。对于大多数患者来说,如果植入物在胸壁的位置太高,会导致乳头-乳晕向下倾斜,导致上极过于丰满,使外观甚至更糟糕并显得更不自然。

(2)乳房下极应该有多少皮肤?预测合适和理想的乳头-乳房下皱襞距离(N-IMF)提供了新的乳房下皱襞的位置信息,如果要使用乳房下皱襞切口,还提供了该切口的位置。在早期的隆胸手术中,经常有人说,乳房下皱襞瘢痕最好位于乳房下极,而不是胸壁。这也许是真实的,但其实乳房下皱襞瘢痕的最佳位置应在折痕处,因为那里最不显眼。以前的乳房下瘢痕经常出现在乳房下极的原因是没有好的方法精确计算乳房下极理想的皮肤量。

胸壁移植物的垂直定位:乳头胸骨线到植入物下极标记

在介绍隆乳生物维度系统时,制造商(Mc-Ghan/Allergan)提供了一张写明合适的乳晕-乳房下皱襞距离与植入物基底宽度关系的图表。这些数字是根据John Tebbetts的经验得出的。然而,这些乳晕-乳房下皱襞(A-IMF)的测量方式也相当主观,而且是基于临床经验。因此,需要更精确的生物维度测量规划。这启发了我对如下方法的开发。在20世纪90年代中期,对这种方法有两项基本重要的观察:

(1)隆胸术可使乳头-乳晕复合体升高,此升高可通过术前抬高手臂来模拟。

(2)如果从预测的乳头-乳晕复合体新位置到胸骨(NS)绘制一条线,这条线可以用来计算定位植入物的下极(ILP)。

见图115.14和图115.15。

NS线在手术中可以提供很有价值的指导。当患者平躺在床上时,通过按压乳房使NS线变得水平,尽管患者是平躺着的,但乳房的外观仍然是可见的。它还说明了关于在双平面解剖中肌肉应该被分离到什么程度(肌肉的分割不应高于这条线以远2cm)。ILP线对如何在手术中定位植入物的下极很有参考价值。测量沿着中线固定的胸骨组织更为精确,因为它们不受乳腺组织和乳房皮肤囊袋特征的影响。

仔细评估几百例隆胸患者后发现,可以通过术前将手臂举至水平面以上45°角的位置来精确模拟隆胸导致的乳头高度的变化,且仅在使用低到中凸或额外凸度的植入物时有微小变化(2mm

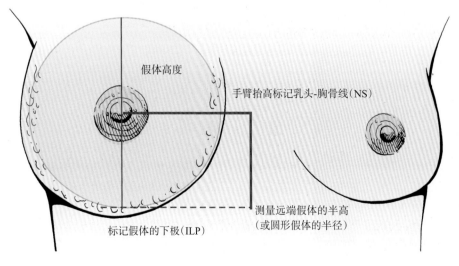

图 115.14 Akademikliniken法计算植入物在胸壁上的垂直位置。

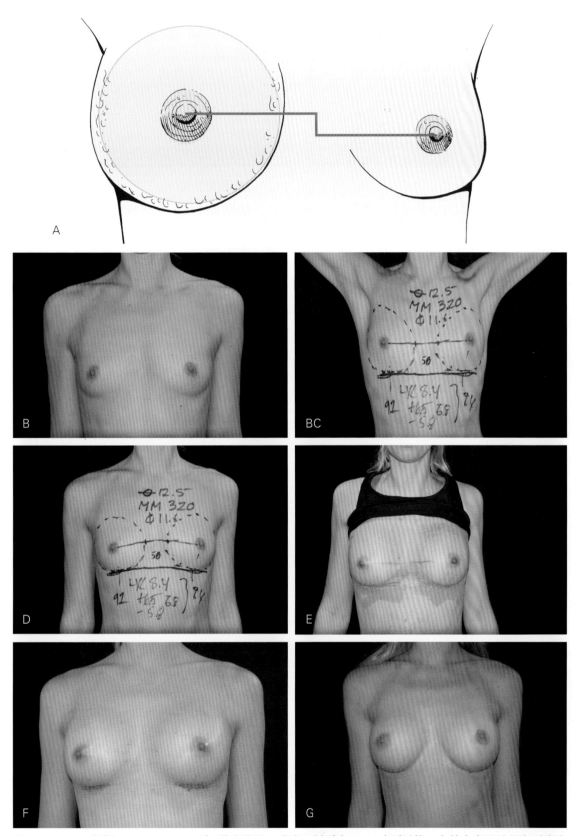

图 115.15　A. 根据 Akademikliniken 法，乳头胸骨－乳房下皱襞（NS-IMF）测量的一个基本步骤是观察到隆胸提高了乳头－乳晕复合体。B. 术前标记前，植入物 410 ml，320 g。C. 手臂抬高时，乳头和胸骨之间的画线。D. 手臂抬高时的外观。E. 隆胸术后 4 小时候的外观（注意乳头的高度，与术前模拟一致）。F. 1 周后外观。G. 6 个月后外观，下极组织已松弛舒展。

至最大 5 mm)。预测乳头新位置的一个简单方法是让患者将手放在头顶上(图 115.16)。保持这个姿势,然后在乳头和胸骨之间画一条水平线。在大多数隆胸手术后,乳头应该在植入物的中心位置,以达到乳房最自然的术后外观。因此,了解植入物的尺寸和基底对于计算在手术台上植入物的下极的位置是非常重要的。当患者双臂悬吊站立时,可在植入物高度的一半,或在圆形植入物中直径的一半(即半径)沿胸骨中线远端进行测量。在形状稳定的圆形植入物中,可选择植入物直径的 55%。从中线测量的远端,画出一条横向延伸的水平 ILP 线。这种技术考虑到乳头的不对称高度。在 NS-IMF 标记过程中,双乳的 NS 线将在不同高度上,考虑到乳房固定术不会纠正乳头的高度,因此植入物的下极也应处于不同高度,以营造两个乳房不对称的自然外观。

NS-IMF 测量和标记顺序总结如下。

(1)在制造商提供的表格中寻找植入物基底高度或直径。

(2)将该数字除以 2,便得到了半径或半高。

(3)患者站位或坐位,手臂与水平面成 45°(双手放于头顶)。在胸骨和乳头之间画一条水平线(NS 线)。

(4)患者放下双臂后,沿 NS 线内侧开始向远端测量,并沿胸骨远端向下测量植入物高度的 1/2,在乳房下方横向延伸一条水平线(ILP 线)。然后,这条线用于指导外科医生在手术台上植入

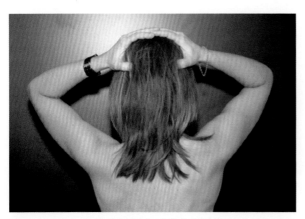

图 115.16 一个简单模拟术后乳头位置的方法是让患者双手交叉抱头。

物下极的定位。患者放下手臂后,从 NS 线的内侧,并且沿着胸骨从该远端点向下以植入物高度的一半向远端测量,在乳房下方横向延伸水平线。该线用于指导外科医生在手术台上定位植入物下极的位置。

计算乳房下极皮肤的长度:乳头 - 乳房下皱襞的长度

隆胸手术中乳头与新乳房下皱襞之间所需皮肤距离的标记取决于以下因素:

(1)基底尺寸以及植入物凸度。

(2)覆盖的腺体组织数量。

(3)乳房皮肤软组织罩的特征(松弛或紧致)。

为取得理想的 N-IMF 距离,另外还需增加两个测量,如下所述(图 115.17)。

植入物下腹面弯曲的长度

令人惊讶的是,虽然隆胸手术已经有 40 多年的历史,但是却从没有人明确提出过基底更大以及凸度更大的植入物,需要的乳头 - 乳房下皱襞长度更长。与植入物相对应的皮肤量等同于植入物腹侧曲面理想凸点到下缘边界的距离。这种所谓的植入物的下腹面曲率(LVC)是一个测量值,而非由制造商提供。但我已对许多不同的植入物做了测量,并且也将信息提供给了制造商。如有要求,可以从一些制造商(如 Allergan)获得各种植入物的下腹面曲线尺寸。对于没有 LVC 值的植入物,一个简单方法可以帮助外科医生获得这一测量值,可以在一张纸上将植入物的半径放在 X 轴,将植入物的凸度放在 Y 轴。用稍微弯曲的卷尺模拟植入物的表面,测量这两个点之间的距离,便可以得到 N-IMF 距离对应于植入物下腹面距离的数据(图 115.18 和表 115.1)。如果患者的乳房是完全平坦的,理想的乳头和新乳房下皱襞之间的距离等于植入物的 LVC,但对大多数患者来说,还有一定量的覆盖腺体组织,在计算理想乳头和新乳房下皱襞和(或)在何处做乳房下皱襞切口时也必须将其考虑在内。

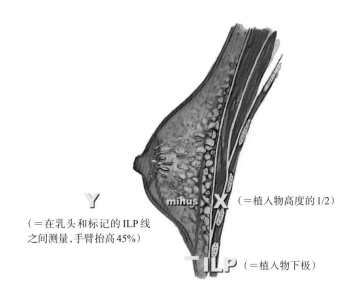

Y
（＝在乳头和标记的 ILP 线
之间测量，手臂抬高 45%）

minus X （＝植入物高度的 1/2）

ILP （＝植入物下极）

图 115.17　乳房的横截面。乳头和新乳房下皱襞（N-IMF）之间的皮肤长度等于植入物的下腹面曲率（LVC）加上覆盖腺体组织的距离。注：ILP，植入物下极；X，植入物半高；Y，手臂与水平面仰角，45°时乳头与 ILP 线之间的距离。

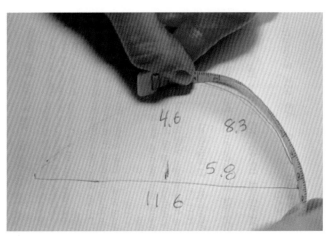

在植入物 1:1 侧视图中测量 LVC

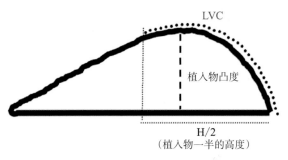

LVC

植入物凸度

H/2
（植入物一半的高度）

图 115.18　植入物的下腹面曲率（LVC）可以用卷尺在植入物的 1:1 草图上测量。这提供了关于乳头－乳房下皱襞（N-IMF）距离与植入物尺寸关系的信息。

与覆盖乳腺组织数量相关的乳头－乳房下皱襞距离

计算 N-IMF 距离延长量与腺体组织数量的关系可以通过 3 种不同的方法来完成：

（1）最准确的方法是测量乳房的凸侧，减去"里侧"。这一步骤可以在前面描述的 NS-ILP 线标记之后完成。患者再次将双手叠放于头顶，用皮尺测量乳头与前面标记的 ILP 线之间的距离，就可以记录下凸起的乳腺量。用这个数据减去 NS-ILP 距离（圆形植入物的植入物半径或解剖型植入物高度的一半）。这个 NS-ILP 距离相当于乳房的"里侧"。这个方程式给出了必须添加到前面描述的植入物 LVC 的距离。因此，汇总结果［LVC（腹侧面曲率）、N-ILP（乳头到 ILP 直线距离）、1/2 植入物高度］才是隆胸手术后理想的 N-IMF 距离。乳房植入物植入乳房时会压迫腺体组织，因此在测量乳头与标记的 ILP 线之间的距离时，乳头应稍微按压（图 115.19）。

（2）计算植入物的 LVC 需要增加多少距离的第二种方法是测量穿过乳头－乳晕复合体的腺体，然后除以 2。这比刚才给出的方法稍差一点，但相关性相对较好。这种方法也适用于二次隆胸。

（3）第三种方法不是一个真实的计算，而是估计植入物的 LVC 测量中需要增加多少皮肤来获得乳头和新的乳房下皱襞之间理想距离的信息。

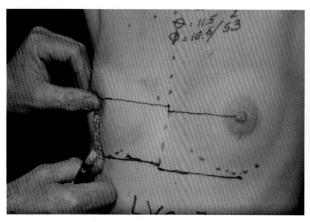
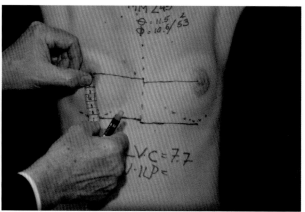

图115.19　当植入时,乳房植入物会压缩腺体组织,因此当测量乳头与植入物下极标记线之间的距离时,乳头必须紧贴胸壁。

当患者乳房非常小时,增加的距离是0～1 cm,在一般大小的乳房中,增加的距离是1～1.5 cm,只有在较大的乳房中,增加到LVC的距离大于2 cm。

当标记理想的N-IMF距离时,应拉伸乳房皮肤,以模仿植入物的拉伸效果。建议采用这种手法,以适应乳腺皮肤软组织罩的特点。如果计划进行乳房下皱襞切口,用这种方法计算的NS-IMF距离提供了关于切口定位的信息(图115.20)。在标准隆胸手术中,ILP线和标记的理想N-IMF线应为同一条线。对于乳房松弛的患者,切口可能位于ILP线以上,因此在切口的远端进行剥离,为植入物的下端定位提供空间。在皮肤较紧绷但需要大型植入物的病例中,标记的切口可能在ILP线远端,由此皮肤可以被动员汇集到乳房的下端。如果ILP线与切口之间的距离(N-ILP测量)超过

2 cm,在手术结束时用缝合线将这两条线对齐可能会比较困难(见后面的讨论),在植入物的选择或术前规划中也许出现了一些缺陷。这种手术方法与标准手术方法有很大的不同,因此我将其命名为"新的乳房下皱襞"切口或"AK"切口。

生物维度隆胸手术中的技巧

术前标记和测量以及仔细分析的重要性再怎么强调也不为过。糟糕的计划通常导致不理想的结果。虽然许多不同的手术技术都可以有良好的预后,但一些技术往往容易引起术后位置不正和并发症。根据我30年隆胸手术的经验观察,与我现在使用的技术相比,盲视钝性剥离,尤其是做腋窝切口以及使用圆形、光滑的植入物时,会导致明显更高的错位发生率和较差的长期效果,以下将对此进行介绍。

腺体下与肌肉下植入位置比较

腺体下和肌肉下放置植入物均能取得良好的效果。在肌肉下位置,较厚的软组织覆盖在植入物边缘。因此,植入物轮廓不易显露,特别是在乳房最重要的内上极。较厚的软组织覆盖使得植入物的波纹样和不规则显现较为少见。长期来看,肌肉下放置植入物由于包膜附着在坚硬的胸廓上而不易发生下垂。因为植入物被肌肉覆盖,所以也似乎很少会发生腺体萎缩。与人们的常识相

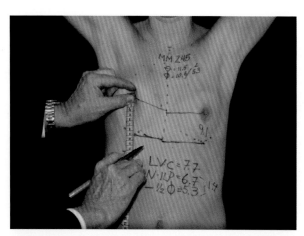

图115.20　在标记乳头和乳房下皱襞之间的皮肤量时,应拉伸乳房皮肤,以模仿植入物的拉伸效果。

表115.1 根据Per Hedén© Allergan410型假体LVC测量基准的AK术前标记系统

直径	FL	LVC	FM	LVC	FF	LVC	FX	LVC	ML	LVC	MM	LVC	MF	LVC	MX	LVC	LL	LVC	LM	LVC	LF	LVC	LX	LVC
9.5			155	7.1	160	7.3	185	7.8					140	6.5	165	7.2					125	6.1	145	6.7
10	140	6.8	180	7.4	185	7.6	215	8.2	125	6	160	6.6	165	6.9	195	7.6			140	6.3	150	6.5	175	7.1
10.5			205	7.7	220	8	245	8.6			185	6.9	195	7.2	225	7.9	135	6.1			175	6.9	195	7.5
11	190	7.4	235	8	255	8.3	280	9	170	6.6	215	7.2	225	7.5	255	8.2			190	7	205	7.4	225	7.9
11.5	220	7.7	270	8.3	290	8.6	315	9.3	195	7	245	7.7	255	7.9	290	8.6	180	6.7	220	7.4	240	7.7	255	8.3
12	250	8.1	310	8.7	335	8.9	360	9.7	220	7.4	280	8	295	8.3	325	9	210	7	250	7.8	270	8	290	8.6
12.5			350	9	375	9.3	410	10			320	8.4	335	8.7	370	9.4	240	7.4					330	9
13	320	8.6	395	9.4	425	9.8	450	10.4	285	8.1	360	8.8	375	9.1	410	9.8			320	8.4	310	8.6	365	9.3
13.5			440	9.8	475	10.1	495	10.8			400	9.2	420	9.4	445	10.1	14	8.1			390	8.9	405	9.6
14			500	10.2	535	10.5	560	11.2			450	9.5	470	9.7	520	10.4					440	9.3	455	10
14.5			550	10.5	595	10.8	615	11.3					525	10	550	10.7					490	9.7	515	10.3
15			605	10.8	655	11.1	690	11.7					580	10.4	620	11					540	10	570	10.7
15.5			670	11.1	740	11.5	775	12.11					640	10.8	685	11.3					595	10.4	625	11.1

反,肌肉下植入是一种更快的手术技术。另一方面,腺体下放置植入物在胸肌活动时乳房的运动很少。在肌肉下植入过程中胸肌远端内侧起始位置的分离可能会造成肌肉活动过程中的凹陷和不规则外观。在腺体下移植时不存在这种风险,并且最初的痛苦也更小。对下垂的乳房和管状乳房行腺体下植入更容易获得自然的外观。腺体下植入也降低了乳房下极双泡畸形的风险。如果术前存在乳房下极紧缩,双泡畸形的风险会更大。

典型的肌肉下植入手术的患者体形较瘦,乳房上极覆盖不良,无乳房下垂。具有大量的腺体组织和下垂的乳房外观的患者适合选择腺体下植入。肌肉下和腺体下植入物在肌肉张力的作用下会呈现不同外观。即使胸肌的内下侧起始点被分开,在肌肉紧张时乳房也会向外侧移位,乳房间的距离也会增大。在腺体下植入时,胸肌收紧时可以看到更多的植入物边缘(图115.21)。通过双平面Ⅱ~Ⅳ型(见后面的讨论)解剖,上述肌肉下植入的缺点已被最小化,胸肌收紧时的移动也可以最小化(图115.22)。

使用本章介绍的NS-IMF测量值,手术前可以在胸壁上定位和标记植入物的上边界。对这一区域的腺体组织进行提捏试验,可以对应该选择肌肉下还是腺体下植入非常有帮助。如果提捏试验的结果小于2 cm,则肌肉下植入较好。如果捏起超过2~3 cm(较大的乳房),那么可以选择腺体下植入,但考虑到双平面肌肉解剖的好处,通常不提

倡使用腺体下移植。然而,腺体下移植还是存在明确适应证的。

切口

当使用AHCSI时,可以通过环乳晕切口、腋窝切口或乳腺下切口植入。由于植入物具有较强的黏滞性和较硬的特性,因此需要比黏稠性较低的植入物稍微长一点的切口。通常5~5.5 cm足够。在大型植入物的案例中,切口可能需要扩大到6 cm甚至6.5 cm。对于更小的形状稳定的植入物(约150 ml)甚至可以通过4 cm的切口安全植入。即使有不同类型的切口可以使用,我更推荐本文中描述的"新的乳房下皱襞"切口。在使用AHCSI时,正确定位植入物,植入后不出现褶皱或弯曲是非常重要的。通过乳房下褶皱切口对上述标准更易控制。在410型植入物下极腹侧弯曲表面的两个纵向标记点很容易从这个切口触诊到。与乳晕周围切口和腋窝切口相比,乳房下入路的另一个优点是感觉神经损失更少且植入物的污染也更少。从乳房下皱襞也很容易检查整个植入物,对植入物的定位也有很好的控制,但也许最重要的是对双平面解剖和胸大肌起始点的分割有更好的控制。如果使用下述的缝合技术,乳房下皱襞瘢痕也会得到改善。

与其他类型的切口相比,乳房下皱襞切口只有一个缺点——它会在皱襞处留下瘢痕。开发乳晕周围切口和腋窝切口方法的原因主要是改善和

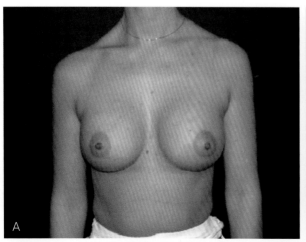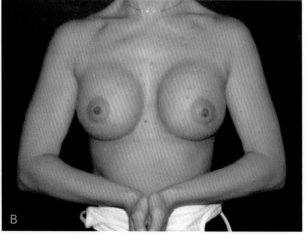

图115.21　A. 腺体下高内聚性硅胶乳房植入物,无包膜收缩。B. 胸肌收紧时植入物边缘的清晰度和可视性增加。

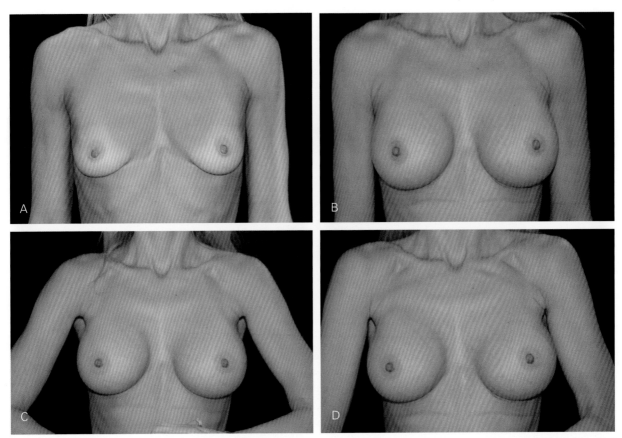

图 115.22 在双平面 Ⅱ～Ⅳ型剥离过程中，腺体下剥离允许胸外侧肌收缩并将活动最小化。注意，应该保留肌肉的内侧起始点。内侧肌肉分区应始终距先前标记的乳头胸骨（NS）线至少 2～3 cm。A. 双平面 Ⅱ～Ⅲ型肌肉下隆乳前，植入 410 型 MM 280 ml 假体。B、C. 3 个月后胸肌放松。D. 在收紧胸肌时。

隐藏瘢痕。先前乳房下皱襞切口"名声不好"的原因是切口的最终位置往往不太理想。常见的情况是，瘢痕位于乳房的下极而不是在褶皱上。利用前面介绍的 AK 法测量技术，可以计算出理想的切口位置，并根据新的乳房下皱襞位置确定切口。还可以使用一种特殊的缝合技术以改善瘢痕的外观（见后详述）。一项对 30 例在两个部位有隆胸瘢痕患者的案例分析显示，一方面，这些患者以前在乳晕周围或腋窝有瘢痕；另一方面，他们也有新的乳房下皱襞瘢痕。超过 70% 的患者认为新的乳腺下皱襞瘢痕优于以前的瘢痕，20% 的患者认为无差异，只有 10% 的患者认为乳晕周围或腋窝瘢痕优于新的乳腺下皱襞切口（图 115.23）。

位于乳房下极的乳房下皱襞切口瘢痕会比位于新的乳房下皱襞的瘢痕更明显。本章介绍的 AK 法测量技术是一种精确定位新乳房下皱襞瘢痕的方法。如果出现明显的包膜挛缩，通常位于乳房下极的瘢痕可能由于皮肤和植入包膜之间的纤维带而形成凹痕（图 115.24）。相反，如果将褶皱拉得更深，褶皱上的瘢痕甚至会得到改善。

手术过程

建议手术开始时，在计划的分离边界上进行广泛的局部麻醉注射，渗透进入肌肉和筋膜。可使用高达 100 ml 0.25% 的利多卡因和肾上腺素（5 mg/mL），这样可以最大限度地减少麻醉深度和围手术期出血。目前还没有发现它会增加术后出血的风险，并且发现其能显著减轻术后疼痛。甚至有研究表明，其止痛的效果比单纯局部麻醉持续的时间更长[22]。局部麻醉也显著加快了患者的恢复时间，大部分患者术后 2～5 小时即可恢复行走。

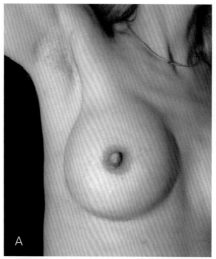
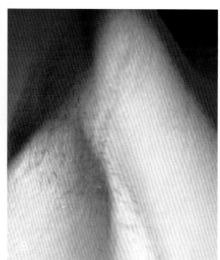
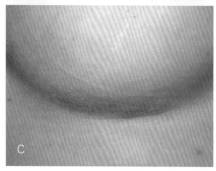

图 115.23　A～C. 腋窝陈旧瘢痕(B)、乳腺下较新的瘢痕(C),根据 AK 法进行尺寸计算,乳腺下瘢痕美容效果较好。

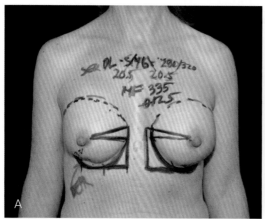
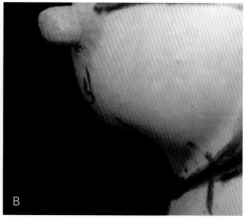
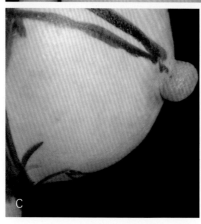

图 115.24　瘢痕应该精确地定位在新的乳房下皱襞位置。A. 如果切口比较随意,那么切口往往位于乳房的下极。B. 如果右乳发生包膜收缩,皮肤和植入物包膜之间的纤维带可能会造成凹陷。C. 与没有收缩的左乳均匀的皮肤表面进行比较。

需在术前准备好仪器设备，包括光纤拉钩和氙气额灯。使用Coloradotip的钨针切割烧灼大大加快了手术过程。烧灼设备的质量和性能存在较大的差异。我的首选是Valleylab Force FX烧灼设备与混合切割模式。这样可以将术中出血减少到最低限度。其他工具包括不同的牵开器，例如由Tebbetts（Karl Storz, Culver City, CA）设计的牵开器和绝缘烧灼镊。

手术刀刀片切开皮肤后，剩下的部分用烧灼的刀尖切开。初始解剖垂直向下到胸浅筋膜，然后朝向头端越过胸大肌的边界。如果计划施行肌肉下植入，沿着胸肌前表面向上剥离的程度取决于将要进行的双平面剥离的类型。对于年轻、形状良好且没有下垂的乳房，双平面Ⅱ型剥离是首选。胸肌的下缘被暴露出来，并游离到乳头－乳晕复合体水平的高度。识别胸肌和前锯肌边界的一种简单方法是通过皮肤在腋窝处挤压胸肌，并用烧灼器刺激肌纤维。腋窝肌肉纤维的抽搐清楚地显示出哪些肌肉纤维是胸大肌，哪些是前锯肌。然后胸肌在ILP线上方几厘米处被水平切开（见前面的内容）。这在胸壁上留下了一个以便后续缝合乳房下皱襞的结构（图115.25）。双平面解剖允许外侧胸小肌收缩，消除了在肌肉运动过程中可见的带状和不规则凸起的风险。当用镊子向腹侧拉动肌肉时，肌肉的分离是轻微倾斜的。因此，肌肉分离是平行于胸腔而不是垂直。这削弱了肌肉的下缘，并使得植入物在肌肉下的部分和在腺体下的部分可以有更好的过渡。当进入肌下平面时，是疏松结缔组织层。肋骨顶部的这层组织应保持完整，以减少术后血清肿、血肿和疼痛的

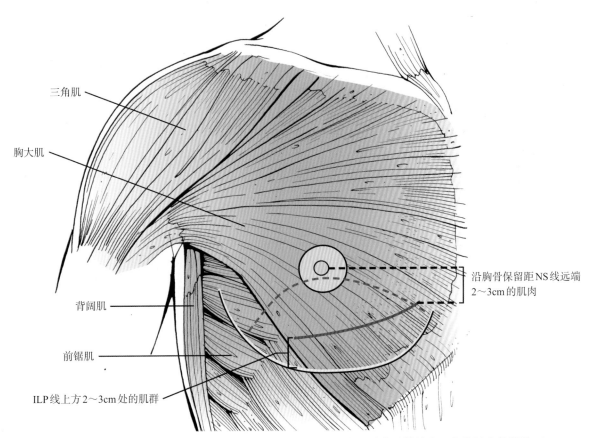

三角肌

胸大肌

背阔肌

前锯肌

ILP线上方2～3cm处的肌群

沿胸骨保留距NS线远端2～3cm的肌肉

图115.25　在自然形状的年轻乳房中，实施双平面Ⅱ型和Ⅲ型手术是最常见的技术。在胸肌上的腺体下或筋膜下分离常在乳头－乳晕复合体水平（Ⅱ型）或略高于该水平（Ⅲ型）完成。然后，肌肉被从远端分离，但远高于植入物下极（ILP线），以提供一个固定的结构便于切口与乳房下皱襞之后的锚定。削弱的胸肌瓣在胸肌活动时回缩并使活动最小化。始终关注中线的乳头胸骨线，通常肌肉的分割应该保持在这个水平以下（2～3 cm）。

风险。因此,不应使用钝性解剖。相反,这是通过直接在胸肌深层下面的切割烧灼来完成的。胸肌的远端内侧起始点通过切开灼烧状分离,一直进行到看到肌肉上的脂肪为止。在内侧,肌肉分离略向头端弯曲,但始终应该注意术前标记的 NS 线。为了减少胸骨边界的不规则性,必须要在离 NS 线 2~3 cm 处停止肌肉分离。

在管状乳房和(或)乳房下垂中,腺体下剥离沿着胸肌表面进一步向上进行。在双平面Ⅲ型分离中,肌肉的分离类似于双平面Ⅱ型分离,但是腺体下分离超过了乳头-乳晕复合体的高度。在双平面Ⅳ型解剖中胸肌在胸壁更高位置横向分开,肌肉分离更平行于纤维但仍然遵循前面提到的胸骨的 NS 线。在双平面Ⅳ型剥离中,腺体下剥离比双平面Ⅲ型剥离高 2~3 cm。这种技术的优点是,可以使腺体下植入区在乳房的下极没有植入物包

膜和胸廓之间的粘连。双平面Ⅳ型剥离更适用于管状乳房和乳房下垂(图 115.26)。这种新型的双平面解剖不同于以往的报道[23,24]。

在所有的肌肉下解剖中,都会进入胸大肌和胸小肌之间的空间,因此胸小肌应该被完整地保留在肋骨顶部。将掀起此肌肉的风险降到最低的一种安全的方法是,按照描述进入肌肉下水平后,首先沿着胸骨切迹的方向解剖。从植入区域的上部向外侧进行剥离,由此便可轻易进入两个胸肌之间。解剖最外侧的部分要小心,这是唯一可以使用钝性解剖的部分,以减少感觉神经损伤的风险。当解剖完成后,可以用钢尺测量种植区域的尺寸。种植区域的宽度应该只比植入物的每边宽 0.5 cm 左右,与使用光滑的、形式不稳定的植入物相对照,种植区域应具有良好的包裹性。

如果计划实行腺体下或筋膜下植入定位,则

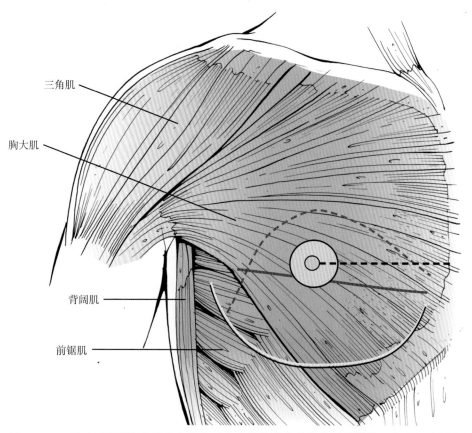

三角肌

胸大肌

背阔肌

前锯肌

图 115.26 双平面Ⅳ型剥离技术在重度下垂或管状乳房患者中是有效的。在这些病例中,腺体下或筋膜下解剖更为广泛,远高于乳头-乳晕复合体,肌肉分离位置较高(接近乳头水平)。胸肌的解剖更平行于肌纤维,但在中线,乳头-胸骨线仍然至少保留 2~3 cm。这产生了植入物下极真正的腺体下位置植入,而没有附着到肋骨上。

按照前面描述的方式进行剥离,但仅沿着胸大肌的前表面进行。与肌肉下放置植入物相似,植入腔的外侧可采用钝性分离扩大。应用AHCSI在腺体下植入时,重要的是植入腔的头端切勿分离不足。植入腔的高度很容易被低估,必须要用钢尺进行检查。如果植入区的高度过短,AHCSI植入物可能在较薄弱的上极弯曲,并在包膜形成时产生垮压[16]。移植区的高度应超过植入物高度约1~2 cm,从而使腺体悬垂,而不会出现上极屈曲的风险。然而,对于肌肉下植入,植入腔宽度不应超过植入物的基宽,每侧不应超过0.5 cm。

对于下极缩窄的乳房,建议采用腺体下植入或双平面剥离术,只保留上极肌肉覆盖。在这些结节性管状乳房中,分离下极的腺体组织也很重要。可以视作一个皮瓣或从乳房中心到新的乳房下皱襞的辐射状结构来完成操作。通过松解植入物顶部紧缩的腺体可以降低乳房下极双泡畸形的风险。烧灼切割是分离腺体最容易的方式。操作完成后,应在植入物下缘和腺体组织之间看到平滑自然的过渡区。

植入

要注意不要强行使AHCSI植入物通过过小的切口植入,这可能会在高黏聚性凝胶中造成裂纹,导致乳房表面不规则。润滑植入物可以使植入更方便。将植入物在盐水中浸泡通常是有效的。其他的选择是必妥碘(Betadine)溶液或无菌的西罗卡因凝胶。许多国家禁止使用必妥碘。

插入植入物的一个简单方法是将植入物保持在牵开器下方90°。通常情况下,如果先将植入物的上极旋转到种植区中,然后交替推动植入物的左右两侧,则植入物很容易滑动到位。植入后必须控制植入物旋转。大多数AHCSI植入物都有指示点或线来显示植入物的垂直轴。在关闭植入腔之前应仔细将这些轴与设计的垂直线对齐。触诊植入物边缘,确认其平铺在胸壁上。植入物不应有折叠或屈曲。如果发现有上述情况,应取出植入物并调整植入腔。止血后,确保植入物位置正确,伤口闭合。用前面描述的切割烧灼技术,出血

量常常比较小,不需要引流。缝合技术是改善乳腺下皱襞瘢痕的重要手段。深筋膜应该固定在胸壁筋膜上。在此之前,植入物的下极应根据所述调整到ILP线。通常是沿着这条线缝三针,将胸筋膜和肌肉紧密连接。先缝合中间不打结,关闭外侧和内侧后将缝合线打结。通过将上方Scarpa筋膜缝合至胸壁,即使在术后手臂抬高时,瘢痕也常常只局限于褶皱部位(图115.27)。这种深部缝合之后是真皮深部缝合。建议在真皮深层采用嵴线缝合技术(图115.28)。接着皮下连续缝合。通常唯一使用的缝合材料是Monocryl或Monosyn 3-0。其他缝合材料也可能产生同样好的效果。选择取决于外科医生的偏好。

结果

1995—2009年,我们植入了将近12 000个AHCSI(410型)植入物。在先前对1 676例植入物的回顾研究[19]中,显示包膜挛缩的发生率较低(4.2%)。其他并发症包括血清肿(0.7%)和术后血肿(0.6%),治疗后没有进一步的愈合问题。14例患者(1.7%)出现感染,主要发生在联合乳房固定术的病例中。仅有3例接受单纯隆胸的患者出现感染。2例患者因感染而移除了植入物。自从20世纪90年代下半叶预防性抗生素开始使用以来,在首次丰胸手术中没有发现进一步的感染。有患者出现植入物旋转,但并不常见(0.42%)。植入物不应该使用原先的植入腔,特别是如果以前使用了光滑植入物。在20世纪90年代末,我曾描述过一个制造肌肉下新移植腔的方法,非常安全也可以治疗并发症,如旋转、下降,胸肌活动时活动效果差等。可以在不移除旧植入物的情况下将包膜及其邻近结构暴露出来。尽可能地进行解剖,直到技术上完全不可行为止。然后取出植入物,用血管夹将包膜向远端拉伸,并在包膜和肌肉之间进行剥离,直到形成合适的囊腔。闭合包膜上的切口,并作为新植入腔的后壁。当二次手术案例使用形态稳定的植入物时,应始终保持引流。为了将植入物旋转的风险降到最低,在二次手术病

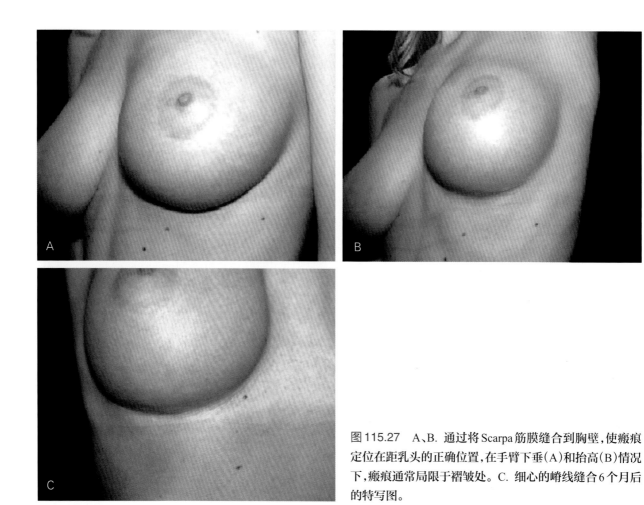

图115.27　A、B. 通过将Scarpa筋膜缝合到胸壁,使瘢痕定位在距乳头的正确位置,在手臂下垂(A)和抬高(B)情况下,瘢痕通常局限于褶皱处。C. 细心的嵴线缝合6个月后的特写图。

图115.28　深层真皮缝合减张和术后长时间的使用手术胶黏带(微孔)可以预防瘢痕扩大,防止瘢痕过度增生。A、B. 嵴线缝合分别位于伤口边缘较深处和离伤口边缘较浅处。

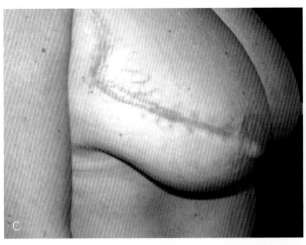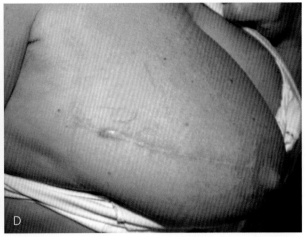

图 115.28（续） C. 乳腺部分切除术后 2 年原发性增生性瘢痕愈合的例子。D. 嵴线缝合 6 个月后结果。请注意，在瘢痕矫正时，作为试验，在瘢痕区域注射了皮质类固醇激素，可见轻度增生。

例中建议解剖制造新的囊腔，并应该如前所述仔细进行手术以避免旋转。目前一项关于 410 型植入物更大样本案例的回顾性研究正在进行中。

综上所述，AHCSI 植入物具有较高的患者满意度和较低的并发症发生率。

编者评论

阅读本章后，显而易见，Heden 医生对硅胶乳房植入物有非常深入的认知。在这个主题中，他是世界领先的权威之一。他完整回顾了过去 20 年来这些植入物的发展。通过阅读本章，读者将获益良多。它特别有助于回顾维度测量规划和高级维度测量规划的演变历史。Heden 医生对各种聚合性植入物的评论是有用和富有真知灼见的。他很好地回顾了这些外形设计独特的硅胶医疗用品纹理恰当的重要性，以及正确放置以防止不良旋转的重要性。Heden 医生还介绍了他在如何选择患者、选择植入物和手术计划中的看法。他的讨论部分，特别是关于如何定位解剖分离最低部分和选择乳房下皱襞的位置是非常有用的。总的来说，这一章是非常全面的，旨在面向水平较高的读者，但对医学生和整形外科的患者也有用。

(M.Y.N.)

参考文献

[1] Czerny V. Plasischer ersatz der brustdruse durch ein lipoma. *Chir Kong Verhandl* 1895;2:126.

[2] Cronin TD, Greenberg RL. Our experiences with the silastic gel breast prosthesis. *Plast Reconstr Surg* 1970;46(1):1-7.

[3] Burkhardt BR, Eades E. The effect of Biocell texturing and povidone-iodine irrigation on capsular contracture around saline-inflatable breast implants. *Plast Reconstr Surg* 1995;96(6):1317-1325.

[4] Hakelius L, Ohlsen LA. clinical comparison of the tendency to capsular contracture between smooth and textured gel-filled silicone mammary implants. *Plast Reconstr Surg* 1992;90(2):247-254.

[5] Maxwell GP, Falcone PA. Eighty-four consecutive breast reconstructions using a textured silicone tissue expander. *Plast Reconstr Surg* 1992;89(6):1022-1034; discussion, 1035-1026.

[6] McCurdy JA. Relationships between spherical fibrous capsular contracture and mammary prosthesis type: a comparison of smooth and textured implants. *Am J Cosmet Surg* 1990;7(4):235-238.

[7] Danino AM, Basmacioglu P, Saito S, et al. Comparison of the capsular response to the Biocell RTV and Mentor 1600 Siltex breast implant surface texturing: a scanning electron microscopic study. *Plast Reconstr Surg* 2001;108(7):2047-2052.

[8] Deapen DM, Pike MC, Casagrande JT, et al. The relationship between breast cancer and augmentation mammaplasty: an epidemio-

logic study. *Plast Reconstr Surg* 1986;77(3):361-368.

[9] Nelson NJ. Silicone breast implants not linked to breast cancer risk. *J Natl Cancer Inst* 2000;92(21):1714-1715.

[10] Berkel H, Birdsell DC, Jenkins H. Breast augmentation: a risk factor for breast cancer? *N Engl J Med* 1992;326(25):1649-1653.

[11] Brinton LA, Malone KE, Coates RJ, et al. Breast enlargement and reduction: results from a breast cancer case-control study. *Plast Reconstr Surg* 1996;97(2):269-275.

[12] Gabriel SE, O' Fallon WM, Kurland LT, et al. Risk of connective-tissue diseases and other disorders after breast implantation. *N Engl J Med* 1994;330(24):1697-702.

[13] Sanchez-Guerrero J, Schur PH, Sergent JS, et al. Silicone breast implants and rheumatic disease. Clinical, immunological and epidemiological studies. *Arthritis Rheum* 1994;37:158.

[14] Perkins KK, Clark BD, Klein PJ, et al. A meta-analysis of breast implants and connective tissue disease. *Ann Plast Surg* 1995;35(6):561-570.

[15] Wong O. A critical assessment of the relationship between silicone breast implants and connective tissue diseases. *Regul Toxicol Pharmacol* 1996;23:74-85.

[16] Hedén P, Boné B, Murphy DK, et al. Style 410 cohesive silicone breast implants: safety and effectiveness at 5 to 9 years after implantation. *Plast Reconstr Surg* 2006;118(6):1281-1287.

[17] Hodgkinson DJ. Buckled upper pole breast style 410 implant presenting as a manifestation of capsular contraction. *Aesthet Plast Surg* 1999;23(4):279-281.

[18] Hamas R. The postoperative shape of round and teardrop saline-filled breast implants. *Aesthet Surg J* 2000;20:4.

[19] Hedén P, Jernbeck J, Hober M. Breast augmentation with anatomical cohesive gel implants: the world' s largest current experience. *Clin Plast Surg* 2001;28(3):531-552.

[20] Tebbetts JB. Use of anatomic breast implants: ten essentials. *Aesthet Surg J* 1998;18(5):377-384.

[21] Hedén P. *Plastic Surgery and You*. Stockholm: Silander and Fromholtz; 2003.

[22] Metaxotos NG, Asplund O, Hayes M. The efficacy of bupivacaine with adrenaline in reducing pain and bleeding associated with breast reduction: a prospective trial. *Br J Plast Surg* 1999;52(4):290-293.

[23] Tebbetts JB. Dual plane breast augmentation: optimizing implant-soft-tissue relationships in a wide range of breast types. *Plast Reconstr Surg* 2001;107(5):1255-1272.

[24] Spear SL, Carter ME, Ganz JC. The correction of capsular contracture by conversion to "dual-plane" positioning: technique and outcomes. *Plast Reconstr Surg* 2003;112(2):456-466.

第 116 章

Bradley P. Bengtson

410型高黏定形硅胶假体在初次隆胸术中的运用

The Highly Cohesive, Style 410 Form-stable Gel Implant for Primary Breast Augmentation

Natrelle(娜绮丽)410型高黏定形硅胶乳房假体是20世纪90年代初与美国麦格医疗技术公司合作开发的,目的是为定型乳房假体寻找更理想的填充物[1](另见 J. B. Teb-Betts, personal communication)。1992年,美国FDA禁止植入硅胶假体之后,它于1993年在欧洲首次发布,被称为第五代假体[2]。这一延迟使美国的整形外科医生处于明显劣势:尽管我们一直是行业的创新者,并研发这些假体,但我们却一直无法不受限制地在临床上使用它们。2001年2月,具有定形假体植入经验的外科医生们在美国大约80个地点发起了一项由FDA监管的上市前批准研究。至今已招募了超过12 000病例,本章内容出版时是招募时间的第9年。本章结合已发布的410型假体的研究结果,讨论了410型假体的特有特征、优缺点,基于组织条件的特有设计原则,患者和假体的选择,使用该假体时的手术技术差异,个人、国家和全球经验,以及使用该假体时的一些经验和注意事项。

特点

形态稳定性

形态稳定性在临床上定义为假体在所有位置均能维持其形状的能力。这种假体独特性在于,直立位时没有任何上极的塌陷或弯曲(图116.1)。其次,当放在不同位置时,它没有固有的皱纹或波纹并保持了其固有的形状和记忆。在没有任何囊膜挛缩力的情况下,假体本身决定了乳房的形状,与由乳房确定假体形状的标准硅胶假体相反。

黏性

定形与黏性略有不同。定形描述的是整个假体的特性(外壳和填充物特性),而黏性描述了内部凝胶填充物的物理特性。硅胶乳房假体具有不同程度的内部凝胶黏性。黏性被定义为刚度系数,该刚度系数具有些许负面的含义,但实际上测

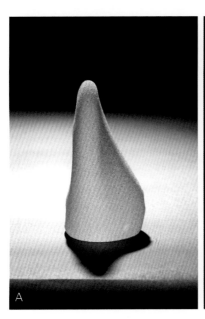
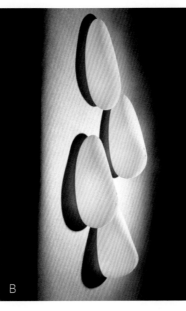

图116.1　A. Natrelle 410型硅胶假体是目前所有乳房假体中黏性最强的,可产生临床意义上的定形。当假体直立放置时,内凝胶增强交联联合动态外壳有助于保持其在所有维度上的位置而不会出现上极坍塌,也不会出现任何固有的褶皱或波纹。B. Natrelle 410型 FL、FM、FF 和 FX 型投影。

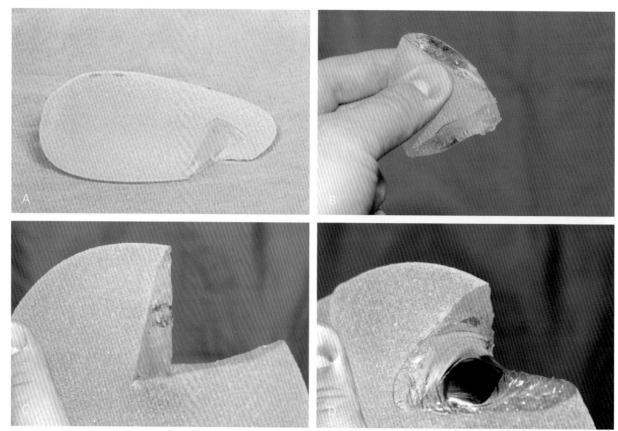

图116.2　A、B. 切开410型假体,内部凝胶的高黏性会将凝胶留在假体壳内。C、D. 压力很大时凝胶也许会膨出,但压力消失时,凝胶会回到外壳内。

量的是填充物的黏性程度。410型假体在所有假体中的黏性最强。还有一种更柔软、黏性较低的填充物,称为SoftTouch,其硬度/黏性与曼托CPG相似。这两种假体比市场上的标准"响应式"硅胶或"记忆"硅胶假体具有更大的黏性。这种黏性增加也提供了一种流动性较低的填充物,且如果被切割或破损,凝胶从壳中渗出的可能性也更小(图116.2)。黏性增强确实会稍微增加室温时手感的紧实度。然而,在患者和外科医生中普遍存在一种误解,认为410型假体植入后会过硬。事实并非如此,410型假体在隆胸术后会是"乳房的感觉",本章就此会行进一步探讨[3](图116.3)。

Biocell纹理

410型假体的表面极其粗糙,直径300 μm左右的不规则小孔形成其非常粗糙的毛面(图116.4)。这样的毛面结构将像将手在紧身手套里一样牢牢地稳固假体位置,这将在稍后讨论。这种毛面结构和410型假体定形很可能是其发生包膜挛缩、旋转和错位率均较低的原因[4-6]。

型号选择

共有12类大约200个不同形状的410型假体,在高度、凸度和宽度上各不相同(图116.5),为假体选择提供了广泛而独特的选择范围,适合任意一个测量数据和乳房组织特征不尽相同的患者。这些假体首先按其高度[全高(F)、中等(M)和低(L)]排列,然后按其凸度[超大(X)、大(F)、中等(M)和低(L)]排列,最后是按基底宽度每0.5 cm的增量排列。然而,这些选项就像一把双刃剑:410型假体的优势之处在于有如此多的选项可供选择,但410型假体的挑战也在于有如此多的选择。有一种方法可以帮助简化410型假体选择的方法,选择的全过程将详细阐述。

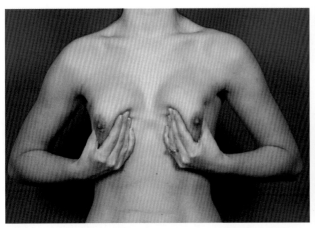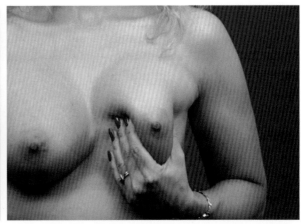

图116.3　在没有任何包膜挛缩(小于2%)的情况下,使用Natrelle 410型假体的隆胸患者比使用标准硅胶假体的手感更紧实一点,但仍保持柔软的"乳房感觉"。

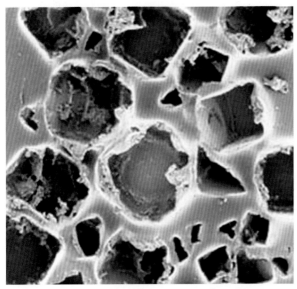

图116.4　BioCell的显微照片,形状不规则的微孔可使假体－软组织融合度更高,有助于像手在手套里一样牢牢地稳固假体在假体囊袋里的位置(引自 Maxwell GP, Baker MR. Augmentation mammaplasty: general considerations. In: Spear SL, ed. Surgery of the Breast. Principles and Art. 2nd ed. Baltimore: Lippincott Williams & Wilkins; 2006: 1237)。

优点和缺点

当考虑使用410型假体时,这些繁多独特的因素也会产生一些利弊取舍。虽然没有一种假体对每个患者或每种情况都是最好的,但410型假体肯定增加了隆胸患者的选择余地。

缺点一般包括以下几点:

- 初用假体时昂贵(但早期的研究结果是延长了9年的使用寿命)[7]。
- 解剖型假体有潜在的旋转可能(特别是全高型假体)。
- 假体要求手术技术更高。
- 假体难以二次使用或用于修复病例,需要一个新的或原始的乳房囊袋才能放置,因为它不能像反应性凝胶或低凝聚性填充物那样填充包膜。
- 对于皮肤松弛、需填充乳房囊袋的患者,它的效果不太理想。
- 由于定形和高黏,假体边缘触觉会增加。
- 假体选择更具挑战性。
- 基于组织条件的设计原则是有难度的。
- 它的使用需要新的思维方式,应被认为是一种新技术(在"精准外科技术"一节中进一步讨论)。

优点一般包括以下几个:

- 假体形态稳定,没有固有褶皱、起波纹或假体塌陷。
- 它有各种不同的形状,包括不同的宽度、高度和凸度(410型假体选择列表),提供了广泛的选择。
- 黏性更强的填充物"泄漏"的可能性小。
- BioCell表面增强了黏附性,减少柔软带来的移动性。
- 软组织覆盖少的纤瘦病例,尤其是乳房条

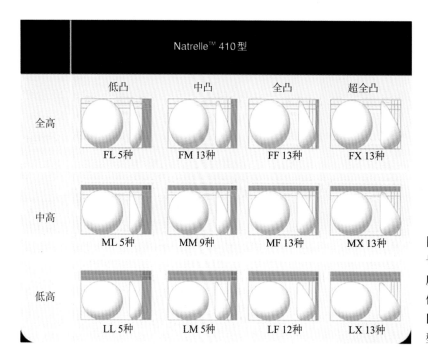

图116.5　Natrelle 410型号表有12个型号近200种不同的假体,包括3种独立高度(L,低;M,中;F,全)和四种凸度(L,低;M,中;F,全;X,超)。推荐用于外科医生最初20例初次隆胸患者的4个核心型号是MM、MF、FM和FF。

件不好的病例,410型假体植入具有挑战性。

- 与"塑形乳房"相比,410型假体是具有"乳房形态的假体"。
- 410型假体的包膜挛缩率是文献报道中最低的。
- 410型假体的可见和可触及的皱纹和波纹非常低。
- 与标准硅胶假体相比,410型假体的外壳破裂率更低。

此外,Heden还列举了一些关于410型假体形态稳定的特有的优点[7,8]:

- 塑形乳房。
- 抵抗了由包膜收缩产生的变形力。
- 抵抗假体凹陷,且没有固有的皱纹或波纹或假体不规则。
- 限制凝胶内容物移动,并可通过减少与包膜的磨损来增加假体的寿命。
- 假体置换容易且凝胶外溢率最低,即使放置多年假体也没有变化,偶尔会发生黄浆样变色。
- 主要的优点是尤其适用于乳房不对称病例、乳房条件苛刻需乳房重建及胸廓或胸

壁畸形的患者。

形态稳定的缺点包括以下几点:

- 乳房略硬的手感。
- 它减少了变形,因此很难通过小切口置入;需要更大的切口,否则凝胶可能会破裂(5.5 cm或更大)。
- 切口不限于但更倾向于乳房下皱襞切口。
- 定形假体不适用于想要"不成比例或夸张的隆胸"患者[7,8]

基于组织条件的设计原则

隆胸术在过去被视为一个手术过程。然而,最近这一过程被更恰当地认为是一系列的过程,对取得始终如一的、高质量的结果很重要。

这些生物范畴的原则已被重新定义并扩展为一个完整的隆胸术过程[9]。这一过程包括患者教育或知情同意、基于组织条件的术前设计、精细的手术技术、快速康复和精确的术后护理。

使用这种假体的第一个关键方面是,410型假体需要从纯粹的体积测量法过渡到明确的、可测量的、有设计的、基于尺寸的方法,用于具有特异性测量数据的患者和乳房软组织特征的隆胸术。当在公式中加入第三维高度时,还需要更详细的

设计系统和患者评估。由于 410 型假体的选择范围广,如果采用先前主观的、仅以体积为单位的评估技术,结果将不太理想,并导致更高的并发症发生率和患者的不满意度。换句话说,如果基于组织条件的设计原则和过程不是计划的一部分,我建议不要使用这个假体。

410 型假体的患者选择和患者教育

这不是一个对每个病例都适用的假体。每种假体都有利弊或取舍,必须在术前权衡并与每位患者讨论。图 116.6 为患者选择提供了一个含通用方法的基本公式。被鼓励选择标准硅胶假体的患者,首先及最重要的是皮肤囊袋松弛,无法填满乳房三维尺寸的患者。410 型假体需要讨论的主要患者:皮肤囊袋与假体不匹配者。这一类患者还有严重下垂,需要行垂直全乳房提升固定术或将乳头提升 4 cm 以上,乳房下皱襞上提。此外,对于有严重胸壁畸形的患者,如隆胸或漏斗胸,我建议使用标准硅胶假体最大程度上融入胸壁缺损。在这类患者中使用定形假体,假体会成为胸部的

延伸,而不是改善肋骨/胸骨畸形,从而使畸形更明显。这种假体可以改善轻度到中度的不对称,但很明显,超过 150～200 ml 的乳房不对称就不好说了。410 型假体测量器,尤其是三维成像和模拟,在改善 410 型假体在严重不对称患者中的可预测性方面取得了显著成果。尽管本章讨论的是初次隆胸术,除非是使用局部胸肌后间隙假体行小的乳腺后间隙隆胸术,或者用明显大得多的假体行新胸肌后间隙隆胸术,否则外科医生应该考虑使用标准硅胶假体或定形圆形/椭圆形假体(如果有)。然而,皮肤伸展长度小于 3 cm、皮肤相对紧实、倾向这种假体的患者,安全意识极强的患者,没有下垂的患者,以及年龄较小的患者,都被鼓励考虑使用 410 型假体。此外,乳房狭窄畸形和乳房下皱襞高的患者很难与标准假体相匹配,尤其是一期隆胸,因此是 410 型假体的极佳适用者(图 116.7)。

基于组织条件的设计原则

患者组织的仔细评估,包括一些基本的测量,

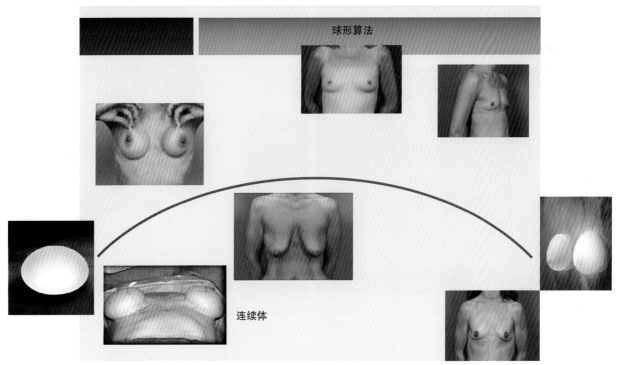

图 116.6 图片的显示不绝对,但代表我目前的乳房类型选择,从图片一端的标准硅胶假体到另一端的 Natrelle 410 型。许多患者都适合这两种类型,但重度下垂或皮肤囊袋松弛的患者使用 410 型假体时会比使用圆形/椭圆形假体出现更高的并发症发生率和二次手术修复率。

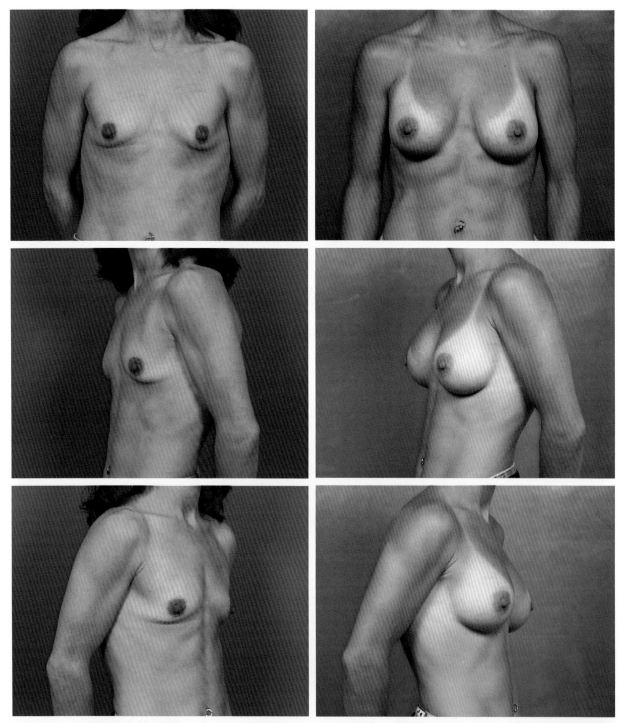

图116.7 乳房狭窄或乳房下皱襞高的患者,尤其是覆盖范围小的纤瘦患者是隆胸手术最难的患者。在410型患者亚群中的结果很难与任何其他假体相匹配。410型具有更高的形态稳定性,能够塑造乳房的形状,而标准硅胶假体是由乳房决定形态(术前乳头到乳房下皱襞距离为4.0 cm,术后为8.0 cm)。

对于确定适合和匹配每个患者乳房和身体的假体很重要。这些基于组织条件的设计原则在所有隆胸术中都很重要,但对定形稳定假体的使用是绝对重要的环节。首先,评估胸壁结构、乳房软组织体积和皮肤拉伸度,注意不对称的程度和是否存在下垂。这些对于记录和展示给患者是很重要的。可能有超过20种乳房测量数据,但只有少数几种对决定每个患者的假体范围至关重要。这一部分既是艺术又是科学。我们生活在一个"非此即彼"的社会里,而整形外科医生在选择假体时必须考虑到所有的因素,包括患者的愿望。我认为最终的假体大小应该由患者决定,但整形外科医生应该给她们一个适合她们乳房的假体范围。过大会造成位置不正、乳房不对称或其他并发症,过小也不能达到最佳的填充或乳房形态。我们一直坚持的目标是最小化患者的二次手术修复率。

目前有许多假体选择方法,却还没有一个假体选择器系统可以是简单、直接、不复杂的方式,通过适合患者乳房的特异性假体选择将患者和整形外科医生从检查和评估中解放出来。目前的系统要么极其复杂,要么过于主观而没有基于客观的长期发表的数据或结果。

关键的测量方法和原则如下:确定乳房底部宽度、乳房组织类型,包括拉伸度,接着用胸骨切迹到乳头(SN-N)的距离和乳头到乳房下皱褶(N-IMF)距离来帮助确定假体高度。乳房基底宽度

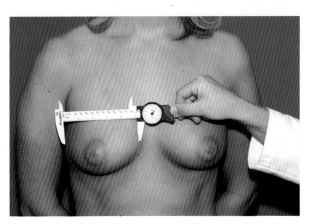

图116.8　乳房基底宽度是乳房测量的关键,可以用卡尺、透明尺或新的三维成像系统在乳房最大基底直径处测量。假体宽度与乳房基底宽度匹配,选择一个比现有乳房基底宽度小5 mm至1 cm范围内的假体。

是乳房的基石,也是第一个关键尺寸(图116.8)。这种测量最好使用刻度精确的卡尺,也可以用新的三维摄像系统非常精确地测量。乳房基底宽度决定了乳房假体宽度的范围。一般情况下,在没有收缩或异常情况下,乳房假体不应超过乳房基底宽度5 mm至1 cm。

主要原则:假体基底直径一般不应超过乳房基底直径。

乳房基底部宽度是关键的测量指标:一般情况下,假体的选择范围不应超过现有乳房基底部宽度的5 mm至1 cm。

下一个重要测量指标是乳房类型和评估,包括弹性或伸展性。这通常是客观因素决定的,但也有主观因素。考虑到存在明显的连续性,准备隆胸的标准乳房通常分为5种类型。这种分类的范围有小乳房组织和非常紧致而饱满的皮肤囊(皮肤伸展小于1 cm),小而紧的腺体(皮肤伸展1~2 cm),平均/正常程度的松弛和饱满度(皮肤伸展2~3 cm),松弛的皮肤囊(皮肤伸展3~4 cm,N-IMF的距离小于9 cm),非常松弛的富含脂肪组织的皮肤囊(N-IMF的距离为9 cm或10 cm,皮肤伸展3~4 cm)(图116.9A)。

拉伸度通常有助于确定假体选择的凸度。紧致而没有拉伸度的皮肤囊即使可以选择低凸假体,也还是选择中凸假体——MM或FM型假体为妙。中等拉伸度和Ⅲ型乳房,最适合中凸到全凸假体来填充皮肤囊,因此典型的选择是MF和FF假体。乳房松弛和超松弛的乳房优先考虑全凸或超凸假体:MF、MX、FF和FX(图116.9B、C)型假体。

SN-N距离是另一个决定潜在假体高度的关键指标。选择假体高度时有多种变量但肯定不是绝对的,SN-N测量至关重要(图116.10)。SN-N测量以记录乳房不对称和下垂的程度。通常在无明显缩窄或其他畸形的情况下,如果胸骨切迹/锁骨到乳头的距离短(小于18 cm)选择中高假体。如果平均距离为18~21 cm,则根据患者和医生对IMF的位置、体积和形状的要求,选择中高或全高假体。如果患者身高较高或SN-N距离相对较长而乳房位置较低(大于21 cm)则通常选择全高假体(表116.1)。

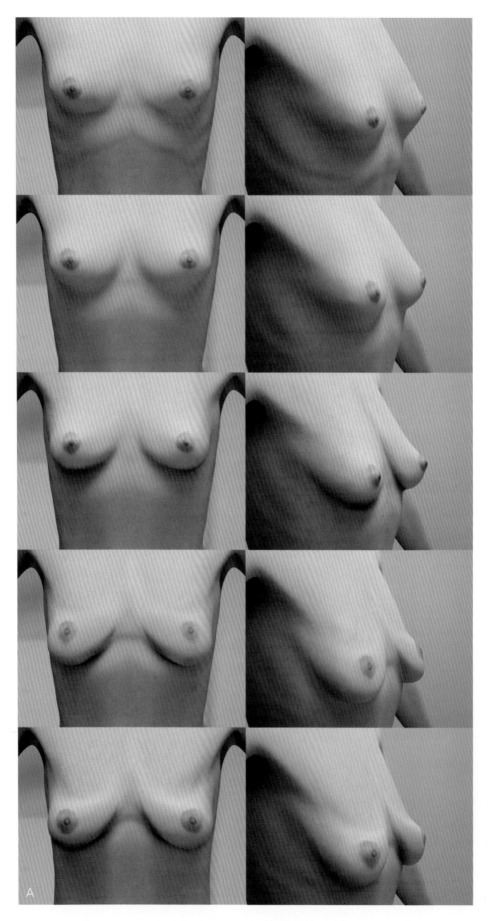

图 116.9　A. 隆胸患者乳房类型全图，按皮肤弹性和皮肤拉伸度归类为 5 种乳房类型，以达到简化和阐明 410 型假体选择的目的。

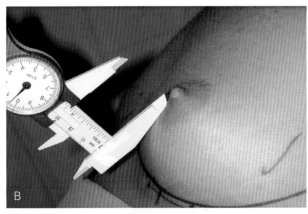
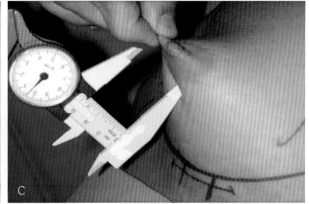

图116.9（续）　B、C. 将皮肤拉伸度和弹性纳入乳房分类,偏向客观测量但也是主观测量(图片由 William P. Adams 提供)。

表116.1　利用胸骨切口到乳头(SN-N)距离确定410型假体的高度选择

SN-N<18cm:考虑中高假体
SN-N 18～21cm:考虑中高或全高假体,根据乳头与乳房下皱襞测量值和患者/外科医生的愿望
SN-N>21cm:考虑全高假体,特别是在没有真正乳房下垂或畸形的患者中。

乳头到乳房下皱襞间距(N-IMF)和新乳房下皱襞(IMF)

N-IMF 测量是下一个核心关键测量指标。如果乳房基底部宽度是乳房测量的关键,那么乳房下皱襞就是测量基础。临床工作和文献里呈现了重新对 IMF 的兴趣和关注。IMF 值得被重视,了解其独特的解剖学特征非常重要。我在第130章中讨论了 IMF 位置测量与实际的差异。筋膜纤维的倾斜方向使假体即使在术中没有干扰到 IMF 的情况下,也可以在皮肤位置上下调1～2 cm。这对于帮助外科医生选择假体,设定和确定最终的假体位置非常重要的。据假体的宽度、凸度和高度选择了特定体积的假体后,最终的假体体积和类型可精确地确定新 IMF 位置。在研究和记录了数千名 Natrelle 410 型患者的基础上,与 John Tebbetts、Per Heden、Charles Randquist、Bill Adams、Steve Teitelbaum、Pat Maxwell、Mitch Brown 等解剖型假体的先驱合作并仔细分析了他们的成果和其他已发表的成果[8,10,11],确定了非常精确的乳头至乳房下皱襞间距的测量方法。通常作为起点测量,如果选择300 ml 的假体,N-IMF 的切口延长最

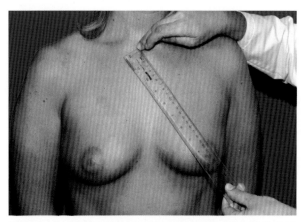

图116.10　胸骨切迹到乳头间距是基于组织条件的设计时的另一个关键测量指标,有助于确定假体的高度。

大不超过8 cm。每10 ml 增加或减少1 mm,或每50 ml 增加或减少5 mm,因此使用250 ml 的假体时,N-IMF 切口最长延伸距离为7.5 cm,对于400 ml 的假体,N-IMF 的距离应为9.0 cm。对于皮肤囊较紧的 I 型和 II 型乳房,应增加5～10 mm 延伸距离,否则切口会上移到乳房下极。对于比较松弛的 IV 型和 V 型乳房,由于皮肤已经松弛,假体会在术后施压和拉伸皮肤而减去5～10 mm。增加或减去这1 cm 的额外距离完全在 IMF 静态和实际状态之间的差值之内,因此对外科医生来说,有一定程度的可变性和回旋余地。我们的目标也是让最终的 IMF 切口尽可能接近 IMF 本身(表116.2)。

为什么此事如此关键? 虽然 IMF 切口有局限,但却是放置410型假体的首选切口。在 IMF 的哪个地方做切口,最终做在尽可能靠近新 IMF 的地方很重要。在一个瘦小患者的胸壁上做一个

表116.2　确定最大拉伸时乳头到乳房下皱襞的近似距离（N-IMF）

假体尺寸(g或ml)ª	最大拉伸时的N-IMF(cm)
250	7.5
300	8
400	9.0

注：组织紧密，增加5 mm；过紧时增加10 mm。组织松弛，减去5 mm；过松则减去10 mm。
ª关于Style 410型假体，g和ml单位非常接近。生理盐水的密度实际上比凝胶稍高，但在一个常规的假体尺寸中，这一密度差异在10 ml范围内。

表116.3　410型尺寸选择

假体类型宽度	FM型	FF型	MM型	MF型
10.0cm	180	185	160	165
10.5cm	205	220	185	195
11.0cm	235	255	215	225
11.5cm	270	290	245	255
12.0cm	310	335	280	295
12.5cm	350	375	320	335
13.0cm	395	425	360	375
13.5cm	440	475	400	420
14.0cm	500	535	450	470

5.0～5.5 cm切口很难，尤其乳房缩窄、IMF需下调4 cm的患者。IMF和切口位置取决于具体选择的假体及其体积和类型（图116.11）。

410型假体选择实例分析

我们来实际操作一个真实病例的410型假体选择的过程。该病例（图116.12）是个典型受益于410型假体隆胸的患者，她的乳房基底部宽12.5 cm，皮肤延展2 cm的Ⅱ型乳房病例。她的SN-N距离为20 cm，延展时N-IMF为7.5 cm。她渴望一对"浑然天成"并完全符合身体比例的乳房。纵观她假体选择的过程，乳房基底部宽度为12.5 cm，对应假体体积为320～375 g及4种核心形态（MM、MF、FM和FF）（表116.3）。N-IMF距离不长也不短，几乎完全对称，没有缩窄。她的

SN-N间距约20 cm（18～21 cm），中高和全高假体都可以选择。为了满足她要求丰满及比例适合的隆胸要求，选择了中凸全高假体。图为术后3年的效果（图116.13）。

显然，乳房假体的选择涉及很多变量。由于其额外的高度尺寸和凸度选项，410型假体的选择范围是一把双刃剑。它提供了一个较大的选择列表，也可能造成潜在困惑，特别是对刚开始用这个假体列表行假体选择的人。在这里陈述了一种简化方法来作为起点。乳房基底宽度有助于确定适合患者身体的乳房假体体积范围。乳房类型和皮肤拉伸度有助于确定所用假体的凸度，胸骨切迹-乳头间距和乳头-乳房下皱襞间距的测量有助于确定所选410型假体的高度。根据测量结果和使用定形假体的临床经验做出选择，给患者和医生

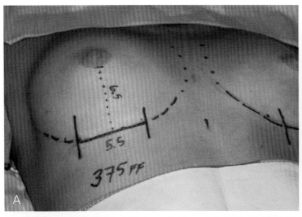
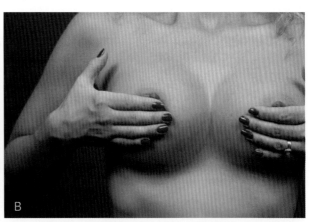

图116.11　A. 乳房基底部宽度有助于确定假体的体积范围，包括皮肤延展在内的乳房类型有助于确定410型假体的凸度，胸骨切迹至乳头间距有助于确定410型假体的高度。一旦选择了特定假体，其最终的体积和类型将通过测量乳头至乳房下皱襞间距（最大延展状态）决定乳房下皱襞的位置。随后IMF切口落在乳房下皱襞线上。B. 如果测量数据和大小正确，IMF切口应该落在新的IMF上。

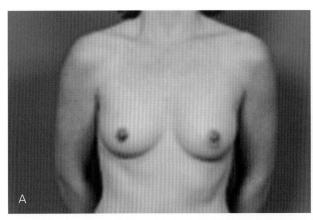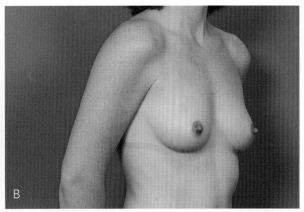

图116.12　A、B. 执行基于组织条件设计原则的假体选择,患者乳房基底部宽度为12.5 cm,为腺体组织紧实,皮肤延展度2 cm的Ⅱ型乳房。胸骨切迹至乳头间距为20 cm,术前乳头至乳房下皱襞间距为7.5 cm。

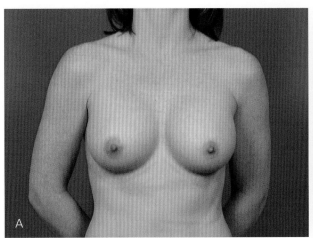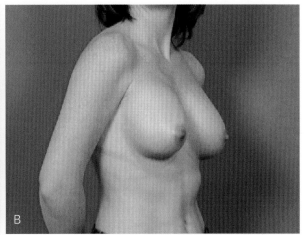

图116.13　A、B. 患者渴望一对高耸且身体成比例的乳房,结合患者意愿选择了350 ml的FM假体。术后3年的效果图(B)。基底部宽度为12～12.5 cm,胸骨切迹至乳头间距为20 cm,乳头至乳房下皱襞间距设为8.5 cm。

提供一个可预测的、稳定的假体选择范围和最佳的隆胸体验。

三维成像模拟

　　基于组织条件的术前设计最令人兴奋且有潜在重要意义的补充之一是将三维成像技术引入到隆胸咨询和设计过程中。这项技术从患者教育和营销的角度都以非常积极的方式极大地影响了我的操作实践。突破了硅胶假体的成本和安全性障碍后,下一个阻碍患者的手术障碍是手术的效果:手术后我会是什么样子? 我不想看起来太大,但太小也不好。这款新的三维成像和模拟软件有助于突破这一障碍。对于外科医生来说,谨慎的做法是不要许诺太多,也不要让患者感到失望或冒

任何医学法律风险。不应以任何暗示、保证或承诺的方式向患者提供模拟或合成图像,而是简单地说,"排除任何并发症后这是能达到的效果范围,但它只是一个患者教育工具。这样的模拟对你有帮助吗?"我仍然诚实地与所有患者讨论而不做出任何保证。没有外科医生可以说,"这就是你手术后的样子。"另一方面,在没有明显下垂的患者中,模拟图像与实际术后的图像非常接近(图116.14)。这项新技术才刚刚起步,我们正在继续改进和修改这些系统和软件。但很容易预测到,在不久的将来,这个设备会出现在每个整形外科医生的办公室。较低分辨率的模拟方法已可以在线获得。我还预测标准的二维摄影很快就会被三维成像所取代,三维成像将越来越多地用于存档

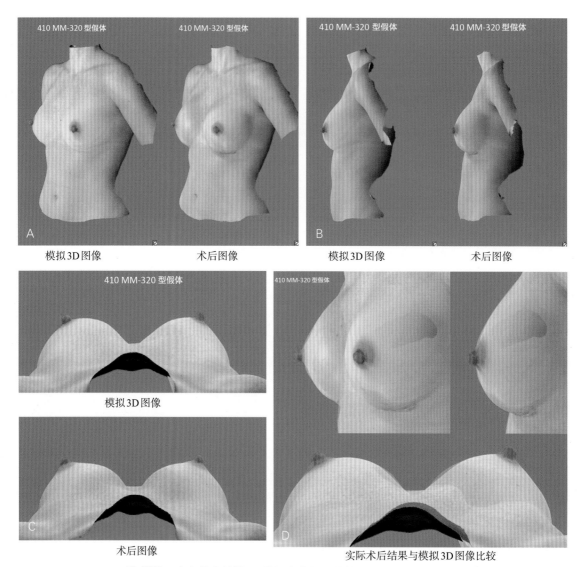

图 116.14 　A～D. 图像描绘了患者的术前情况，模拟术中使用的特定假体尺寸，与她实际术后结果比较，将模拟图像和实际图像重影后显示出几乎完全重叠的状态。

和演示。我们现在正在完成比较计算机评分测量结果和外科医生/工作人员测量结果的研究，以验证前者的测量非常准确。目前面临的挑战是乳房下垂患者和在拉伸状态时测量的 N-IMF，可以通过手臂过头最大伸直体位时来估计测量值，并准确记录，但仍需行物理测量来矫正。这项技术还非常有助于确定乳房之间的体积差异，它极大地有助于存在不同大小和凸度的假体选择，并改善了患者术后的对称性。

精准外科技术

患者教育、患者选择和假体选择之后，是时候

以一致、高效、可重复和高质量的方式呈现手术结果了。这种方式定义明确、无创伤、无出血且准确。隆胸手术显然有很多不同的方法，这里我重点关注的是产生一致结果的原则和 410 型假体不同于标准圆形假体的手术位置。首先，如上所述，使用这种假体需要完全不同的"心态"，不仅关注外科技术，患者的测量和评估与手术本身一样重要。

在据本章前述的患者评估后，这种特定尺寸和类型的假体被带进手术室，并在术中很少更换。我在初次隆胸术中使用假体测量器，可显著缩短手术时间并提高效率，同时也减少了潜在的

污染和组织创伤。已知所选特定假体的大小、类型，患者的乳房类型、胸壁和乳房特征，即可知道标记最大拉伸位的 N-IMF，术中再次确认该距离。当乳头位于乳房正中线时，乳晕内侧约 1 cm 做垂直标记，直接标记在 IMF 预设的切口上。举个例子，如果 Ⅲ 型平均拉伸度的乳房选择一个 350 g 的假体，切口设计为最大拉伸度时乳头中点至下皱襞间距为 8.5 cm 处（图 116.13）。如果乳头－乳房下皱襞间距大于 8.5 cm，比如 9.0 cm，那么切口置于当前的乳房下皱襞；如果小于 8.5 cm，则切口降至 8.5 cm 处。该手术最好少用器械，重要的是使用单极电凝钳、双柄拉钩和带吸引器的光源拉钩。从此点开始横向标记最小 5.5 cm 的切口，使主切口位于乳房中央且最易察觉。像 Ioban 的隔离单置于乳房上，或者至少在乳头上放上 Tegaderm 敷料[12,13]。0.25% 马卡因＋肾上腺素于切口位置局部浸润麻醉，麻醉起效后，15 号刀切开皮肤，以 60° 角向头侧或上方游离解剖，双柄拉钩持续交替向上牵引拉开，将胸大肌抬离胸壁，但仅胸大肌离开胸壁而不是肋间肌，而胸大肌的位置

则与肋间肌相对。游离胸大肌时拉钩置于腋窝处牵拉以确认游离正确。肌肉在肋骨附着处前方约 1 cm 处离断，单极电凝钳电凝术区所有穿支。进入胸肌后间隙之后，继续往头侧和中央区游离解剖假体囊袋。据假体高度标记皮肤上假体上方的位置并游离解剖。靠近外侧肋间神经和血管时，闭合电凝钳尖端，解剖游离外侧部分。然后沿着乳房下皱襞内侧游离解剖，于肋骨上方剥离肌肉，仔细定位并电凝穿入胸大肌深表面的穿支。继续游离至胸骨边缘，注意不要将肌肉从胸骨上离断。保持内侧筋膜层有助于支撑假体位置，必要时可进行双平面手术。注意不要在任何方向过度游离假体囊袋。用完全清洁的三联抗生素 Adams 溶液冲洗囊腔[14]。双侧的囊袋制备完成后更换手套，假体放入三联抗生素溶液中。如果没有使用完整的隔离洞巾，我更喜欢使用假体辅助置入套筒，便于 410 型假体植入和定位并避免损伤假体外壳，分散作用力以最大限度地减少凝胶破裂。放置假体后拧紧套筒（图 116.15）。假体 90° 植入后，左右回旋移动假体以对抗其左右偏移。灌注液光

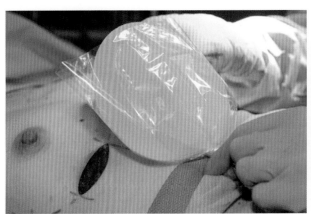
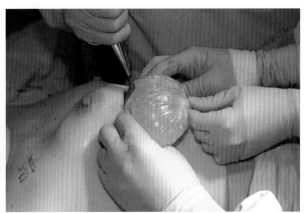
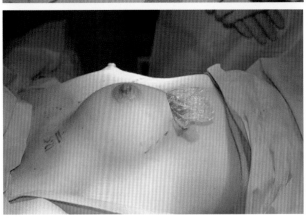

图 116.15　放置 410 型假体时辅助套筒非常有用。它有助于避免植入过程中皮肤污染 BioCell 假体表面，并在 6 点钟位置拧紧套筒将假体植入紧绷的囊袋时分散作用力，使凝胶破裂或外壳损伤率降至最低。

滑,便于假体植入。套筒在6点钟位置扭转将假体定置于囊袋中。如果贴合假体形态的囊袋游离解剖正确,套筒抽出后很难重新放置410型假体。手指插入套筒下将假体后份抬离胸部,套筒从后往前抽出。

双侧假体完全植入囊袋后,调整患者坐立位于手术台,检查确认假体的最终位置和对称性。剩余马卡因可置入囊袋。如果需要定位,医生的手指在接触该假体之前需浸泡三联抗生素溶液。用2-0 Johnson Vicryl线对应切口上缘浅层缝合来确立IMF(图116.16),使切口在乳房下极柔和扁平。我目前用3-0 Johnson Vicryl线缝合筋膜,然后用3-0 Monoderm Quill缝线或4-0 Moncryl缝线缝合深部三层真皮。切口用长 Steri-Strips 或小硅胶片覆盖,穿支撑胸衣。

快速恢复及明确的术后指导

手术后,指导患者在恢复时开始轻抬手臂过头顶。目前的术后胸衣倾向于向上提拉或施压于IMF及切口。新的胸衣被设计成对乳房上极施加轻微的向下压力,这可能有助于缓解术后水肿。鼓励患者以最小的限制尽快恢复日常生活的所有活动。与标准假体不同,不推荐假体按摩或假体移位练习,以便超毛面假体和软组织适当整合。尽管可以立即淋浴也不鼓励患者切口浸泡,并避免水直接冲刷切口。一般情况下,完全恢复锻炼

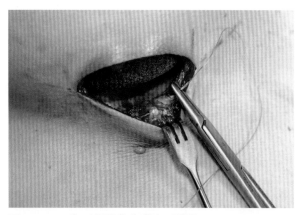

图116.16 为了帮助确定乳房下皱襞,2-0 Johnson Vicryl线从假体囊袋底部胸壁三角形穿乳房浅筋膜缝合固定。这可能会导致短期下极变平,几周后会消失。这也有助于将假体固定至适当位置,并增强黏附性。

(包括跑步、高强度有氧运动和弹跳运动)需要4～6周。应告知患者上胸部会出现重压感。布洛芬可用于术后止痛,800 mg每天3次,随餐服用。Darvocet偶尔用于治疗剧烈疼痛,但很少需要。

结果与数据

410型假体有3年期的数据可参考,6年期的数据在统计中。与标准凝胶假体相比,除旋转外几乎每个方面的结果都是可喜的,相比椭圆形假体它们是定形假体(表116.4和表116.5)。特别是包膜挛缩率维持低水平,外壳破裂率也很低。

个别患者的结果

对于临床上使用的所有假体,做出正确选择的患者结果是最可靠和最持久的。我们正在完成一项N-IMF距离随时间变化的研究,平均随访时间为5年。在400多例患者中,1～8年期间,皮肤最大拉伸状态时的平均距离增加2 cm,静息态时

表116.4 三年后的Kaplan-Meier风险评估

并发症	隆胸术(n= 492)
关键风险率	
再次手术	12.5(9.5~15.4)
假体移除与替换	4.7(2.8~6.6)
无须更换的假体移除	0.7(0.0~1.4)
假体破裂	0.7(0.0~2.1)
包膜挛缩:Baker III/IV级	1.9(1.0~3.7)
患者≥2.0%的额外风险率	
假体移位	2.6(1.5~4.5)
膨胀	1.8(1.0~3.5)
感染	1.3(0.6~2.8)
胸痛	1.2(0.6~2.7)
伤口延迟愈合	1.0(0.4~2.5)
增生性/异常瘢痕	0.9(0.3~2.4)
不对称	0.8(0.3~2.2)
血肿	0.8(0.3~2.2)
血清瘤/积液	0.8(0.3~2.2)
起皱/波纹	0.5(0.1~1.8)
上极丰满度	0

注:引自Bengtson BP, VanNatta BW, Murphy DK, et al. Style 410 highly cohesive silicone breast implant core study results at 3 years. *Plast Reconstr Surg* 2007;120(7):40S－48S。

表116.5 按患者并发症发生的Kaplan-Meier风险评估比较

并发症	使用410型高黏硅胶假体 3年(n=492)(%)	使用当前标准硅胶假体 4年(n=455)(%)	使用当前的生理盐水假体 3年(n=901)(%)
再次手术	12.5	23.5	21.1
假体移除与更换	1.7	7.5	7.6(合并)
假体移除但无须更换	0.7	2.3	
假体破裂/漏气	0.7	2.7	5.0
包膜挛缩:Baker Ⅲ级/Ⅳ级	1.9	13.2	8.7

注:引自Bengtson BP. VanNatta BW, Murphy DK, et al. Style 410 highly cohesive silicone breast inplant core study results at 3 years. *Plast Reconstr Surg* 2007;120(7):40S-48S。

平均增加1 cm。我认为是囊袋紧致和肌肉后间隙植入形成了一个内置筋膜架,凝胶形态稳定和超毛面BioCell表面协同作用共同确保了假体位置的稳定性。这里我归纳总结了不同的乳房类型、使用了不同尺寸和样式的410型假体的患者(图116.17~图116.20)。

没有一种假体没有并发症发生。我的300个初次隆胸包括手术并发症和二次修复的结果已提交并公布了结果[15]。迄今为止,平均随访时间5年,有5%的二次手术修复率。80%的修复发生在前60例患者中,显示出明显的学习曲线。2%的手术修复是因为要求假体尺寸改变,其余3%的修复是因为下垂复发、包膜挛缩、微小外侧皮肤失黏和单侧下皱襞移位。

关于410型假体的一些传说和误解

关于新技术或新假体总是有一些传说。与一些人的观念相反,尽管这些假体常温下手感稍硬,但它们在体内是柔软的。这可能是由于多种因素的综合作用,包括包膜挛缩率低、"单乳房感觉",以及在体温和常温下可能有不同的僵硬/坚固系数(图116.3)。这增加了部分肌肉后间隙植入的形态稳定和位置稳定,以对抗运动伪影和假体过度活动。通过适当地离断肌肉的肋骨附着点的和双平面植入,将向上力量倾斜变为横向,增加乳房间距(图116.21)。

410型假体不是防漏或不会发生外壳破损的,长远来看,它的外壳破损率确实很低[7]。相比非定形假体填充,凝胶形态稳定性提高也有助于限制凝胶外溢。

早期的使用建议和总结

早期的使用建议包括:

- 优先用于初次隆胸而不是二次修复的患者。
- 选择乳房解剖结构简单而不是极其困难的乳房(乳房缩窄、不对称和二次修复的患者)。
- 避免在乳房下垂严重的病例中使用。
- 使用基于组织条件的设计原则和基本测量方法,至少包括乳房基底部宽度、SN-N、N-IMF和皮肤拉伸度的测量。
- 无创、无血、预止血的与假体形态吻合的囊袋解剖剥离。
- 考虑使用Ioban或Tegaderm保护以及插入式袖筒袋。
- 前10~20例患者使用中高、中凸(MM)410型假体。
- 患者宣教是关键。拜访有410型假体使用经验的外科医生求取"真经"。

Natrelle 410型假体在美国开始了第九年的上市前批准,在撰写本文时正在等待FDA的批准。关注410型假体即将发布的热情高涨。这一假体为隆胸术带来了极大的选择余地,也随之带来了一些挑战。最好把它看作是一种全新的流程。许多方面都与使用圆形凝胶假体完全不同或有悖常理,例如囊袋解剖,紧囊袋vs.大囊袋,不用按摩vs.假体移位练习,需运用比许多美国外科医生日常实践中使用的更高程度的基于组织条件的设计。外科医生可以实现这一转变,就像我们在行开放

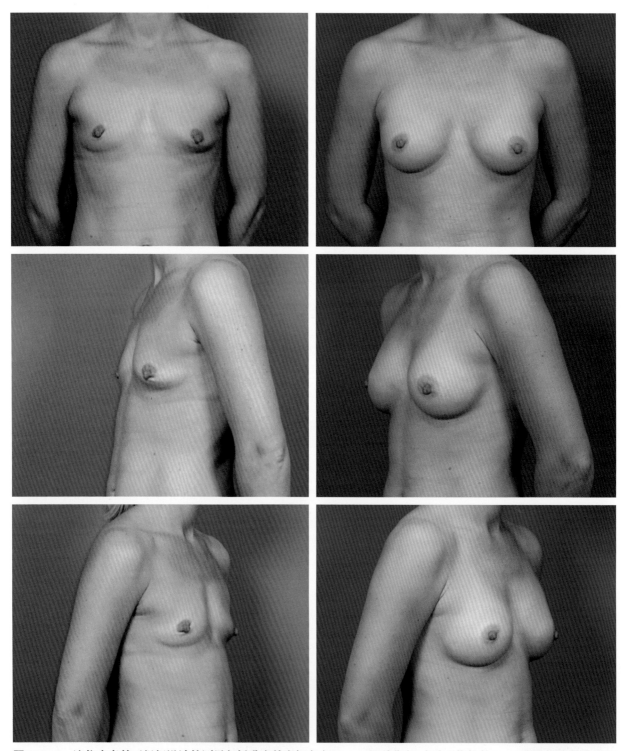

图 116.17　这位患者基于组织设计的测量包括乳房基底部宽度 12 cm，Ⅲ型乳房，皮肤平均拉伸 2 cm，胸骨切迹与乳头间距 19 cm。310 g FM 假体置于部分胸肌后间隙，图为术后 3 年的效果。

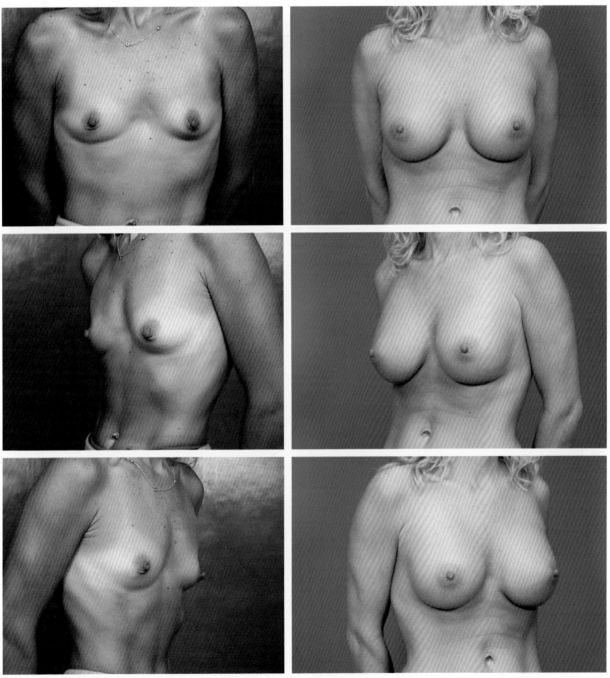

图 116.18　30 岁的病例,行基于组织条件的术前设计测量,乳房基底部宽 12.5 cm,Ⅲ型乳房,平均皮肤拉伸 2 cm,胸骨切迹与乳头间距 20 cm。350 g FM 假体置于双平面囊袋,图为术后 6 年的效果图。

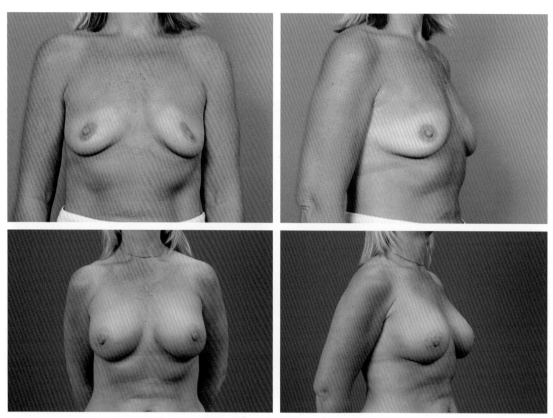

图 116.19　V 型乳房的病例,皮肤囊袋松弛,皮肤拉伸度 4 cm,胸骨切迹与乳头间距 21 cm,乳房基底宽 14 cm。375 g MF 410 型假体植入双平面囊袋,图为术后 4 年的效果。

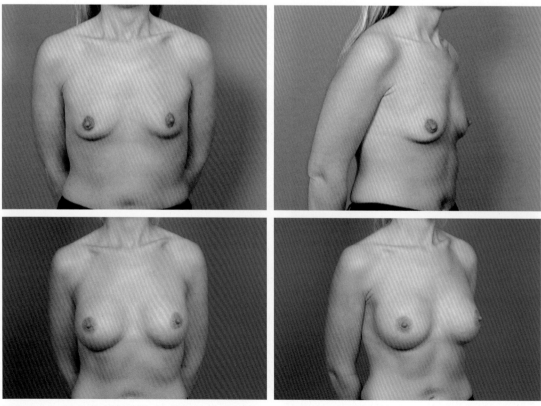

图 116.20　退化乳房的病例,Ⅳ型乳房,皮肤伸展 3 cm,胸骨切迹与乳头间距 20 cm,乳房基底宽 12.5 cm。410 型 375 g FF 假体置入术后 3 年后的效果。

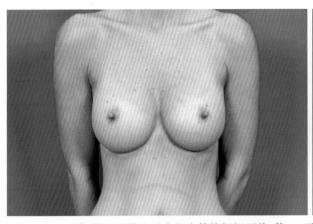 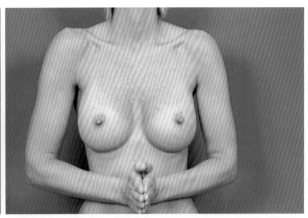

图116.21　最好能尽量获取最大程度的软组织覆盖,将410型假体植入部分胸肌后间隙的双平面位置。有助于假体边缘可触及感降至最低。主要的缺点是有可能出现过度运动畸形。然而,足量的胸肌按需从肋骨起点和双平面离断,定形410型假体可抵抗肌肉收缩,将斜向上拉力转化横向力,使乳沟/乳房间距增宽,"让人不再抱怨"。

而不是闭合鼻整形术、面部年轻化皮下肌肉筋膜技术和内镜技术方面所做的那样。

　　然而,410型假体的具体假体选择和使用与目前使用椭圆形、圆形假体的方法有很大的不同。患者对这种新假体的需求将会很高,但410型假体的最终成功在很大程度上将取决于它的正确使用,包括患者选择、假体选择、精准的手术技术和精细的术后护理。整形外科医生应该除了利用好上面提供的围绕该假体发售的宣教机会,以及常规认证过程之外,还包括任何额外的面对面培训和课程,花时间拜访有410型假体使用经验的外科医生,以及其他的互动培训活动。

編者评论

　　Bengtson 医生对410型定形硅胶假体隆胸行了精彩的综述,并对目前市场上各种硅胶假体的特点进行了详细的回顾和比较。列出了它们的优、缺点。强调了正确选择患者的重要性。不推荐使用的患者包括那些患有严重乳房下垂或胸壁畸形的人。良好的适应证包括那些轻中度不对称、皮肤紧致、没有乳房下垂的人。Bengtson 医生表示,410型假体并不适合所有人。对于合适的患者,尺寸设计和测量是至关重要的,这些重要的测量包括基底部宽度、皮肤拉伸度、胸骨切迹与乳头间距和乳头与乳房下皱襞间距,精准的外科技术是必需的。仅推荐乳房下皱襞入路。我主要关注的是这类假体的使用并非美国大多数整形外科医生力所能及(至少在目前)。在艾尔建(Allergan)的临床试验中,对能获取和使用它的外科医生要求非常严格。因而去评论一个我从未使用过的假体很困难。然而即使基于上述所有原因,我仍会非常有兴趣去使用它。作为一个旁观者,我确实有一些担忧。这个假体会不会太硬了?能触到边缘吗?我觉得BioCell毛面假体非常棒,可一旦出现旋转畸形,乳房就会变形。植入假体的机制很复杂。周密的术前计划是必要的,并需要精准的囊袋解剖。对于经验丰富的外科医生来说,超多的假体选择可能会让人头痛和困惑。我疑惑我们是不是采取了一个相对复杂的操作让它变得更复杂了一些。实际从1992—2007年,美国的整形外科医生只有单一的假体可选择:生理盐水假体。美国FDA于2007年批准使用圆形硅胶假体后,已可选择硅胶假体了。

我们中的大多数人已经变得相当熟练、依赖和舒服地使用现有假体。尽管我们中的许多人基于 Bengtson、Maxwell 和 Spear 等外科医生的经验对这种假体感到好奇,但考虑到它的特性,这种假体的可预测性和重复性仍然存在疑问。也许在不久的将来,410 型假体将在美国得到广泛使用。我觉得在使用该假体之前必须进行教学培训。总体而言,我很欣赏 Bengtson 医生对这个假体的热衷以及他的出色成果。

(M.Y.N.)

参考文献

[1] Tebbetts JB. *Augmentation Mammaplasty: Redefining the Patient and Surgeon Experience*. St. Louis, MO: Mosby; 2009.

[2] Maxwell GP, Baker MR. Augmentation mammaplasty: general considerations. In: Spear SL, ed. *Surgery of the Breast. Principles and Art*. 2nd ed. Baltimore: Lippincott Williams & Wilkins; 2006:1237.

[3] Brown MH, Shenker R, Silver SA. Cohesive silicone gel breast implants in aesthetic and reconstructive breast surgery. *Plast Reconstr Surg* 2005;116(3):768.

[4] Bengtson BP, VanNatta BW, Murphy DK, et al. Style 410 highly cohesive silicone breast implant core study results at 3 years. *Plast Reconstr Surg* 2007;120(7 suppl 1):40S-48S.

[5] Heden P, Jernbeck J, Hober M. Breast augmentation with anatomical cohesive gel implants: the world's largest current experience. *Clin Plast Surg* 2001;28(3):531-552.

[6] Inamed. Directions for use: Inamed style 410 silicone-filled breast implants. 2006. Available at: http://www.allergan.ca/assets/pdf/L037-02_410_DFU.pdf. Accessed July 27, 2010.

[7] Heden P, Bone B, Murphy DK, et al. Style 410 cohesive silicone breast implants: safety and effectiveness at 5 to 9 years after implantation. *Plast Reconstr Surg* 2006;118(6):1281.

[8] Heden P. Breast augmentation with anatomic high-cohesiveness silicone gel implants. In: Spear SL, ed. *Surgery of the Breast. Principles and Art*. 2nd ed. Baltimore: Lippincott Williams & Wilkins; 2006:1344.

[9] Ad ams WP. The process of breast augmentation: four sequential steps for optimizing outcomes for patients. *Plast Reconstr Surg* 2008;122(6):1892.

[10] Tebbetts JB, Adams WP. Five critical decisions in breast augmentation using five measurements in 5 minutes: the high five decision support process. *Plast Reconstr Surg* 2005;116:2005.

[11] Adams WP, Bengtson BP, Jewell M, et al. Optimizing results in breast augmentation. Presented at Instructional Course S8 at the American Society for Aesthetic Plastic Surgery Meeting, New Orleans, Louisiana, 2005.

[12] Shestak KC, Askari M. A simple barrier drape for breast implant placement. *Plast Reconstr Surg* 2006;117:1722.

[13] Bengtson BP. Additional uses for a barrier drape in breast implant surgery: barrier protection for suspected silicone implant rupture. *Plast Reconstr Surg* 2009;123(2):76.

[14] Adams WP, Rios JL, Smith SJ. Enhancing patient outcomes in aesthetic and reconstructive breast surgery using triple antibiotic breast irrigation: six year prospective clinical study. *Plast Reconstr Surg* 2006;117(1):30.

[15] Bengtson BP. Style 410 cohesive gel implants: clinical data and follow-up of the largest current cohort in the United States. Presented at the Workshop in Plastic Surgery, U.S. Virgin Islands, 2004; Canadian Society of Plastic Surgery, Banff, Alberta, Canada, June 2007; Atlanta Breast Symposium, February 2009.

Sydney R. Coleman
Alesia P. Saboeiro

第 117 章

自体脂肪隆胸术
Lipoaugmentation

自体脂肪隆胸的简介和历史

将自体脂肪移植到乳房不是一个新的概念。早在1895年，Czerny就报道了一位因乳腺炎而切除乳房的患者从臀部取出一拳头大小脂肪组织成功移植至乳房缺损部位[1]。1910年，Hollander第一次报道将脂肪注射至乳房，以矫正乳房切除后的缺损[2]。随后大量的出版物相继报道运用脂肪移植的理念解决美容或功能修复的问题。然而，许多早期关于脂肪移植的尝试都没有成功，主要是由于移植的脂肪组织出现再次吸收致使术后效果不可预知[3-7]，终使脂肪移植这种技术被冷落多年。20世纪80年代，随着Fournier[8]和Illouz[9]吸脂技术的兴起，人们重燃对自体脂肪注射移植的兴趣，Chajchir和Benzaquen[10]报道了自体脂肪移植患者术后4年的经验体会，认为86%的患者效果满意，而Ersek却报道了随访3年但结果不理想的情况[11]。因此，脂肪移植的术后效果仍被普遍认为不可预测。

Mel Bircoll在1985年的加利福尼亚整形外科医师协会会议上发表了第一篇现代脂肪移植隆乳术文章[12]。当时另一篇文章报道了横腹直肌肌皮瓣（TRAM皮瓣）乳房重建后再行脂肪移植重塑形态[13]致使美国整形外科学会（ASPS）的新技术操作特设委员会发布关于脂肪移植指导性意见"谴责在隆胸手术中使用自体脂肪注射"。委员会没有提到任何科学发现，他们只是认为，可能出现的瘢痕和钙化会让乳房X线检查变得困难，乳房疾病可能不会被发现。巧合的是，在同一期《整形与重建外科》杂志上，Brown发表了一篇文章，报道了在乳房缩小手术2年后，50%的乳房X线照片出现钙化[14]。虽然缩乳术后的乳房出现了和脂肪移植术后相似的影像检查结果，但是并没有建议认

为缩乳术是"糟糕而不可取的"。尽管如此，脂肪移植到乳房的技术再次失宠，在任何整形手术会议上都没有进行讨论。

在20世纪90年代，经过多年的技术改进，Coleman发表一系列首创且可成功重复的结构性脂肪移植技术的文章[15,16]。在面部、手和躯干等部位脂肪移植成功的鼓舞下，Coleman开始实施对乳房的脂肪移植。1995—2000年，他完成了17例乳房脂肪移植手术。这些患者中，一部分的主要目的是初次隆胸，而另一些则是患有管状乳房、植入物显形、乳腺癌术后继发组织缺损的患者。2007的随访结果显示乳房在术后获得持久的容积纠正，质地柔软、外形自然。术后乳房X线检查显示可发现少量脂肪囊肿和钙化，但这是乳腺手术后常见的改变[17]。对乳腺癌的检测没有干扰，其中1例患者在乳腺的非脂肪移植区域被诊断出乳腺癌。随着越来越多世界各地的整形外科医生成功开展乳房脂肪移植手术和发表相关论文，ASPS和美国美容整形外科医师协会重新审视此前暂停的脂肪移植工作，当下发表声明："脂肪移植可考虑用于隆胸和乳房缺损的修复，并与医疗条件及早前乳腺外科手术相关，但是手术效果取决于技术成熟度和外科医生的专业经验"[18]。至此，脂肪移植重新成为外科医生的技术手段，用于隆胸和解决众多的乳房问题。

适应证与患者选择

脂肪移植可用于纠正或改善各种乳房问题。这些问题可大可小，小的如皮瓣重建乳房术后、乳腺肿块切除术后局部缺损、形态不良的问题；大的如全乳房切除术及乳房假体取出术后的全乳重建。其他问题包括因体型瘦小不适宜假体植入及

假体植入后出现明显包膜挛缩的患者,管形乳房矫正、Poland综合征矫正、乳沟重塑、漏斗胸矫正和胸骨骨性突出的覆盖。因为脂肪移植可以填充确切缺损区域,所以用途广泛。乳房或胸部的特有形态可通过脂肪移植重塑,而假体却做不到如此多样化的重塑。

乳房的脂肪移植主要受限于供区部位脂肪的可利用度和可获取的脂肪量。缺乏自体脂肪提供的患者不建议行脂肪移植。值得注意的是,为了获得显著的改变,用于移植的脂肪量可能会远远超出根据假体容积估算的预期用量。由于移植脂肪会融入组织中,而不是作为一整体置于乳房后间隙或肌肉后方,致使移植后乳房形态变化并不是非常显著的。通常来说,单侧乳房每移植大约300 ml脂肪可使乳房体积增加一个罩杯。在一次移植手术中超量移植通常不太可能,因为要考虑到组织的顺应性和血供缺乏造成潜在的脂肪坏死。若患者还有可获取的脂肪供区,增加额外容量需通过多次的移植手术。作为合适的脂肪移植隆胸手术的对象,患者必须对术后乳房拥有一个适中大小的变化抱有合理的期望。比如,通过一次手术想从A罩杯升至C罩杯是不现实的。若患者执意希望实现较大罩杯,可选择硅胶或者盐水假体。对于想获取显著容积变化的患者或者自身体重指数极低的患者,脂肪移植隆胸恐怕难以替代假体植入隆胸[19,20]。

手术设计

基于患者需求,每例患者的手术设计均需个体化制定。每例患者均需术前拍照,拍照姿势包括手在内的身体两侧、髋部、头顶,身体弯腰45°,患者需站立而拍摄者坐位。假体隆胸的患者用手挤压假体可以判断假体包膜挛缩的程度,而运动胸肌时挤压假体常常会显示不可忽视的缺陷。这些方法的运用提供了一个绝好的机会去真正研究乳房的形态及其微妙的不对称。采集的照片提供了随访的依据,同时可制定个性化操作方案。我们采用颜色编码系统来标注脂肪移植的设计:绿色代表移植脂肪后体积容量变化显著区;黄色代表过渡区;橙色代表无脂肪移植区;切口以红色标记;供区脂肪则标记为紫色。与患者共同协商制定计划可使对方更深入地了解自身脂肪在哪个位置被填充,而哪个位置被移除[19,20]。

手术要点

由于手术时间长,自体脂肪移植隆胸通常采用全身麻醉。手术使用10 ml注射器反复抽吸采集处理脂肪(需4.5个小时)。脂肪采集部位是根据患者希望减脂塑形的诉求决定。当获取脂肪量不足时,小容量的脂肪可从包括小腿、踝部等多个部位抽取。供区使用0.5%利多卡因+1:200 000肾上腺素的乳酸林格液浸润,容积与期望获取的脂肪量相当。

使用Coleman吸脂针手工抽吸脂肪至10 ml注射器,3 000 rpm离心3分钟,脂肪分层,弃浅层油滴及深层麻醉血液混合液。3 ml注射器取中间颗粒脂肪层,经乳房下皱襞、乳晕旁4 mm小切口注射至乳房。偶尔也会在腋窝皱襞处做辅助切口。

使用长为9 cm或15 cm的钝性17G吸脂针,可将脂肪移植至乳房各个层次包括胸大肌。脂肪移植至乳房的优点之一是可根据每个患者具体需要达到选择性塑形的目的。脂肪移植到乳房后间隙可提供容积,而移植到相对表浅的层次有助于乳房塑形。

使移植脂肪存活和减少坏死的关键是以非常微小的脂滴形态注射于移植隧道中。通常每次退针推脂,每隧道植入大约0.2 ml的脂肪,移植过程非常耗时。如果每次通过钝针推注了大量的脂肪,那么很可能造成脂肪坏死、囊肿、肿块和钙化的结局。因此,当进行乳房的脂肪移植手术时,需要特别注意这一点。缺乏脂肪移植经验的外科医生最好在身体其他部位,例如像手部这样宽容度较大的部位开始操作。

移植脂肪量完全取决于具体情况或期望的结果。对于因一个活检引起的一个小凹陷,只需要约 25～50 ml 脂肪就可达到塑形的效果。然而对于普通的隆胸需求者,每侧乳房通常需要约 250～400 ml 的脂肪。通常处理后可移植的脂肪在 50% 左右,因此若需获取 800 ml 的可移植脂肪则需手动吸脂约 1 600 ml[19,20]。

术后护理

同标准吸脂术后护理,供脂区穿弹力衣裤或使用 Reston 无菌自黏多层敷料压迫。乳房的包扎程序包括使用沿乳房下皱襞(偶尔至胸骨)的 Reston 无菌自黏多层敷料,乳房上贴敷 Tegaderm 透明敷料,揉松的棉片铺垫后穿上外科式胸衣。无须冷敷,术后 3～5 天换药[19,20]。

并发症和局限性

出血、感染等短期并发症极少发生在脂肪移植术后。我们要求患者术前一天晚上和手术当天早上使用氯己定(洗必泰)肥皂洗澡,术前给予静脉注射一次头孢唑啉。除非有感染的迹象,否则不使用术后抗生素。更常见的早期问题是脂肪供区和受区的淤血、肿胀和不适。供区出现的症状与常规吸脂术相似。乳房出现不适的情况较少,但术后肿胀会使乳房显得比最终恢复后的体积要大得多。

晚期并发症可能包括供区的形态改变、切口瘢痕增生、容积矫正不足,移植脂肪坏死导致的乳房油性囊肿、肿块和钙化。供区形态改变可以用相同的技术加以纠正。利用离心后去除的油滴润滑吸脂针可使切口瘢痕形成最小化。但即使是利用脂滴润滑,吸脂过程对切口的摩擦有时会致继发切口瘢痕形成,需要二次手术修整。这个手术对乳房最大的局限性在于容积变化所能达到的程度,这和患者供区可提纯的脂肪量及供区的皮肤囊腔过紧有关,也和为保证移植脂肪获取邻近组织足够的血供而植入的相应脂肪数量相关。术后 4 个月,当移植脂肪吸收存活稳定时,可行二次脂肪移植手术以进一步增加乳房体积。

脂肪坏死可能导致乳房出现可触及的肿块或者乳房 X 线检查时发现油性囊肿及钙化。和乳腺癌微钙化不同的是,因脂肪移植或任何形式导致乳房创伤或乳房手术引起的钙化是良性钙化表现。若鉴别有任何疑问,推荐活检确诊。

最后,时间问题是这个手术的一个主要限制。手动吸脂对保持脂肪细胞完整从而获取长期的效果很有必要。移植脂肪的离心、分离、制备的过程虽繁琐,但不会增加总手术时长。小心谨慎地植入脂肪以确保其存活确实增加了手术时间。然而,这一步可能是最重要的,因为这是乳房塑形的关键,也是避免出现更严重的脂肪坏死问题的关键之处[19,20]。

结果

自体脂肪移植于乳房术后的损伤需要几周来恢复,随之产生一两个月的肿胀会使乳房看起来比最终恢复时更大更紧。图片显示 3 例患者单次脂肪移植手术效果。每例患者都取得了初步大小和外形良好效果,并期待二次手术获取更好的体积和外形。困难型管状乳房可能需要多次手术以获得满意的体积和外观。术后的患者没有出现任何明显的肿块,且 19 个月后随访行乳房 X 线检查未见异常(图 117.1～图 117.9)。

结论

脂肪移植再次给整形外科医生增添了有效的隆胸工具。它不仅可以作为有效手段,甚至还作为唯一手段解决诸如活检术后、肿块切除术后、重建术后遗留的局部缺陷问题,以及传统隆胸术后假体边缘轮廓显露的问题。采用脂肪移植选择性地扩张乳房尤其适用于解决类似管状畸形乳房这一类困难的乳房问题。有理想脂肪供区的普通患者适度的隆胸要求是可行的。手术操作技术对于保证移植脂肪的存活和使并发症最小化尤为重要。

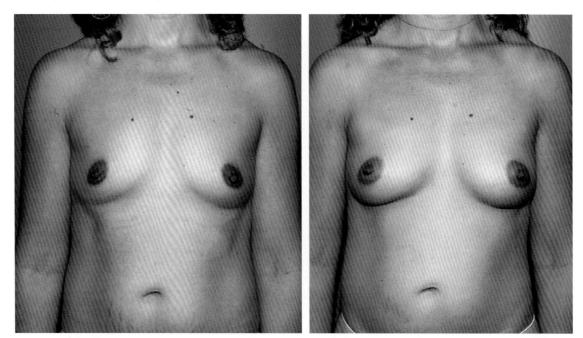

图 117.1　34 岁女性因小乳症首次隆胸。术后效果如图：左侧乳房 315 ml，右侧乳房 342.5 ml。术后照片摄于术后 8 个月。

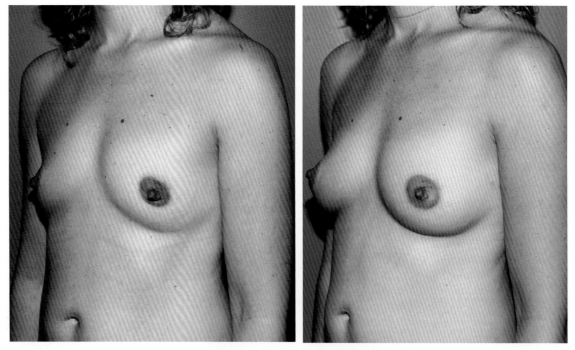

图 117.2　图 117.1 患者的侧位图。

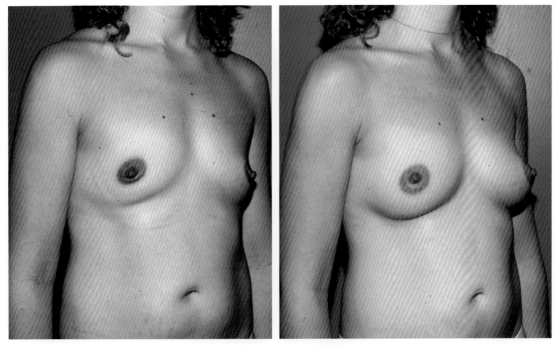

图117.3　图117.1患者的侧位图。

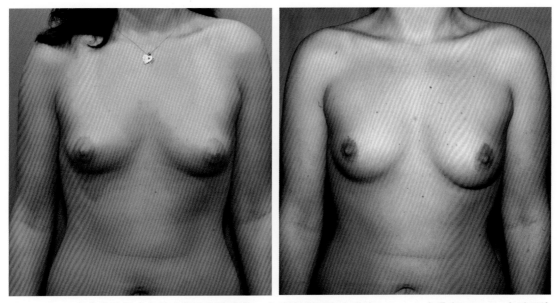

图117.4　28岁小乳女性患者首次脂肪移植隆胸。术后效果如图：左乳房267.5 ml，右乳房195 ml。术后照片摄于术后19个月。

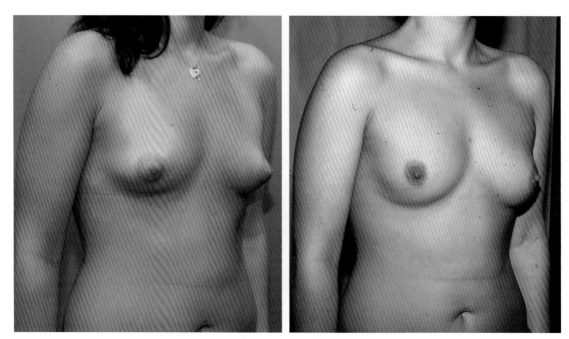

图117.5　图117.4患者的侧位图。

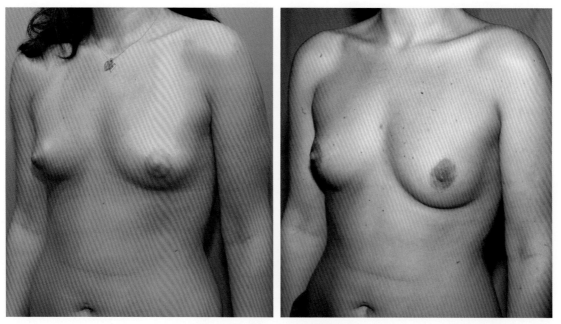

图117.6　图117.4患者的侧位图。

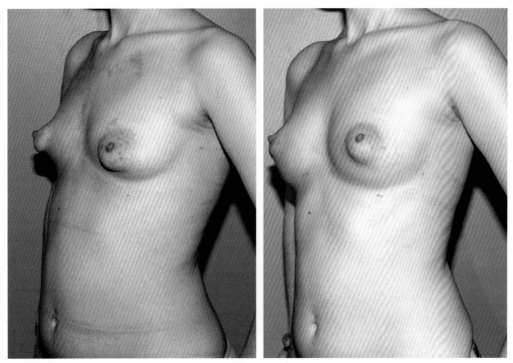

图 117.7 24 岁女性, 管状乳房畸形矫正。术后效果如图: 左侧乳房 202.5 ml, 右侧乳房 245 ml。照片摄于术后 3.5 个月。

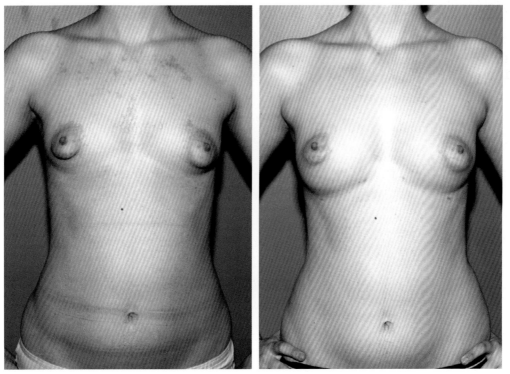

图 117.8 图 117.7 患者的正位图。

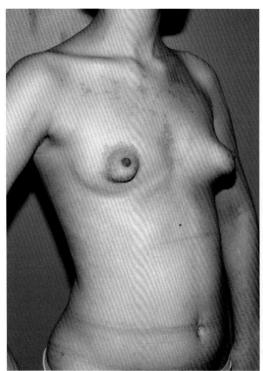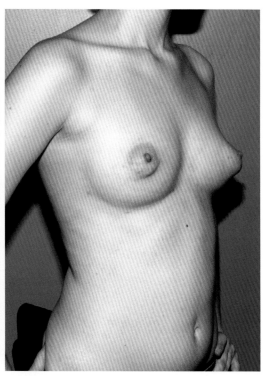

图117.9　图117.7患者的侧位图。

编者评论

　　作者很好地概括了目前关于脂肪移植隆胸的现状。当我们更多地学习到这项技术的安全性和有效性时，对这种技术应用适应证的接受程度也在增长。Coleman医生无疑是这次"辩论"中的核心人物之一，作者有效地剖析了如何运用这项技术才能得到可预测和可重复的结果。作者强调选择合适的患者和保证可实现期望值的重要性。他们回顾了与正确的技术相关的各个重要层面以确保移植脂肪最大化存活和保留。文中患者的照片有力地证明了他们优秀的手术效果。

　　我对脂肪移植整形美容运用的思维基于乳房切除术后脂肪移植的乳房重建。我认为这两种手术设计都是安全有效的，但我们还未以更加科学的方式证明这一点。科学的依据正在随着新研究发表日积月累。我相信我们正在朝正确方向前进，脂肪移植可能很快成为一种可接受的方式，就像在乳房重建后轮廓畸形修整中的应用

一样。目前有外科医生认为缺乏确凿的数据来证明这种脂肪隆胸技术的安全性，有必要进行精心设计前瞻性的一级研究。许多人认为，在雌激素丰富的环境下，如年轻女性的乳房，脂肪移植促进和诱导肿瘤的相关问题和争议应该得到回答和解决。外科医生和患者需要知道没有必要对术后改变行频繁和不必要的活检术。

　　总之，我们应该记住围绕硅胶乳房植入物的争议以及与缺乏数据有关的所有问题。1990年之前，仅检索得到8篇与硅胶乳房假体隆胸相关的论文，而1990至今可检索到近900篇。从专业的角度看，我们需要认识到这一点，在继续前进的过程中，不要重复过去的错误。我期待未来有一天，当我们试图复制Coleman医生已经能获得的出色效果时，所有的整形外科医生能欣然接受脂肪移植隆胸。Coleman医生在这一领域的努力特别值得称赞。

(*M.Y.N.*)

参考文献

［1］ Czerny V. Plastischer Erzats de Brustdruse durch ein Lipom. *Zentralbl Chir* 1895;27:72.

［2］ Hollander E. Uber einen Fall von fortschreitenden Schwund des Fettgewebes und seinen kosmetischen Ersatz durch Menschenfett. *Munch Med Wochenschr* 1910;57:1794-1795.

［3］ Pennisi A. *Trapianti di Tessuto Adiposo a Scopo Chirurgico*. Rome: Tipografia Operaia; 1920:37-58.

［4］ Wederhake K. Uber die Verwendung des menschlichen Fettes in der Chirurgie. *Berl Klin Wochenschr* 1918;55:47.

［5］ Tiemann W. The use of human oil (melted human fat) in surgery ［in German］. *Berl Klin Wochenschr* 1918;55:343.

［6］ Brunning P. Contribution a l' etude des greffes adipeuses. *Bull Mem Acad R Med Belg* 1919;28:440.

［7］ Lexer E. Fettgewebsverpflanzung. In: Lexer E, ed. *Die freien Transplantationen*. I. Teil. Stuttgart: Enke; 1919:264-547.

［8］ Fournier PF. Microlipoextraction et microlipoinjection. *Rev Chir Esthet Lang Fr* 1985;10:36-40.

［9］ Illouz YG. The fat cell "graft": a new technique to fill depressions. *Plast Reconstr Surg* 1986;78:122-123.

［10］ Chajchir A, Benzaquen I. Fat-grafting injection for soft-tissue augmentation. *Plast Reconstr Surg* 1989;84:921-934.

［11］ Ersek RA. Transplantation of autologous fat: a 3-year follow-up is disappointing. *Plast Reconstr Surg* 1991;87:219-228.

［12］ Bircoll M. Cosmetic breast augmentation utilizing autologous fat and liposuction techniques. *Plast Reconstr Surg* 1987;79:267-271.

［13］ Bircoll M, Novak BH. Autologous fat transplantation employing liposuction techniques. *Ann Plast Surg* 1987;18:327-329.

［14］ Brown FE, Sargent SK, Cohen SR, et al. Mammographic changes following reduction mammaplasty. *Plast Reconstr Surg* 1987;80:691-698.

［15］ Coleman SR. The technique of periorbital lipoinfiltration. *Oper Tech Plast Surg* 1994;1:120-126.

［16］ Coleman SR. Long-term survival of fat transplants: controlled demonstrations. *Aesthet Plast Surg* 1995;19:421-425.

［17］ Coleman SR, Saboeiro AP. Fat grafting to the breast revisited: safety and efficacy. *Plast Reconstr Surg* 2007;119:775-786; discussion, 786-787.

［18］ Gutowski KA; and ASPS Fat Graft Task Force. Current applications and safety of autologous fat grafts: a report of the ASPS Fat Graft Task Force. February 2009. Available at: http://www.plasticsurgery.org/Documents/Medical_Profesionals/Health_Policy/ guiding_principles/Fat-Grafting-Task-Force-Report.pdf. Accessed July 16, 2010.

［19］ Coleman SR. *Structural Fat Grafting*. St. Louis, MO: Quality Medical Publishing; 2004.

［20］ Coleman SR, Mazzola RF, eds. *Fat Injection from Filling to Regeneration*. 1st ed. St. Louis, MO: Quality Medical Publishing; 2009.

第 118 章

Roger K. Khouri
Daniel Del Vecchio

BRAVA 乳房外扩张装置联合自体脂肪移植在隆乳术和乳房重建术中的应用

Breast Augmentation and Reconstruction Using BRAVA External Breast Expansion and Autologous Fat Grafting

引言

在整形外科领域,乳房脂肪移植术是少数具有争议的话题之一,也是令人兴奋和令人好奇的话题。尽管"脂肪难题"没有解决,但一系列的独立研究结果显示乳房的脂肪移植术是一项经过科学论证的合理治疗手段,值得仔细研究。2009年1月,美国整形外科协会(ASPS)取消了对自体脂肪移植隆胸的禁令,认为"一系列研究证实,脂肪移植术是一项安全的隆乳技术",但同时提出"脂肪移植的长期效果依赖于外科医生的专业知识和技术水平"[1]。这一章节我们将概述脂肪移植的基本理论,展现多种技术,分享治疗超过100例患者的临床经验,同时将介绍从患者选择到术后护理的整个过程。

历史

1983年,Illouze[2]发现可通过一个小切口利用带负压的导管将体内的脂肪组织吸出。这使得外科医生可以利用这些脂肪抽吸物作为材料进行组织填充。然而,由于当时人们对脂肪移植术中相关的重要可变因素没有完全了解,所以最终的填充效果也是差强人意。同时,硅胶假体在隆乳手术中的成功应用减少了医学界对脂肪移植的关注。

1987年,Bircoll报道利用自体脂肪移植技术进行隆乳术的经验[3,4]。随后,美国整形医师协会接到一系列意见书,最终导致其发表了一个质疑脂肪移植术进行隆乳的安全性的声明[5]。该声明表示,脂肪移植术将影响乳腺癌检测,应予以禁止。由于这种前所未有的严格禁令,并且由于脂肪移植术在当时的效果一般且结果难以预期,使得这项技术在很大程度上被摒弃了20多年。

然而在欧洲,一些医生并没有遵从ASPS的禁令,在其他领域(而非隆乳)坚持不懈地推动这项技术发展。2001年,法国里昂的Emmanuel Delay医生在法国整形外科学会上发表了一系列病例资料及相关研究报告。2005年,意大利维罗纳的Gino Rigotti也在美国美容整形外科医生学会上发表了大量病例资料及相关研究报告。

在美国美容整形外科学会2006年的会议上,Baker等发表一项研究,他们利用体外扩张和脂肪移植的方式为20例患者隆乳[6]。使用连续乳房MRI和三维(3D)体积分析方法,他们测量移植物的存活体积为180 ml。这些病例的乳房X线摄片也没有出现读片困难。这项前瞻性临床试验的最新研究数据显示,40多例病例中,在最低随访时间6个月,平均随访30个月期间,仍没有出现影响乳腺影像学判读的问题[7]。

2007年,Coleman和Saboeiro发表了一项回顾性研究,17例患者接受自体脂肪移植,并通过连续摄片的方式进行随访[8]。在超过7~12年的随访中,体积维持效果总体令人满意。不同于Baker等在预先扩张容积的乳房中一次性移植大量脂肪的方法,他们采用的是连续多次注射的方法。

人们开始越来越多地认识到,使用理想的技术,可以使脂肪移植有长期存活的可能,ASPS推行的禁令背后的有关放射学观点也不再有效[9-15],世界上许多外科医生开始发表以前未发表的病例[16-21]。

大容量脂肪移植

科学变量及其相关重要因素

隆乳术和乳房重建手术需要大容量脂肪进行移植,这与改善轮廓缺陷或恢复面部与年龄相关的脂肪萎缩所需的脂肪移植有所区别,后者只需要较小体积的脂肪容量。前者由于需要供区提供大量脂肪,因此面临更大的技术挑战。我们要做的第一步是了解脂肪移植所涉及的许多变量,这样才能理解其基础理论知识,并做到保障患者安全以及优化最终效果。应用已知的皮肤移植和实体器官移植理论可以给我们提供一个起点。有关脂肪移植变量的更基础的科学方法可能需要借用组织移植理论作为基准,如表118.1所示。

更具挑战性的一步是量化这些变量的相对权重。确定每个变量的相对重要性有助于指导患者选择、手术治疗和手术技巧应用。移植物的存活率作为经常提及的结果度量,必须谨慎考虑。我们可以对比以下两种情况,将10 ml移植物一个细胞接一个细胞地均匀分散在一个100 ml容积内,那么这10 ml的移植物将很大可能全部存活;而另一种情况下,将100 ml的移植物挤到一个10 ml的间隙中,那么基本是不可能成功的。因此,移植物的存活率严格取决于移植物与受区体积的比例,如图118.1所示。

表118.1　3D脂肪移植中的变量

供体:移植事件、患者年龄	受体:离心vs.沉淀vs.过滤
移植年龄/移植物保存	离心效应
脂肪细胞浓度	细胞保护剂
干细胞浓度	洗涤效果
细胞大小	3D预膨胀度
体外总时间	血管生成程度
吸脂负压	移植物的分散技术
暴露于空气中,干燥	经皮3D齿和
药物肿胀法的作用	最大间隙压力
植入物与受体体积比	生长因子
套管大小	术后移植物的护理和制动

大容量脂肪移植的理论概念

三维脂肪移植

脂肪移植是一种三维立体的移植技术,这对外科医生是一种全新的概念,因为外科医生更熟悉的是二维移植,比如皮肤移植。大容量脂肪移植其实类似于在一个三维立体空间内"播种"。为了收获最好效果,需要更加注意以下4个关键因素:

(1)"种子"(例如移植物、其质量、生存力、干细胞含量)。

(2)移植方法(例如广泛地、均匀地、无创地"播种"移植物的外科技术,以避免形成脂肪团块)。

(3)受区(例如受体组织在哪里、其大小血管分布、生长因子存在与否)。

(4)移植术后管理(例如术后护理、制动、刺激生长)。

如果这些因素中的某一因素不足,那么即使另外3个因素已经达到最优条件,结果也会不满意。这4个因素中的最不利因素决定着最终结果的优劣,这是一种瓶颈效应。为了方便大家理解,我们可以想象,将劣质的种子播撒在一块大的肥沃的土地中,将不会有很大的收获;相反地,将优质的种子播撒在一块贫瘠的岩石土壤中也不会有丰产。此外,将优质的种子种在肥沃的土壤中,但

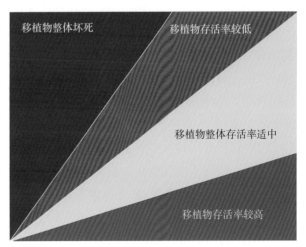

图118.1　关于移植物存活率的谬误。移植物存活率主要取决于移植物与受区的体积比。大多数研究移植物获取和处理技术或受区因素的实验,通过测量"移植物存活率"作为主要结果,但是没有考虑到更重要的体积比因素。

是种植方法错误,也会产生劣质农作物;最后即使把优质的种子,用最好的技术种植在肥沃土壤中,但是不浇水施肥,任由土壤破坏,也不会产生良好的农作物。

一些外科医生使用不同的脂肪获取途径和制备方法都获得了理想效果,这些方法有时甚至互相排斥。这是因为脂肪获取途径和制备方法不是大容量脂肪移植中的瓶颈限制因素。我们的经验指出,大容量脂肪移植的主要限制因素是受区因素,而不是移植材料的处理。

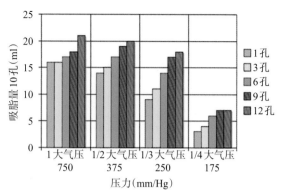

图 118.2　抽吸压力和套管侧孔数量对脂肪收获效率的影响

脂肪移植管理的理论与科学

为了达到外科医生追求的自体脂肪移植最优效果,我们需优化可以操控的技术方面因素:

（1）供体材料:脂肪获取和脂肪加工。

（2）脂肪移植技术:映射技术和逆向吸脂技术。

（3）受区管理:移植前和移植后。

供体材料

脂肪获取

脂肪获取:套管的作用

在脂肪获取中使用更小尺寸的套管会减少供体部位的创伤,并且方便更小脂肪小叶的转运,这可改善再注射时的脂肪流动性,提高质量。然而,套管尺寸越小,吸脂速度越慢,为将脂肪移植术成功地应用于隆乳手术,我们必须有意识地控制手术时间。在隆乳手术中,吸脂的过程必须控制在 2 小时以内完成。所以吸脂时间和供区移植物质量是相对立的两个因素,其代表了脂肪移植中的一对反向变量。

与套管尺寸同样重要的是套管孔径尺寸和侧孔数。我们研究了改变侧孔数量对吸脂效率的影响,并且证实直观的假设:侧孔数越多,在低创伤压力下吸脂效率越高(图 118.2)。一个 12G(直径

2.7 mm)的套管,附带 9～12 个直径 2.1 mm 的侧孔,尽管其直径较小,也可以有效提取大量的脂肪。

脂肪获取:负压吸引的作用

尽管没有详细的记录,但一些研究表明,获取脂肪时使用的负压绝对值越低,移植物活性越好[22]。然而,这些研究以脂肪移植术后体积维持效果作为实验终点,其结果不如在吸脂后立即测试脂肪细胞完整性那样直观和准确。随后有人使用一套更易掌控的装置进行了定量实验,最后呈现的结果是:获得移植物的负压绝对值越低,对脂肪细胞的创伤就越少。图 118.3 显示比起带 1 atm 大气压负压吸引力的单孔套管装置,带 1/3 atm 大气压(250 mmHg)负压吸引力的 12 孔套管,是更高效的获取脂肪的设备。

脂肪获取:注射器与脂肪抽吸器的比较

脂肪移植首先推荐在低负压的情况下获取脂肪,这一步骤可以通过机械式真空抽吸器或手持式注射器来完成。机械抽吸效率更高,但存在潜在的问题。脂肪收集器需要与真空源串联,并且必须保持垂直,以免收集的脂肪流入泵内。脂肪收集器还必须是坚硬的,以保持开放同时保持真空状态,并且还必须保证无菌(图 118.4)。

这种装置需要长的连接管,将会产生潜在的

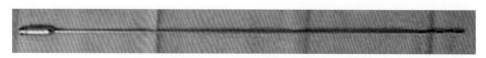

图 118.3　脂肪抽吸系统使用的带 12 个侧孔的套管。

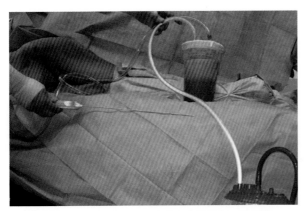

图118.4　脂肪抽吸系统的"连续抽脂"机械系统。

无效腔。当吸脂套管的一个孔接近脂肪表面时会发生真空损失，这种情况下空气可以流过管道，并使管道中的脂肪细胞干燥脱水，而且空气会迸发喷溅到收集器内。我们发现，低体重指数患者脂肪含量很少，使用这种装置将更加困难。

另外我们关心的空气暴露问题不太容易被量化。有报道说，大于50%暴露在空气中的脂肪细胞，会出现细胞质裂解[23]。为解决这一潜在的问题，我们开发了一种双向阀门，将注射器真空源与收集器分隔开来，并在注射器已满时将吸引方向转换到收集袋内（图118.5）。

脂肪获取：供应区

尽管有人建议在特定供区获取脂肪，将会有更高的脂肪移植存活率。但我们和其他人一样未发现哪一供区的解剖位置对结果具有重要意义[24]。其实更重要的变量可能是脂肪细胞的大小，不同的身体部位、不同的患者之间脂肪细胞大小会有所不同。更大的细胞在提取过程中细胞膜受到机械损伤的可能性更高，所以相对于供区来说，套管孔径大小与脂肪细胞大小相匹配可能更重要一些。

脂肪处理

脂肪处理过程中的空气暴露问题

如前所述，在脂肪获取和处理加工过程中，空气暴露会造成一定量脂肪损失[23]。脂肪浓缩技术也各有千秋，有些棉垫滚动技术干燥脂肪（这种方法脂肪会高度暴露在空气中，细胞损伤和污染可能性极高），有些在完全封闭的系统内完成，脂肪

会一直在静脉注射管内，或双向阀内和静脉袋中。有人报道用盐水缓冲溶液洗涤收获的移植物，并加入生长因子或细胞保存剂[25]，这种方法有望在将来投入使用。我们认为在抽出的脂肪组织中已经含有一些因子（干细胞、生长因子），应该尽量保留。所以我们不推荐洗涤或过滤脂肪抽吸物，也不希望通过高速离心完全去除液体成分。

干细胞富集脂肪移植

有人报道将脂肪干细胞浓缩后与成熟脂肪细胞混合以增加细胞存活力[26]。理论上来说干细胞富集脂肪移植的好处是较小的干细胞可增加移植后的体积。脂肪干细胞初始移植体积较小，但可以分化成较大的成熟脂肪细胞，从而产生较大的体积效应。尽管这项技术理论上可以产生很大的效益，但其效果尚未得到证实，而且也没有得到美国FDA的批准，我们现阶段不会使用。

"移植存活率"的谬误

脂肪移植中最令人困惑的指标之一是"移植收益率"缺乏标准化。一旦脂肪从供体部位吸出

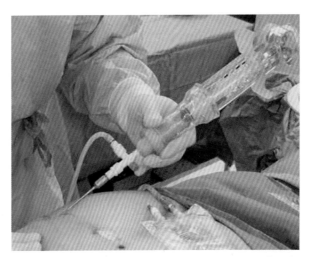

图118.5　脂肪移植封闭技术，基本可避免在脂肪获取和移植过程中的空气暴露。在抽脂的注射器中有一个弹簧，该弹簧以300 mmHg稳定真空压力将柱塞向上拉，在其作用下，脂肪被持续地吸入注射器中。当注射器柱塞已经拉到底，外科医生可以将其推回去，将脂肪抽吸物从注射器推挤到收集袋中，同时弹簧进入下一个循环进行抽吸。一个无创无堵塞的双向阀系统将注射器的抽吸物引导到一个无菌收集袋中。然后，将收集袋稍稍地离心以除去多余的液体，脂肪就保存在这些收集袋中，在注射脂肪时使用相同的管道和双向阀门系统在逆向模式下进行注射。

后,在移植入受体部位前,有无数种相当于"晶体脂肪浓缩"的可能性。除非我们知道这个百分比,否则我们将无法预知脂肪的存活比例。另一个原因是无统一测量"移植存活率"的标准。是否可通过测量体积保留率来评估?是否可通过测量受区的体积增加百分比来评估?是否可通过测量移植细胞的实际存活率来评估?近来,动物模型有可能帮助实现对细胞存活率的标准化[27],并可能有助于研究在移植前后保持体积更好方法。我们认为,在脂肪移植病例中应详细记录以下内容,以便更好地了解每个病例的存活率。

(1)记录乳房的预扩张体积(MRI、3D成像或两者联合)。

(2)记录分离固体成分方法(双倾析、低速离心、高速离心)。

(3)记录移植物的体积。

(4)记录在6个月或以上乳房移植后的体积(MRI、3D成像或两者联合)。

高速离心

一项被普遍使用的脂肪加工方法是将脂肪吸出物以1 000 rpm离心3分钟,被广为接受。从发展历程中看,离心的兴起源于需要将尽可能多的脂肪细胞压缩到狭小的体积中。虽然离心可以产生高浓缩的脂肪,但离心有4个潜在问题(图118.6)。

(1)研究表明,标准离心方案对脂肪存活率没有明显不利影响,但细胞可能会被高离心力损伤。

(2)这是一个耗时耗力的过程,而且移植物有潜在被污染的可能。

(3)高浓度脂肪可能会导致凝块,影响回注过程中的流动性。

(4)簇状细胞不是理想的移植物——因其与受体接触面较小,从而降低团块中心处单个细胞的植入能力。

低离心力离心

使用BRAVA系统将受体部位预扩张,可以不用将脂肪吸出物进行离心,同时减少上述这些潜在风险。使用BRAVA将乳房预扩张后,乳房内部空间增大,从而减少细胞拥挤的不利影响。在扩张的空间中,大量的松散脂肪浆可以更好地弥散和存活。在1.5~2 g的离心力下,使用密封袋外部离心技术(图118.7),脂肪细胞仍然可以在低创伤的情况下与晶体分离。

"双倾析"技术:"1 g离心力"分离

将受区部位进行有效预扩张,可能在受区产生一个高度扩张的实质空间,这意味着乳房扩张程度越高,脂肪细胞所需浓缩度越低。在某种扩张容量下,可能不需要离心脂肪。只需在收集器中简单地吸出晶体(步骤1),然后将倾析的脂肪转移到60 ml注射器(步骤2)中,就可以将吸出物浓缩处理成适宜移植的移植物(图118.8),这被称为"双倾析"技术。

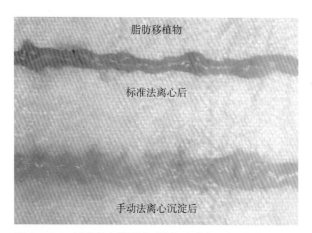

图118.6 高速离心脂肪与低速手动离心沉淀脂肪的比较。松散填充的脂肪颗粒与受区接触得更好,并具有更高的移植率和存活率。

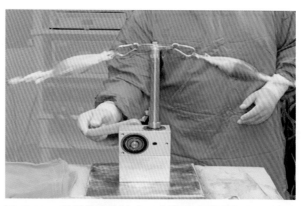

图118.7 密封袋离心技术。在袋子中装满脂肪,在无菌侧台上用手摇装置简单地以每分钟低转速旋转完成。与高速离心需要几个小时相比,这种方法只需要几分钟的时间。

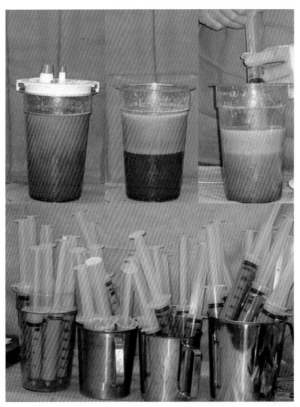

图118.8　双倾析技术。这项技术经过两次静置,一次在收集罐中,一次在60 ml注射器中,通过静置脂肪上升到容器上层,而晶体沉淀到下层。

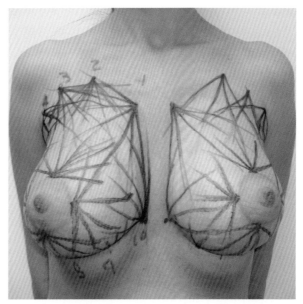

图118.9　乳房扩张后进行脂肪填充,应用mapping映射技术做术前标记。图中可见乳房外周标记8个穿刺点,乳晕外周4个穿刺点,每个点用多条放射状扇形隧道注射脂肪。

脂肪移植技术

有两种主流的脂肪移植方法:映射技术和"逆向抽脂"技术。现阶段没有强有力的数据来证明哪种技术更好或者产生更好效果。如前所述,外科医生必须全盘考虑,包括讨论每个变量、相对的时间和人力成本,来呈现"优化"后的操作,其中并没有一个简单的"最大化"变量。

mapping映射技术

这项技术能保证脂肪细胞在立体空间内均匀分散,所以供体细胞的生存概率最高。受体区内的每个脂肪小叶与表面接触越多,氧扩散的效率就越高,那么移植物存活的就越高。mapping映射技术涉及使用手持式小型(3～5 ml)注射器,直接连接14号钝头侧孔套管。操作前在受体区做标记,以帮助整个注射过程全面地、均匀地、弥散地进行。通常在乳房外周取8～10个进针点,乳晕外周取4个进针点,用14号皮下注射针头完成操作。通过每个进针点,进针深度15～20 cm,边退

边注入2～3 ml的脂肪,同一个进针点可多次注射,使注射面呈扇形放射状排布。一个进针点注射完毕后,将套管插入相邻的进针点,并重复该过程,以产生三维立体的移植物来填充受体空间(图118.9)。多个水平移植按以下顺序注射,从乳房基底部,也就是胸肌筋膜上方到紧邻真皮下方的空间。切记勿将脂肪直接注射到乳房的实质组织中。这项技术是精准的,但耗费时间。此外,它需要操作者边退针边注射脂肪。

逆向抽脂技术

逆向抽脂技术在乳房上取3～5个进针点,在乳房下皱襞取2～3个进针点,再在近腋窝处取几个侧面进针点。乳房下皱襞的进针点要比天然的乳房下皱襞低,因为以后乳房将下移1～2 cm,与假体隆乳术效果类似。由于进针点会有色素沉着,尽量避免在穿衣后可能裸露的皮肤范围内进针。将15～20 cm带侧孔的14号针头直接装在60 ml注射器上,将脂肪按扇形图案从乳房基底沿着多个平面水平注射到乳房内,利用腋窝穿刺点可以将脂肪注射到肌肉后方,操作者需在注射过程中严格仔细操作。这种技术的注射速度应保持

在每2～4秒注入1 ml脂肪,也就是每2～3分钟注入60 ml脂肪,或者在10～15分钟内完成每侧乳房注入300 ml脂肪的操作。

比较以上两种技术,有助于我们理解是优化整个技术流程还是使某个步骤最大化的观念。逆向抽脂技术力求减少移植时间和穿刺点数量。如果这项技术不能高效进行,就不能推广。逆向抽脂技术有另一个好处,可以将"双倾析"技术中的60 ml注射器直接接到注射针头上进行注射,简化处理流程。此外,与其他技术中使用的5 ml注射器相比,60 ml注射器产生的最大压力较低。因此,如果注射针管被细胞团堵塞影响流动,则使用60 ml注射器只会产生较低压力,对移植细胞的潜在损伤也会较小。

3种常用技术总结如表118.2所示。

受区管理

脂肪移植中受区的研究是最少的,也是最被忽视的。为了更好地了解受区在脂肪移植中的作用,可以将脂肪移植与皮肤移植的发展历程相比较。据梵文中记载,公元前3000年在印度就有小块皮肤移植的描述[28]。后来,移植工具的改进使移植的皮肤厚度更均匀一致。在过去60年左右的时间里,出现了更先进的伤口护理、清创、抗生素和移植物固定的方法,改进了移植水平。近年来,真空辅助封闭(VAC)系统的引入通过多种效应(包括清除细菌、促进血管生成和减少伤口水肿)已进一步改进皮肤移植。因此相对于皮肤移植,脂肪移植显然才刚刚起步。受区的管理最近才被认为是在脂肪移植中重要的可调控变量,存在改进空间。受区大小、血管分布和压力顺应性是最重要的因素。

受区尺寸

我们熟悉的二维皮肤移植,是创面的表面积决定存活下来的皮肤移植物的上限,移植更多的皮肤也不会有更多的皮肤存活。类似地,在三维立体移植中,受区的体积决定可以存活的移植物体积的上限,脂肪过度移植会导致坏死和油脂性囊肿。

我们提出了以下三维立体移植的几何模型。

(1)移植颗粒在受区空间内均匀立体分散。

(2)移植颗粒和受体基质细胞的尺寸应相似。

(3)保存受体区域内的三维血管基质内部连接。

(4)受区基质良好的顺应性以适应移植物的形态。

该模型表明,即使采用最完美的技术和最均匀的移植物分布,移植体积也不能超过受区体积的2/3。超过这个限度会导致细胞过度拥挤,减少移植物与受区的接触面,降低扩散梯度,显著降低细胞存活。

使用前面"种地"的比喻:田地的大小,而不是

表118.2 3种常用技术总结

	标准的Coleman方法	脂质体和映射方法	机械和反向吸脂法
抽吸套管	单孔12号的Coleman套管	12孔12号Luer Lock套管	12孔12号人工手柄
抽吸压力	手动激活的注射器	弹簧激活的注射器	真空泵电动泵
使用的方便度	费力	方便,受载弹簧	方便,真空元件
空气暴露	轻到中度	最小到无	中度
压力	不稳定	低	偏高
收集箱	多系统、多支架	100 ml 4个袋	1 200 ml坚硬的筒
结晶分类	1 000 g个体化离心注射器	低速离心	双倾析
注射器	14G单孔	14G单孔	14G单孔
注射压力	1～3 ml注射器(最高)	3 ml注射器(较高)	60 ml注射器(低)
注射技术	切换单个注射器&套管	映射	逆向抽脂
移植时间	长(4～6小时)	短(2小时)	最短(1～2小时)

种子的数量,将限制最终产量的上限。矫枉过正或过度移植肯定会适得其反,合理的方法是使移植体积与受区体积相匹配。当我们意识到可以调整受区体积,过去的过度移植方法就开始被摒弃,转变为现在扩张的技术。

这项技术提供了积极干预的机会。对于在紧密空间中进行大容量移植,临时扩张受区,可以使细胞外基质松动,产生更多的间隙,从而使更多的脂肪颗粒更有效地与受区内面接触并存活(图118.10)。

受区血管条件

已经确定的是,具有高毛细血管密度的肌肉组织是良好移植物受体组织,并且受区血管越多,移植物存活率越高[29,30]。

此外,一些细胞因子和生长因子可以加速移植物的血管生成并提高生存率。将来可能尝试在受区内促进内源性血管生成,提高血管化程度,从而达到改善移植的目的。

受区填充压力

从普通手术损伤学和手及上肢创伤学理论中很容易理解到,控制移植受区的腔室压力是很重要的,高渗透压会产生严重的后果。如可以在脂肪移植之前预先扩张受区空间,可以增加受区顺应性,并可以在达到最大生理渗透压之前将更大容量的移植物注入受区部位。

受区调整:BRAVA 乳房外扩张装置

BRAVA胸罩最初在20世纪90年代被开发,是一种外部软组织扩张器,目的是隆胸。该装置由一对半刚性碗状外罩组成,外沿覆盖硅胶垫与皮肤接触,像胸罩一样戴在乳房周围。由一个小型电池供能泵使罩内保持低负压,并在乳房表面上施加恒定各向同性牵引力,但不影响毛细血管流动(图118.11)。研究表明,当人们每天不间断的穿戴此装置10~12小时,可以在几周到几个月内维持隆胸效果[31-35]。

在过去7年中共有4万名妇女使用BRAVA进行非手术性隆胸,但这种治疗方法繁琐又耗时,实质组织生长缓慢,限制其使用。然而,在使用几周后,乳房出现大量的一过性肿胀。人们发现这是一种理想的预处理乳房的方法,有利于后续接收大量脂肪移植。佩戴BRAVA装置超过4周后,乳房体积可以增加3~4倍,脂肪移植物的体积也可以成比例的增加。经过MRI扫描发现,扩张效应似乎也包括血管生成因素(图118.12)。

封闭式负压引流技术(VAC)在处理伤口方面有肯定的疗效,其应用经验表明,微血管生成是负

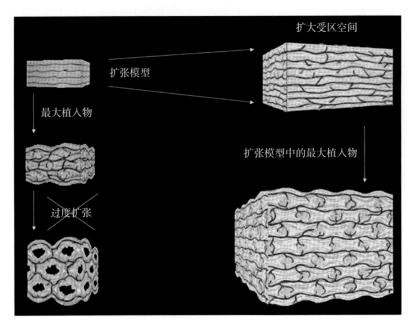

图 118.10　假设一块组织高度填充脂肪,再过度填充至拥挤,暂时地三维拉伸这块组织,我们可以看到这块高度扩张和血管化的组织中可以填充更多的脂肪移植物。

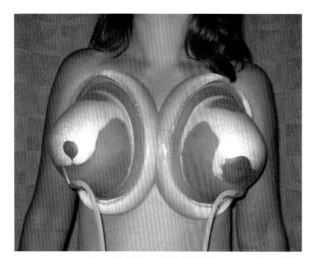

图118.11 一位患者在脂肪移植前穿戴BRAVA组织外扩张装置。注意到扩张的乳房组织与外罩几乎接触。外罩上的雾气是由于丢失的水分蒸发引起的正常现象。

机械压力的直接结果(图118.13)[36]。VAC的使用可以改善皮肤移植,其促血管内生长效应已经有大量的数据支持,另外结合乳房扩张后MRI扫描结果也支持我们的观点,预扩张乳房可以增加微循环,扩大空间,可能有助于增加移植物体积和扩散梯度。

BRAVA非手术性乳房预扩张装置:封闭负压引流技术对比

在乳房上给予负压吸引,会吸入较多的体液,使乳房实质膨胀,并增加内源性血管管径大小,产生一个利于脂肪移植物种植的内环境(图118.14)。

我们认为BRAVA通过5个主要作用增强脂肪移植效果:

(1)为移植物整体体积提供更大的空间。

(2)减少依靠脂肪细胞自身扩张空间的需求,单纯依靠脂肪细胞产生外力扩张受区空间可能造成细胞死亡。

(3)增加内部收缩和瘢痕的张力,解决乳房形状问题。

(4)对于时间(比如离心耗费的时间)的要求变得不那么苛刻。

(5)血管生成作用可能增加受区氧分压,使移植物更好存活。

BRAVA预扩张乳房后,将产生更多的实质空间,允许在达到皮下高间质性压力之前植入更多容量的移植物。正是这种高间质性压力限制移植物的植入体积,可以利用更传统的移植技术实现。BRAVA可增加受区空间,浓缩供体脂肪这一步骤变得不那么重要,缩短耗时,并减轻了对高速离心和注射器转移脂肪技术的需要。使用BRA-VA预扩张乳房,患者可以直接对扩张大小进行调整,而不是调整注射脂肪体积。在传统的脂肪移植技术中,脂肪以4种关键方式起作用。

(1)提供内部正压扩张受体空间。

(2)在氧气弥散作用下可生存5～7天。

(3)最终由受区提供血供。

(4)维持效果,维持体积。其中,第1个作用(内部正压)与其他3个作用相排斥,可能导致脂

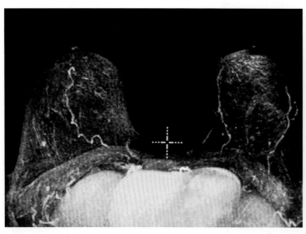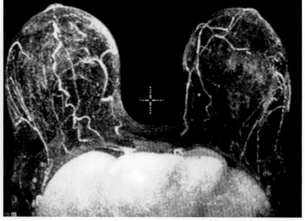

图118.12 患者使用BRAVA前和使用BRAVA 3周(每天10小时)后的MRI图像对比。可见乳房显著扩张,受区基质明显增加,有利于更多脂肪移植植入。随着血管数量和大小明显增加,血管形成效应显著增加。

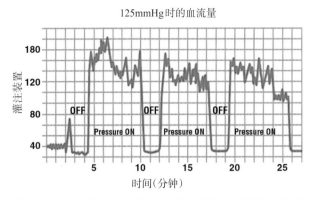

125mmHg时的血流量

图118.13 在循环负压作用下毛细血管血流量增加(数据来源:KCI)。

肪细胞坏死。而BRAVA解除了脂肪细胞的第1个作用。

通过现有的超过50例使用这种非手术扩张乳房再进行脂肪移植隆乳患者,我们可以建立术前扩张体积——最终增加体积的剂量-效应曲线。最终增加体积的最重要决定因素是术前扩张程度。

很多女性的乳房会表现出一系列的畸形,从轻微的畸形(通常由内部韧带收缩引起)到管状或严重收缩的乳房。一些更微妙的效应,如隐匿的"双泡"畸形,一般只出现在假体隆乳术中,乳房内部张力和体积变化可加剧这些潜在畸形。在脂肪移植之前使用BRAVA进行外部预扩张,在乳房塑形中起到2个重要作用:①畸形,即使是轻微的畸形,也可以在进行任何外科手术之前显现出来;②在脂肪移植过程中,可以使用"经皮3D网状松

解"技术选择性溶解内部瘢痕增生韧带,在脂肪移植后即刻重塑乳房形态。

从面部脂肪移植的经验来看,高流动性区域(如口周)的脂肪移植物效果不如低流动性区域(如眶周)。脂肪移植后立即固定是至关重要的步骤。术后在稳定低压力下使用BRAVA有助于固定移植物,这种固定效果一是通过装置的物理支架作用,二是通过开放数百万个微小的"Morrison生长室"来起效,后者已经被实验证明可以刺激脂肪移植物生长[37]。

BRAVA外部乳房扩张装置和大容量脂肪移植与经典自体脂肪移植比较

未预扩张乳房的方法代表脂肪移植的经典技术。了解在脂肪移植前预扩张乳房的方法与经典脂肪移植技术的不同之处是很重要的(表118.3)。在常规的脂肪移植中,将脂肪注射到没有扩张的乳房中。由脂肪移植物本身产生的内部压力,使实质空间发生扩张。这又限制了在间隙压力过高前可注入的脂肪体积。当间隙压力达到极限(大于25~30 mmHg),氧气弥散作用显著降低,脂肪细胞将无法在移植后的最初几天内存活下来。因此,在常规的脂肪移植中,在达到高间隙压力之前只能植入较小体积的脂肪。因此,由于植入物体积的限制,传统技术需要浓缩或高度浓缩

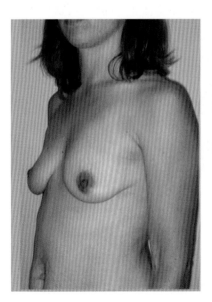
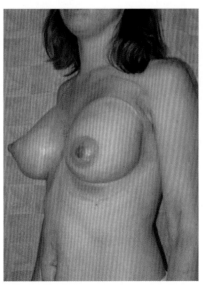

图118.14 患者使用BRAVA扩张前和使用BRAVA扩张3周后对比。与扩张前状态相比,扩张后乳房体积增加了3~4倍。在这位患者的每个乳房中注射了480 ml脂肪。

表118.3　两种方法比较

	C-AFG	BEBE-AFG
扩张器	注射脂肪细胞	BRAVA扩张
脂肪在扩张中的作用	内部压力扩张	"回填"扩张到位
腔室压力	高	较低
离心机使用	需要	不需要
注射器尺寸	5 ml	5～60 ml
A罩杯和乳房切除后的安全移植物容量	150 ml	300～600 ml
手术时间	6小时	2小时
助手数量	2～3	0～1
瘀斑	明显	最小

的脂肪细胞。高度浓缩脂肪细胞则反过来又需要高速离心,这增加了脂肪的处理程序和延长了手术时间。另外,浓缩的脂肪流动性低,容易堵塞针头和注射器,就需要较小的注射器(1～3 ml)进行注射。因为小型注射器比大型注射器(10～60 ml)每平方英寸产生的压力更高。小型注射器和注射压力的增加可能增加脂肪细胞的创伤,并且明显增加手术时间。

使用BRAVA系统在脂肪移植之前充分扩张受区部位,消除了前述诸多限制。更大的受区空间减少移植细胞的外部压力。更多受体空间也减轻了外科医生通过离心浓缩脂肪细胞的需求。这种低浓缩脂肪流动性更佳,可以通过较低压力的较大容量注射器进行注射。总体来说,去除这些缺点将这一手术耗时从6小时缩减到至2小时,可移植体积从150 ml增加到700 ml,并增加其实用性。

解除高速离心程序产生以下优点。

(1) 减少辅助工序。

(2) 减少注射器转运次数,减少空气暴露,减少污染机会。

(3) 低浓缩度脂肪的注射,因为有更多的受体空间。

(4) 低浓缩脂肪分散更好,减少移植物聚集和结块。

(5) 低浓缩度脂肪流动性更好,减少堵塞和细胞创伤。

(6) 低浓缩脂肪保留潜在重要的高密度元素(干细胞)。

(7) 低浓缩的脂肪使体脂含量较低的患者也适用于此手术。事实上,在较瘦患者上我们取得了一些良好手术效果。

(8) 操作可以在2小时以内完成。

变量最大化对比程序最优化

浓缩脂肪细胞是一个重要的变量,但需要3～4小时才能最大限度地发挥作用,脂肪细胞暴露在富氧环境下3～4小时之后,存活率将显著下降,那么这两个因素有相反的效果。在这个简单的例子中,尝试最大化一个变量可能会对另一个变量产生负面影响,这可能导致整个手术失败。在大容量脂肪移植中,必须全盘考虑整体技术流程,考虑耗费的时间和人力成本,使操作"最优化",而不是追求变量本身"最大化"。

脂肪移植的实践:美学与解剖学因素

非手术预扩张乳房及自体脂肪移植,可为乳房进行美容丰乳,也可以为接受过乳房全切术的患者重建乳房,这项技术可以实现一系列填充效应。

隆胸手术:注意事项

在隆胸患者中,主要变量是乳房密度和大小。术前评估考虑的一个重要因素是乳房总起始体积,这在重建乳房的情况下也一样。假设扩张前体积和扩张后体积之间由以下简单函数表达:$y = 2x$,其中y是脂肪移植4~6个月后的最终体积,x是预扩张的初始乳房体积。显而易见的是,小乳房平均需要更多的治疗周期以达到相同的最终体积,换句话说,小乳房无法达到与大乳房一样扩张体积(图118.15和图118.16)。

实质致密乳房比柔软产后乳房更难扩张。鼓励乳房致密的患者增加BRAVA的负压,以便在术前进行充分的扩张。通常情况下,致密的乳房在一些区域(如乳晕周围)比其他区域扩张更多。这将导致"双泡"收缩畸形,在手术过程中需要对此进行纠正(图118.17)。管状或小乳房需要积极扩张,并且可以使用经皮三维松解技术纠正收缩畸形(图118.18)。

更难以扩张和移植的是已失去乳房组织(乳房切除术后)或切除乳房组织并接受过放疗(乳房切除术后放疗)的患者。这类患者需要更多移植时间(图118.19)。

非手术预扩张和脂肪移植在乳房重建术中的应用

无切口微创自体组织乳房重建

BRAVA装置辅助脂肪移植术开始成为一种可行的乳房重建方法。传统手术方法是在受区内植入一个扩张器,连续填充生理盐水,扩张空间,最后再植入永久性假体,而无切口微创自体组织乳房重建(MIAMI)提供了一个进行性扩大的实质间隙,可以让天然脂肪细胞植入。这种技术不用手术干预,只是在外部扩张皮肤,脂肪移植物连续填充到受区空间内,并起支架作用,最终形成一个"活"乳房。结果相当于在门诊进行数月的连续的微创自体组织瓣重建。对于供体部位的缺陷,患者能欣然接受这种身体轮廓改变,并且他们更容易接受供区或受区没有切口。此外,由于皮肤感觉神经末梢随之生长,新乳房受到内生性神经支配,使重建乳房感觉上更像自己的乳房。

这项乳房重建技术的优点是微创,不依赖假体,兼具受区获益。该技术提高了患者接受度,对一些原来不愿意接受乳房重建的患者很有吸引力。在接受乳房重建的患者中,满意度明显高于平均水平(图118.20)。

在乳房切除术的患者中,第一次脂肪移植只能植入较少脂肪,这是由术前评估的受区扩张体积决定的,且第一次移植体积应根据术前评估的扩张程度和乳房"水肿"程度来决定。对于后续治疗,因为受区空间进一步扩大,将存在更多的潜在植入层面。

一般来说,乳房实质越多,可以移植脂肪体积

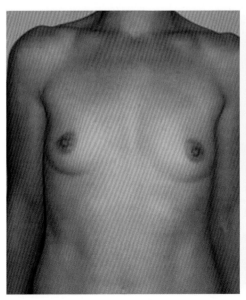
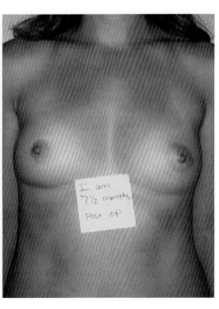

图118.15　小乳房即使体积增加了1倍,效果仍然不明显(图中黄色贴纸:术后7.5个月)

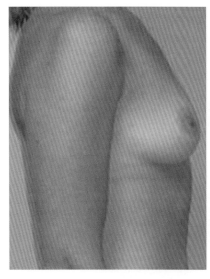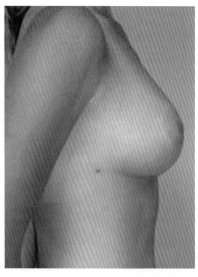

图 118.16　初始体积较大的乳房,只需要一个疗程的 BRAVA 扩张及脂肪移植,体积就可增加至最终需要的体积,达到较好的术后效果。

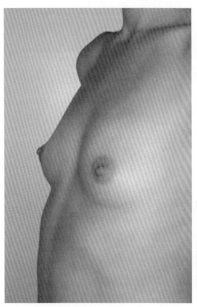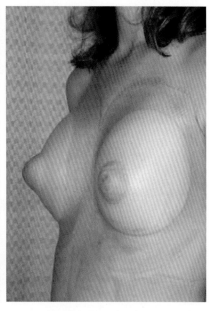

图 118.17　较小致密的乳房。扩张后在乳晕周围有内陷畸形,是由于乳晕组织的阻力比乳腺组织更低。这位患者需要在术中使用经皮三维松解技术来纠正畸形。

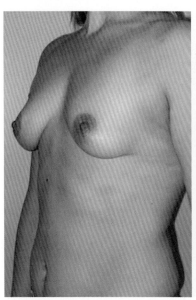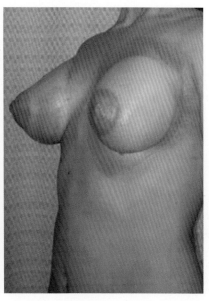

图 118.18　缩小的乳房在 BRAVA 扩张前后的对比(脂肪移植术前)。这位患者需要在脂肪移植术中使用经皮三维松解技术松解乳房下皱襞。

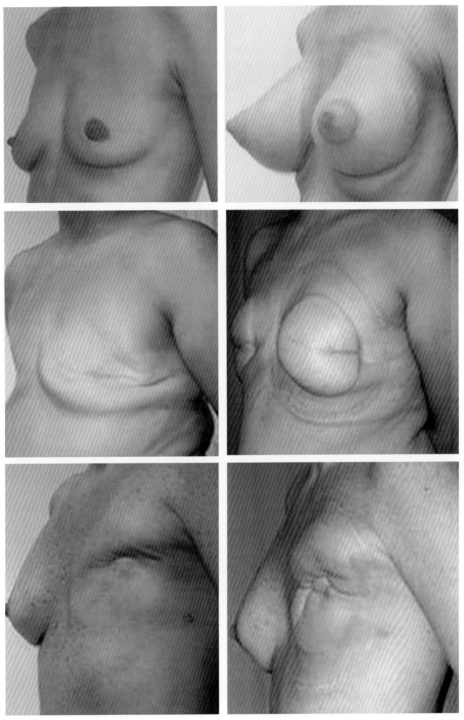

图118.19 不同组织的顺应性区别。在不同手术分类中预扩张的效果：单纯隆乳术（上），乳房全切术（中），乳房全切术及放疗（下），在不同手术分类中扩张效果不同。

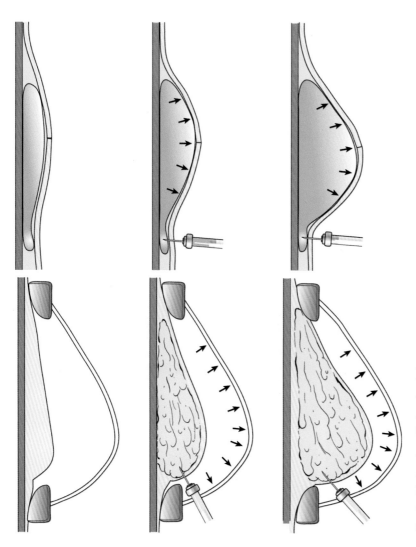

图118.20　无切口微创自体组织乳房重建通过技术重塑乳房外观,代表一种乳房重建式的新范例。上图:传统的应用皮肤扩张器的重建手术。手术置入皮肤扩张器,通过连续注入生理盐水来扩张皮肤,形成一个"乳房口袋",再置换入永久假体。下图:MIAMI技术。应用非手术外部扩张技术,形成一个皮肤口袋和一个富血管的受区支架,连续植入脂肪移植物,最后形成新的有活性的乳房。

就越大。在随后的脂肪移植重建过程中,可以计划植入 200 ml 至 >300 ml 的脂肪。对于接受过放射治疗的病例,应该非常小心,不要一次性过多移植脂肪,并进行至少 4~5 次移植(图 118.21~图 118.26)。

横行腹直肌皮瓣重建与无切口微创自体组织重建技术的比较

过去 5 年,我们进行了超过 100 例的脂肪移植手术,包括重建和隆乳患者(表 118.4)。在这些病例中,没有出现难以解释的肿物。大约 20% 的接受乳房移植患者有小的脂肪坏死灶,这些脂肪坏死可以通过 MRI 鉴别,并在脂肪移植 1 年后乳房钼靶检查中诊断为良性钙化。一例患者在手术后 4 个月发生了延迟性乳腺炎。在所有患者中均发现,乳房的大小随着体重的波动而改变。

非手术性预扩张和脂肪移植:乳房形态分类

根据我们对许多乳房类型的经验,对术前乳房形态进行分类,如下表(表 118.5)。该分类考虑患者乳房实质组织的顺应性和扩张组织起始体积。通过这种方式,可以预估出患者为达到理想乳房形态需要的扩张量和所需的疗程数。

在平均大小的乳房中,结合 BRAVA 外部扩张和脂肪移植预计每次可使乳房增大 200~300 ml 的体积。术前扩张越好,可以成功移植的脂肪量越多,隆乳体积就越大。体重高且生育多次的妇女适合接受此手术。然而,一些小乳房(<100

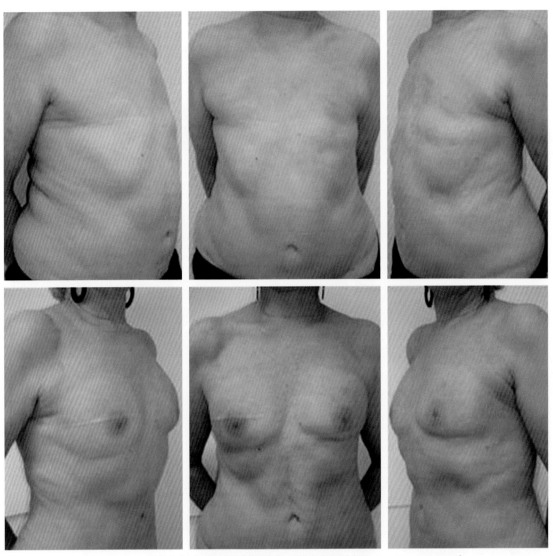

图118.21　乳房全切术后脂肪移植乳房重建术（病例来源：Dr. Roger Khouri）。

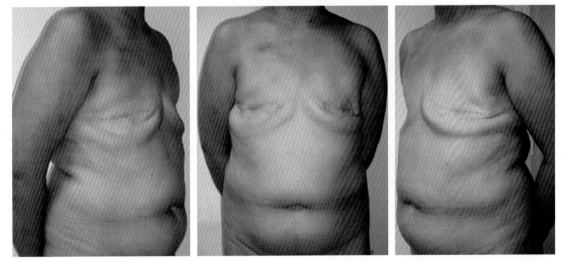

图118.22　一例42岁患者，行双侧乳房全切术及腋窝淋巴结清扫术，未行术后放疗，术后9个月拟行乳房重建，图为术前状态（病例来源：Dr. Roger Khouri）。

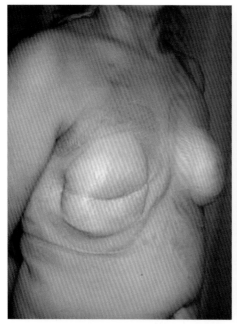
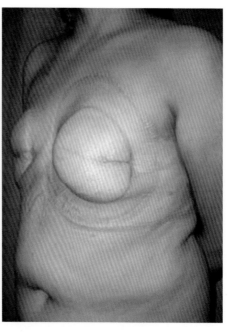

图 118.23　使用 BRAVA 预扩张 4 个月后,拟行一期脂肪移植。这时乳房全切术的瘢痕已经松解,乳房基质已经扩张良好,可以行大体积脂肪移植。

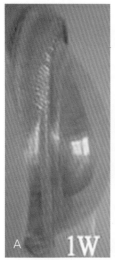
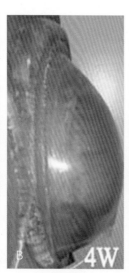
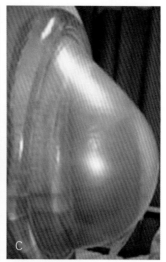
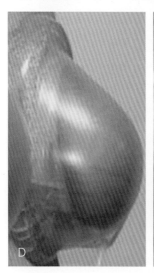
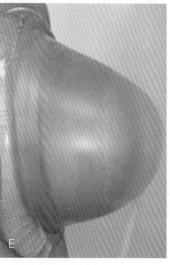

图 118.24　这组图片展示了 BRAVA 扩张器内左乳房的变化,可以看到在重建过程中乳房逐步向外部扩张。A. 在第 1 周扩张后形成了一个小的乳房丘。B. 在第 4 周扩张的乳房逐渐填满小号 BRAVA 的圆顶。C. 在一期的脂肪移植期间,需要一个更深的(中等大小)BRA-VA 圆顶来容纳扩张的乳房,并移植 180 ml 的脂肪抽吸物。D. 6 周后的二期脂肪移植期间,乳房填充中等大小的圆顶,受区实际可移植 240 ml 脂肪。E. 三期脂肪移植后的第 6 周,需要大的圆顶容纳,并移植 320 ml 脂肪移植物。

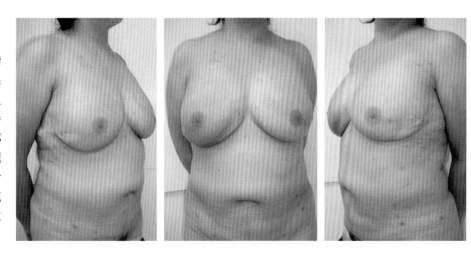

图 118.25　最后一周期脂肪移植术后6周的最终效果图,使用无切口微创自体组织重建技术。应用多种参数包括患者自身感觉、外部测量、MRI 成像技术、钼靶摄片和组织学等联合评价重建的乳房,显示其与传统带血管蒂皮瓣重建方法效果相同。

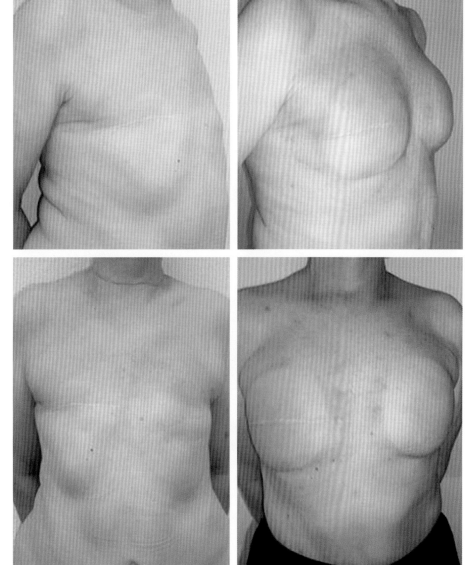

图 118.26　另一位患者。一例72岁的患者30年前拒绝乳房重建手术。我们向她推荐了无切口微创自体组织重建技术。她在4个月中接受了3个周期的脂肪移植术,均在门诊完成。术后1年随访时,体型改善明显,随访的钼靶摄片显示"脂肪型乳房"。MRI显示乳房丘内有小的油性囊肿和正常脂肪组织(病例来源:Dr. Roger Khouri)。

表118.4　两种技术的比较

	TRAM	MIAMI
疼痛水平	高	低
步骤	1～2	2～5
全身麻醉	2	局部镇静
手术的侵袭性/影响	显著	最小
新的创伤	显著	无
供区影响	显著	明显改善
乳房重建后的美容效果和满意度	3～4	5～6
放疗后是否适合	是	是
住院天数	3～5	无
患者的依从性	N/A	依从性是关键
再手术	困难	简单
成本	高	低

注：N/A，未知。

ml)的患者，其乳房增长比例也是令人欣喜的，这类患者身上乳房增大200 ml的就可以看到明显的外形改善，相较于那些自身乳房体积超过500 ml的患者，效果更突出。

以下是预扩张乳房和自体脂肪移植的相对禁忌证：乳房严重下垂的患者；预计乳房顺应性差的患者；有严重皮肤过敏症病史的患者；胸壁开放性创伤病史的患者；哺乳期患者。患者本人应该依从性良好，能够理解脂肪移植的概念，能够遵守移植程序，能够接受其最终结果。手术的绝对禁忌证是吸烟、既往美容丰乳史、乳腺癌家族史，以及在扩张过程中失败的患者。

患者管理的4个阶段

我们将使用BRAVA预扩张和脂肪移植隆乳技术分为4个重要的临床阶段：

表118.5　BRAVA手术前乳房形态的分类

类型	乳房类型	移植次数
Ⅰ	多产，软	1
Ⅱ	未产妇，致密	1～2
Ⅲ	收缩的或结节性	2～3
Ⅳ	乳腺切除术后，未放疗	2～5
Ⅴ	乳腺切除术后，放疗	4～6

（1）患者的评估和选择。
（2）受区的准备。
（3）吸脂和移植过程。
（4）术后管理。

以上每一个阶段对移植的成功都至关重要。任何一个阶段的完美操作都无法补偿其他阶段的缺陷。

患者评估和选择

医学评估

像假体隆乳术一样，重要的是在任何医源性干预之前需进行乳房基线的评估。我们的常规方案要求对所有行脂肪移植隆乳术的妇女进行MRI检查。对于腺体致密的年轻女性来说，这是最敏感的检查方法。相对于常规的双轴位乳房钼靶摄片来说，它还可以提供乳房3D图像分析。在不久的将来，精密的3D成像有可能准确地确定预扩张和移植后的体积，但是这不能评估乳腺实质的病变。当MRI的安全性可以绝对保证的时候，它可能是一个良好的标准评估手段。

应评估患者的身体状态，在某些状态下可能无法安全地进行吸脂手术。我们认为在评估过程中，无法耐受吸脂的患者可能比无法耐受脂肪移植本身的患者更多。吸烟者的微循环受损，不适宜进行脂肪移植。脂肪供区也要进行可行性评估。即便是那些只有少量脂肪,本身不需要吸脂的患者,也可以收获适量的脂肪。

我们对接受过放疗的患者进行BRAVA预扩张,有证据表明负压和脂肪移植改善了放疗后纤维化和慢性缺血的周期性变化[38]。对放射组织进行外部扩张似乎并没有像常规的使用组织扩张器内扩张一样并发症的风险。主要的区别是外部扩张器可以在任何时候能取下来而不需要额外的手术,从而避免潜在的创伤。而内部组织扩张器是一种"全或无"的双向干预。放疗后的组织是更易水肿和纤维化,扩张更慢,需要多疗程的扩张与注射。建议先在未接受放疗的乳房切除术后患者中开展此项乳房重建技术,先熟悉技术流程,再延伸到更复杂放疗后的患者中。对另一侧乳房的评估与其他乳房重建术的原则相同。

身体评估

BRAVA的理想适用对象是已生产一胎或多胎的患者,其乳房有一定萎缩,但没有明显下垂,并且有足够的供区脂肪(图118.27)。

多胎妇女的乳房已经经过扩张,是BRAVA的最佳适用对象。这类患者的乳房实质已经被乳汁扩张过一次或多次。乳房充盈会导致实质韧带的自然伸展和松弛。尽管这种改变可能发生在使用BRAVA多年之前,但是在使用BRAVA时,在相同负压和时间内,能更简单、更快速地扩张乳房。

通常,多胎患者的乳房萎缩伴有轻度下垂或假性下垂。需要上提乳房的重度下垂患者也可以从BRAVA中获益,但是在乳房固定术的手术时机最好是在移植术完成后。

苗条的女性自身乳房较小,往往不希望大量增加体积的乳房。因此,只要术前跟患者沟通好实际预期,即使是瘦小的患者也适用于BRAVA脂肪移植。

依从性评估

有两个依从性因素要考虑,患者和乳腺组织。有怀孕史或体重减轻史的患者其乳房经历过扩张比年轻未怀孕女性顺应性更好,尤其是乳房缩小或有管状乳房存在。乳房切除术后瘢痕增生和接受过放疗的胸部比柔软、松散和未接受放疗的胸部顺应性差。乳房的顺应性决定了它们对外部扩张的反应效率。

关于患者的依从性,在脂肪移植之前需要持续使用中至高强度负压预扩张,使受区可以最大限度地接受脂肪,这一步骤是无法用别的方案替代的。事实上,负压泵最早是电池供能的低电压抽吸装置,其产生的负压也较低。这些患者的扩张效果比现在使用更强的真空泵的患者相比没有那么明显。这种泵与VAC泵的负压是相同的,其尺寸和便携性也是相似的,并且已证明在扩张后

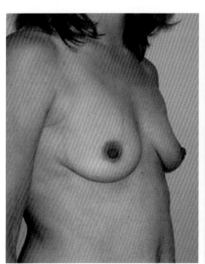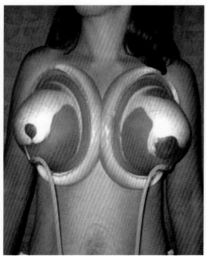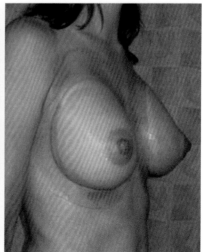

图118.27　多次怀孕生产、乳房经历过扩张的女性是使用BRAVA的理想人选,这类患者扩张效果最佳。

增加的体积和移植后的总体脂肪存活体积之间存在剂量－反应曲线。

我们根据100多例接受预扩张和脂肪移植妇女的结果,建立了剂量－反应曲线;预扩张效果越好,移植的脂肪量就越多,而且脂肪弥散过程中没有细胞聚集,也不增加注射压力。我们认为,预扩张程序没有别的替代方案。有些患者未遵循循序渐进式扩张,而是"临时抱佛脚"式敷衍,最终导致准备工作不充分。外科医生有责任选择、教育、训练患者和解决她们遇到的问题,以确保适度的预扩张效果。

患者宣教至关重要。患者必须充分了解"播种"和"种田"的效应。我们预先给患者展示使用BRAVA装置的扩张效应图片,并且说明在移植的时候扩张得越大,可以注射的移植物就越多,最终效果就是越丰满。接受过患者教育的患者要对自身结果负责。在我们的实践中,患者在扩张开始之前签署合同,表示他们将遵循扩张流程,但是外科医生必须在足够扩张的时候才能实施手术。患者每周来一次医生办公室,监测顺应性和扩张进展情况,并对方案进行必要纠正。这个过程预计需要3周,但实际上时间不是关键,扩张度才是重点。在实践中,我们看到过患者在2周内扩大到初始体积的3倍,也看到过在使用"几个月"后只有少量或基本没有扩张的患者。可以通过修改(通常是上调)使用时长和负压以实现预期的扩张效果。我们有时也推迟了手术以获得更多的扩张时间。

"不扩张不手术":尽管对患者的顺应性进行了筛查,但一些打算进行BRAVA预先扩张和脂肪移植的患者会出现扩张失败。不会使用设备是最常见的原因。对于这类患者,不推荐继续进行脂肪移植。鼓励患者继续扩张,直到获得满意的效果。最好是在扩张失败后取消脂肪移植想法,这样比继续进行手术最后失败要好得多。

没有足够的预扩张,脂肪移植量将被高间隙压力限制到较小体积(100 ml或更少)。在隆乳手术中,这样少的体积很难达到显著或预期的效果,因此,如果外科医生为一个扩张不理想的患者进行脂肪移植,那么几乎可以肯定患者不会获得满意的效果,而且患者可能会要求进行再次手术。这可能被患者和外科医生理解为手术失败,然而真实情况是不了解预扩张这个程序对全局的重要性。

从毛发移植中学习经验和教训

在整形外科界,我们已有一种技术,其采用了细胞－毛发移植的微移植技术。在过去的50年中,毛发移植已经演变为繁琐但有效的微毛囊移植,结果令人惊艳。然而时至今日,微毛囊毛发移植也不是整形外科医生普遍使用的技术,整形外科医生进行的毛发移植率在过去5年中下降了57%[39]。这种现象的原因未知,但是我们观察到了以下几点现象。

首先,重视技术结果的整形外科医生认为,结果主要取决于手术室中所做的工作。在微毛囊毛发移植中,患者的选择、准备和期望管理这些步骤就至少是与外科技术同样重要。第二,由于整形外科医生不喜欢这种相对单调的手术,所以患者可能会流转到皮肤科医生和其他医生那里。

微脂肪移植是一种相对简单的技术,不像一些整形手术一样需要高科技设备、辅助护理服务和昂贵的术后监测。微脂肪移植可以在一个诊所中进行,而且只需要在镇静＋局部麻醉下就可以完成。

如果整形外科医生以对待毛发移植相同的态度对待脂肪移植,那么这项相对简单的技术可能被其他外科医生或非外科科室医生采用。作为隆乳和重建专家,整形外科医生有义务促进科学理论发展并完善乳房脂肪移植技术。

术前准备

在撰写本文时,所有进行大容量脂肪移植的患者,在签署知情同意书时,均附有BRAVA扩张开始前的乳腺MRI摄片和乳房照片。然后,由护士或外科医生把BRAVA胸罩穿戴在患者身上,并且确定患者可以自己穿戴胸罩和使用负压吸引。BRAVA胸罩有几个圆顶尺寸和几个基底尺寸。鼓励患者直接咨询制造商可根据她们体型为其乳房选择最适合的胸罩。其中非常重要的是教育患者如何佩戴胸罩,以确保在扩张过程中没有失误或缺乏依从性。

通过使用术后调查问卷,我们发现患者佩戴BRAVA胸罩的困难集中在以下几点,按降序排列:

(1)胸罩的外观使患者很难在家以外的地方佩戴(使用较少)。

(2)施加负压吸引困难(频率较低,压力较小)。

(3)胸罩底部的皮肤刺激(压力较小)。

(4)乳房疼痛(压力较小)。

因胸罩大小必须大于乳房本身以获得扩张,所以在方便患者在外佩戴方面没有什么可以改善的空间。圆顶的基底部位于二维平面上,而胸壁是起伏不平的。缺乏的顺应性似乎往往源自缺乏足够的吸力。未来对BRAVA胸罩的设计改进可能有助于解决这些问题。

在初始评估和整个预扩张期间,重要的是教导和激励患者。我们经常使用"3 vs. 30"规则:"您愿意每天花费8～12小时穿戴BRAVA胸罩,坚持3周,还是愿意接受在接下来的30年里在您身体内有1对乳房假体?"

扩张的终点

教育患者了解自身所需扩张的程度也很重要。患者常常认为扩张到自身所需的乳房大小,就可以停止了,这是一个错误的观念。应用BRA-VA扩张程度必须大于所需体积,这样才能为待移植的脂肪提供较大潜在空间。我们已经为患者制定了"1-2-3原则",有助于他们更容易地理解扩张的终点。

"1-2-3原则":如果你现有的乳房大小是"1",你想达到乳房大小为原来的"2"倍,那么你必须扩张到原始乳房大小的"3"倍(图118.28)。

为患者设定一个目标日期,但是,这个日期不是绝对的。如前所述,只有在充分扩张的情况下才能进行手术。如何评估是否达到适度扩张,可以通过定期到医疗机构进行现场随访评估,也可以通过发送扩张的照片来远程评估,这样可以方便距离较远的患者。一旦医生提供手术日期,医生将为不合格的患者行为和不适当的乳房扩张承担所有风险,而这些可能发生的情况是医生无法控制的。设定手术日期可以被理解为将进行手术的隐含保证,而在术前准备不充分的情况下可能会带来麻烦。

实际操作程序:技术指导

手术当天

患者在手术当天穿着BRAVA胸罩到达手术室。术前,先标记出被抽脂的区域,然后在乳房周围标记出穿刺点。对于有紧缩的区域重点标记,有助于稍后进行经皮3D网状松解纠正畸形。在乳房周围标记8～12个穿刺点。完成标记后,重新佩戴BRAVA胸罩。患者进入手术室,置于仰卧位,施行全身麻醉,圆顶仍然在原来的位置,且利用手动抽吸提供负压。在手术的抽脂阶段,麻醉医生间断地监测吸力,以便持续施加负压以最大限度地增加受区空间。

脂肪获取

通常使用12G多孔套管进行抽脂。使用的套管尺寸越小,越有助于减少皮下组织创伤,以及针道快速恢复,同时可以获取更小的脂肪小叶,获得更好的脂肪流动性和减少脂肪结块。多个侧孔有利于高效和快速地获取脂肪。通常使用以下2种收集技术之一。

(1)注射器收集方法(图118.29)。

(2)机器"连续吸脂"方法(图118.30和图118.31)。

收集脂肪后,有2种方法去除晶体杂质:

(1)"袋离心"方法:将先前提到的100 ml静脉输液袋悬挂在手动的5:1齿轮比旋转器上,并以低转速(约2 g)离心几分钟。将所得的晶体放出,剩下的脂肪就可以重新注射了(图118.5)。

(2)"双倾析"方法:机器抽脂过程中,可以更换多个收集罐,将收集罐静置10分钟,使脂肪与晶体分离。然后用60 ml注射器将这种脂肪直接从

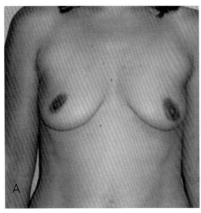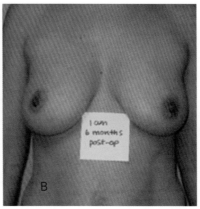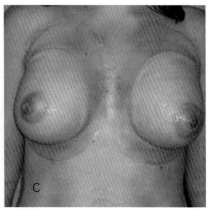

图118.28 "1-2-3原则":1位患者(A),如果想要乳房体积变成原来的2倍(B),则需要3倍扩张效果(C)。患者不能只扩张到她们想要的大小就停止,必须超量扩张,超过她们理想的体积才能到最佳效果(图片中黄色贴纸:术后6个月效果)。

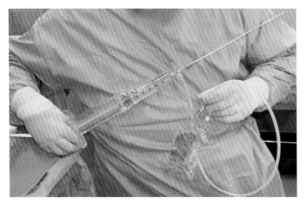

图118.29 注射器收集法获取脂肪。收集的脂肪通过一种特殊的旋塞阀经输液管转移到一个100 ml无菌静脉输液袋中,这过程中只有少量或没有空气暴露。

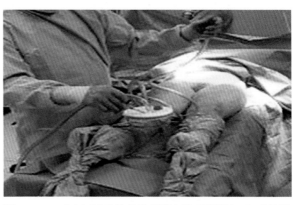

图118.31 图中展示的是仪器"连续吸脂"法,左手的管道连接吸脂套管,右手的管道连接吸脂机器。术野中的无菌罐用来收集脂肪。

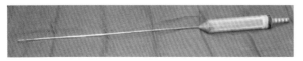

图118.30 这是一个12 G多孔套管连接一个符合人体工学的手柄,可在机器"连续吸脂"方法中使用。这种套管减轻操作者的疲劳程度,减少管道与手柄连接处的故障。

表118.6 两种方法比较

收集方法	分离方法
注射器	袋式离心
机器"在线"	双重倾析

收集罐中抽出,将注射器头朝下放置在量筒中静置10分钟,接着进行第二次。将60 ml注射器离心也是可行的。

一般来说当使用注射器抽脂,那么接下来一般使用低速离心法,如果使用机器"连续吸脂"法,那么接下来一般使用双倾析法。正好对应之前两位作者的选择(表118.6)。事实上,采用这两种技术可能都会产生可重复的结果,因为我们都认同

受区的准备工作(适度扩张)才是至关重要的。

如前所述,使用BRAVA对受区进行过度扩张比浓缩脂肪更重要。对受区部位的过度扩张使我们有机会注射低浓缩脂肪。这种低浓缩脂肪理论上创伤较小、流动性更好、弥散性更好,因为它浓度较低,而且加工所需的手术时间和人工也较少。如前所述,过去我们强调脂肪移植的"过度纠正",从而导致过度拥挤,高间隙压力和脂肪坏死,

现在可以在脂肪移植前进行受区部位的扩张。从脂肪抽吸物中将晶体剔除之后，就可以开始准备注射。注射过程使用15 cm Coleman侧孔针头。

移植技术

注射技术各有千秋，对脂肪移植物的存活也起重要作用。应该避免注射入空腔或成块注射。这通常导致脂肪液化坏死和脂肪囊肿。最可靠的方法可能是之前所述的"映射技术"，可以将脂肪细胞均匀扩散地注入受区，并具有最高的表面－体积、移植物－受区接触比。虽然"映射技术"花费的时间比之前描述的"逆向抽脂技术"更长，但是对于那些刚开始接触大体积脂肪移植的人可能更适用（图118.32）。

经皮三维网状松解技术

管状乳房畸形和其他紧缩畸形的乳房校正可以在脂肪移植后立刻进行，使用选择性经皮松解收缩带的方法进行治疗，我们称之为经皮三维网状松解技术。在这些类型的畸形显示了乳房内部实质收缩畸形和乳房美学缺陷，单靠增加体积不能充分解决问题。历史上纠正结节性乳房畸形是通过开放手术从内部松解收缩带，这种方法称为"scoring"。与经典技术相比，BRAVA胸罩在管状乳房畸形外部给予负压，接着将脂肪植入非手术扩张的乳房实质内，使外科医生可以使用经皮针在内部手动释放收缩带。松解后，立即注射脂肪填充新创建出的空间并保持释放状态。该技术可使用经皮针进行。正如皮肤移植物在二维平面上被融入以增加其覆盖面一样，经皮三维松解技术是在之前非手术外部扩张乳房的基础上在三维水平进一步扩大乳房实质的方法（图118.33）。

不对称填充

与乳房假体的球形限制不同，脂肪移植可以植入复杂的三维形状和"优先填充"下垂的乳房，特别是对 Baker Ⅰ型和Ⅱ型下垂乳房的下极填充。在乳房不对称的情况下，患者通常希望同时增加两个乳房的体积。在这些情况下，可以在移植时优先用更多的移植材料填充较小侧乳房，但是乳房在术前扩张应按常规程序扩张。最后，胸部重建后的小缺陷，例如横行腹直肌肌皮瓣（TRAM）和臀下动脉穿支皮瓣的Ⅱ区脂肪坏死和盐水假体隆胸后的波纹现象可以通过给予局部外扩张和脂肪移植来解决。

假体取出后的皮下填充

治疗乳房假体"变形"患者时，取出假体后需要消灭假体囊腔。通常需要6～12个月，然而大部分患者不想等待这么长时间。在假体取出时，皮下间隙是相当多的。因此，给初期适度（每侧乳房

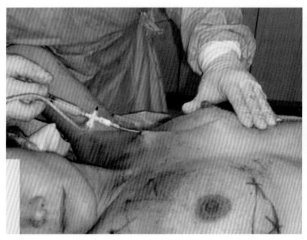
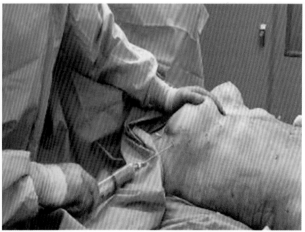

图118.32 "映射技术"（左）和逆向抽脂技术（右）。在映射技术中，边回撤针头边注射脂肪。在逆向抽脂技术中，类似抽脂的运动中就形成了一股稳定的注射流。

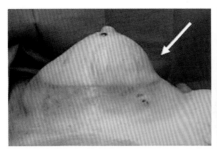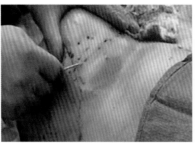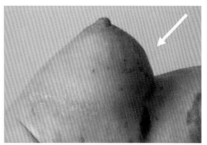

图118.33　脂肪移植后,注射的脂肪形成一种内部牵拉效应,方便我们观察到特定的瘢痕畸形或牵拉的韧带,图中可见患者在右乳植入600 ml脂肪后立即出现了"双泡"畸形(左)。经皮多点插入14号针头释放收缩带(中),不规则区域立即得到纠正,脂肪马上填满释放的空间,乳房形态更加美观,图为术后5天(右)。

100～150 ml)的脂肪移植创造了条件,这一步骤在外部扩张前进行更有利于患者,原因有2个:①患者在取出假体后将出现一定体积;②扩张过程将从更大的初始体积开始,否则在取出假体时没有同时进行脂肪移植,则初始体积将会更小。

脂肪移植后,乳房大小和形态的美学终点:一种模式的转变

外科医生期望得到的乳房美学结果有一个重大的模式转变,就是从假体隆乳转变到大容量脂肪移植隆乳。使用假体隆乳时,手术台上就可以对乳房的各项美学尺寸进行测量,包括大小、对称性和形态,并且更多的是"所见即所得"(你所看到的是你所得到的最终结果)。大容量脂肪移植时,手术台上得到的结果代表一整个动态过程的第一阶段。首先,扩张本身和脂肪抽吸时产生了一定体积的液体,这部分液体将在脂肪移植后的5～10天内被重新吸收。外科医生不用太担心在手术台上"乳房"看起来太大,而应该关注注射材料的体积。第二,由于脂肪移植的体积增加是散布在整个实质内,不像假体隆乳的体积增加是在一个完整的腔隙内,所以脂肪移植后的乳房在手术台上看起来会有些形态不规则,这在术后早期会消失,并且不需要额外的调整。

术后管理

在脂肪移植术后的24小时内,不需要使用外部加压或负压。患者使用常规抽脂手术后用的弹力带。脂肪移植后的24～48小时开始,患者佩戴BRAVA,低吸力下使用10～14天。手术后的护理中,BRAVA可能起到了夹板固定作用。众所周知,固定在皮肤移植的术后护理中是相当重要的。相反,由BRAVA胸罩施加的低负压可能有助于固定脂肪细胞,并有助于移植物的新生血管形成。无论如何,术后应用BRAVA胸罩可以保护乳房免受外伤,外伤可能会导致移植物移位,并可能影响新生血管形成。

假设在手术后阶段使用BRAVA胸罩,其产生的负压环境可能会使更多的间质液体进入受区,这可能不利于新生血管形成(James W. May, Jr., MD)。我们在术后没有观察到乳房水肿,而是由于间质液体从受区减少引起的乳房收缩。我们建议在术后使用BRAVA,使用电池驱动的运动收缩泵,这样产生的吸力较低,不会吸收过多的液体。固定和外部保护的积极作用可能超过了可能存在的液体蓄积产生的潜在负面影响。

病例演示:隆乳

病例1:一期隆乳

一名28岁的未生育女性患者要求隆乳。她对乳房的整体形态感到满意。她的乳房外观相对对称,发育良好,质地柔软,没有收缩或质硬的现象。她不想要乳房假体。最初使用手持泵式BRAVA预扩张,每天10小时,持续3周。作为一名依从性很好的患者,经过几次办公室随诊,她的

扩张进行顺利。经过3周扩张后,她接受了脂肪移植手术,从大腿上抽取脂肪后注入乳房中,每侧乳房400 ml。术后6个月隆乳效果稳定下来。某些患者单独使用吸脂术可能无法得到满意效果,但也可以获得足够量的脂肪。这种情况也表明,并非所有未生育患者的扩张效果都不好。乳房的解剖和患者自身的依从性对于成功的扩张同样至关重要(图118.34)。

病例2:假体取出术后的隆乳

一名59岁的女性,既往曾有乳房硅胶假体植入史,15年前由于并发症,已经将假体取出。在假体取出时乳房组织已经萎缩和变薄,外科医生进行Wise模式,乳房提升术以去除多余的皮肤。患者对于尺寸缩小和外观塌陷的乳房不满意,但不希望继续使用假体。

当她考虑做大腿整形术时,包括一期的大腿吸脂术和6~8个月后的大腿提升术,医生和她讨论了如何使用抽出的脂肪进行隆乳的可能性。患者在术前佩戴BRAVA胸罩,使用手动高压泵,每天傍晚开始到上半夜佩戴共8小时,持续3周。这名患者是一名执业医师,工作非常忙,按时佩戴对她是一个挑战。尽管她的顺应性不是太理想,但她具有足够的实质和松弛的皮肤可以获得充分扩张,以便在大腿吸脂术期间在每个乳房中注入600 ml的脂肪。6个月后,她的乳房体积明显增大,维持效果很好。乳房假体取出的患者已经经历了明显的皮肤扩张以及假体被取出后的皮下实质冗余。这是一个脂肪填充的好机会(图118.35)。

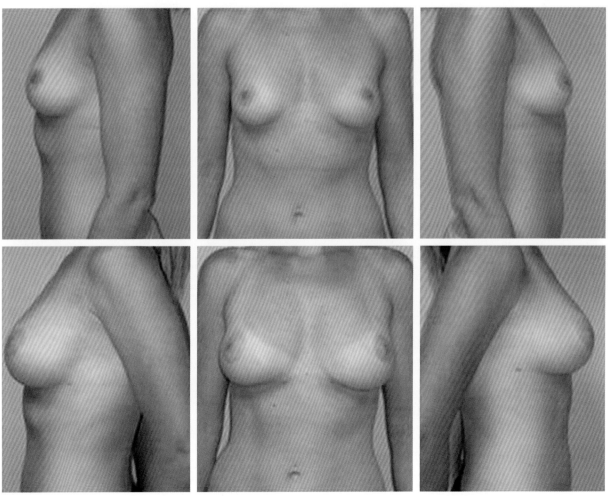

图118.34 未生育患者,乳房质地柔软,术前扩张效果佳。下排是脂肪移植术后6个月的图片(病例来源:Dr. Daniel Del Vecchio)。

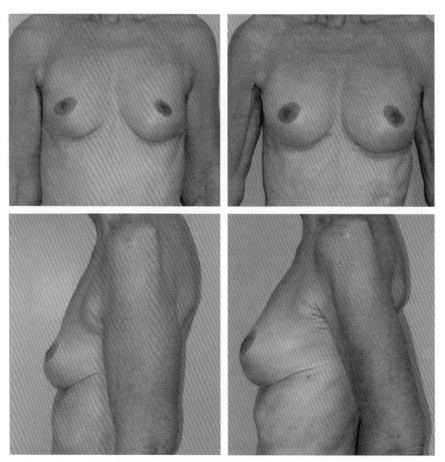

图 118.35　乳房假体取出术后的患者是应用 BRAVA 联合脂肪移植的合理人选。

病例 3：二期隆乳——管状乳房畸形

一名 32 岁的女性患者，有管状乳房畸形，想要增加乳腺尺寸，改善外观。她的乳房下皱襞收缩畸形，乳头、乳晕也被乳腺实质牵拉。她不想要乳房假体。在首次脂肪移植手术之前，她首先佩戴 BRAVA，使用低压电池供电的低压泵进行扩张，持续 3 周，随后进行脂肪移植，在每侧乳房中注射 300 ml 脂肪，然后使用细针释放乳晕周围牵拉组织。这个病例中，我们认为运动泵产生的低负压并不是最佳的，使用手持式泵可以产生更大负压，扩张效果更好。

4 个月后，她用手持式泵 BRAVA 进行第二次扩张及脂肪移植，每侧乳房植入 350 ml 脂肪。对比她术前和第二次术后 8 个月照片及 MRI，可以看到乳房的体积明显增加，乳房美观性也显著改善（图 118.36 和图 118.37）。

科学性、外科手术和患者：脂肪移植隆乳的未来

现在关于乳房的脂肪移植还存在很多未知的科学理论。这一技术还存有很多未知的影响因素，包括干细胞、芳香化酶的作用、潜在的致癌作用，囊肿、脂肪坏死引起的乳腺 X 线片阅片困难和乳腺癌检测难度等。在接下来的几十年中，这些问题包括安全性问题将得到更好的解答。一些已有的证据表明移植的脂肪具有再生作用[38]。多国及多中心正在评估脂肪移植用于填充肿瘤切除术后的缺损效果[40]。将来我们可能会知道，乳房的脂肪移植与肿瘤的关系是促进作用还是预防作用。

临床上，根据病例报道、少量临床数据和有限的经验，我们知道如今在美国自体脂肪移植用于隆乳不再被排除在标准治疗之外。我们也知道手

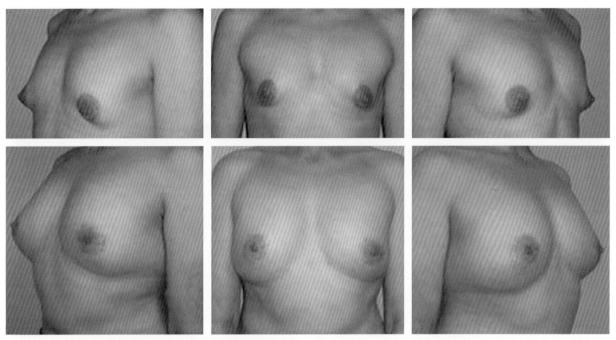

图118.36 管状乳房畸形也可以经过隆乳重塑乳房外形,一般需要经过2个阶段(病例来源:Dr. Daniel Del Vecchio)。

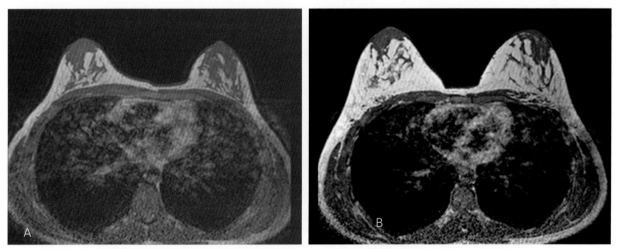

图118.37 A. 病例3患者扩张前MRI图像。B. 二阶段脂肪移植后6个月MRI图像。

术可以在合理的时间(2～3小时)内完成,并且经过体格和MRI检查可以看到1年后仍然有稳定的效果[41]。我们也知道近期并发症的发生率极低。技术的标准化、临床实践技术的改进和标准的术前乳腺影像学检查对于患者安全性和结果的持续观察是必要的。

2007年,美国人口约有3亿人,其中1.5亿是女性。美国在当年共完成33.7万例隆乳手术[13]。这说明目前每年接受隆胸的美国女性的比例为0.23%。这些数据看起来不大,让人觉得联合

BRAVA的大容量脂肪移植也没有什么值得兴奋的,除非这一过程与隆乳在结果上没有可比性。渴望隆乳患者能接受外科手术和手术瘢痕,愿意接受10年或更少的假体寿命,并在假体寿命到期后接受额外的手术。

如果可以不涉及手术切口及人造假体,并且可以把多余的脂肪转移到胸部,那么愿意接受隆乳的女性比例可能会高得多。在美国销售的胸罩中约有30%是衬垫胸罩[42]。根据这一采购行为推断,在美国约有1 700万妇女希望她们的乳房比实

际尺寸更大。

这些数据表明,对于每一个实际进行隆乳的女性来说,其背后至少有100名希望让乳房增大的女性。有意愿使用多余的脂肪通过脂肪移植方式隆乳的人群,可能介于愿意接受外科手术假体隆乳和使用衬垫胸罩的女性之间。

争议话题

我们还处在使用脂肪移植隆乳和乳房重建的早期阶段。我们仍有很多疑问,但是大部分疑问暂时都无法解答,且提出问题要比回答问题容易。下文陈述了这一技术近、中、远期面临的一些最大的争议和挑战。

乳腺癌的成像和检测

1987年,美国整形外科医师协会发表文章强烈地谴责乳房的脂肪移植,指出脂肪移植将影响乳腺癌的检测。已经证明有时在乳房中的脂肪移植会形成微小钙化。然而,这些微钙化在阅片时将被分类为BI-RAD 1,且通常与提示恶性肿瘤较高等级的恶性钙化区分开。

致癌风险

在9位女性中,就有1位的乳房将会恶变,需要大量的临床和基础科学工作来阐明脂肪移植对乳腺成像和乳腺癌检测的影响。虽然乳房的脂肪移植仍处于起步阶段,但是建立安全标准以便将来为更多患者和临床医生服务是非常重要的。虽然本章有助于定义乳房中脂肪移植的当前标准,

但我们期望临床和基础科学将迅速发展,并改善当前的行业标准。

除了一些公认的易感因素,乳腺癌的病因被认为是多因素的。然而,有人提出了一个问题,因为芳香化酶在脂肪组织中存在活性,乳房中存在更多的脂肪可能是有害的[43](芳香化酶是雌激素合成中的关键酶,抑制其作用是雌激素阳性乳腺癌的有效治疗方法)。在该文成文时,该假设的有效性还未被证实。理论上,填充的脂肪降低了乳房组织与乳房体积的比例,这也应该降低了乳腺癌风险,因为众所周知,密度低的乳房患癌症的风险较低。此外,需要大规模研究来证明任何统计学的正负相关性,几乎是很难完成的。有趣的是,有研究发现,乳房硅胶假体有潜在激活芳香化酶的作用。尽管如此,乳房假体现在已被证明是非致癌性的。我们已有数十万次经验,应用脂肪瓣和TRAM皮瓣填充到已发生癌症的残余组织中,没有任何回顾性或前瞻性研究证据证实,这些操作中填充的脂肪会增加乳腺癌的复发风险[44]。

此外,如果脂肪坏死是潜在的罪魁祸首,外科医生已经进行数千次缩乳成形术,其发生脂肪坏死的概率为50%,也没有证据证实增加乳腺癌的患病风险。事实上,缩乳成形术后乳腺癌的发病率有所下降[45]。

在实验和临床文献以及经验中完全没有证据证明乳房的脂肪移植是致癌的。在接下来的10年中,这种技术的普及将更好地揭示脂肪移植的科学原理,并通过标准化流程来优化植入物体积,最重要的是更好地保证患者的安全性。

编者评论

作者对BRAVA系统及其在脂肪移植隆乳中的作用进行了系统全面的回顾。BRAVA系统已经在临床应用多年,尽管它单独应用于隆乳的效果有限,只能增加大约100 ml的体积,但它在脂肪移植中受区的预扩张作用越来越受到重视。这主要与BRAVA装置形成的负压系统引起的实质增生和血管生成作用有关。这些相应地导致乳房实质、皮下脂肪和胸大肌的容量变大,转而促进注射脂肪的血运重建。

作者强调在这一程序中应用适当技术的重

要性。密切注意注射体积至关重要。大容量注射存在潜在失败风险,小容量注射相对看不到效果。脂肪移植就像一门艺术,你需要掌握一个尺度,能够最大限度地提高移植物体积和减少移植物被吸收。有趣的是,Coleman 医生和 Khouri 医生在脂肪获取和脂肪制备的某些意见有所分歧。Coleman 医生是一个坚信脂肪离心的人,而 Khouri 医生则不是,反对离心的主要理由是高速离心会引起脂肪聚集和损伤,并强调不要将脂肪直接注射到乳腺实质中,而应该注射到皮下脂肪和胸大肌层中。

作者提到 BRAVA 系统的另一个应用是乳房切除术后的乳房重建。这种应用的原理和概念与隆胸的原理和概念非常相似,即用 BRAVA 预先扩张,然后进行连续脂肪移植。虽然我觉得这是一个潜在的实用的技术,但我担心的是它的应用程度有限。我观察到大多数女性会倾向于选择提供即时效果的手术或操作。如果需要脂肪填充的话,肌皮瓣和脂肪皮瓣的应用已经非常成熟。这种技术的限制在于需要花费较长的时间才能达到想要的效果,而且也需要考虑供区,这点在体型较瘦的女性中变得尤为突出。

总的来说,我认为这是非常重要的一章。读者开始认识到与脂肪移植的相关细节,并逐步了解成功移植的关键因素。据说 Khouri 医生就这个话题进行了演讲,很显然他在研究某项技术,而且有一天这项技术可能被许多外科医生和患者接受。

(M.Y.N.)

参考文献

[1] American Society of Plastic Surgeons. Fat transfer/fat graft and fat injection. ASPS guiding principles. January 2009. Available at: http://www.plasticsurgery.org/Documents/ Medical_Profesionals/Health_Policy/guiding_principles/ASPS- Fat- Transfer- Graft- Guiding-Principles.pdf. Accessed July 16, 2010.

[2] Illouz YG. Body contouring by lipolysis: a five year experience with over 3000 cases. *Plast Reconstr Surg* 1983;72(5):591-597.

[3] Bircoll M, Novack, BH. Autologous fat transplantation employing liposuction techniques. *Ann Plast Surg* 1987;18(4):327-329.

[4] Bircoll M. Cosmetic breast augmentation utilizing autologous fat and liposuction techniques. *Plast Reconstr Surg* 1987;79(2):267-271.

[5] ASPS Ad-Hoc Committee on New Procedures. Report on autologous fat transplantation. *Plast Surg Nurs* 1987;7:140-141.

[6] Baker T. Presentation on BRAVA nonsurgical breast expansion, American Society for Aesthetic Plastic Surgery Annual Meeting, Orlando, Florida, 2006.

[7] Khouri R. Follow up presentation on BRAVA nonsurgical breast expansion, American Society for Aesthetic Plastic Surgery Annual Meeting, San Diego, California, 2008.

[8] Coleman SR, Saboeiro AP. Fat grafting to the breast revisited: safety and efficacy. *Plast Reconstr Surg* 2007;119(3):775-785.

[9] Tse GM, Tan PH, Pang AL, et al. Calcification in breast lesions: pathologists' perspective. *J Clin Pathol* 2008;61(2):145-151.

[10] Esserman LE, Da Costa D, d'Almeida M, et al. Imaging findings after breast brachytherapy. *Am J Roentgenol* 2006;187(1):57-64.

[11] Pui MH, Movson IJ. Fatty tissue breast lesions. *Clin Imaging* 2003;27(3):150-155.

[12] Bilgen IG, Ustun EE, Memis A. Fat necrosis of the breast: clinical, mammographic and sonographic features. *Eur J Radiol* 2001;39(2):92-99.

[13] Missana MC, Laurent I, Barreau L, et al. Autologous fat transfer in reconstructive breast surgery: indications, technique and results. *Eur J Surg Oncol* 2007;33(6):685-690.

[14] Gosset J, Guerin N, Toussoun G, et al. Radiological evaluation after lipomodelling for correction of breast conservative treatment sequelae. *Ann Chir Plast Esthet* 2008;53(2):178-189.

[15] Pierrefeu- Lagrange AC, Delay E, Guerin N, et al. Radiological evaluation of breasts reconstructed with lipomodeling. *Ann Chir Plast Esthet* 2006;51(1):18-28.

[16] Spear SL, Wilson HB, Lockwood MD. Fat injection to correct contour deformities in the reconstructed breast. *Plast Reconstr Surg* 2005;116(5):1300-1305.

[17] Delay E, Gosset J, Toussoun G, et al. Efficacy of lipomodelling for the management of sequelae of breast cancer conservative treatment. *Ann Chir Plast Esthet* 2008;53(2):153-168.

[18] Zocchi ML, Zuliani F. Bicompartmental breast lipostructuring. *Aesthet Plast Surg* 2008;32(2):313-328.

[19] Moseley TA, Zhu M, Hedrick MH. Adipose-derived stem and progenitor cells as fillers in plastic and reconstructive surgery. *Plast Reconstr Surg* 2006;118(3S)(suppl 1):121S-128S.

[20] Zheng DN, Li QF, Lei H, et al. Autologous fat grafting to the breast for cosmetic enhancement: experience in 66 patients with long-term follow up. *J Plast Reconstr Aesthet Surg* 2008;61(7):792-798.

[21] Kanchwala SK, Glatt BS, Conant EF, et al. Autologous fat grafting to the reconstructed breast: the management of acquired contour deformities. *Plast Reconstr Surg* 2009;124(2):409-418.

[22] Shiffman MA, Mirrafati S. Fat transfer techniques: the effect of harvest and transfer methods on adipocyte viability and review of the literature. *Dermatol Surg* 201;27(9):819-826.

[23] Kaufman MR, Miller TA, Huang C, et al. Autologous fat transfer

for facial recontouring: is there science behind the art? *Plast Reconstr Surg* 2007;119(7):2287-2296.

[24] Toledo LS, Mauad R. Fat injection: a 20-year revision. *Clin Plast Surg* 2006;33:47-53.

[25] Nguyen J, Medina MA, McCormack MC, et al. Enhanced fat protection and survival in fat transplantation via treatment with poloxamer 188. *J Surg Res* 2009;151(2):210-211.

[26] Cytori Therapeutics. Adipose-derived stem and regenerative cells improve fat graft retention in preclinical study. Press Release. December 15, 2007.

[27] Medina MA, Nguyen J, McCormack M, et al. High-throughput model for adipocyte preservation. Presented at the 26th Annual Meeting, Northeastern Society of Plastic Surgeons, Philadelphia, Pennsylvania, October 2008.

[28] Herman AR. The history of skin grafts. *J Drugs Dermatol* 2002;1(3):298-301.

[29] Bucky LP, Godek CP. Discussion of "The behavior of fat grafts in recipient areas with enhanced vascularity" by Baran CN, et al. *Plast Reconstr Surg* 2002;109(5):1652.

[30] Karacaoglu E, Kizilkaya E, Cermik H, et al. The role of recipient sites in fat-graft survival: experimental study. *Ann Plast Surg* 2005;55(1):63-68.

[31] Schlenz I, Kaider A. The BRAVA external tissue expander: is breast enlargement without surgery a reality? *Plast Reconstr Surg* 2007;120(6):1680-1689.

[32] Khouri RK, Schlenz I, Murphy BJ, et al. Nonsurgical breast enlargement using an external soft-tissue expansion system. *Plast Reconstr Surg* 2000;105(7):2513-2514.

[33] Khouri RK, Baker TJ. Initial experience with the BRAVA nonsurgical system of breast enhancement. *Plast Reconstr Surg* 2002;110(6):1593-1595.

[34] Smith CJ. Initial experience with the BRAVA nonsurgical system of breast enhancement: reply. *Plast Reconstr Surg* 2002;110(6):1595-1598.

[35] Greco RJ. Nonsurgical breast enhancement: fact or fiction? *Plast Reconstr Surg* 2002;110(1):337-339.

[36] Morykwas MJ, Argenta LC, Shelton-Brown EI, et al. Vacuum assisted closure: a new method for wound control and treatment: animal studies and basic foundation. *Ann Plast Surg* 1997;38(6):553-562.

[37] Hofer SOP, Knight KM, Cooper-White JJ, et al. Increasing the volume of vascularized tissue formation in engineered constructs: an experimental study in rats. *Plast Reconstr Surg* 2003;111(3):1186-1192.

[38] Rigotti G, Marchi A, Galiè M, et al. Clinical treatment of radiotherapy tissue damage by lipoaspirate transplant: a healing process mediated by adipose-derived adult stem cells. *Plast Reconstr Surg* 2007;119(5):1409-1422.

[39] American Society of Plastic Surgeons. 2009 Plastic surgery procedural statistics. Available at: http://www.plasticsurgery.org/x9972.xml. Accessed July 16, 2010.

[40] ClinicalTrials.gov. Study of Autologous Fat Enhanced w/Regenerative Cells Transplanted to Reconstruct Breast Deformities After Lumpectomy (RESTORE-2). Available at: http://clinicaltrials.gov/ct2/show/NCT00616135. Accessed July 16, 2010.

[41] Del Vecchio D, Bucky L. Breast reconstruction and breast augmentation using non-operative pre expansion and mega-volume fat grafting. A clinical and radiological study. Presented at the Northeastern Society of Plastic Surgeons Annual Meeting, Charleston, South Carolina, September 2009.

[42] Roger K. US bra sales statistics, 1960-1982. Available at: www.corsetiere.net/Spirella/ Roger_Bra_Sales.htm. Accessed July 16, 2010.

[43] Purohit A, Ghilchik MW, Duncan L, et al. Aromatase activity and interleukin-6 production by normal and malignant breast tissues. *J Clin Endocrinol Metab* 1995;80(10):3052-3058.

[44] Slavin SA, Love SM, Goldwyn RM. Recurrent breast cancer following immediate reconstruction with myocutaneous flaps. *Plast Reconstr Surg* 1994;93(6):1191-1204.

[45] Boice JD Jr, Persson I, Brinton LA, et al. Breast cancer following breast reduction surgery in Sweden. *Plast Reconstr Surg* 2000;106(4):755-762.

筒状乳房和其他复杂畸形乳房的隆胸手术

Augmentation Mammaplasty in the Patient With Tuberous Breasts and Other Complex Anomalies

引言

或许其他畸形的乳房不会像筒状乳房那样,手术具有挑战性的高难度。虽然具有较普遍的临床表现,但在最严重的病例中,其畸形的程度也是有显著差异的。一般来说,所有乳房的成分都应存在于包括一个乳头和乳晕的乳腺组织中。然而,这些结构关系错乱或者不对称程度会形成畸形的乳房形态。事实上,对有不同程度筒状乳房畸形的年轻女性来说,这种状态带来的情绪后遗症是毁灭性的。

畸形

筒状乳房畸形通常表现为:乳房基底直径缩小、乳房下皱襞高而缩窄、乳腺发育不全,像"疝"又像从乳头－乳晕突出的乳房胞芽。一侧乳房小而受累严重,乳房明显不对称,另一侧乳房大而致密,乳房下皱襞紧,这种情况并不罕见(图119.1)。

手术设计

筒状乳房的手术设计取决于其畸形的严重程度。治疗方案的选择从简单的隆乳术到乳房皮肤

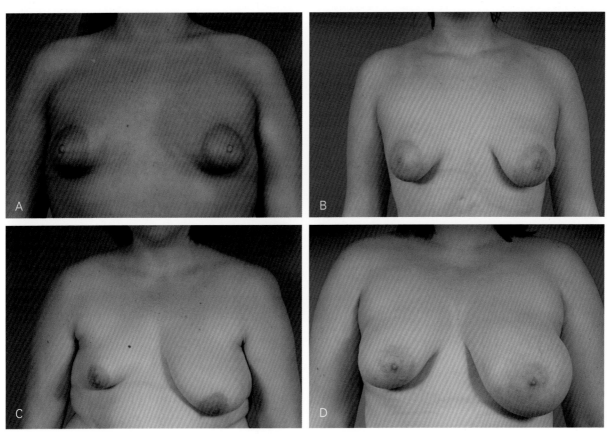

图119.1 筒状乳房畸形患者不同的临床表现。

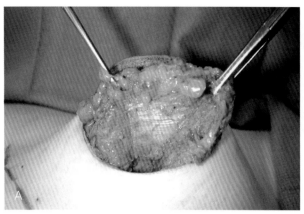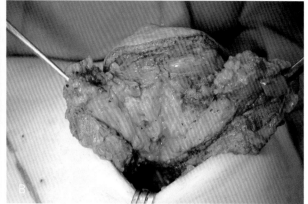

图119.2　A. 筒状乳房畸形患者的乳房基底部通常会有条索状韧带牵拉腺体并影响乳房组织正常的膨隆。B. 切断条索状韧带,释放束缚的乳房基底,乳房重新膨隆恢复常态。

囊袋扩张重建术。软组织处理包括是否采用内部皮瓣环乳晕悬吊固定术。为患者选择最好的手术技术要求术前充分评估所有导致乳房畸形的结构。一旦确定了这些变异的结构,就可以调整手术方式并制订出最终的手术方案。

选用假体或组织扩张器来重塑乳房下皱襞是术前最重要的外科决策。轻中度乳房下皱襞缩窄畸形的患者,可采用沿乳头向四周放射状分离软组织的方式释放足够空间,之后植入假体,以便顺利重塑乳房下皱襞。这种软组织的松解释放会贯穿乳腺实质延伸至真皮下(图119.2)。当然,乳房软组织松解释放后,如果乳房下极仍局部紧绷,那么用组织扩张器置入是更好的选择。重度乳房下皱襞缩窄畸形的患者,乳房下极皮肤无生理性扩张,因此需要置入组织扩张器来创造一个光滑、轮廓圆形且外观有吸引力的乳房。在术前确定是否需要组织扩张器是很困难的,术中也很难判断乳房软组织充分松解后是否得到完美的乳房下极,这一决定还取决于医疗保险。遗憾的是,一些保险范围不包含筒状乳房畸形的整形手术。出于这个原因,许多患者不得不自费承担整形手术的费用,并希望尽可能减少潜在的花费。这往往会使整形外科医生陷于困境:焦虑烦躁的患者、对严重畸形矫正术有较高期望值的家属和仅能负担一次手术费用之间的矛盾。在这种情况下,患者会更愿意植入假体,而不是选择组织扩张器,以避免二次手术的额外费用。术前与患者及家属充分沟通

单次手术植入假体最终效果的局限性,以避免其术后失望,让患者知情同意并签署正式的手术同意书(图119.3)。

轻度下皱襞缩窄畸形

轻度筒状乳房畸形表现为单侧或双侧的乳房中部下皱襞区域呈管形乳房发育不全。若术前未认识到这一点,单纯的隆胸术后将出现乳房形态不良,效果令医生和患者失望。为了防止这种畸形的发生,充分松解乳房中下部这一区域的软组织是很有必要的,需呈放射状剥离乳腺组织至真皮下。剥离组织形成腺体下或胸肌下囊腔对这种畸形矫正十分有益,因为这样做可以防止乳房内下角完整的肌肉牵拉束缚乳房形态,使乳房外形

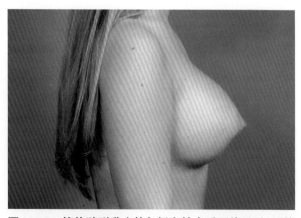

图119.3　筒状畸形乳房的年轻女性术后照片显示,尽管进一步松解释放软组织并植入假体,但乳房还是呈现一个顽固的下极轮廓畸形。

改善成为可能。通常,随着软组织松解释放,乳房假体就能够满足乳房容量的需要去填充乳房下极,尤其是乳房的中下部而获得满意的手术效果(图119.4)。

挛缩与肥大

筒状乳房畸形的另一个常见表现是乳房过大,但乳房下皱襞位置偏高且相对狭窄。这部分患者乳房体积过大,乳头和乳晕向缩窄的乳房下皱襞"弯曲",从而呈现出一个严重下垂的外观,且乳晕也被拉大。对这部分患者的治疗方式相当明确,任何的乳房缩小技术都可以用于纠正这类乳房畸形。我个人倾向于SPAIR乳房成形术(环乳晕的小切口内侧蒂缩乳术)。内侧蒂形成的同时释放了内侧缩窄基底,内缝合重塑乳房外形,垂直褥式缝合重塑乳房皮肤囊袋,环状荷包缝合缩小乳晕直径。综合运用上述外科技术将体现对这类筒状畸形乳房矫正的独特的治疗优势,术前充分考虑手术细节将获得更好的手术效果(图119.5)。

单侧发育不全

筒状乳房畸形的另一种常见表现是单侧乳房缩窄发育不全。这类患者治疗上既要关注畸形乳房矫正,还要关注双侧乳房对称性。典型的年轻患者在发育过程中双乳不对称逐渐突显,到14～

15岁的时候,她们就会来院咨询。一种引人注目的手术策略是,在患者乳房皮下置入组织扩张器,随着乳房发育注水扩张,要想恢复乳房对称性,在发现症状的早期就应置入扩张器。一旦扩张到达预期容量和形状,扩张器维持不变,直到乳腺发育完成。此时,直接移除扩张器更换为永久性假体。另一种选择是首次手术时放置带有可移除阀门的凝胶/盐水扩张器/假体,之后移除阀门就好。这两种手术方案为部分年轻女性患者在她们生命的重要时刻,提供一个可恢复双乳对称的绝佳方法。这个方案实施可使患者获得长期良好效果(图119.6)。

发育不全、缩窄及乳晕疝畸形

这一类筒状乳房畸形的完整临床表现包括:乳房发育不全,乳房下皱襞缩窄且高。最让人沮丧的是明显的从乳晕区突出的一个发育中的乳房胞芽状疝。这种乳头疝畸形也是患者最不可忍受的情况。

这部分患者置入组织扩张器可产生最和谐美观的远期效果。随着乳腺皮囊的扩张,乳房下皱襞缩窄被释放形成了一个充分扩张的囊袋,以便在之后的囊袋内放置与对侧乳房对称的适当大小的假体。此外,环乳晕软组织释放乳房缩小术可减轻乳腺实质疝出,从而减轻乳晕区张力,恢复一个与预期乳房大小成比例的乳晕直径。虽然手术

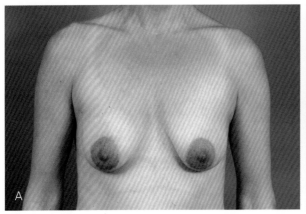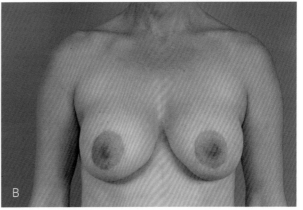

图119.4 A. 一名43岁轻度筒状乳房畸形女性的术前外观。尽管哺乳后乳房体积缩小,仍然可见到内侧乳房皱襞出现轻度紧缩。应充分认识到这一点,术前紧缩需在乳腺实质区域适当松解释放。B. 乳房下皱襞充分松解游离再隆胸的术后效果。

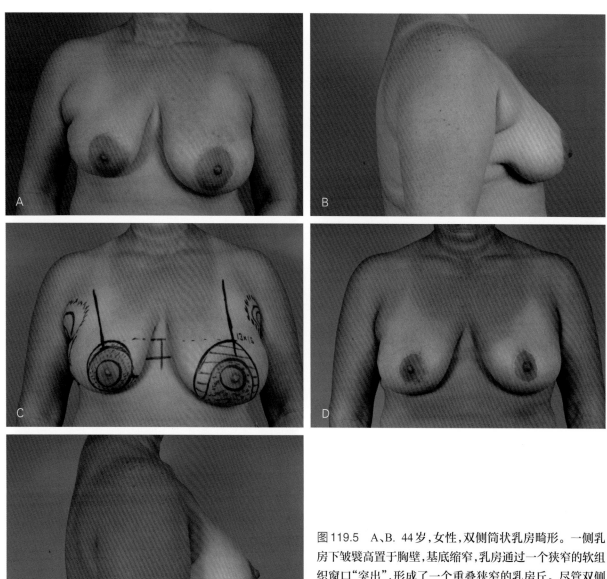

图119.5　A、B. 44岁，女性，双侧筒状乳房畸形。一侧乳房下皱襞高置于胸壁，基底缩窄，乳房通过一个狭窄的软组织窗口"突出"，形成了一个重叠狭窄的乳房丘。尽管双侧临床表现相同，但左侧乳房肥大远超过右侧。C. 术前标记左侧缩乳术及右乳SPAIR乳房固定术。D、E. 术后1年的效果：左乳切除540 g，右乳切除10 g组织。

是二期手术，但这种手术方案可以显著矫正严重的畸形，并能恢复乳房的美观和比例（图119.7）。

Poland综合征

Poland综合征患者表现为乳房发育不全伴随胸大肌胸骨端缺如，合并上肢发育障碍。这类患者的手术畸形矫正包括密不可分的2个部分：一是恢复发育不全乳房的正常体积；二是恢复腋前壁形态。需要通过转背阔肌皮瓣向前固定至胸大肌肱骨端来实现，且肌肉带来的容积可柔化重建乳房的轮廓。对于轻微畸形的患者，假体植入就能弥补缺失的乳房容积，而不需要转背阔肌皮瓣。这类患者由于胸大肌明显缺失，乳房软组织囊袋可能很薄。这样的话用解剖形毛面硅胶假体可以更好地调控乳房上极形态，填充自然，且不会出现尖锐的、不自然的外观。为使双侧对称，对侧乳房可以增加容积，以达到对称。通常运用这个简单的方法，就可以获得乳房外形显著改善（图119.8）。

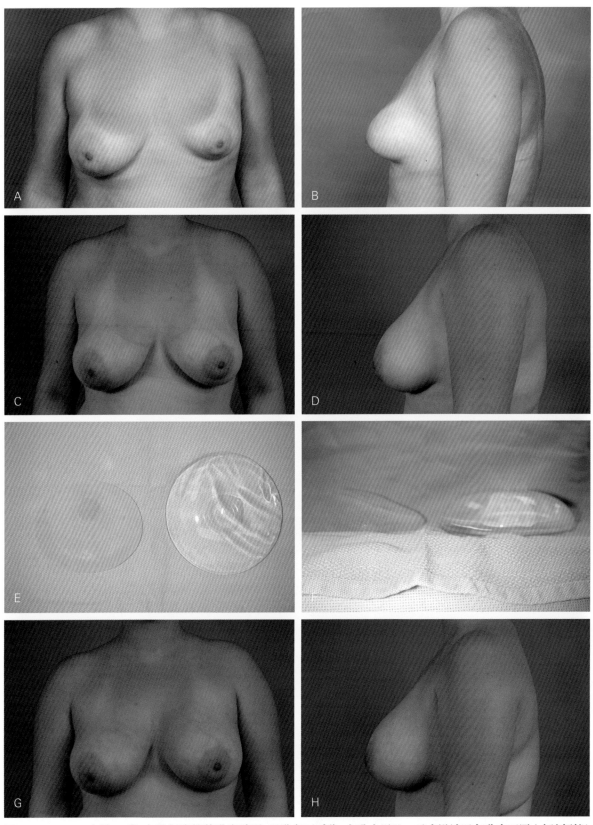

图 119.6　A、B. 女性 15 岁，左乳轻度筒状乳房畸形，双乳有不对称，右乳未累及。手术设计于左乳皮下置入解剖型组织扩张器，以扩张皮肤囊袋并留出空间。接下来的几年按体积需求逐渐扩张，直到全乳发育完成。C、D. 3 年时间，左乳皮下组织扩张器最终扩张 200 ml。E、F. 18 岁时行二次手术，组织扩张器移除，并放置一个 400 ml 的圆形光面硅胶假体。G、H. 术后左侧乳房填充隆起，皮肤囊袋下极没有挛缩，乳房的美观和对称性整体提升。

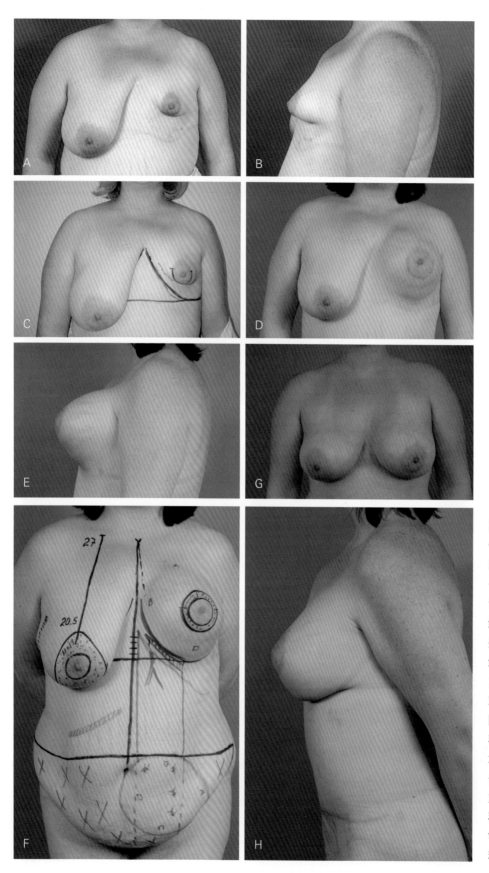

图 119.7　A、B. 30 岁女性，左乳严重的筒状乳房畸形＋右乳巨乳症。C. 结合体表投影位置，术前标记左乳解剖纹理及植入组织扩张器的位置，进行薄壁组织评分。D、E. 左乳组织扩张器的容积增加到 1120 ml 后的左乳房外观。F. 术前标记即将移除的左乳扩张器及环乳晕乳房固定术、右乳缩乳术。移除左乳扩张器后行去表皮 TRAM 皮瓣乳房重建。G、H. 手术后，左乳皮肤囊袋填满隆起，缩窄释放，患者的乳房美观和对称性都非常满意。

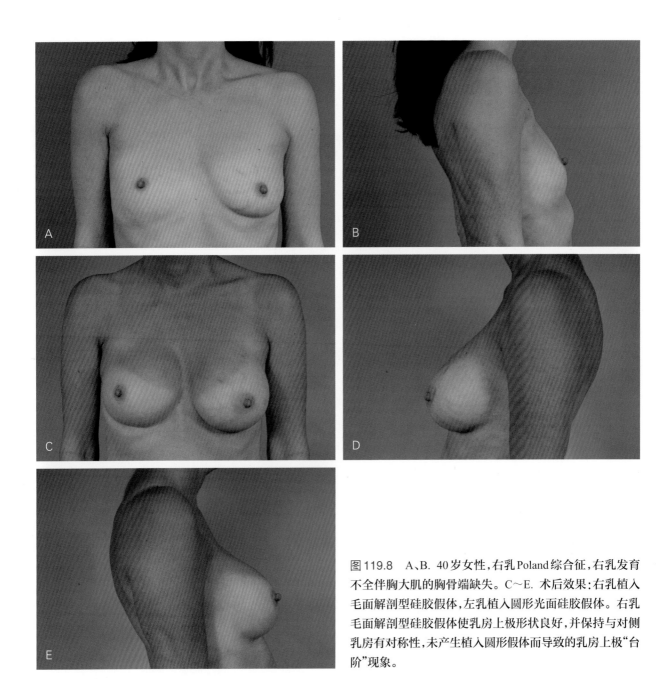

图 119.8 A、B. 40 岁女性，右乳 Poland 综合征，右乳发育不全伴胸大肌的胸骨端缺失。C～E. 术后效果：右乳植入毛面解剖型硅胶假体，左乳植入圆形光面硅胶假体。右乳毛面解剖型硅胶假体使乳房上极形状良好，并保持与对侧乳房有对称性，未产生植入圆形假体而导致的乳房上极"台阶"现象。

结论

对患者和外科医生而言，筒状乳房畸形矫正虽然困难，但凡矫正成功则非常鼓舞人心。筒状畸形乳房使患者心理严重受创，而手术成功将会改变患者这种心态。运用美学和乳房重建标准，可以完成各个层面的畸形矫正，并最终得到一个正常美学和对称的乳房。

编者评论

本章中,Hammond 医生详述筒状乳房畸形临床表现及治疗原则,并真正意识到筒状乳房畸形矫正术是整形外科医生遇到的最具挑战性的手术之一。我们缺少的是对不同程度畸形的不同治疗方案的制订方法。Hammond 医生给我们提供个体化方案制订思路,帮助我们完成手术策略的制订及实施。他将畸形分为 5 种类型:轻度下皱襞缩窄畸形、缩窄与肥大、单侧发育不全、Poland 综合征和复杂畸形,即同时包括发育不全、缩窄和乳晕疝畸形。对于每种畸形,作者均提出相应治疗策略。

在首次手术中植入永久性假体还是植入临时组织扩张器一直存在争议。Hammond 医生建议根据乳房个体化治疗,提出一阶段或二阶段的矫正方法。轻微缩窄的女性,行一次假体植入就可以矫正畸形。如存在不对称,则须植入不同尺寸的假体来满足对称性。然而,对严重畸形的患者,需使用组织扩张器获取足够的植入空间,形态及位置对称是必要的。我也发现使用一期植入 BECKER 假体和扩张后植入假体都可以达到治疗效果。当我们需要明确乳房的体积差异及决定假体的大小时,运用三维成像技术测量乳房体积十分有效。

最后,我想评论一下筒状乳房畸形可能的病因。尽管这种畸形的特征早有详述,但它的发生机制还没有被充分研究。这种状态是由于腺体、皮下组织或乳房的肌肉成分、胸壁的异常吗?我认为畸形是由于不明原因触发了乳房浅、深筋膜异常而出现的形态异常,最终导致了典型的畸形外观。这无疑是未来的一个研究方向。

(M.Y.N.)

延伸阅读

1. Atiyeh BS, Hashim HA, El-Douaihy Y, et al. Pernipple round-block technique for correction of tuberous/tubular breast deformity. *Aesthetic Plast Surg* 1998;22(4):284-288.

2. Bass CB. Herniated areolar complex. *Ann Plast Surg* 1978;1:402.

3. Choupina M, Malheiro E. Tuberous breast: a surgical challenge. *Aesthetic Plast Surg* 2002;26(1):50-53.

4. Grolleau JL, Lanfrey E, Lavigne B. Breast base anomalies: treatment strategy for tuberous breasts, minor deformities, and asymmetry. *Plast Reconstr Surg* 1999;104(7):2040-2048.

5. Hodgkinson DJ. Re: tuberous breast deformity: principles and practice. *Ann Plast Surg* 2001;47(1):97-98.

6. Hoffman S. Two-stage correction of tuberous breasts. *Plast Reconstr Surg* 1982; 69(1): 169.

7. Hoffman S. Correction of tuberous breasts. *Plast Reconstr Surg* 1998;102(3):920-921.

8. Mandrekas AD, Zambacos GJ. Aesthetic reconstruction of the tuberous breast deformity. *Plast Reconstr Surg* 2004;113(7):2231-2232.

9. Meara JG, Kolker A, Bartlett G. Tuberous breast deformity: principles and practice. *Ann Plast Surg* 2000;45(6):607-611.

10. Mira JA. Anatomic asymmetric prostheses: shaping the breast. *Aesthetic Plast Surg* 2003;27(2):94-99.

11. Rees TD, Aston SJ. The tuberous breast. *Clin Plast Surg* 1976;3: 339-347.

12. Ribeiro L, Accorsi A Jr, Buss A. Short scar correction of the tuberous breast. *Clin Plast Surg* 2002;29(3):423-431.

13. Ribiero L, Canzi W, Buss A Jr, et al. *Plast Reconstr Surg* 1998;101(1):42-50.

14. Sadove AM, van Aalst JA. Congenital and acquired pediatric breast anomalies: a review of 20 years' experience. *Plast Reconstr Surg* 2005;115(4):1039-1050.

15. Sheepers JH. Tissue expansion in the treatment of tubular breast deformity. *Br J Plast Surg* 1992;45:529.

16. Spear SL, Kassan M, Little JW. Guidelines in concentric mastopexy. *Plast Reconstr Surg* 1990;85(6):961-966.

17. Spear SL, Pelletiere CV, Menon N. One-stage augmentation combined with mastopexy: aesthetic results and patient satisfaction. *Aesthetic Plast Surg* 2004;28(5):259-267.

18. Toranto IR. Two-stage correction of tuberous breasts. *Plast Reconstr Surg* 1981;67(5):642-646.

19. Vecchione TR. A method for recontouring the domed nipple. *Plast Reconstr Surg* 1976;57:30.

20. von Heimburg D. Refined version of the tuberous breast classification. *Plast Reconstr Surg* 2000;105(6):2269-2270.

21. von Heimburg D, Exner K, Kruft S, et al. The tuberous breast deformity: classification and treatment. *Br J Plast Surg* 1996;49(6):339-345.

22. Williams G, Hoffman S. Mammaplasty for tubular breasts. *Aesthetic Plast Surg* 1981;5:51.

Scott L. Spear
Jesse A. Goldstein
Christopher V. Pelletiere

第 120 章

隆胸术在女性胸壁发育不良患者中的应用
Augmentation Mammaplasty in Women With Thoracic Hypoplasia

引言

自 Froriep 在 1839 年和 Poland 在 1841 年首次描述先天性胸壁畸形以来,这种疾病的诊治便成为外科医师的挑战[1-14]。过去这类畸形被分为 5 种:Poland 综合征、漏斗胸、鸡胸、胸骨裂和骨骼与软骨发育不良(如肋骨缺如、脊柱畸形、胸骨体凹陷)[11]。在这些疾病中,Poland 综合征、漏斗胸和骨骼发育不良能够导致前胸壁骨骼或者软组织的凹陷,进而导致各种胸壁畸形。前胸壁畸形会影响胸部美观,尤其伴有乳房外观异常时可以使胸壁不对称和胸壁凹陷更明显[7,10,11,14]。近年来,前胸壁发育不良综合征被定义为胸壁凹陷的一种新的亚型。

前胸壁发育不良的表现包括肋骨后移位导致的同侧前胸壁凹陷、同侧乳房发育不良以及乳头-乳晕复合体上移(图 120.1)。这些患者的胸壁凹陷是由同侧第 3～7 肋骨向后移位导致,胸壁凹陷体积约 160 ml,一般不累及胸肌,胸骨也在正常位置[14]。Poland 综合征则不同,其主要异常特征有胸大肌的胸骨头部分或者完全发育不良、各种同侧肢体的畸形和乳房发育不良[2,4-6,11-13]。与

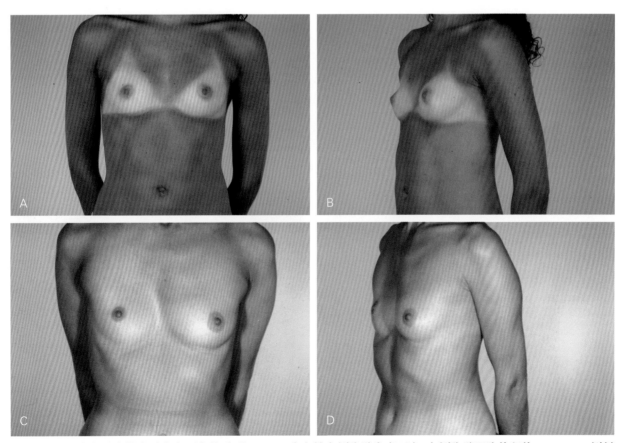

图 120.1 轻度和重度前胸壁发育不良的畸形。A. 26 岁女性右侧胸壁发育不良,右侧胸壁凹陷体积约 50 ml。B. 侧斜位。C. 38 岁女性右侧胸壁发育不良,明显的胸壁凹陷伴有乳房发育不良导致双侧明显不对称,右侧胸廓凹陷体积约 240 ml。D. 侧斜位。

之不同的是,前胸壁发育不良患者上肢发育正常,但在一定程度上会出现乳房发育不良。

遗憾的是,表现为前胸壁凹陷、乳房发育不全和乳腺不对称的女性患者,尽管胸肌发育正常,但往往容易被误诊为Poland综合征。两者在治疗上有很大不同,Poland综合征患者的胸部畸形矫正或乳房隆胸术需要自体组织重建来代替缺如的胸肌,而单纯前胸壁发育不良术前经合理计划后行乳腺隆胸术就可以得以矫正。

术前评估

在了解前胸壁发育不良的女性患者病史时,应当明确可能与导致双乳不对称和单侧前胸壁发育不全相关的任何因素。体格检查时要全面,包括双侧前后胸廓、双乳和四肢的体征。胸壁应该从不同角度去观察,双侧软组织的多少及骨性结构都应该触诊。同时还要注意评估胸骨的前凸、凹陷或胸廓的旋转程度。通过测量双乳基底宽度、胸罩尺寸大小及双侧乳头-乳晕复合体的位置及大小来评估乳房体积及充盈情况。检查后胸部时应注意脊柱侧凸程度和四肢有无先天性畸形。

体格检查后仍需完善影像学检查,有助于明确诊断和制订相应的手术方案。如果CT扫描有三维重建,则可使前胸部凹陷程度可视化并准确测量凹陷体积(图120.2)[5]。CT扫描不仅能更准确测量乳腺体积及胸壁畸形,也可以评估术前及术中无法视诊的胸廓周围情况。但CT检查会增加患者的医疗费用,因为医疗保险公司认为这是一种美容手术。

术前充分评估后,与患者商讨重建方案,尽管有多种方法可以修饰胸壁凹陷,但是最有效的方式则是隆胸术。

矫正手术

对单侧胸壁凹陷伴有同侧乳腺发育不全患者,隆胸术是一种很好的手术方案[14]。应当依据

术前体格检查和CT扫描评估乳房基底宽度和高度,进而预估在发育不良侧使用的假体大小。再根据生产商提供的尺寸和体积表单来选用与患者乳房测量结果相近的假体。解剖学假体不仅能增加乳房的体积和凸度,还能改善胸肌下凹陷的体积。因为乳腺组织发育不良,我们推荐使用双平面法放置假体。由于患侧植入假体需填补胸壁凹陷,故对侧假体的体积选择应该依据患侧假体的体积减去胸壁缺损的体积。Spear等的研究表明:胸壁缺损平均体积约为160 ml[14]。假体筛选模型可以较直观地辅助确定符合对侧乳房体积的假体,然后根据发育不良侧的大小和凸度来进一步调整。术中应对胸大肌进行检查,以明确胸大肌胸骨头是否完整及其发育情况,从而排除Poland综合征这一诊断。同时,术中也要检查胸廓情况,进而更好地评估肋骨畸形及凹陷情况。

尽管乳房隆胸术在多数患者中已取得了很好的效果,但对于某些病例,仍必须加行隆起胸壁术。定制的硅胶假体用作胸壁覆盖物在矫正Poland综合征及其他胸壁畸形中可能有一定作用,并且已开始广泛应用[4,7,8,11-13]。定制假体可以精确填充肋

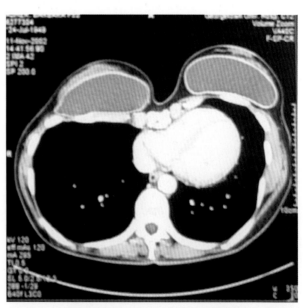

图120.2 右侧前胸壁发育不良的CT扫描图像。患者之前在另一家医院采用乳房后间隙入路行隆乳术治疗,可以看出两侧胸壁凸度明显不对称,但两侧假体体积和大小完全相同。

骨凹陷,并且为放置乳房假体纠正乳房发育不良提供一个平台,这就使得乳房假体必须放在腺体下,因为如果放置在胸肌下,会使乳房假体与胸壁表面的定制硅胶假体发生直接的接触及摩擦,进而减弱假体的支撑作用和缩短假体的使用年限。依据同侧乳房发育不良的程度不同,腺体下放置的假体可能更容易从体表看到或者触摸到,并且更容易导致包膜挛缩,因此在胸壁表面重建术之前应该考虑到这些因素。幸运的是,新型的解剖型假体可以取代定制硅胶假体,而这也为乳房轻度发育不良和乳房不对称、不愿意做隆胸术但希望改善潜在胸壁凹陷的女性提供了又一种选择方案。

此外,也可使用自体组织填充胸壁凹陷,这一手术方式在 Poland 综合征中已被广泛应用[15],而在胸肌发育正常的胸壁发育不良的患者中,自体组织可以填充因前胸壁后移导致的凹陷。随着腔镜下皮瓣切取的运用,背阔肌带蒂肌皮瓣术后供区并发症较小,是胸壁凹陷填充手术理想的组织。但是这一技术可能增加手术的复杂性、费用和术后并发症发生,如果术前充分评估和合理选择假体,这种手术也可以是不必要的。

我们已经治疗过很多胸壁发育不良的患者,仅行隆胸术也能取得较为满意的效果(图 120.3~图 120.6)[14],在这些患者中,只有一例患者因容量不足而更适于使用定制的胸壁表面硅胶假体 + 乳房假体植入术,没有一例患者选择或需要行自体组织隆胸术。

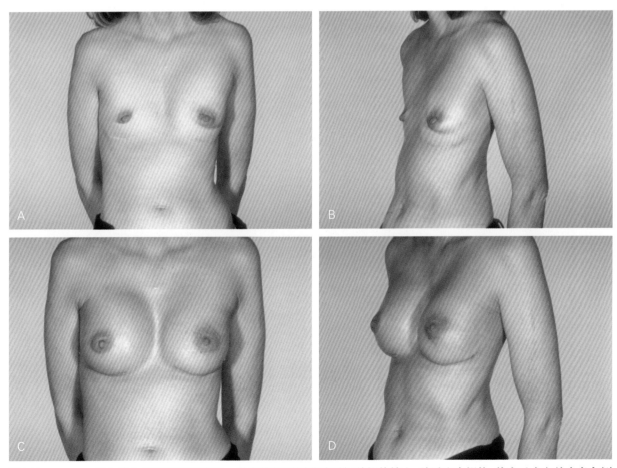

图 120.3　A. 40 岁女性右侧胸壁发育不良。患者曾行双侧乳腺后间隙假体植入,随后取出假体,首次手术之前患者左侧乳房大小为 34B、右侧为 34A。B. 术前侧位,右侧胸壁凹陷。C. 双侧乳房采用乳房下皱襞入路、胸肌下双平面法隆胸术,左侧 McGhan 68 号假体注有 190 ml 盐水;右侧 McGhan 468 号假体注有 430 ml 盐水。D. 术后侧位。

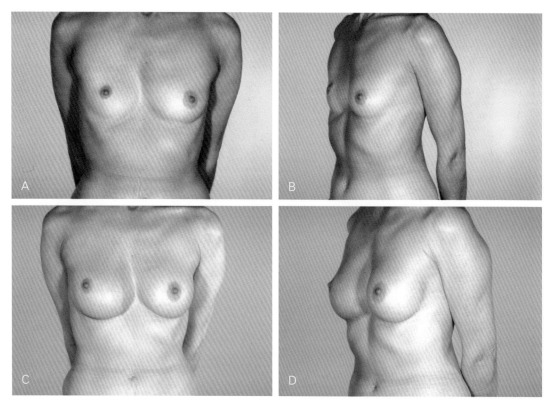

图 120.4 A. 38 岁女性右侧前胸壁发育不良、术前左侧乳腺大小为 34B，右侧为 34A。B. 术前侧位。C. 采用乳房下皱襞入路胸肌下双平面法行隆胸术，双侧乳房隆胸术术后图像，左侧使用 68MG 265 ml 盐水假体，右侧 468MG 505 ml 盐水假体。D. 术后侧位。

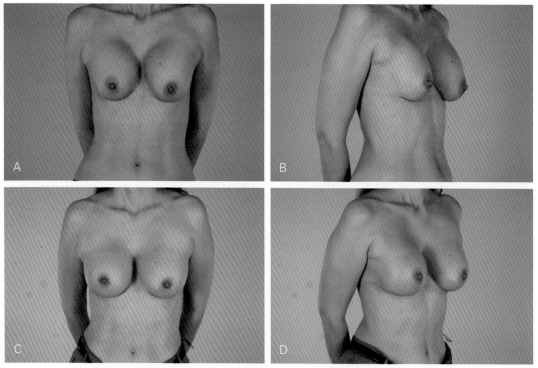

图 120.5 A. 43 岁女性右侧前胸壁发育不良，10 年前行腺体下双侧隆胸手术治疗。B. 术前侧位。C. 乳腺后假体取出术，行包膜切除术，乳房下皱襞入路胸肌下双平面法再次隆胸术，右侧 20MG 375 ml 盐水假体，左侧 10MG 270 ml 盐水假体。D. 术后侧位。

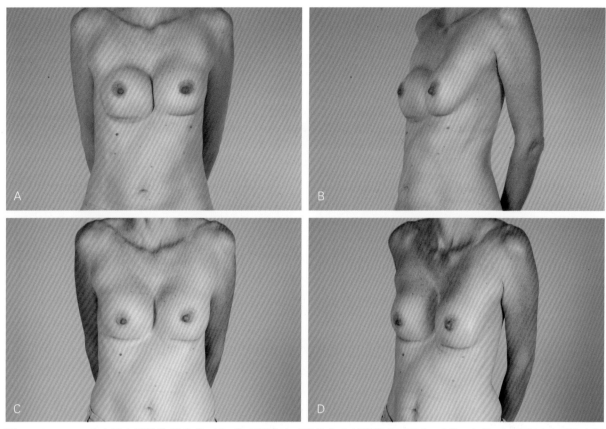

图 120.6　A. 42 岁女性右侧前胸壁发育不良，为双侧乳房对称曾多次行隆胸术，最近一次为 6 年前，右侧使用毛面盐水假体 330 ml 填充 395 ml，左侧使用毛面盐水假体 300 ml 填充 255 ml。B. 术前侧位。C. 乳腺后假体取出术，行包膜囊切除术，经乳房下皱襞入路行胸肌下双平面法隆胸术，右侧假体 20MG 425 ml，左侧假体 15MG 286 ml。D. 术后侧位。

编者评论

　　胸壁发育不良应当引起重视，因为一般双侧乳房不对称往往忽略胸壁发育不良这一病因，Spear 医生和他的团队提供了女性胸壁发育不良系统性的评估及处理方法。胸壁发育不良与漏斗胸不同，胸壁发育不良的患者其胸骨相对于肋软骨连接处的位置是正常的。当怀疑有此疾病时，影像检查可为术前评估提供很好的帮助。作者提及可以用假体对畸形进行矫正，在少数病例中也可用自体组织修复发育不良的胸壁。此章由一位经验丰富的乳腺外科医生撰写，他提供的真知灼见使得矫正此种复杂畸形变得更为简单有效。

（M.Y.N.）

参考文献

［1］　Froriep R. Beobachtung eines Falles von Mangel der Brustdruse. *Notizen Gebiete Natur Heilkund* 1839;10:9.

［2］　Clarkson P. Poland's syndactyly. *Guy's Hosp Rep* 1962;111:335.

［3］　Spear SL, Romm S, Hakki A, et al. Costal cartilage sculpturing as an adjunct to augmentation mammaplasty. *Plast Reconstr Surg* 1987;9:921.

［4］　Marks MW, Argenta LC, Izenberg PH, et al. Management of the chest-wall deformity in male patients with Poland's syndrome. *Plast Reconstr Surg* 1990;87:674.

［5］　Bainbridge LC, Wright AR, Kanthan R. Computed tomography in the preoperative assessment of Poland's syndrome. *Br J Plast Surg* 1991;44:604.

［6］　Samuels TH, Haider MA, Kirkbride P. Poland's syndrome: a mammographic presentation. *Am J Radiol* 1996;166:347.

［7］ Hodgkinson DJ. Chest wall implants: their use for pectus excavatum, pectoralis muscle tears, Poland' s syndrome, and muscular insufficiency. *Aesthet Plast Surg* 1997;21:7.

［8］ Gatti JE. Poland' s deformity reconstruction with a customized, extrasoft silicone prosthesis. *Ann Plast Surg* 1997;39:122.

［9］ Hoffman S. Augmentation mammaplasty for tuberous breasts and other complex anomalies. In: Spear SL, ed. *Surgery of the Breast: Principles and Art*. Philadelphia: Lippincott-Raven; 1998:907.

［10］ Wieslander JB. Congenital breast deformity is a serious handicap; an important indication for breast reconstruction with silicone implants［in Swedish］. *Lakartidningen* 1999;96:1703.

［11］ Marks MW, Iacobucci J. Reconstruction of congenital chest wall deformities using solid silicone onlay prostheses. *Chest Surg Clin North Am* 2000;10:341.

［12］ Urschel HC. Poland' s syndrome. *Chest Surg Clin North Am* 2000; 10:393.

［13］ Hodgkinson DJ. The management of anterior chest wall deformity in patients presenting for breast augmentation. *Plast Reconstr Surg* 2002;109:1714.

［14］ Spear SL, Pelletiere CV, Lee E, et al. Anterior thoracic hypoplasia: a separate entity from Poland' s syndrome. *Plast Reconstr Surg* 2004;13:69.

［15］ Bains RD, Riaz M, Stanley P. Superior gluteal artery perforator flap reconstruction for anterior thoracic hypoplasia. *Plast Reconstr Surg* 2007;120:7.

Poland 综合征患者乳房重建

Breast Reconstruction in Patients With Poland Syndrome

引言

1841 年,在伦敦 Guy 医院解剖教学研修会上,Alfred Poland 描述了一具呈现明显单侧胸壁和上肢畸形的尸体,以累及胸大肌、胸小肌、前锯肌和腹外斜肌为特征[1]。后来 Clarkson 将此综合征以他的姓命名为 Poland 综合征[2]。虽然 Ravitch 认为[3],Lallemand、Foriep 在这之前已经分别报道过不同的畸形组合和严重程度。典型的 Poland 综合征是以胸大肌胸肋部发育不全或缺陷以及乳腺一定程度受累为主要特征。这种胸壁畸形的综合征可能还会影响到胸腹部其他肌肉及骨骼。但伴随的多种手和上肢畸形的情况不在本文讨论范围[4]。

病因及发病率

大部分 Poland 综合征是自发性疾病,但也有报道家族遗传性或双侧受累的案例[5,6]。其发病率为 1/30 000~1/20 000[7,8],男性为主,右侧常见[9]。其发病可能与多种病因有关,但目前致病原因尚无定论[10-14]。

分类

Poland 综合征根据体征,可以分为 3 类(表121.1)

轻度 Poland 畸形

这类患者表现为最轻度的 Poland 畸形(图121.1)。典型表现是在影像学上表现为乳房、乳头 – 乳晕复合体和胸大肌发育不全[15]。就此而言,轻度 Poland 畸形可能与 Spear 等[16]报道的前胸壁综合征不属于同一疾病范畴。

中度 Poland 畸形

该型患者典型畸形包括患侧乳房和乳头 – 乳晕复合体发育不全,以及胸大肌胸肋部缺如(图121.2)。在大部分患者中,尽管胸肌胸骨锁骨部发育不全,但其结构是存在的,虽然有可能是残留的。正面观,乳房呈显著不对称,患者一侧乳房小合并乳头 – 乳晕复合体上移。腋前襞消失和软组织不足以"填充"锁骨下区域是该型的共性(图121.3)。

重度 Poland 畸形

该型以乳房、乳头 – 乳晕复合体缺如,胸肌缺如,以及肋骨和胸骨缺如或显著畸形为特征,是重建最具挑战的畸形(图121.4)。部分患者可见胸部和腋窝皱襞皮肤紧致。

治疗

应根据 Poland 综合征患者畸形的严重程度进行不同的治疗,乳腺外科的治疗目标是重建一个

表 121.1　Poland 综合征分类

类型	乳房	乳头乳晕	胸大肌	胸廓
轻度	发育不全	小而上移	发育不全	无影响
中度	发育不全	小而上移	无胸肋部	无影响
重度	发育不全或缺如	发育不全或缺如	缺如	畸形或肋骨和胸骨发育不全

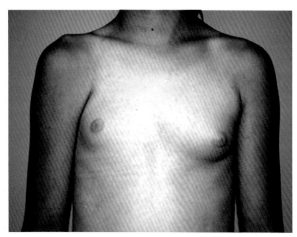

图 121.1 轻度 Poland 畸形,乳房和乳头－乳晕复合体发育不全导致双侧乳房和乳头明显不对称。

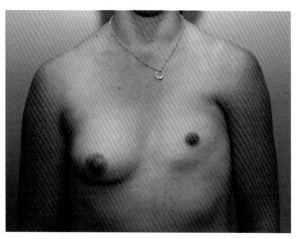

图 121.2 中度 Poland 畸形,乳房和乳头－乳晕复合体发育不全伴更严重的不对称,胸大肌胸肋部缺如,腋前襞消失。

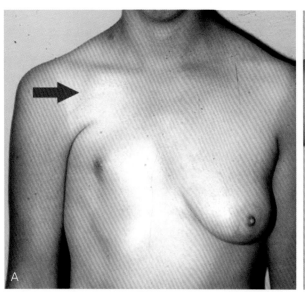

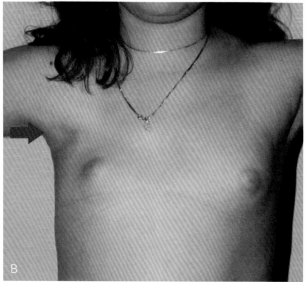

图 121.3 A. 一例中度畸形患者腋前襞消失。B. 一例重度畸形患者锁骨下软组织"填充"不足。

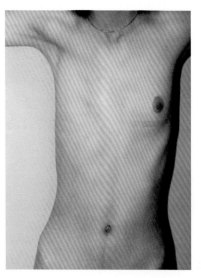

图 121.4 重度 Poland 畸形,乳房、乳头－乳晕复合体及胸肌缺如,伴有下方的肋骨畸形。皮肤紧绷、皮下脂肪不足。

与对侧对称的乳房。治疗方案的选择包括组织扩张器、永久乳房假体、联合假体及不联合假体的带蒂或游离自体组织移植[17-27]。辅助治疗如乳房或胸部脂肪移植或脱细胞真皮基质有利于改善治疗结果,也可扩展其他治疗方案的应用。

手术时机是外科医生一个敏感而需要慎重考虑的问题。患者及其家人应该重视青少年早期的不安全感,在这个年龄,对自身形象的过度关注及父母的内疚易形成紧张气氛,比如出现"必需做些事情"成为压倒一切的情绪。通常来讲,在青春期双侧乳房充分发育后出现显著的不对称后再进行外科治疗是最佳手术时机。理论上,可调式假体可以使双侧乳房保持对称。应建议患者及其家

人,随着乳房的发育,需要行一系列后续步骤对乳房体积和对称性进行调整,整个治疗过程需历时数年。

组织扩张器及假体重建术

轻度畸形患者理想的治疗方式是青春期植入可调式假体。待乳房发育成熟后替换假体或去掉注水阀后保留,同期完成对侧乳房调整(图121.5)。

中度畸形患者在青少年时期也可以放置可调式假体。在这类患者中,乳房和胸壁行脂肪移植是可行的辅助方式,其为改善上胸部软组织不足及创建腋襞提供保障(图121.6)。外形稳定且具有特定形状的假体因具有各种不同的高度、体积

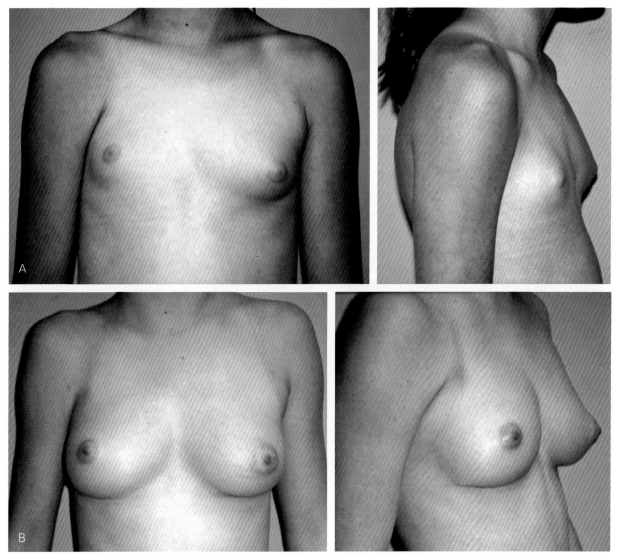

图121.5 A. 轻度Poland畸形,13岁,可调式假体乳房重建。B. 该患者17岁时双侧乳房体积、外形对称性良好。

及凸度型号,可以为这类患者提供多种选择,因此有显著优点。

自体组织乳房重建

自体组织移植最常用于发育已结束且具有充足供区组织来源、中－重度畸形或假体重建失败的患者。历史上,Poland 综合征患者的治疗曾首选背阔肌肌皮瓣联合假体重建,但现在只是作为次选。患有中度或重度胸肌缺损的患者不愿牺牲另一侧的胸肌。背阔肌本身偶尔也有畸形,术前详细检查可确定是否适合使用[28-30]。

相比之下,在严重畸形患者自体组织重建中,腹直肌肌皮瓣(TRAM)是一种最优的选择。下腹部可获得大量潜在柔软、易塑性的脂肪组织,能够掩饰畸形的胸壁,重建腋襞,平衡乳房丘(图 121.7)。

TRAM 特别适用于假体重建失败患者。过去很多严重畸形患者用假体再造重建乳丘,而这可能只能提供短期适当的校正,假体随着时间流逝,不可避免地出现移位和包膜挛缩。重新恢复平衡,达到对称的方案有包膜切除术、假体去除、TRAM 皮瓣重建(图 121.8)。用假体重建的患者常常数年内经历多次置换,组织稀薄也是移除假体、包膜切除、TRAM 皮瓣重建方案的良好适应证(图 121.9)。

脱细胞真皮基质重建

Poland 综合征的男性患者,曾用定制假体或

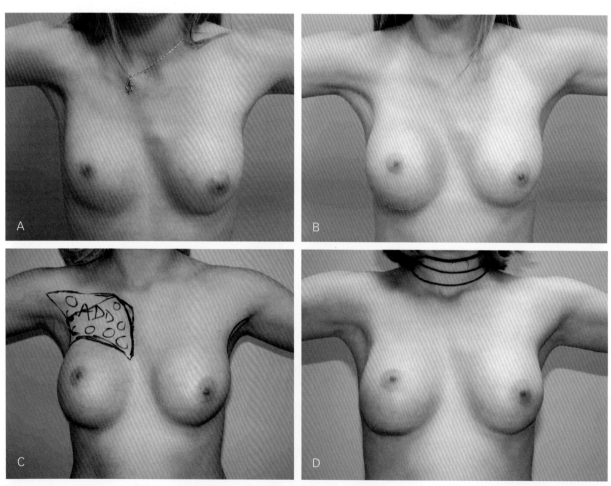

图 121.6　A. 中度 Poland 畸形;上胸部软组织不足和腋前襞缺如,呈双侧不对称。B. 用圆形可调式假体重建后外观,不对称已经改善,但仍缺乏软组织。C. 脂肪移植术前胸部和腋前襞。D. 2 次脂肪移植术后(每次 60 ml),胸部和腋前襞软组织填充后外观明显改善。

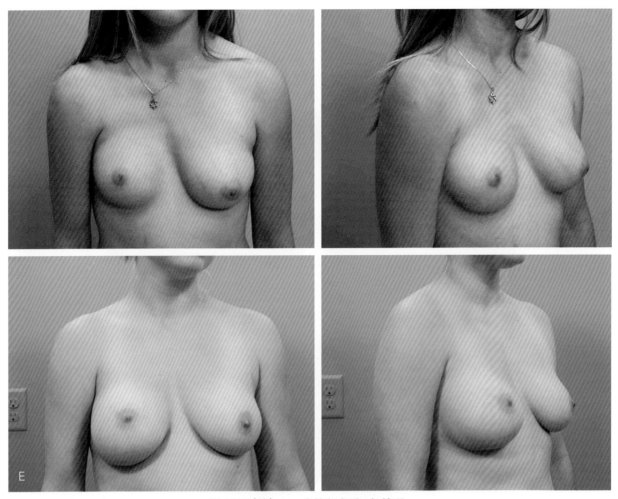

图121.6(续) E. 术前和术后5年外观。

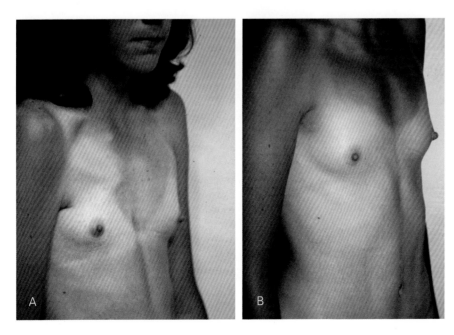

图 121.7 A. 中度至重度Poland畸形伴明显骨畸形,尤其是上胸部区域。B. 一步法带蒂腹直肌肌皮瓣重建术后2年。

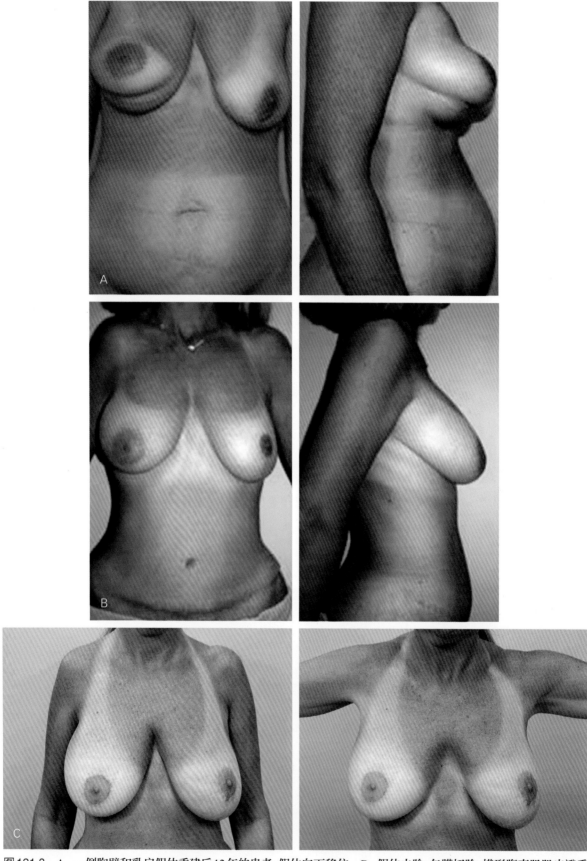

图121.8　A. 一例胸壁和乳房假体重建后12年的患者，假体向下移位。B. 假体去除、包膜切除、横形腹直肌肌皮瓣重建、对侧乳房固定术后2年。C. 术后7年。

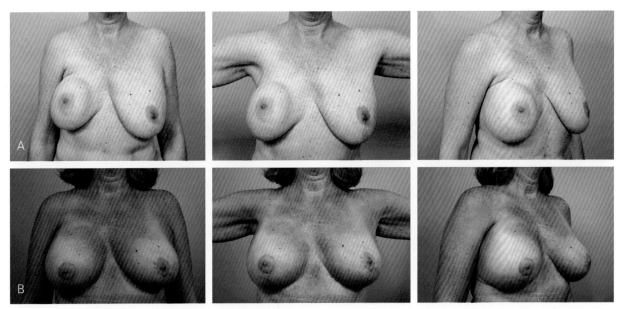

图121.9 A. 一例中度Poland综合征畸形患者在尝试多次假体重建后仍存在双乳不对称,包膜挛缩和软组织稀薄。B. 包膜切除、假体移除、游离腹直肌肌皮瓣重建、对侧乳房隆胸/固定术后外观。

背阔肌皮瓣行胸壁畸形重建(图121.10)。两者效果不是很理想。经过一段时间后胸壁假体常常移位、形成血肿或感染,变得呆板、僵硬、缺乏美感。男性Poland综合征患者极度抗拒用背阔肌行胸壁重建,甚至比女性患者更加强烈。他们既不想要后胸壁畸形,也不想要潜在的运动能力降低。

脱细胞真皮基质可用于矫正Poland综合征男性患者的胸壁畸形。脱细胞真皮基质随着时间的推移逐渐再血管化并融入宿主组织,这可以避免胸壁假体重建的"陷阱",同时免于造成供区并发症(图121.11)。

结论

Poland综合征患者呈现各种不同程度的乳房、乳头、胸壁畸形。轻微畸形在青少年早期可以放置可调式假体,并根据对侧乳房进行调整。更明显的畸形可以通过放置可调式假体结合脂肪移植治疗,直到发育结束。严重畸形及假体重建失败患者最好的治疗方式是使用游离或带蒂TRAM皮瓣重建。脱细胞真皮基质重建可替代传统的假体或背阔肌皮瓣用于男性患者。

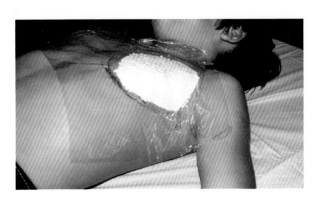

图121.10 中度Poland畸形患者制作的一个石膏模型。

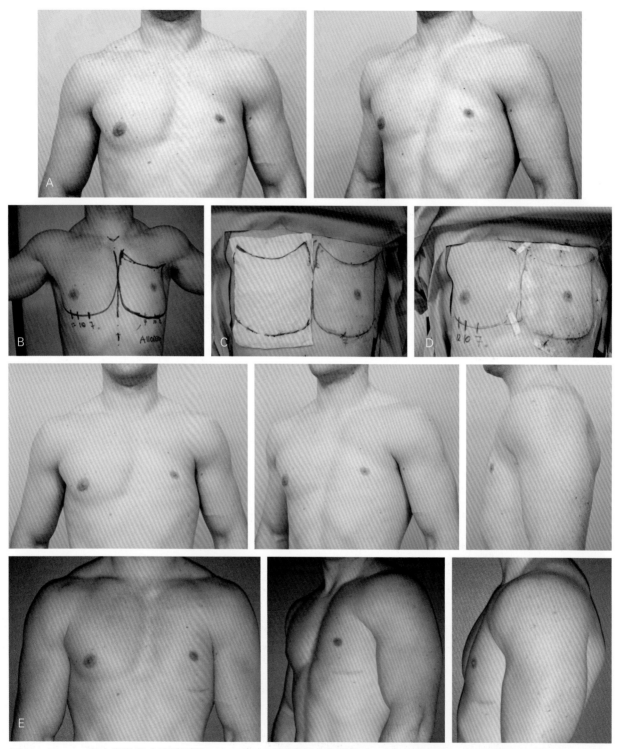

图 121.11 A. 肌肉发达的中度畸形的 Poland 综合征男性患者胸壁重建。B. 术前方案。C. 超厚重叠脱细胞真皮基质（18～20 cm）根据畸形程度进行修剪。D. 术中外观。E. 术后 8 个月外观。

编 者 评 论

  Namnoum 医生对 Poland 综合征在病因、体形特征、治疗方案选择方面做了很好的阐述。正如他的介绍,最好的治疗方案要根据乳房畸形程度选择。轻微畸形可用假体,中重度畸形可用背阔肌皮瓣联合或不联合假体,重度畸形行腹部供区的自体组织重建,如带蒂 TRAM 皮瓣重建或游离组织瓣移植(TRAM、DIEP 或 SIEA)。另一个越来越受欢迎的重建方案是自体脂肪移植。Coleman 和 Saboeiro 已经通过一系列移植案例论证了这个技术的可能性[31]。总的说来,本章为 Poland 综合征治疗提供了一个有价值的介绍和临床指导。

(M.Y.N.)

参考文献

[1] Poland A. Deficiency of the pectoral muscles. *Guy' s Hosp Rep* 1841;6:191-193.

[2] Clarkson P. Poland's syndactyly. *Guy' s Hosp Rep* 1962;111:335.

[3] Ravitch MM. Poland's syndrome: a study of an eponym. *Plast Reconstr Surg* 1977;59:508-512.

[4] Namnoum JD. Breast reconstruction in patients with Poland's syndrome. In: Spear SL, ed. *Surgery of the Breast. Principles and Art.* 2nd ed. Philadelphia: Lippincott Williams & Wilkins; 2006:1383-1394.

[5] Darian VB, Argenta LC, Pasyk KA. Familial Poland's syndrome. *Ann Plast Surg* 1989;23:531-537.

[6] Franzoni R, Scalercio A. Poland's syndrome: case contribution and critical review of the literature. *Minerva Pediatr* 1985;37:691-695.

[7] Baban A, Torre M, Bianca S, et al. Poland syndrome with bilateral features: case description with review of the literature. *Am J Genet A* 2009;149A(7):1597-1602.

[8] Freire-Maia N, Chautard EA, Opitz JM, et al. The Poland syndrome: clinical and genealogical data, dermatoglyphic analysis, and incidence. *Hum Hered* 1973;23:97-104.

[9] McGillivray BC, Lowry RE. Poland syndrome in British Colombia: incidence and reproductive experience of affected persons. *Am J Med Genet* 1977;1:65-74.

[10] Mace JW, Kaplan JM, Schanberger JE, et al. Poland's syndrome: report of seven cases and review of the literature. *Clin Pediatr* 1972;11:98-102.

[11] Bouvet JP, Leveque O, Bernetieres F, et al. Vascular origin of Poland syndrome. *Eur J Pediatr* 1978;125:17-26.

[12] Bavinck JN, Weaver DD. Subclavian artery disruption sequence: hypothesis of a vascular etiology for Poland, Klippel-Feil, and Möbius anomalies. *Am J Med Genet* 1986;23:903-918.

[13] Pisteljic DT, Vranjesevic O, Apostolski S, et al. Poland syndrome associated with "Morning Glory" syndrome. *J Med Genet* 1986;23:364-366.

[14] Sackey K, Odone V, George SL, et al. Poland's syndrome associated with childhood non-Hodgkins lymphoma. *Am J Dis Child* 1984;138:600-601.

[15] David TJ. Nature and etiology of the Poland anomaly. *N Engl J Med* 1972;287:487-489.

[16] Perez AJM, Urbano J, Garcia Laborda E, et al. Breast and pectoralis muscle hypoplasia. A mild degree of Poland's syndrome. *Acta Radiol* 1996;37(5):759-762.

[17] Spear SL, Pelletiere CV, Lee ES, et al. Anterior thoracic hypoplasia: a separate entity from Poland syndrome. *Plast Reconstr Surg* 2004;113:69-77.

[18] Baker JL, Mara JE. Simultaneous correction of the chest wall deformity and prosthetic augmentation mammoplasty in a case of Poland's syndrome. *Br J Plast Surg* 1976;29:347-351.

[19] Hodgkinson OJ. Chest wall implants: their use for pectus excavatum, pectoralis muscle tears, Poland's syndrome, and muscular insufficiency. *Aesthet Plast Surg* 1997;21:7-15.

[20] Argenta LC, VanderKolk C, Friedman R, et al. Refinements in reconstruction of congenital breast deformities. *Plast Reconstr Surg* 1985;76:73-80.

[21] Berrino P, Santi PL. The permanent expandable implant in breast aesthetic, corrective, and reconstructive surgery. *Eur J Plast Surg* 1991;14:63-68.

[22] Ohmori K Takada H. Correction of Poland's pectoralis major muscle anomaly with latissimus dorsi musculocutaneous flaps. *Plast Reconstr Surg* 1980;65:400-404.

[23] Hester TR, Bostwick J. Poland's syndrome: correction with latissimus muscle transposition. *Plast Reconstr Surg* 1982;69:226-233.

[24] Urschel He, Byrd HS, Sethi SM, et al. Poland's syndrome: improved surgical management. *Ann Thorac Surg* 1984;37:204-211.

[25] Santi P, Berrino P, Galli A. Poland's syndrome: correction of thoracic anomaly through minimal incisions. *Plast Reconstr Surg* 1985;76:639-641.

[26] Garcia VF, Seyfer AE, Graeber GM. Reconstruction of congenital chest-wall deformities. *Surg Clin North Am* 1989;69(5):1103-1118.

[27] Fujino T, Harashina T, Aoyagi F. Reconstruction for aplasia of the breast and pectoral region by microvascular transfer of a free flap from the buttock. *Plast Reconstr Surg* 1975;56:178-181.

[28] Longaker MT, Glat PM, Colen LB, et al. Reconstruction of breast asymmetry in Poland's chest wall deformity using microvascular free flaps. *Plast Reconstr Surg* 1996;99(2):429-436.

[29] Versaci A. Refinements in reconstruction of congenital breast deformities [Discussion]. *Plast Reconstr Surg* 1985;76:81-82.

[30] Cochran JH Jr, Pauly TJ, Edstrom LE, et al. Hypoplasia of the latissimus dorsi muscle complicating breast reconstruction in Poland's syndrome. *Ann Plast Surg* 1981;6:402-404.

[31] Coleman SR, Saboeiro AP. Fat grafting to the breast revisited: safety and efficacy. *Plast Reconstr Surg* 2007;119(3):775-785; discussion 786-787.

双环法乳房悬吊隆乳术

Augmentation With Periareolar Mastopexy

双环法乳房悬吊隆乳术尽管已应用了几十年,但仍然是一个复杂而有争议的话题。据资料显示,双环法乳房悬吊隆乳术在整形外科中出现较多法律问题。因为很难去评价它究竟是常规手术,还是创伤性手术。这项手术之所以能开展,是因许多女性受益于乳房悬吊固定术所达到的一个合适的隆乳效果,且无须使用过大的假体。双环法乳房悬吊隆乳术困难之一是手术时机的选择。因此,本章的重点将放在双环法乳房悬吊隆乳术的手术指征以及手术标记技巧和手术步骤。最后,我们讨论手术的并发症,修正手术和其相关的医学法律问题。

双环法乳房悬吊隆乳术理想的手术指征是那些行单纯隆乳术但乳房下垂太厉害,而单纯行乳房固定术则乳房下垂得不够的隆乳患者。从一开始,筛选出适合这项手术的患者的困难在于测量乳房下垂的方法不足。

以往根据 Paula Regnault 分类,通常将乳房下垂描述为:腺体下垂、轻微下垂、中度下垂和严重下垂。腺体下垂或假性下垂时,乳头高于乳房下皱襞水平,但乳房悬挂于乳房下皱襞上方。Ⅰ度(轻度)下垂是乳头位于下皱襞水平;Ⅱ度(中度)下垂是乳头低于下皱襞水平 1～3 cm,但位于乳房前表面;Ⅲ度(重度)下垂是乳头低于下皱襞水平 3 cm 以上且乳头朝向下方。然而,这只是基本分类方式,没有考虑到乳房的大小、乳房的皮肤总量、乳头位置与乳腺的关系以及乳腺与胸壁的关系。基于乳房大小和乳腺多余皮肤总量的考虑,对一个乳头低于乳房下皱襞水平的中度乳房下垂患者实施双环法乳房悬吊隆乳术,效果可能会更加满意。但是对于乳头位于乳房下皱襞水平的轻微乳房下垂患者实施此项手术效果不明显。最终决定是否行乳房固定术及何种手术方式取决于乳房皮肤的总表面积和乳腺的总体积。从本质上讲,最终必须修剪乳房的皮肤来匹配增大的乳房,不仅包括现有的乳房软组织的体积,也包括增加的假体体积。因此,对于一个 B 罩杯的乳房,乳头和乳房下皱襞间有 7 cm 皮肤可能足够了,但是对于一个 D 罩杯乳房,可能需要 10 cm 才够。

一般而言,有些情况不需要行乳房固定术,当乳头位于乳房下皱襞水平以上,或乳晕位于乳房下缘以上时,这样乳晕下无色素的皮肤在正面可见,不多于 2～3 cm 的乳房悬挂于乳腺下皱襞。对于乳晕直径为 4 cm 的乳房,这似乎意味着在乳头与乳房下皱襞之间有 6 cm 的皮肤可以用来放置假体。因此,在乳头与下皱襞之间将有 6 cm 的皮肤来覆盖增大的乳房,包括乳房软组织和假体在内。

对于乳头接近乳房下皱襞的患者来说,双环法乳房悬吊隆乳术是非常合适的,不管乳头是稍微低于或是高于下皱襞水平,当从前面看时,乳晕的下缘位于乳房的下缘,而且至多有 4 cm 的乳房悬挂于下皱襞。这种情况下结合双环法乳房悬吊隆乳术通常会在乳头和乳房下皱襞之间"产生"6～8 cm 的皮肤。

双环法乳房悬吊隆乳术独有的特征之一是,对患者先进行乳房固定术通常是没有意义的,因为乳房固定术应当是通过修剪使乳房皮肤和乳头能与新增大乳房相匹配。然而,虽尚存疑问,但先行隆乳术是可行的,最好通过沿乳晕切口,然后推迟到新乳房成形再行乳房固定术。

技巧

双环法乳房悬吊隆乳术一个有趣的特点是乳头的标记和定位。几乎所有的乳腺手术都从统一标准的标记开始,包括画出正中线、乳房下皱襞,标记出通过乳头和乳房下皱襞的乳房子午线（图122.1A）。确定乳头适当高度的好办法是患者采用直立坐位，捏住乳晕的上边缘皮肤至乳房目测乳晕上缘最合适的固定点（图122.1B）。同时应该

轻轻下拉乳房上部皮肤，因为当乳头与乳房上部皮肤缝合时，它会把皮肤轻微下拉。此外，许多患者需要将乳头固定在乳房下皱襞上4～6 cm，那就意味着乳晕上缘距乳房下皱襞6～8 cm。

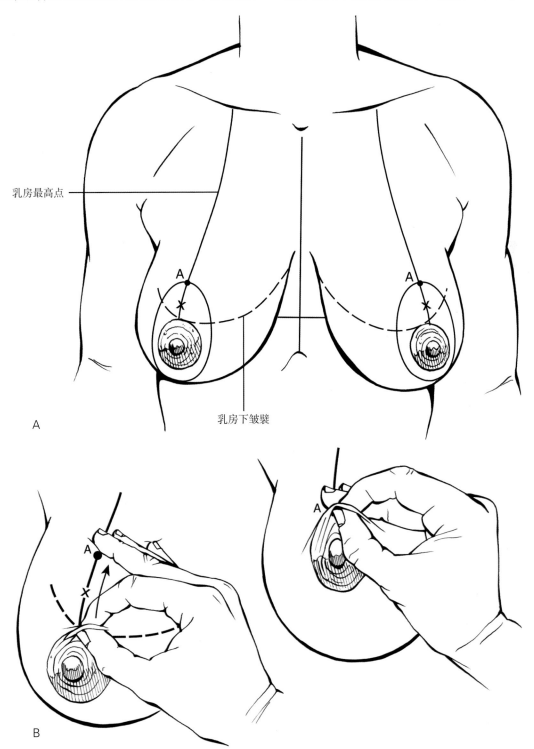

图122.1　A. 标记患者。首先标记乳房下皱襞和乳房子午线。点X代表新乳头的位置。通常标记在乳房下皱襞水平上方4～6 cm。点A表示乳晕的顶端位于乳房下皱襞上的6～8 cm。B. 裁剪定位。理想的乳晕上缘可以通过拇指与示指提拉来确定，并将此点定位至上部乳房。

虽然在乳房缩小术中,乳头定位于或略高于乳房下皱襞水平通常是合适的,而在双环法乳房悬吊隆乳术中,乳头应该位于乳房下皱襞水平上至少4 cm,以便于在乳头与下皱襞间有足够的距离来放置假体。某些情况下,在行双环法乳房悬吊隆乳术时,实际上乳头可能位于乳房下皱襞上5～6 cm。新乳头位置与新乳晕上缘标记于乳房子午线上。通常,内外侧多余的皮肤尽量少地去除,因此画线尽量围绕乳晕边缘偏离。其次,需要估计乳晕下缘和乳房下皱襞之间需要的皮肤。一般这个标记在旧乳晕下缘,但在某些情况下它可能会略低。在标记这个点后,围绕现有的乳晕画上一个椭圆或近似于圆的标记线。于患者直立位时在双侧乳房画上不能消除的标记,然后在全身麻醉或静脉麻醉的情况下行其余外科操作。

当是否行乳房固定术存在疑问时,则手术可以先从隆乳术开始,不管是通过乳晕切口(个人偏好)或通过乳房下皱襞或腋窝切口。我偏好是采用双平面技术进行这些操作。这意味着最终创建的假体腔最上面的部分位于胸大肌部,20%～30%位于腺体下。通过乳晕切口,向着乳房下皱襞方向斜行分离以尽可能少地破坏乳房的软组织(图

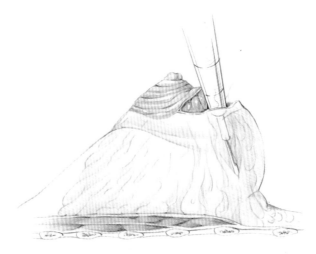

图122.3 斜切术是通过乳腺实质到胸外侧边界进行的。足够的下皮瓣厚度是覆盖植入物的必要条件。

122.2和图122.3)。

乳房与胸肌之间平面建立后,腺体下的解剖部分至少占预期假体腔的20%～30%(图122.4)。需要更少地暴露胸大肌下缘,用组织钳夹住胸大肌下缘后向上方及内外侧进行胸肌下解剖。特别要注意的是避免损伤到胸小肌或前锯肌外侧缘。同样的,注意不要过分解剖分离胸大肌内侧。应越过胸大肌下部对其进行完全松解,而不是沿着胸骨缘(图122.5)。

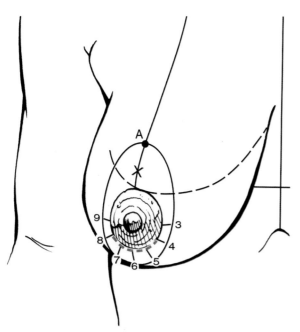

图122.2 隆乳术的乳晕切口定于乳晕下缘的4点至8点钟位置。如果乳房固定术没有完成时,这样可以为隆乳术隐藏切口,并同时最大化手术入路。

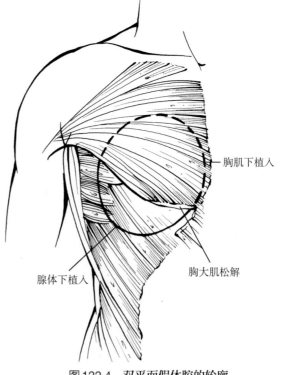

图122.4 双平面假体腔的轮廓。

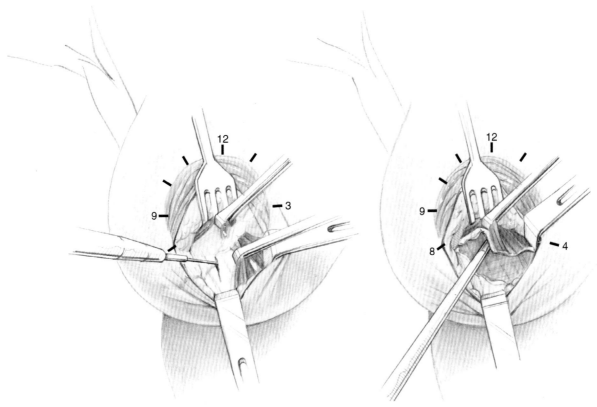

图 122.5 解剖胸大肌下方,沿着外侧缘扩大至整个下缘。

最终,一个通过上部的胸大肌解剖和下部的腺体下解剖汇合而成的假体腔就形成了。然后,通过沿乳晕切口或者其他切口最终放入假体或扩张器。当不确定进行乳房固定术的情况下,可以将患者扶起坐直,将乳头 – 乳晕复合体缝合至之前的标记点来评估准确性或者检查是否需要做出调整。如果术者对于所做的标记比较有信心,可先通过去表皮,将乳晕直径缩小至 38～42 mm。

一般来说,在假体植入之前,最初去表皮和皮肤切除时,术者都应该秉持保守的态度。因此,在原计划中制订一个保守或者略保守的方案,在假体能放进去之前,绝不采用一个非常激进的计划。预估有足够松弛的皮肤,最终放置盐水假体并注水填充或者单纯放置硅胶假体。做双平面操作时,不能关闭肌肉或筋膜,但是假体上方的乳腺本身可用 3-0 PDS 线间断缝合来闭合。

此操作的关键点在于了解乳房和皮瓣的血液供应。因为当假体即刻置于乳房腺体后方或者下方,乳腺中央区域的血液循环会一定程度减少。

因此,在游离乳晕边缘皮瓣时需要特别小心,以免进一步损伤乳头血供。应以损伤最小原则游离皮瓣,并且仅在乳房周围皮下游离而不应该深入至乳腺实质(图 122.6)。

当进行双环法乳房悬吊术时,大多数情况下

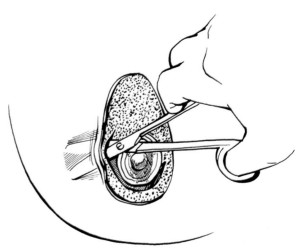

图 122.6 乳晕周围皮肤去表皮,乳房皮肤尽量少和表浅地游离,以免破坏乳头的血液供应。

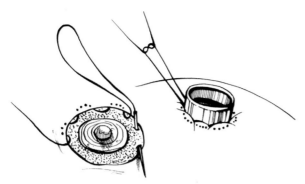

图122.7 双环法乳房悬吊术是用 Gortex 或 Mersiline 直针进行荷包缝合来关闭切口。围绕模具收紧缝合线。使用直针是可以沿着真皮缘来缝合的,这样可以将皮肤皱褶减到最少。

使用 Gore-Tex、Ethibond、Mersilene 永久缝线或其他永久性材料行 Blocking 缝合或荷包缝合。为达到最好的效果,沿皮肤切缘留下真皮边缘来进行荷包缝合(图122.7)。因此,不在皮肤边缘进行荷包缝合,而是在距离皮缘4～5 mm 的真皮边缘进行缝合。这种缝合是用直针缝合使皱褶最小化,

然后贴着直径38 mm 的模具收紧,建立的乳晕直径大约38～42 mm。随后用3-0 或者4-0 单线间断或连续皮内缝合来闭合实际的皮肤切缘和乳晕边缘。如果技术过程正确以及患者选择合适,甚至在一期缝合都可以减少到没有皮肤皱褶边缘。所以,没必要等着皱褶边缘随着时间消失,因为皱褶边缘甚至在手术中都是不会发生的(图122.8 和图122.9)。

并发症

手术最常见的并发症包括:乳晕的过度扩大,乳房过度扁平,乳晕周围瘢痕,乳头位置不对称,乳头下垂矫正不全、乳头下垂过矫、不对称,乳头完全缺失或部分缺失,感染或假体膨出。选择中度乳房下垂以及符合我们标准的患者,谨慎实施这项手术,大多数并发症应该可以降到最低,甚至可以避免。在不太合适的患者身上实施准备不充

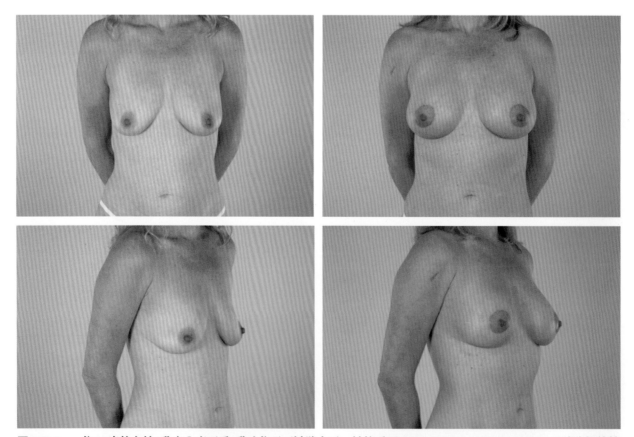

图122.8 一位44岁的女性,乳房 I 度下垂,乳头位于下皱襞水平。她接受了200 ml Inamed, McGhan Style 40硅胶假体植入的隆乳术和双环法乳房悬吊术。术后1年的照片。

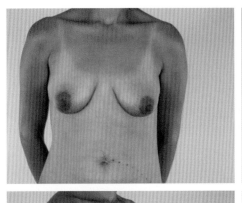
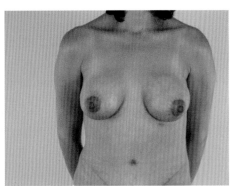
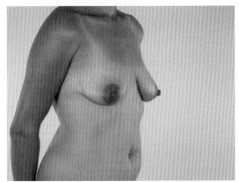
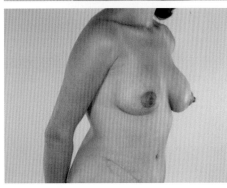

图 122.9　一位 40 岁的女性,乳房Ⅱ度下垂,乳头低于下皱襞水平 2 cm。她接受了 210 ml Inamed, McGhan Style 68 圆形盐水假体植入的隆乳术及双环法乳房悬吊术,双侧假体填充至 230 ml。术后 1 年照片。

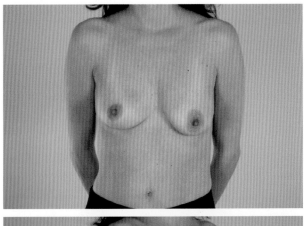
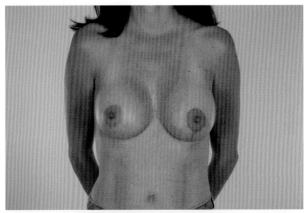
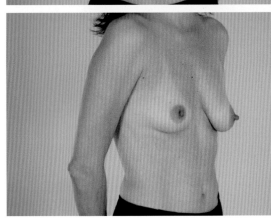
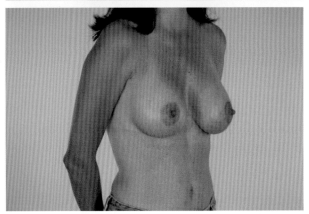

图 122.10　一位 38 岁的女性表现为乳房不对称。患者曾接受隆乳术,其中右侧植入 300 ml Inamed, McGhan Style 68 圆形盐水假体(填充至 305 ml),左侧植入 250 ml Inamed, McGhan Style 68 圆形、低凸度的盐水假体(填充至 245 ml)。在其左侧实施垂直乳房固定术来纠正她多余皮肤和乳头高度。在这种情况下,一个短的垂直瘢痕帮助"控制"乳晕的大小和宽度。术后 3 个月照片。

分的方案,或过度应用这项技术更有可能导致严重的并发症。

修整

在我们的操作中,此手术所需要的修整主要是调整双侧乳头高度(图122.10),以实现双侧对称性,修整过宽或厚的瘢痕,调整单侧或双侧乳晕的大小避免过度扩大的乳晕(图122.11和图122.12)。这种瘢痕修整在某些情况下甚至可能需要将环乳晕瘢痕转移为环乳晕瘢痕加垂直方向的瘢痕。沿着垂直轴增加短瘢痕有助于控制乳晕的

宽度和避免乳晕的皮肤色素过度扩大(图122.13)。

从法律的角度来看,我们只能提醒外科医生要谨慎选择患者,一方面不要在不宜实施乳房固定术的患者身上实施这项手术,另一方面,不要在患者中过度使用此手术。就手术技巧而言,适当地顾及乳头-乳晕复合体的血供是至关重要的。保守的皮肤切除使皮肤闭合时张力不至于过大,能有效避免乳头扁平、乳晕扩大,或瘢痕形成。最后,向患者提供重要的医疗法律方面的知情同意将有助于外科医生实施这项手术。

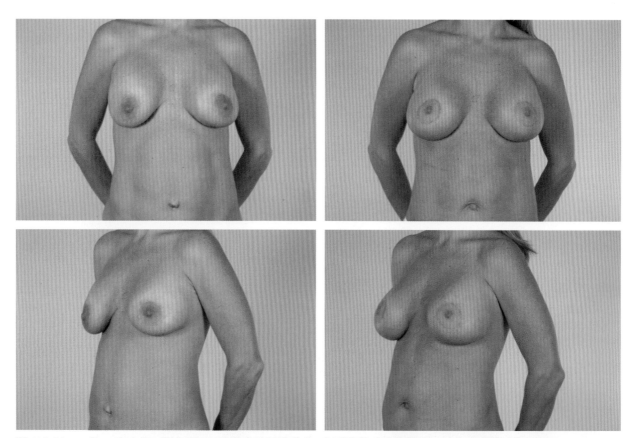

图122.11 一位32岁女性,曾接受双环法乳房悬吊隆乳术,术后遗留下垂的情况。这个患者接受植入420～450 ml In-amed, McGhan Style 68圆形盐水假体的隆乳术和重复双环法乳房悬吊术。双侧假体均填充至450 ml。术后3个月照片。

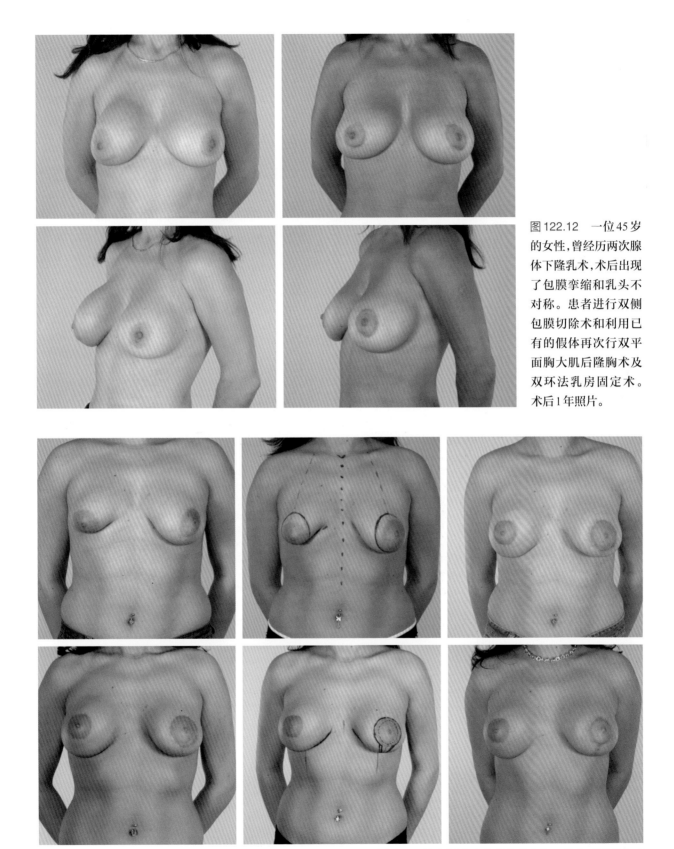

图 122.12　一位 45 岁的女性,曾经历两次腺体下隆乳术,术后出现了包膜挛缩和乳头不对称。患者进行双侧包膜切除术和利用已有的假体再次行双平面胸大肌后隆胸术及双环法乳房固定术。术后 1 年照片。

图 122.13　一位 19 岁的女性表现出右侧乳房结节样畸形,而比右侧约大 60g 的左侧乳房表现出乳头位于乳房下皱襞水平下 2 cm 的 Ⅱ 度下垂。上面一排照片显示患者最初的手术由植入 Mentor, Spectrum Style 1 400, 350～1 450 ml 可调性盐水假体隆乳术和双环法乳房悬吊术组成。右侧假体填充至 325 ml,左侧假体填充至 260 ml。术后患者左侧乳晕扩大,并且要求行左侧垂直乳房固定术来纠正不对称。下面一排照片显示了第二次手术的过程。最后的照片是术后 3 个月所拍。

编者评论

Venturi 和 Spear 医生很好地回顾了双环法乳房悬吊术的适应证和手术技巧。作者如实地强调这项手术的复杂性和在非严格把握适应证的情况下实施此项手术产生不良后果的风险。从历史上看，双环法乳房悬吊术的这种操作已经预示了以下并发症的发生，包括复杂的瘢痕、乳头－乳晕复合体最高点压扁和不规则的乳房轮廓。事实上，在有一段时间，这个术式由于患者的不满引发非常高的法律纠纷。尽管存在这些风险，隆乳和乳房固定术在特定区域越来越受欢迎，这意味着乳房体积、轮廓和外形将得到改善。这种欢迎度的增加在一定程度上是由于更好理解了适应证和手术技巧，从而降低了并

发症发生率，提高了患者的满意度。在这一章中，作者提供了重要的信息和诸多技巧去避免手术陷阱。

其他值得注意的是，乳房固定术使用新月形还是环形切口实施尚取决于需要提升的程度。另外，硅胶假体的使用是目前美国FDA允许的。通常推荐于进行乳房固定术前填充假体。

一个重要的问题是假体腔表面皮肤张力不要过大，因为轮廓扭曲将导致患者不满意。个体化治疗方案通常会让你远离麻烦。

(*M.Y.N.*)

延伸阅读

1. Bartels RJ, Strickland DM, Douglas WM. A new mastopexy operation for mild or moderate breast ptosis. *Plast Reconstr Surg* 1976;57:687-691.
2. Benelli L. A new periareolar mammaplasty: the "round block" technique. *Aesthetic Plast Surg* 1990;14:93-100.
3. De la Fuente A, Martin del Yerro JL. Periareolar mastopexy with mammary implants. *Aesthetic Plast Surg* 1990;16:337-341.
4. Elliott LF. Circumareolar mastopexy with augmentation. *Clin Plast Surg* 2002;29:337-347.
5. Gonzales-Ulloa M. Correction of hypotrophy of the breast by exogenous material. *Plast Reconstr Surg* 1960;25:15-26.
6. Handel N. Augmentation mastopexy. In: Spear SL, ed. Surgery of the Breast: Principles and Art. Philadelphia, *PA: Lippincott-Raven*, 1998:921-937.
7. Karnes J, Morrison W, Salisbury M, et al. Simultaneous breast augmentation and lift. *Aesthetic Plast Surg* 2000;24:148-154.
8. Owsley JQ Jr. Simultaneous mastopexy and augmentation for correction of the small, ptotic breast. *Ann Plast Surg* 1975;2:195-201.
9. Persoff MM. Vertical mastopexy with expansion augmentation. *Aesthetic Plast Surg* 2003;27:13-19.
10. Puckett CL, Meyer VH, Reinisch JF. Crescent mastopexy and augmentation. *Plast Reconstr Surg* 1985;75:533-539.
11. Regnault P. The hypoplastic and ptotic breast: a combined operation with prosthetic augmentation. *Plast Reconstr Surg* 1966;37:31-37.
12. Spear SL. Augmentation/mastopexy: "surgeon, beware." *Plast Reconstr Surg* 2003;112:905-906.
13. Spear SL, Davison SP. Breast augmentation with periareolar mastopexy. *Oper Techn Plastic Reconstr Surg* 2000;7:131-136.
14. Spear SL, Giese SY. Simultaneous breast augmentation and mastopexy. *Aesthetic Surg J* 2000;20:155-165.
15. Spear SL, Giese SY, Ducic I. Concentric mastopexy revisited. *Plast Reconstr Surg* 2001;107:1294-1299.
16. Spear SL, Kassan M, Little JW. Guidelines in concentric mastopexy. *Plast Reconstr Surg* 1990;85:961-966.

隆乳悬吊术：一般考虑因素
Augmentation Mastopexy: General Considerations

引言

隆乳悬吊术目前被整形外科医生认为是最棘手的乳房手术之一。原因如下：首先，乳房的最终形态会受到乳房位置、乳房下皱襞位置、乳房皮肤表面积、乳头－乳晕复合体的位置、乳房容积等变量的影响。最受限制的是切口瘢痕，并且要尽量兼顾各个变量，以达成最理想的形态。双乳术前的不对称并非少见。其次，该术式是一种美容手术，患者预期值通常很高，对并发症的容忍度较低。最后，该术式涉及乳房植入物，其不同的大小、形状、组成成分和材质与乳房植入物相关的所有潜在并发症密切相关。如何综合考虑以上各种因素以达到最佳效果，是进行隆乳悬吊术的一项艰巨任务。然而，当对每一个常见的潜在隐患进行分析时，可以避免一些并发症发生，从而可以更加安全可靠地应用于希望通过隆乳悬吊术寻求乳房外观改善的患者。

患者选择

在多数情况下，决定行隆乳术最直接的原因是绝大部分患者希望增加乳房体积。于是当进行乳房悬吊术时能否获得最佳结果就变得难以估量。当然，某些患者可能会接受轻微的乳房下垂，特别是当乳房悬吊术形成额外瘢痕时（图123.1）。然而，一般来说，当乳头位置位于或低于乳房下皱襞时，将需要某些类型乳房矫形术获得可接受的结果。在这一点上需要确定的是选择何种手术才能提起乳头－乳晕复合体并重塑乳房。皮肤收紧方式可以从简单取环乳晕旁切口的方法，到环乳晕联合垂直切口，到倒置T形手术。其中一个注意事项是关于乳房下皱襞。对于轻度乳房下垂需行乳房悬吊术的患者，可将假体置于胸壁较低的位置，降低乳房下皱襞，从而恢复乳头－乳晕复合体与乳房之间的状态，并且可以避免形成因进行乳房悬吊术而需要的额外瘢痕。当使用解剖型硅胶假体时，则可以优化该手术方案，因为乳房的上极可以重新成形而不产生过大的上极凸起（图123.2）。

植入物位置

乳房植入物究竟放在胸大肌的哪个部位，仍然是隆乳悬吊上提固定术中具有争议的问题。术前设计何种类型的乳房植入物？这个问题对于更好地做出决定是有很大帮助的。乳房植入物用作软组织填充物，植入物的尺寸、形状，组织相容性和质地都将被选择以帮助填充乳房皮肤以达到最佳效果。为此，必须最小化任何限制乳房植入物改变形状的因素。为了防止这种限制，当应用胸大肌后间隙或者乳腺后间隙两种方案均可。建议在上极软组织厚度小于2 cm的偏瘦体型患者中，部分假体应放置于胸大肌下方。因为肌肉将有助于在乳房的上极形成平滑自然的轮廓，防止在植入物和胸壁之间产生明显阶梯。然而，这些患者必须被告知假体可能随着胸肌收缩而移位（图123.3）。尽管大多数患者可以接受这一情况发生，但在许多进行矫形手术的患者中，恰恰也总是术后患者对整体效果满意度差的原因。通过这种方案乳房植入物的压力更直接地传递给其上覆盖的软组织，而达到更好的提升效果。无论选哪种方案，必须注意避免内侧肋间穿支损伤，因为这些血管是乳房血管的重要来源[1]。在具有足够乳房上极组织厚度的患者中，优选使用乳房后间隙平面。与乳房后间隙平面相比，尚未观察到与部分胸大肌下平

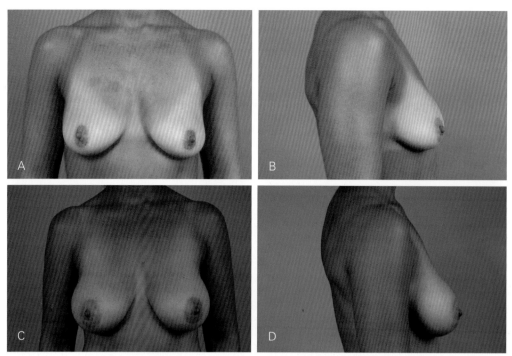

图123.1　A、B. 一名35岁女性隆胸术前的照片。由于关注皮肤瘢痕,患者拒绝任何乳房悬吊术的尝试。因此,手术方案的设计是通过乳腺下皱襞切口将圆形光面盐水假体放置在乳腺后间隙。C、D. 术后2年患者乳头、乳晕在乳房最凸出的位置,乳房的外观显示出令人满意的轮廓。虽然乳房在胸壁的较低位置,但是乳房丰满,整体美观度佳。

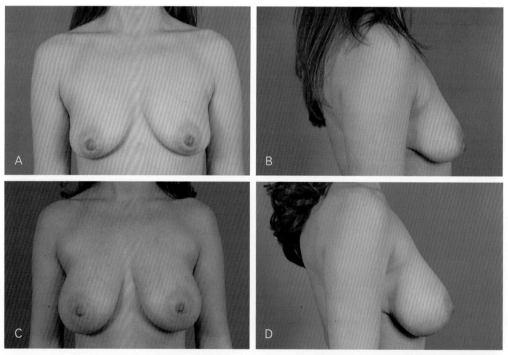

图123.2　A、B. 一名35岁女性隆胸术前照片。为避免乳房悬吊术,手术方案的设计是通过乳房下皱襞切口,将硅胶假体放置在乳房后间隙内。术中将乳房下皱襞降低,从而使乳头和乳晕集中在隆乳后的乳房最凸出位置上。C、D. 隆乳术后(假体容积395 ml)1年,外观显示出令人满意的乳房轮廓。虽然乳房在胸壁上的位置较低,但因降低了乳房下皱襞,从而使乳头、乳晕仍在乳房最突出的中心位置。使用这种方案,可以避免与隆乳术相关的皮肤瘢痕。

面之间包膜挛缩发生率有任何差异,这可能是由于过去10年乳房植入物结构改善所致。

假体植入及其形态

随着对硅胶假体安全性的了解,硅胶假体的使用限制已经放宽。目前根据FDA以及假体制造商共同发起的若干研究,硅胶假体可与乳房悬吊术联合使用。因此,实际上任何乳房植入物都可以在隆乳术中得到合理运用。经验证明对于大多数患者,圆形光面假体(盐水或硅胶)都可能提供较理想的形状(图123.4)。然而,由于硅胶材质可以增加内聚力,使乳房皱襞显得更加柔和,可以产生比盐水假体更自然的效果。这一差异在皮下脂肪少、需由假体构成乳房大部分容积的患者中,表现得更加明显。此外,在这类患者中,解剖型假体

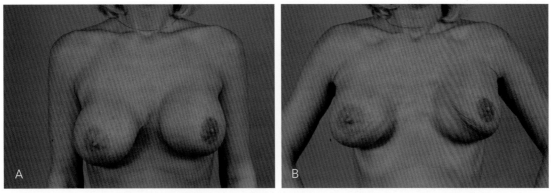

图123.3　A. 一名27岁女性,前期接受乳晕旁切口的隆乳术,在部分胸大肌后放置圆形光面盐水假体。B. 除了对整体形态的不满意之外,胸大肌收缩引起的假体移位也是一个让人尤为关注的问题。

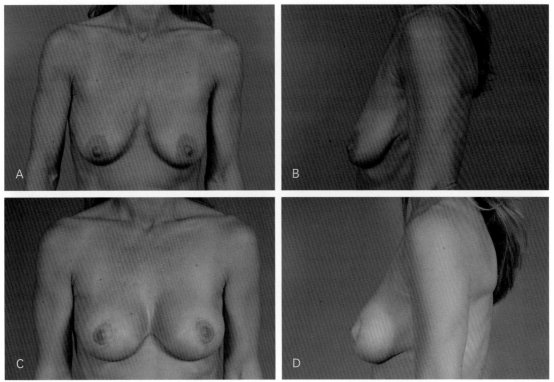

图123.4　A、B. 一名40岁的女性隆乳悬吊术的术前照片。C、D. 环乳晕切口隆乳悬吊术后6个月,术中在乳房后间隙放置光面圆形硅胶假体。尽管术前乳房下垂程度很大,但圆形假体也可以创造一个"美学"上极,而不会产生明显的"阶梯状"形态。

可以产生比圆形假体更好的乳房上极形态。硅胶假体与盐水假体的效果比较更进一步证明圆形假体和解剖型假体之间的差异。在最近的乳房假体设计中,解剖型假体已经产生了非常好的效果(图123.5)。因良好的乳房上极形态较难形成,因此解剖型假体在隆乳悬吊术中尤为适用。

假体的结构

进一步开发硅胶假体的表面织纹,以试图重现聚氨酯涂覆装置在减少包膜挛缩率方面获得的突出成果[2,3]。聚氨酯效应是由泡沫晶格支架逐渐降解导致慢性轻度炎症的生物化学反应,这一效应会使假体不致挛缩。尽管如此,该现象发生的确切原因仍未完全明了。不幸的是,硅胶假体表面织纹并不会产生相同的生物化学效应。根据医生的喜好,织纹面和光面假体都可以成功用于隆乳术。但至少可以一定程度上解释为什么织纹面硅胶假体的临床结果与减少包膜挛缩率相关。织纹面硅胶假体表面可使外膜和假体之间的界面更嵌合。有时,外膜可以"生长"成更具嵌合性的纹理化组织。无论生长是否发生,所有纹理表面均能增加假体和外膜之间的摩擦力。当使用解剖型假体时,该特点更加明显,因为外膜和假体表面之间的相互作用有助于保持这些不对称假体正确的定向且可以抵抗转位。因此,所有解剖型乳房假体(无论是盐水还是硅胶)都是织纹面的。

手术顺序

当计划隆乳术的手术顺序时,最好先放置假体,再将皮肤调整到新乳房容积所需的轮廓。这种方案避免过度切除皮肤,导致假体不能在无张力条件下放置。这一点对乳房皮肤本身以及对乳晕的意义非常重要。正是在这种情况下,一旦乳晕出现过度扩大,便会影响最终美观效果。

皮肤切口设计

各种皮肤切口的设计在行隆乳悬吊术的患者与仅行乳房悬吊术的患者中并无区别。皮肤切口设计尺寸与乳房下垂程度、乳房皮肤表面积增加呈正相关。主要的区别是,假体增加的容积可以改变皮肤处理的要求,而不仅仅是乳房的提升。这一差异对于了解如何避免在植入假体时切除太多皮肤至关重要,而不只是假体植入的时机。

最简单的乳房悬吊术切口入路采用乳晕旁入路,在乳头-乳晕复合体上方不对称地去除皮肤,从而使乳头-乳晕复合体在乳房的位置得到相对提升。所产生的乳晕旁瘢痕通常愈合良好。在手术计划时,必须注意充分地提升乳头-乳晕复合体。乳晕旁切口顶部可能高于乳房下皱襞6 cm,取决于确定乳房形态的其他因素。当设计椭圆形时,最好尽量避免去除内侧和外侧皮肤,使其仅限于去除色素沉着的皮肤(图123.5)。这就避免了皮肤过度切除,从而避免植入假体后进一步产生张力。以现有乳晕为中心,标记48~52 mm的乳晕直径并切开,乳晕和切口之间的多余皮肤被去表皮化。真皮层被环形分离,留下约5 mm的真皮支架,进行乳晕旁组织的荷包缝合。真皮支架的外围潜行分离2~3 cm,以允许乳晕旁组织被荷包缝合聚拢而不会牵扯其周围软组织。通过该切口容易进入乳房组织,通常为乳房的下半部分,将假体植入。虽然许多不同类型的缝合材料都可以用于荷包缝合,但我更喜欢在直的Keith针上使用CV-3 Gore-Tex缝合线。这种缝合线坚固耐用,操作性能良好。缝合线的光滑表面使得它能够容易地穿过真皮支架,聚拢乳晕旁组织,从而乳晕开口的尺寸变得容易控制。通过Keith针从深到浅而始,从浅到深而终来缝合。以这种方式缝合,线结将深埋在真皮下,从而降低暴露的风险。使用这种方法建立直径为36~40 mm的圆形开口。有必要在乳晕周围的真皮中使用8~10根均匀分布的缝线固定位置,防止其偏移,并将线结埋在内侧乳房瓣下。如果此时乳晕外围不是完全圆形的,则需要在多余的皮肤上标记,并进行去表皮化以产

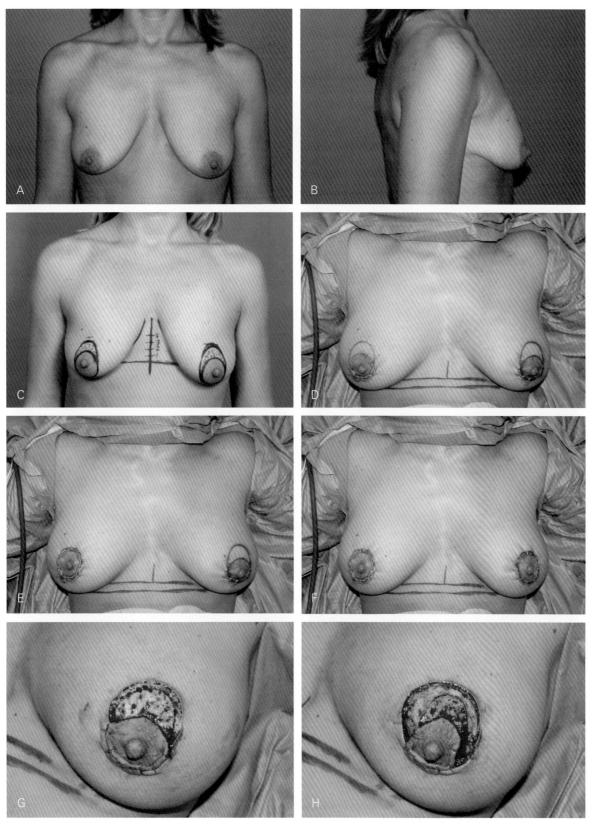

图123.5 A、B. 一位28岁的女性隆乳术前正侧位片。C. 术前计划将毛面解剖型硅胶假体放置在乳房间隙平面，标记好乳头－乳晕复合体升高的程度。D. 植入假体后，乳头、乳晕的位置较低。E. 利用皮肤缝合器将右侧乳晕临时固定到原计划升高的位置。F. 双侧均临时固定后，原下垂乳房外观得到明显改善。G. 确认提升的程度后，将乳晕切口以外多余的皮肤去表皮化处理。H. 然后，将真皮外围分离，留下进行荷包缝合的"小真皮平台"。

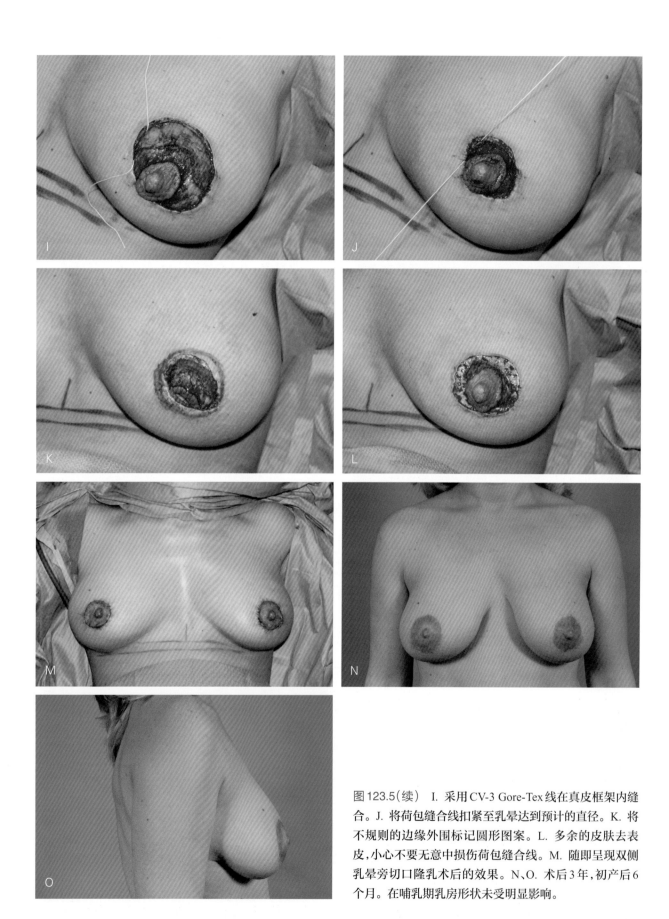

图123.5（续） I. 采用CV-3 Gore-Tex线在真皮框架内缝合。J. 将荷包缝合线扣紧至乳晕达到预计的直径。K. 将不规则的边缘外围标记圆形图案。L. 多余的皮肤去表皮，小心不要无意中损伤荷包缝合线。M. 随即呈现双侧乳晕旁切口隆乳术后的效果。N、O. 术后3年，初产后6个月。在哺乳期乳房形状未受明显影响。

生圆形开口，并与乳晕缝合。必须在患者处于直立位时对乳晕形状进行准确评估。因为在乳晕旁48～52 mm处切开皮肤，随后的开口又被聚拢至36～40 mm，所以乳晕周围闭合应无张力，这将有助于创造出更自然的乳晕。

许多具有乳房平坦的外观和较宽底盘的患者，仅用乳晕旁切口进行手术是不适当的。在这些患者中，增加皮肤的垂直切口可以显著改善乳房的外观。沿乳房下极的垂直切口去除部分皮肤，乳房底盘直径可以变小且凸度增加。此外，还可以减小乳晕旁切口闭合的尺寸，从而一定程度上减小周围张力。这种环乳晕切口联合垂直切口对于乳房下垂的病例是有效方法之一。在取环乳晕切口时明显冗余皮肤的情况下增加垂直切口，或者取环乳晕切口，植入假体的时候进行添加。按计划的环乳晕切口联合垂直切口，通过垂直切口的中点进入乳房，植入假体，并且环乳晕切口用皮肤缝合器临时定位。随着患者直立，然后将冗余的皮肤再次用皮肤缝合器临时固定，直到形成令人满意的乳房形态。下极的轻微平坦是理想的，使皮肤可在术后进行适度调节。临时皮肤缝合钉被移除，切口边缘被标记，一定范围内的皮肤去表皮化。垂直切口被分层关闭，切口周围如前所述步骤处理（图123.6）。在应用乳晕旁切口的病例中，如对于垂直切口是否需要并不确定时，乳晕旁切口的部分按照所描述的方式进行，并通过乳晕旁切口进入乳房。一旦假体位置被定位，乳头－乳晕复合体随即定位，使患者保持直立位以评估乳房的形状。此时若发现乳房下极皮肤紧绷，我的做法是垂直折叠皮肤，以此来改善乳房的形状。乳房下极垂直切口的效果非常好，远远超过额外瘢痕可能带来的缺点。在乳房手术常规产生的所有瘢痕中，垂直瘢痕愈合后往往非常不明显，这会增强其在整形手术中应用的潜力（图123.7）。

最后，在皮肤大量冗余的情况下，采用倒T形切口可能是更有效的。皮瓣可被提高来植入假体，将剩余的皮瓣环绕在假体周围以产生期望的形状。建议谨慎地标出初始皮肤切口，因为假体增加的容积将需要皮肤覆盖，而非采用单独的倒T形乳房悬吊术。植入假体后，多余的皮肤尚可以重新切除。

隆乳术或乳房悬吊术后的矫形

矫正令人不满意的隆乳术后乳房可能是最有挑战性的手术，且是在乳房上进行的最有价值的手术之一。在大多数情况下，所有手术技术都可有一定程度上的运用。但是，为了避免进一步发生的困难，还需要考虑几个重要的注意事项。在既往经历手术的乳房中，必须考虑到乳头－乳晕复合体血管可因前期手术而受到一定程度损害。在设计植入假体和进一步处理皮肤包膜时，必须注意这些切口并确定乳头－乳晕复合体血管蒂的位置。为此，前期手术记录可以提供有用信息。与前任外科医生的直接接触也有助于了解乳房血管解剖的改变。在不确定的情况下，最好避免宽泛的切口设计和过度的乳房组织破坏。采用这种方式，可以避免发生乳头－乳晕复合体缺血和脱落的并发症。

一般来说，瘢痕往往是造成术后满意度下降的常见因素。这包括皮肤瘢痕和包膜挛缩形式存在的瘢痕。在隆乳悬吊术后的修复中，无论发现何种程度的包膜挛缩，都进行完全的包膜切除术并且除去所有的收缩性瘢痕，这要比尝试一些简易的步骤如包膜切开术更为可取。而在一些患者中，如果乳房下皱襞未发生移位，沿着皱襞留下包膜也可能是有利的。因在某些情况下，如果沿着乳房下皱襞去除包膜，皱襞位置可能因此而被降低，这样就需要通过缝合使皱襞回复到适当的位置，这可能是相当繁琐的步骤。此外，如果包膜与胸壁和肋骨紧密贴合，则最好将其留在原处，而不是冒险尝试将其完全去除，以免无意中由肋骨间隙进入胸腔。然而，除去乳房上的瘢痕，最好使软组织不受限制地在假体周围重新附着。

如果因肌肉收缩发生假体移位，改为乳腺后间隙植入假体是非常合理的。在这些情况下，胸肌很容易缝合至原位，将假体置于肌肉上方。这

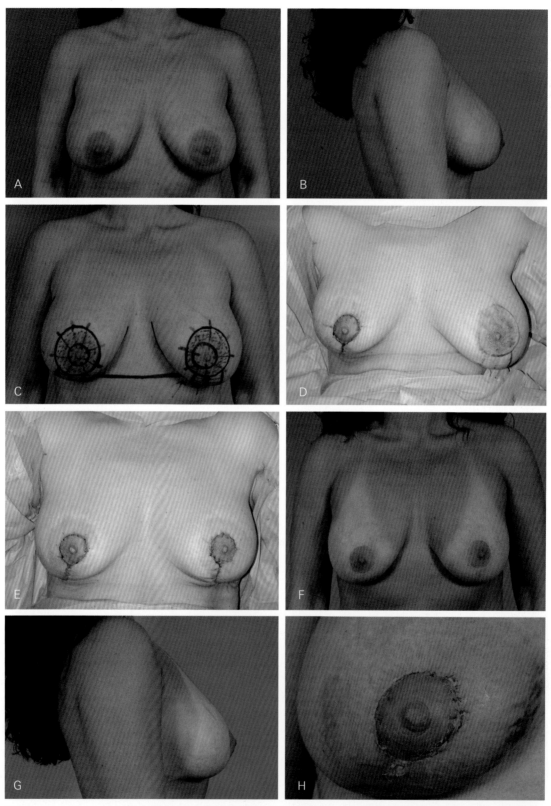

图123.6　A、B. 一位34岁女性患者，多次隆乳术数年后正侧位片。患者对于乳房的大小和形状以及乳晕的直径大小不满意。C. 术前标记显示采用环乳晕切口联合垂直切口皮肤矫形以及假体置换。乳晕切口将用Gore-Tex线缝合，并将植入较小光面圆形盐水假体。D. 一侧乳房手术完成后，与对侧乳房矫形程度的比较。E. 两侧乳房手术均完成后，即刻的美学效果。F、G. 术后8个月乳房正、侧位片，术后乳房形状令人满意，乳头和乳晕位置与乳房协调。H. 采用Gore-Tex线缝合右侧乳晕，术后1周。

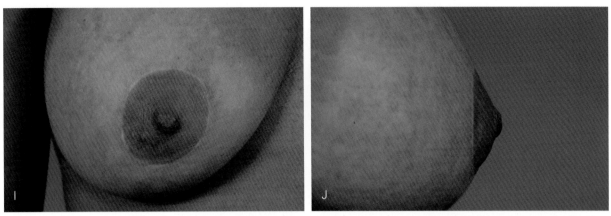

图 123.6(续) I、J. 荷包缝合 8 个月后右侧乳晕外观。乳晕直径扩大程度极小，且由于乳晕与周边皮肤闭合的缝合线支撑，维持了良好的外观。

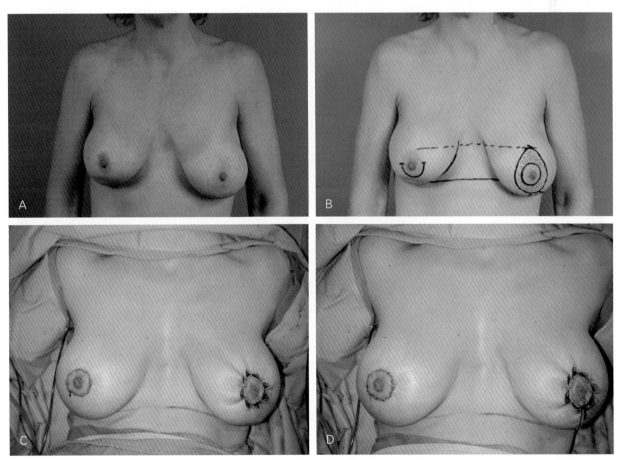

图 123.7 A. 一位 34 岁女性患者，既往曾行乳晕旁切口隆乳术，出现明显双乳不对称与乳房下垂。B. 术前标记显示采用乳晕旁切口进行修复。左侧可能需要环乳晕切口联合垂直切口进行修复。C. 仅行乳晕旁切口后外观。D. 在左侧增加模拟垂直切口后外观，形状得到改善。

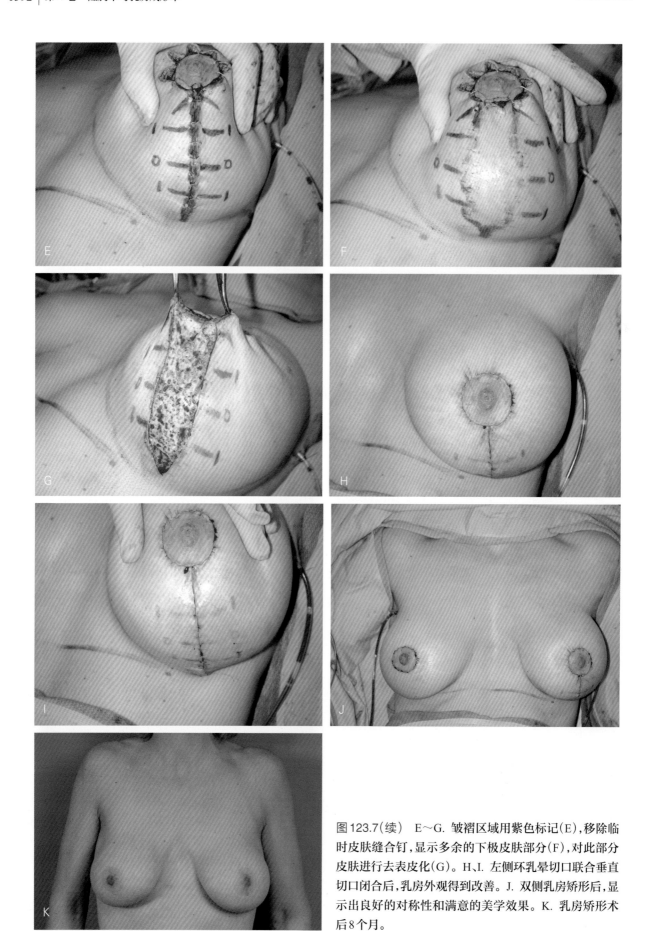

图 123.7（续） E～G. 皱褶区域用紫色标记（E），移除临时皮肤缝合钉，显示多余的下极皮肤部分（F），对此部分皮肤进行去表皮化（G）。H、I. 左侧环乳晕切口联合垂直切口闭合后，乳房外观得到改善。J. 双侧乳房矫形后，显示出良好的对称性和满意的美学效果。K. 乳房矫形术后 8 个月。

可以防止假体偶尔移位回到胸大肌后方的空间。软组织包膜足够大，可适当覆盖假体，是假体植入乳房后间隙位置的前提条件。

在修整病例中选择合适的假体可以显著改善效果。一般来说，从任何类型的圆形或解剖型盐水假体更换为圆形光面硅胶假体都将显著改善整体效果。由于硅胶假体的柔软触感及其可形成更自然柔和的皱襞，可明显改善乳房形态和轮廓。在一些解剖层次被广泛切开的情况下，如包膜切除术后，应谨慎使用解剖型硅胶假体，因为会有转位的潜在趋势。

最后一个问题涉及乳头－乳晕复合体的美学效果。隆乳悬吊术后经常发生乳晕明显扩大或形状不规则的情况。可以运用任何乳晕旁切口进行乳晕直径的矫正。我个人非常喜欢使用前文中提到的 Gore-Tex 线，它可以稳定乳晕旁开口的尺寸和形状。一项取得显著成效的技术是联合乳晕旁的 Gore-Tex 缝合与均匀分布的缝线固定。此外，由于缝合线的平滑操作的特性，荷包缝合可以收紧到所需的尺寸。由于乳晕旁开口和乳晕本身在切口闭合后连接在一起，所以乳晕直径被锁定就位并可抵抗术后扩张。这种技术被称为连锁 Gore-Tex 缝合，对初始和修复隆乳病例中的乳晕直径和形状进行了可靠控制(图 123.8)。

结论

隆乳悬吊术可能是乳房整形手术中最困难中的一种。然而，对决定乳房最终形状所涉及的许多因素进行适当关注，也可以获得良好的效果。

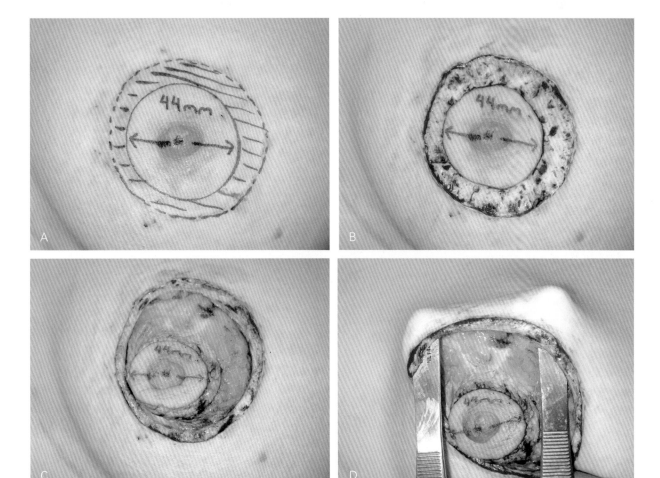

图 123.8　A. 标记 Gore-Tex 线缝合的位置。B. 经测量乳晕直径为 44 mm，按计划做双环乳晕切口，中间皮肤去表皮。C. 围绕乳晕周围切口分离真皮，留一小的真皮支架。D. 切口外周做潜行分离，以便荷包缝合乳晕旁组织的同时，避免周围皮肤产生牵拉作用。

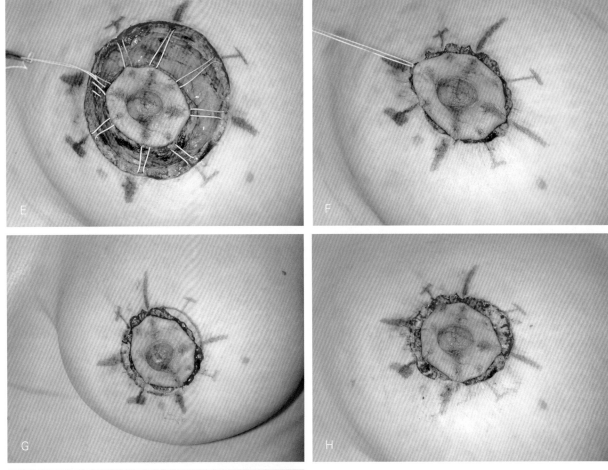

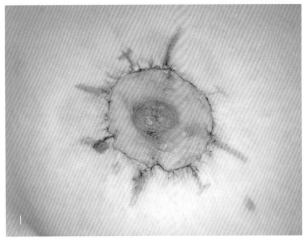

图 123.8（续） E. 应用直针和 CV-3 Gore-Tex 线进行缝合，穿过乳晕旁切口周围的真皮支架，在乳晕周围的真皮中有 8 个均匀分布的缝线固定位置。当两个切口被缝线连接在一起时，形成车轮形图案。F. 收紧连续的荷包缝合线到所需尺寸。G. 此时开口通常略呈椭圆形，将被重绘成正圆形。H. 少量皮肤再次去表皮化。I. 最后闭合切口后的乳晕外观。

编者评论

Hammond 医生阐述了隆乳/乳房悬吊术的计划和执行中的基本要素。这显然是整形外科医生最具挑战性的操作之一，因其中有许多必须考虑的因素，从而优化美学效果。考虑到这一点，为可以更好地实施隆乳/乳房悬吊术提供条件。本书中包含的几个章节，分别强调其适应证，介绍了不同的技术。

Hammond 医生回顾了患者选择、假体植入位置、假体的特性和可接受的美学效果的重要性。他强调乳房下皱襞对于乳房下垂妇女的重要性，而且在某些情况下，简单地降低下皱襞将改善乳头－乳晕复合体的位置，并避免额外的切口。在许多情况下，实施乳房悬吊术是必需的。然而，虽然确定乳房假体位置在乳房悬吊术进行之前是很直观的，但仍有一些人挑战这一原则。在植入假体之前进行乳房悬吊术将增加发生复杂瘢痕、引起不规则轮廓、双乳不对称和患者满意度差的风险。Hammond 医生回顾可运用于隆乳术等三种乳房悬吊术式。这些包括用于轻度乳房下垂的乳晕旁切口、轻至中度乳房下垂的乳晕旁切口联合垂直切口以及用于重度乳房下垂的 Wise 模式切口（倒 T 形切口）。

本章的最后一部分重点是对既往进行隆乳/乳房悬吊术患者进行的修整术。我同意 Hammond 医生的观点，在进行修整前仔细评估以前的切口对于保持乳头－乳晕复合体的血供至关重要。如上所述，我也会询问是否可以提供既往手术记录，以便我能确定具体的乳房悬吊术的步骤。在这些情况下，我发现保守的做法是安全和谨慎的。通常，替换假体与包膜切开术以及直接沿既往切口切除多余皮肤，都是必要的。然而，如果需要对乳头－乳晕复合体进行大幅度重新定位，并进行包膜切除术，则必须谨慎行事，因为存在乳头－乳晕复合体依赖包膜血液供应的可能性。一般来说，在这种情况下，避免广泛移动乳头－乳晕复合体是明智的。

(M.Y.N.)

参考文献

[1] van Deventer PV. The blood supply to the nipple-areola complex of the human mammary gland. Aesthetic Plast Surg 2004; 28: 393.

[2] Hester TR Jr, Nahai F, Bostwick J, et al. A 5-year experience with polyurethane-covered mammary prostheses for treatment of capsular contracture, primary augmentation mammoplasty, and breast reconstruction. Clin Plast Surg 1988; 15: 569.

[3] Maxwell GP, Hammond DC. Breast implants: smooth vs. textured. Adv Plast Surg 1993;9:209.

隆乳术后并发症的处理

Managing Complications of Augmentation Mammaplasty

50年前,乳房假体首次在美国问世[1]。从那时起,乳房假体被广泛应用于乳房切除术后重建、先天性畸形修复、隆乳和乳房下垂的矫正。目前约有200万美国女性接受了隆乳手术[2,3],其中绝大多数女性是以整形美容为目的。隆乳患者的总体满意率较高[4,5],但也存在着一些与乳房假体相关的风险及并发症[6]。尽管早期存在争议,但现在已经证实乳房假体与乳腺癌无关且不会导致免疫系统疾病或其他系统疾病[7,8]。然而,近来研究表明接受假体植入手术的患者常出现局部并发症,且再次手术并不罕见[9,10]。Mentor 公司的研究表明,采用硅胶假体进行初次隆乳手术后3年内再次手术率为15%,而 Allergan 公司的研究表明4年内再次手术率达24%。由于假体植入术后局部并发症的发生率较高,整形医生应掌握这些并发症的诊断及处理。

近50年来,各种类型、不同风格乳房假体得以应用,它们有着不同的外壳厚度、填充材料、假体外形、表面纹理和其他特征。假体植入术后出现的某些局部并发症与假体特定性质有关,但大多数并发症是所有假体共有的。

尽管有重叠的部分,但可将假体植入术后相关并发症按照出现时间的早晚分为早期并发症(术后数天至数周)和远期并发症(术后数月、数年甚至数十年)。早期并发症包括血肿、皮下积液、感染、溢乳、Mondor 病(胸壁浅表血栓性静脉炎)和乳房不对称等。假体移位(以各种形式所表现)和"双泡征"畸形这两种并发症在术后早期或者远期均可出现。远期并发症包括假体边缘可触及、假体皱褶、包膜挛缩、乳房畸形、假体外露和脱出、硅凝胶渗出、假体破裂、硅凝胶扩散、盐水假体渗漏和干扰乳腺摄片检查等。

早期并发症(术后数天或数周)

皮下积液和血肿

术后早期假体周围腔隙中渗液过多并不罕见。Allergan 研究显示初次隆乳术后皮下积液的发生率为1.3%。如果术后发现乳房明显比预期肿胀,且不伴随疼痛、触痛或瘀斑,通常是由于皮下积液导致的。在体格检查中可及波动感,可以通过超声检查确诊。处理方法为保守治疗:避免手术侧乳房受到外力,并最大限度地减少同侧上肢的活动,这将促进皮下积液重吸收。全天24小时佩戴胸罩或者用具有弹性的绷带来固定乳房,并可采用悬吊上肢来减少上肢活动。皮下积液通常可在数周内自发吸收缓解,且不会增加包膜挛缩或其他并发症的风险。考虑到假体损伤及引入感染的可能,不建议细针穿刺引流血清肿。对于少数持续性或难治性皮下积液,需手术探查包膜囊并放置引流。

在 Mentor 和 Allergan 的研究中,血肿的发生率分别为2.6%和1.6%[11,12]。典型的血肿可伴随患侧乳房肿胀、变硬、疼痛、触痛和瘀斑形成(图124.1)。治疗方案取决于出血的解剖部位和严重程度。如果在切口下方表浅位置少量出血,可开放部分切口进行简单引流。如果在腺体实质内少量出血,且乳房无渐进增大,可采取保守治疗,包括观察局部体征、固定乳房和热敷等方法。如果在假体周围囊腔内大量出血,建议手术探查清除血肿并充分引流。在大多数情况下,由于凝血块阻塞而不易辨认。应清除血肿,灌洗囊腔,再次植入假体,可选择性给予放置引流。如隆乳术后的血肿没有充分引流,则可增加假体的包膜挛缩和术后感染的风险[13]。

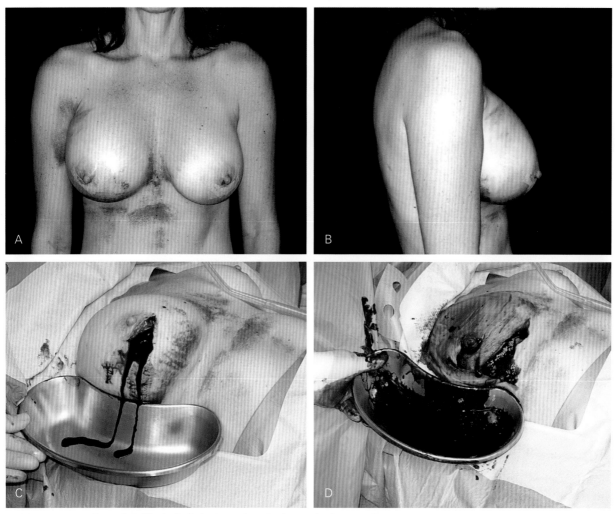

图 124.1　A. 一位37岁女性，在隆乳术后3天出现右乳明显血肿。B. 侧面可见右乳明显增大。C. 沿原切口切开，即可见血肿流出。D. 清除血肿总量大约200 ml。

感染

　　隆乳术后约1%～4%病例出现感染[14-16]。Mentor的研究显示，初次隆乳术后感染的发生率为1.5%。感染的症状在术后1周内最为明显，但是术后数月甚至数年都有迟发性感染发生的报道[17]。术后感染的发生与手术切口位置、假体表面特征（光面或毛面）、填充材料（盐水或硅胶）或假体位置（乳腺后腔隙或胸大肌后腔隙）等因素无关[18]。局部症状包括明显肿胀、疼痛、触痛、皮肤发红、皮温增高及切口渗液（图124.2）。患者腋窝淋巴结可出现肿大和触痛，偶尔可伴随全身症状，如发热、寒战、白细胞计数升高等。通常根据临床表现来进行诊断和治疗，而极少获得伤口分泌物来进行培养。在少数情况下，感染可导致组织变

薄，甚至皮肤破溃，形成连通皮肤与假体周围腔隙的瘘管（图124.3）。

　　一旦诊断为术后感染，需立即进行治疗。如果感染较为局限且表浅，如切口处脓肿，可立即开放切口、灌洗，并加压包扎即可。如果感染范围较为广泛，则建议使用抗生素全身治疗。如果蜂窝织炎发生于假体以外的区域，口服抗生素通常有效。大多数感染是由革兰阳性病原菌导致，包括金黄色葡萄球菌、表皮葡萄球菌、A型和B型链球菌。较少见的病原菌是肠道细菌，如铜绿假单孢菌和罕见的非典型分枝杆菌[19]。如果出现上述细菌感染，感染的临床表现通常会较感染本身延迟出现。当缺少特定的药敏培养结果时，可经验性地使用广谱抗生素。近年来，社区感染的耐甲氧

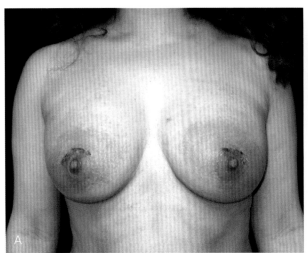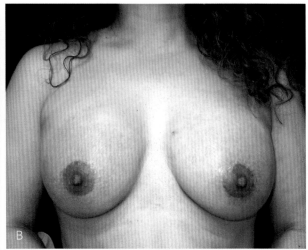

图124.2 A. 一名26岁女性,隆乳术后第6天出现双侧乳房的皮肤发红,触痛和皮温升高。接受沃格孟汀和复方新诺明联合治疗10天。B. 治疗结束后2周显示炎症治愈。

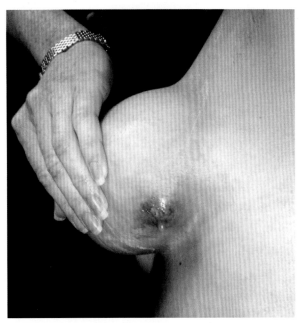

图124.3 隆乳术后患者出现切口感染,尽管采用口服抗生素治疗,但炎症出现进展,患者局部皮肤红肿、变薄,在乳房的下皱襞出现脓性分泌物排出。建议患者返院找医生取出假体。

西林金黄色葡萄球菌(MRSA)的感染率正逐渐上升。因此,当经验性用药治疗隆乳术后感染时,感染科专家建议联合使用抗生素(以涵盖常见病原体和MRSA)。最好在抗生素开始使用的同时进行细菌培养。可用拭子来采集患者的腋窝和鼻腔的细菌并进行细菌培养和药敏试验,来判断患者是否为MRSA携带者。当培养结果未出时,建议

对青霉素不过敏的患者采用阿莫西林/克拉维酸(沃格孟汀)治疗来控制链球菌和葡萄球菌的感染,而对磺胺不过敏的患者可采用磺胺甲异唑/甲氨苄氨嘧啶(复方新诺明)来控制MRSA的感染。而对青霉素轻度过敏(如皮疹)的患者,可采用头孢氨苄来代替沃格孟汀与复方新诺明联用。而对于磺胺过敏的患者,则用克林霉素或强力霉素来代替复方新诺明。当患者的感染症状较为严重时,则应采用静脉抗生素治疗。可采用万古霉素(建议使用1~3天,具体应根据临床疗效而定)和头孢曲松联用。有证据表明,即使感染被控制,也将显著增加随后出现包膜挛缩的风险[14]。

如果感染累及假体包膜,完全根治感染较为困难,除非将假体取出,才能有效控制感染。有时感染症状在抗生素治疗期间得到控制,而一旦停用抗生素感染又会反复。如果出现这种情况,最有效的办法是取出假体并有效地进行包膜腔的引流。切口愈合3个月后,当炎症消退并且组织软化时,可重新置入新的假体(图124.4)。Spear等[20]发布了在特定情况下抢救植入物感染的具体指南,例如假体面临外露的风险或假体已外露时,可将局部或远处皮瓣覆盖于假体表面。有时,这样大胆的行为也是可取的。然而,这样的非常规处理耗时、耗财,且对患者带来极大的不便。当患者在隆乳术后出现严重的感染时,通常紧急取出假

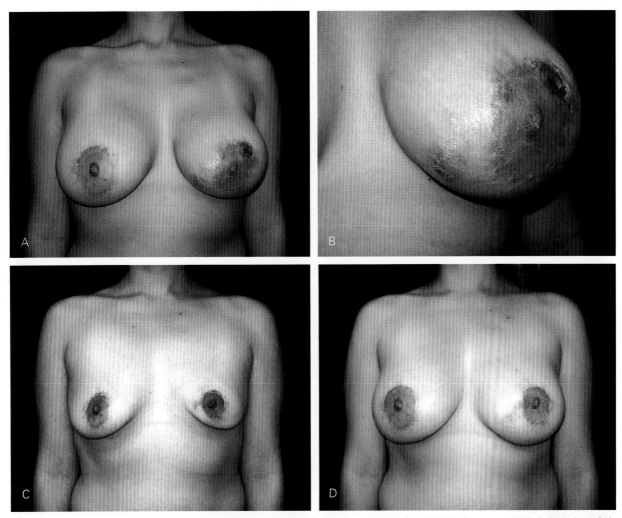

图 124.4　A. 一 23 岁女性,隆乳＋上提术后 4 周,在左侧乳房出现切口裂开并有分泌物流出。B. 口服抗生素治疗后感染持续存在,左乳外上象限出现了组织变薄,即将出现假体外露。C. 取出双侧假体,并使乳房伤口愈合 4 个月。D. 重新放置一对新的假体,术中左乳采用比之前大 25 ml 假体,以弥补继发于感染的组织缺损。

体并等待足够长的时间来进行假体再次植入,如果不取出假体且感染继续恶化时,可能导致严重的后果,造成大量组织损失和永久性畸形(图 124.5)。

Mondor 病

　　Mondor 病是指胸腹壁血栓性浅静脉炎,在隆乳术后的发生率低于 1%[21],最常见于乳房下皱襞手术切口,通常发生于隆乳术后的最初几周。患者多表现为从乳房下皱襞向尾部延伸的轻微触痛的炎性条索状结构(图 124.6),这类血栓不存在栓塞风险。可建议患者采用局部热敷的方式来缓解。而症状较重的患者,可口服抗炎药物。这是

一种自限性疾病,常于 4～6 周内自愈[22]。Mondor 病不存在永久性后遗症。

积乳和溢乳

　　在隆乳术或其他乳房手术后发生积乳(局部乳汁淤积)和溢乳(自乳头或手术切口处排出乳汁)的情况很少见[23,24]。乳汁溢出通常在手术后的几天内开始,而且引流量可能很大[25]。溢乳可以认为是由于雌激素与孕激素降低而泌乳素升高所致。手术可刺激胸神经末端,传递信号至下丘脑和脑垂体,从而导致泌乳素的分泌增加。积乳需要充分的吸引或手术引流才能缓解,并且建议使用抗生素预防感染。这个过程可持续数天,但也

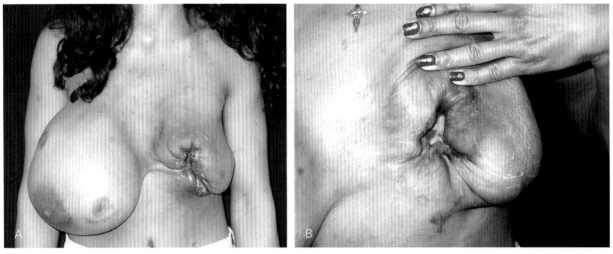

图 124.5　A. 一例 32 岁女性，接受了多次隆胸手术，植入的假体越来越大，因感染未得到妥善控制，最终致乳房组织坏死、假体外露以及自发性假体膨出，患者遗留了严重的畸形。B. 近景拍摄可见大量组织缺失，慢性肉芽组织聚集在假体周围腔隙。

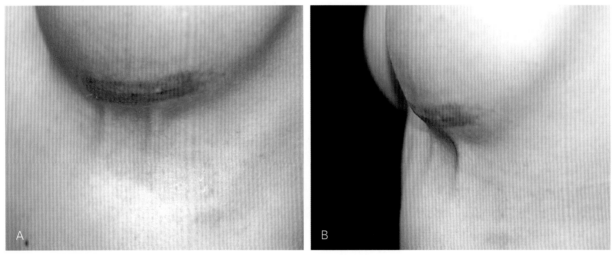

图 124.6　A. 一例 29 岁女性，隆乳术后 2 周在乳房下方出现伴压痛的垂直条索状结构，考虑为 Mondor 病。B. 同一患者的侧面观，Mondor 病多见于乳房下皱襞切口（如该病例）。

有报道称可持续数月至数年[26]。溴麦角环肽（甲磺酸溴隐亭片）或者卡麦角林可抑制泌乳素分泌，被证实可用来控制术后溢乳。

乳房下皱襞不对称

　　乳房下皱襞不对称是隆乳术后较为棘手的并发症。在 Allergan 的研究中，3.2% 隆乳患者术后出现乳房下皱襞不对称。如术后立即出现乳房下皱襞不对称，多是由于某侧腔隙分离过多或者不够。早期假体移位可采用保守治疗方式。如果乳房的上极过高，应持续加压向下压迫假体。采用弹力绷带或胸带对乳房上极持续向下加压。有时，这些简单的方法就足够使得假体调整至正确的位置。如果假体位置低，应将假体固定于合适的位置，使得下方的皮瓣重新紧密贴合潜在腔隙。可以通过让患者穿紧身内衣持续达 6 周即可解决这个问题。到那时，假体周围的渗液可被重吸收，组织表面可贴合紧密。如果这些方法无效，不对称持续存在，或者患者术后很长时间仍存在不对称，这时有必要进行开放手术达到永久性矫正。

　　如果乳房下皱襞位置过高，手术矫正只需进行下极的包膜切开术，以将囊腔的位置向下移至合适的位置(图 124.7)。如果乳房下皱襞位置过低,矫正手术则更复杂。一种成熟的提高乳房下皱襞的技术是包膜缝合术[27,28](图 124.8)。在术前应确定双侧乳房下皱襞位置的差距,患者取立位双侧上肢内收。在较低的乳房下皱襞处画一条水平线至对侧胸壁。此线与对侧乳房下皱襞线之间的距离即为需将较低的乳房下皱襞上移的距离,或者测量并计算从双侧乳头至同侧乳房下皱襞的距离之差。

手术应在全麻下进行,局部切口区域可采用含有肾上腺素的局麻药物局部浸润。如果患者先前采用经乳晕切口、环乳晕切口或下皱襞切口,再次手术可采用原切口进行。而之前手术采用经腋下或经脐入路,再次手术应重新选择环乳晕切口或乳房下皱襞切口。电刀切开乳腺腺体实质以减少出血和刺破假体的风险,电刀切开假体包膜暴露假体。小心暴露并取出假体,放置于盛有抗生素或稀释碘伏的无菌盆中(Purdue Pharma L.P., Stamford, CT)。

显露假体囊腔的下半部分并用记号笔标记出需切除的椭圆形范围,椭圆的宽度等于乳房下皱襞需提升高度的 2 倍,长度包括整个乳房下皱襞。用电刀切除标记的椭圆区域对应的囊腔,当前皮瓣可垂下接近胸壁时,新月形的创面的宽度恰为

乳房下皱襞可提升的高度。充分止血后,采用不可吸收的缝线(尼龙线、Prolene 缝线、Ethibond 缝线)严密缝合囊壁的前后切缘。假体(建议使用假体模具)植入腔内,并将患者体位调整为半坐位,以确定调整后的乳房下皱襞是否对称。如有必要,可用电刀解剖囊腔的前壁来调整乳房下皱襞达到预期效果。如果之前假体位于胸大肌后,可将假体转至腺体后囊腔中,以辅助调整乳房下皱襞。再次植入硅胶假体时,如果在腺体后放置假体,需在乳房上极有足够的组织覆盖(≥2 cm),以获得满意的外观。若将假体置于胸大肌后,随着每次胸大肌的活动,作用于假体的向下和向外的作用力会使假体移向外侧和下方,这可能会破坏修复调整的效果。一旦乳房下皱襞的对称性达到预期,就可植入假体并按常规缝合切口。术后可采用 0.5 英寸宽的绑带加压包扎来加强固定新形成的乳房下皱襞,也可应用八字绑带加压包扎。建议 6 周后穿紧身舒适的胸罩以保证伤口良好愈合(图 124.9)。当然,乳房下皱襞过低可为单侧,也可能是双侧(图 124.10)。

解决乳房下皱襞的不对称或假体移位的其他问题时,可采用组织皮瓣成形术来替代囊腔缝合术。这种皮瓣可通过提升、前移或转向等调整,以重建囊腔并重置假体[29]。

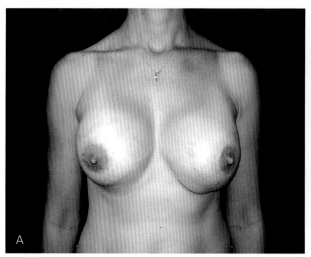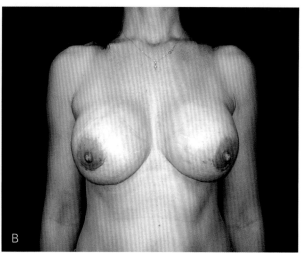

图 124.7 A. 一例 38 岁女性,2 年前行隆乳手术,由于双侧乳房不对称且乳房下皱襞不平整,患者对术后效果不满意。术前评估发现患者右侧假体过高,右侧乳房下皱襞不清晰,而左侧乳房下皱襞不规整。B. 矫正手术包括右侧假体囊壁切开并向下扩大囊腔,左侧采用囊腔缝合术调整乳房下皱襞(图为术后 4 周)。

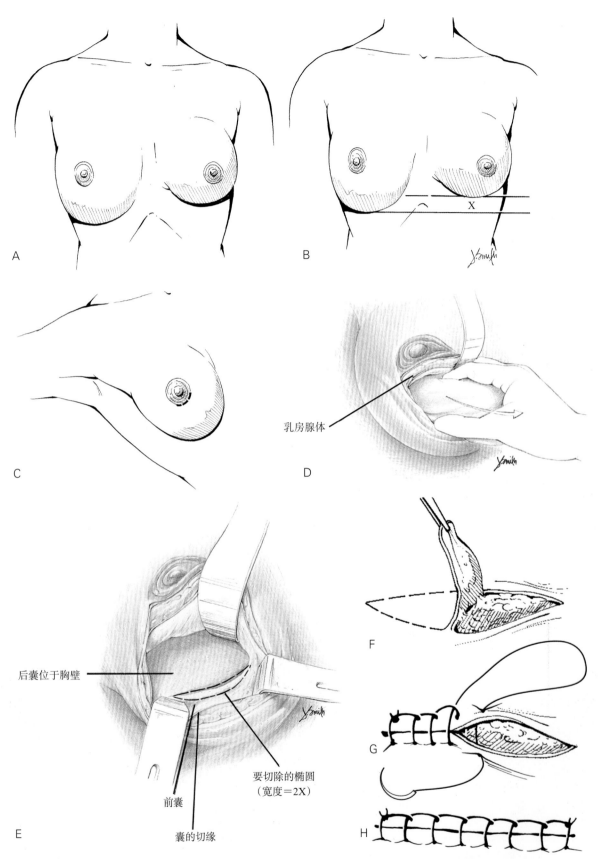

图 124.8　A. 双侧乳房下皱襞不对称。B. 术前皮肤标记,X 等于双侧下皱襞间距离。C. 乳房下皱襞手术切口的位置。D. 取出乳房假体。E. 描绘椭圆形,长轴位于乳房下皱襞正中,宽等于 2X。F. 切除此椭圆形瘢痕组织。G. 进行囊壁缝合。H. 缝合后的囊壁缺损。

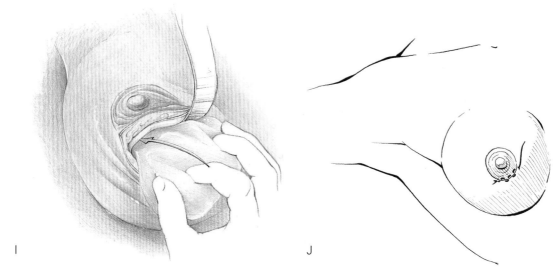

I   J

图 124.8(续)　I. 从切口重新植入假体。J. 完成后的效果。

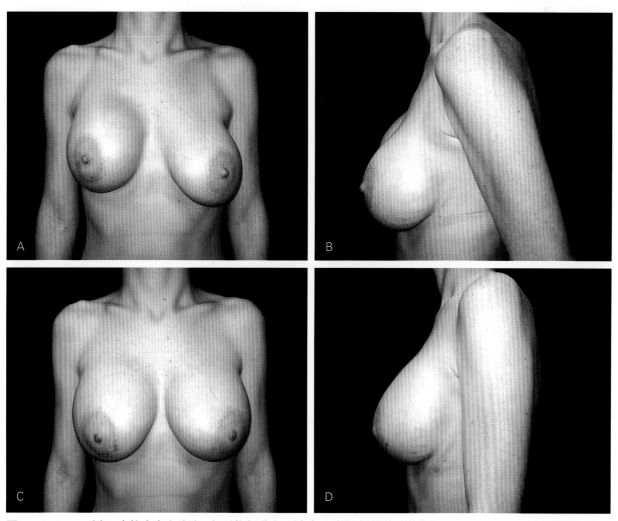

A   B

C   D

图 124.9　A. 一例 27 岁的患者在隆胸 1 年后抱怨乳房下皱襞不对称,假体位于胸大肌后。B. 侧面观显示左侧假体明显下移。C. 采用囊腔缝合术提升左侧乳房下皱襞,并将双侧假体由胸大肌后移至乳腺腺体后方。D. 矫正术后侧面观。

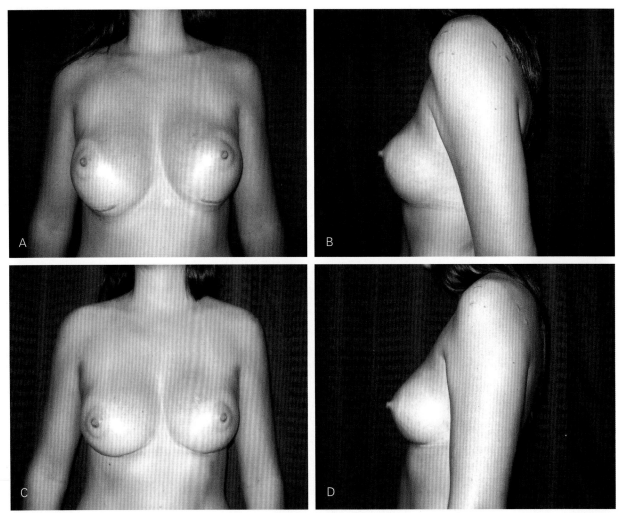

图 124.10　A. 一例 22 岁女性，1 年前进行隆乳术，对乳房外观和乳房下皱襞明显的瘢痕不满意。B. 侧面观可见假体位置偏下且乳房上极缺少组织而不丰满。C. 进行双侧包膜缝合术，并将假体从胸大肌后移至乳腺后。D. 修复术后 3 个月的侧面观。

假体移位

　　隆乳术后假体移位的发生率尚不清楚。Al-lergan 的研究发现隆乳术后 4 年内出现假体移位的概率为 4.1%。假体可能太过偏外侧或太过偏内侧。如果解剖囊腔时向外侧分离过多，假体会很容易移位至腋前线，导致胸骨旁的乳房较为平坦而外侧过于丰满。当患者仰卧位时这种情况最为明显（图 124.11），而采用经腋窝入路手术后假体外移的概率更高。保守处理来解决假体外移通常无效。最直接的方法是探查乳房并采用包膜缝合术减少囊腔大小。直视下适当地切除包膜的部分瘢痕组织，缝合切缘减少囊腔外侧的腔隙。这种技术类似于调整下皱襞的方法。当有足够组织覆盖时，将假体从胸大肌后方移至乳腺腺体后方可帮助减少胸大肌收缩时对假体的外侧作用力以维持调整后的状态（图 124.12）。重新植入硅胶假体时，对于大部分患者，会将假体置于乳腺腺体后方。

　　如假体包膜腔向内侧解剖分离过多，会产生较为棘手的并乳畸形[30]。并乳畸形是指任何情况下使得乳房假体（即使一侧假体）向正中靠拢。患者的典型临床表现为双侧乳房在正中汇合而没有正常的乳沟（图 124.13）。某些因素也可产生类似的并发症，如假体过大、假体置于胸大肌后和多次隆乳手术等[31]。

　　如果假体位于腺体后，一种解决的方法就是

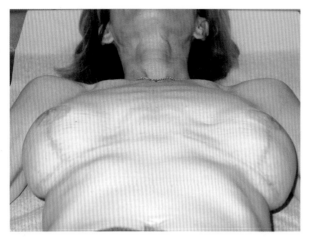

图 124.11 一例患者在隆乳和矫正乳房下垂术后出现假体外移，导致双侧乳房向外侧呈八字形，胸骨旁平坦，乳房的外侧过于丰满。当患者仰卧位时这些畸形表现更为明显。

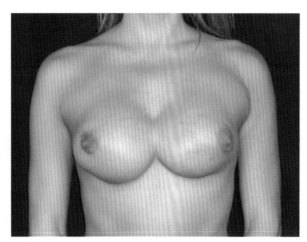

图 124.13 一例并乳畸形，可见双侧乳房在正中汇合且缺少正常的乳沟。

将假体移至胸大肌后（图 124.14）。胸大肌的正中附着点可作为"限制韧带"防止假体向内侧移位太靠近正中线。通过离断胸大肌起点来制造一个大小合适的胸肌后囊腔，这个过程必须小心解剖以防分离太过接近正中线。缝合胸大肌外侧缘与其上的瘢痕组织囊壁以关闭胸大肌浅面的潜在腔隙（之前的腺体后腔隙）。这个潜在腔隙必须永久封闭，否则假体可能再次移位至这个腺体后囊腔。为保证永久消除此潜在腔隙，可使包膜囊腔表面变得粗糙（包括乳腺后方及胸大肌前方2个平面）并采用不可吸收线进行严密缝合（尼龙线、Prolene

缝线、Ethibond 缝线）。

如并乳畸形患者的假体位于胸肌后，则将假体移至乳腺腺体后可有效解决畸形问题。先将假体暂时取出，并在乳房腺体后的囊膜下方识别出胸大肌的外侧缘，沿着胸大肌外侧缘切开包膜。解剖乳腺腺体实质与邻近的胸大肌，以形成新的乳腺后囊腔。采用不可吸收线8字缝合胸大肌与胸壁，使得胸大肌重新与胸壁附着。新的乳腺后囊腔形成后，应避免过多分离内侧结构，这可能会使胸骨前的皮肤被游离并导致再次形成并乳畸形。

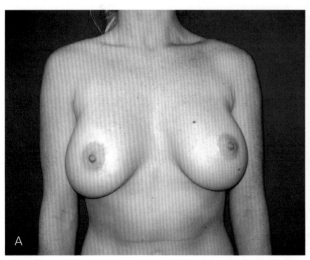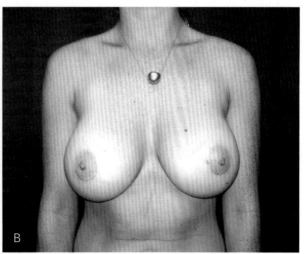

图 124.12 A. 一例29岁女性，在胸大肌后植入盐水假体后出现双侧乳房间距过宽，且假体相距太远，仰卧位时更为明显。B. 矫正手术采用外侧包膜缝合术，并将盐水假体更换为硅胶假体置于乳腺后腔隙（术后4个月）。

一部分并乳畸形患者中,尤其是皮下组织较多、皮瓣较厚的患者,可以通过简单地进行适当的囊膜置换术就可以在不改变假体平面的情况下得到修复。沿着囊腔的最内侧部分切除包膜,可通过前方皮瓣与胸壁的缝合来完全消除异常延伸的囊腔。多数情况下有技术上的困难,因为皮瓣较薄,缝针太贴近表皮会导致皮肤出现小的凹陷,较薄的囊腔后壁或胸骨骨膜的缝合也较难。在这些情况下,建议如前所述更换假体平面。另外,对于组织较薄的患者可采用同种异体的脱细胞真皮基质移植技术。AlloDerm 和 NeoForm 脱细胞真皮基质均可用于处理并乳畸形[32]。

当进行并乳修复时,将光面假体更换为毛面假体也是有效的,毛面假体的粗糙面有助于固定假体的位置并防止假体向内侧移动。外科引流也有助于维持粗糙的邻近组织创面的贴合且促进粘连。向外侧解剖囊腔且植入更小的假体也有助于修复成功。

对于一部分并乳畸形,尤其是曾多次隆乳的患者,由于组织可能很薄并且萎缩,所以采用两次手术修复更为合适。 I 期手术包括取出假体,并进行部分囊腔壁切除术或将囊腔壁变得粗糙,从而使得各组织平面得以重新贴合。3~6 个月后,行 II 期手术重新植入新的假体,通常将假体置于胸大肌后腔隙。

并乳畸形多涉及双侧假体,单侧畸形是由于单侧假体的放置过于靠近内侧所致。出现这种情况时,对侧假体无须进行处理。而移位的假体需要采用先前介绍的技术方法来进行修复(图 124.15)。

双泡征

隆乳术后另一种较为罕见的并发症被称为双泡征,表现为带状或紧缩环横跨于乳房的下极。这可能是由于组织剥离层次太靠下方,超出正常乳房下皱襞所致。最常见于乳房下皱襞过紧或狭窄的患者,其乳头到乳房下皱襞距离较短,可伴有结节状的乳房畸形。如果患者出现上述外观,应充分松解乳房下皱襞收缩环的韧带结构。有时,

这种双泡征可发生于无任何诱因的患者。通常这些患者的包膜腔解剖过度,才会造成假体的下极移向了上腹壁。在这种情况下,可采用包膜成形术或邻近组织瓣覆盖在合适的解剖部位重新构建包膜囊来处理。而对那些并非由于过度解剖导致的双泡征的患者,处理的方法主要是松解这些收缩环。有时可在乳房皮瓣深面用电刀垂直于收缩环连续切断收缩的束带,这种松解术应该深达真皮层。术中采用更大的组织扩张器或模具对组织进行扩张,也有助于伸展组织并松解收缩环。在一些患者中,在一个更浅表的部位(真皮的深面)解剖一个新的包膜腔,可使得乳房下极的组织得到充分上提。对于那些假体置于胸大肌后腔隙的患者,将假体移至乳腺腺体后腔隙,并联合上述松解韧带的技术操作,常常十分奏效(图 124.16)。对于乳房下极组织如有意拉伸变得非常薄时,采用硅胶假体可减少假体边缘可触及波纹和折叠的概率。

远期并发症(术后数月或数年)

假体隆乳术后的乳房出现可触及的异常假体边缘或难看的波纹及皱褶外观,这些都是影响患者满意度的较为棘手的并发症。假体边缘可触及通常是由于覆盖假体的乳房组织较薄所致,因此,这种情况多见于较小的乳房或者皮下脂肪不足的较瘦的患者。对这类患者,采用胸大肌后腔隙放置假体可为假体提供足够厚的覆盖,至少覆盖假体的上半部分(图 124.17)。而如果在乳房的下外侧触及假体的边缘,并不能通过胸大肌后腔隙植入假体得到解决,因为胸大肌覆盖不了假体的这一部分。盐水假体的边缘可触及可能与盐水未充注满整个假体囊有关,可通过注入更多的盐水至假体囊内来矫形。而其他一些情况下,将盐水假体更换为硅胶假体可解决此问题。

当假体的覆盖组织较薄时,乳房常可触及波纹和折叠感。因此,多次隆乳手术,包括包膜切开术和包膜切除术,或者植入过大的假体,这些都可导致皮瓣变薄从而使得乳房可触及波纹和折叠感。波纹感多见于毛面假体或盐水假体,而少见

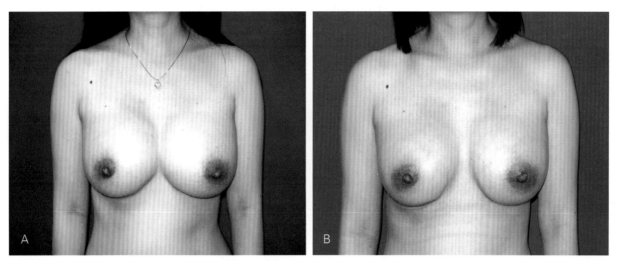

图 124.14　A. 一例34岁女性，在乳腺后腔隙放置假体后出现并乳畸形，并经历了一次失败的修复手术。B. 将假体更换至胸大肌后腔隙并对畸形进行修复（术后6周）。

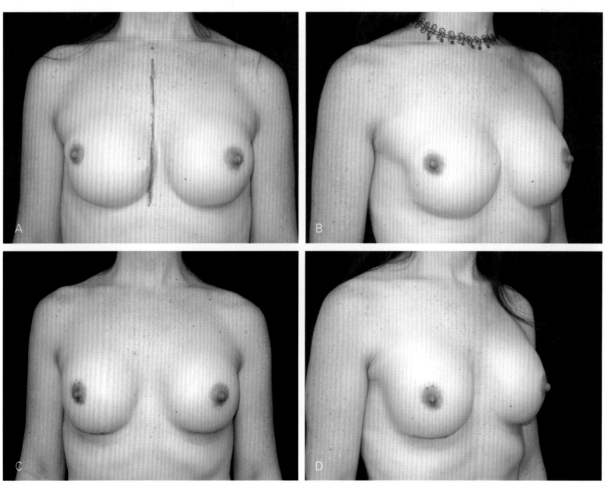

图 124.15　A. 一例出现单侧并乳的患者，产生的原因是右侧假体的移位（前面观，标记为真实的正中线）。B. 同一患者的斜视图显示右侧假体向内侧移位，注意乳头位于乳房的偏外侧。C. 针对右侧假体向内侧移位的矫正术后正面观。D. 假体移位的矫正术后的斜视图，乳头位于乳房的正确位置。

于光面假体和硅胶假体[4]。当采用盐水假体隆乳手术的患者出现波纹或者折叠感时，可注入更多的盐水来改善症状。将毛面假体换为光面假体，或将盐水假体换为硅胶假体，均可改善症状。也可采用其他方案来进行修复。近来，脂肪移植被证实可增加覆盖的组织厚度且能改善假体的波纹和折叠感。这项技术对于那些有合适部位来提供适当的脂肪的患者来说是很有效的。对于乳房脂肪移植的长期效果尚无全面而准确的结论，因此应告知患者并获取知情同意[33]。

另一种可有效修复菲薄组织覆盖的技术是脱细胞真皮基质（例如 AlloDerm, NeoForm）[32,34]的应用。此类材料可用于加固较薄的皮瓣或连接胸大肌边缘与下皱襞，不论何种情况，此材料可增加一层软组织覆盖于假体之上（图 124.18）。

包膜挛缩

毫无疑问，历来隆乳患者出现最多的并发症是包膜挛缩[4,35,36]。隆乳术后在乳房假体的周围不可避免地会形成瘢痕组织包膜。在大多情况下，假体周围这层包膜较柔软且易弯曲，对乳房的轮廓和质地影响较小。在一些患者中，这层瘢痕组织包膜逐渐变厚并收缩，这种现象被称为包膜挛缩。当这种情况发生时，假体可被压缩变形，呈现出不自然的球形。此外，乳房可能会变得坚硬。

有研究表明，某些填充材料（盐水）[37,38]和某些假体壳性状（低渗的弹性假体壳，毛面假体）[39,40]可有效地减少包膜挛缩的发生率。尽管这些手段可减少包膜挛缩的发生，但不能完全避免包膜挛缩的发生。在一些患者中，包膜挛缩是轻度的，并不需要处理。而对于另一些患者，情况可能会变得严重，导致乳房明显变形、极度僵硬，甚至出现乳房的疼痛和触痛。

许多方法可用于量化包膜挛缩的程度。应用最广泛的是 Baker 分级法[41]。按照 Baker 分级，Ⅰ级是指乳房外形自然，质地柔软，令人满意；Ⅱ级是指轻度包膜挛缩，乳房外形自然，触之稍硬，质地欠柔软；Ⅲ级是指中度包膜挛缩，乳房外观已变形，球形外观，能够看出假体轮廓，质地较坚硬；Ⅳ级是指重度包膜挛缩，乳房外观严重变形，质地非常坚硬，常伴有疼痛和触痛等不适，皮温降低。

轻度的包膜挛缩无须处理。事实上，一些患者更喜欢Ⅱ级包膜挛缩的稍硬的触感和坚挺的外观。Baker 分级为Ⅲ级或Ⅳ级的患者应接受手术来进行改善。Mentor 的研究发现，隆乳术后 3 年内出现Ⅲ或Ⅳ级包膜挛缩的概率为 8.1%，Allergan的研究发现隆乳术后 4 年内出现Ⅲ级或Ⅳ级包膜挛缩的概率为 13.2%。已有推荐一些保守方法治疗包膜挛缩，如口服大剂量的维生素 A 和维生素 E，但并没有实验证据支持维生素治疗包膜挛缩的有效性。近来，白三烯受体拮抗剂（安可来，Zeneca Pharmaceuticals, Wilmington, DE）和孟鲁司特（Merck & Company, Whitehouse Station, NJ）被推荐用于改善包膜挛缩[42]。这些药物在临床上主要用于治疗哮喘。然而，近来研究发现可利用这些药物在免疫级联反应中的免疫调节作用，将他们应用于整形外科，来改善隆乳术后Ⅲ级或Ⅳ级的包膜挛缩[43]。除了治疗已确诊为包膜挛缩的患者，一部分外科医生预防性地将这些药物用于高危患者（之前出现过包膜挛缩、假体周围感染，既往有形成增生性瘢痕的趋势）。尽管这是超适应证使用药物，但并不是违规用药[44]。

多年来，整形外科医生采用一种被称为闭合式包膜松解术来缓解包膜挛缩。为破坏假体周围的瘢痕组织，术中应用多种手段强力挤压乳房。这种技术常常有效，但有时包膜会被撕裂，造成假体突入包膜腔外而形成假性疝，从而导致不规则形状的乳房。这种操作还有撕裂假体的弹性壳的风险（造成硅凝胶或盐水渗漏）以及血肿的风险。由于人们高度关注假体对健康的危害，尤其是硅凝胶渗入周围组织的危害，因此采用这种闭合式包膜松解术明显减少。目前，开放式包膜切开术取代了闭合包膜松解术。

当包膜挛缩严重到需要干预时，大多采用手术治疗，手术也有多种选择。患者应被告知可取出假体而不再放置假体这一解决方法，这是解决包膜挛缩（或其他假体相关并发症）的唯一肯定的方法，当取出假体而不再放置假体时，建议应全切

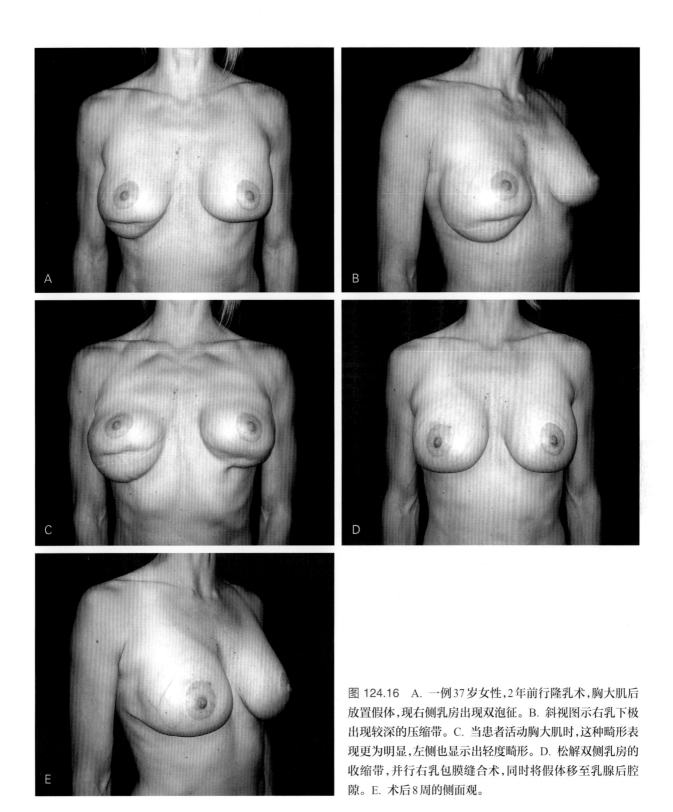

图 124.16 A. 一例 37 岁女性,2 年前行隆乳术,胸大肌后
放置假体,现右侧乳房出现双泡征。B. 斜视图示右乳下极
出现较深的压缩带。C. 当患者活动胸大肌时,这种畸形表
现更为明显,左侧也显示出轻度畸形。D. 松解双侧乳房的
收缩带,并行右乳包膜缝合术,同时将假体移至乳腺后腔
隙。E. 术后 8 周的侧面观。

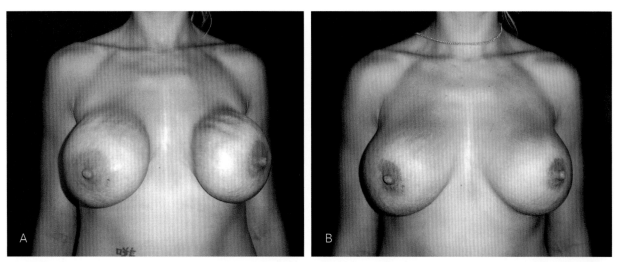

图124.17　A. 一例26岁女性,在接受毛面盐水假体隆乳术后出现乳房的异常外观,显现出现明显的波纹和折叠现象。B. 通过将假体换为光面硅胶假体并放置于胸大肌后腔隙来进行修复手术后的外观。

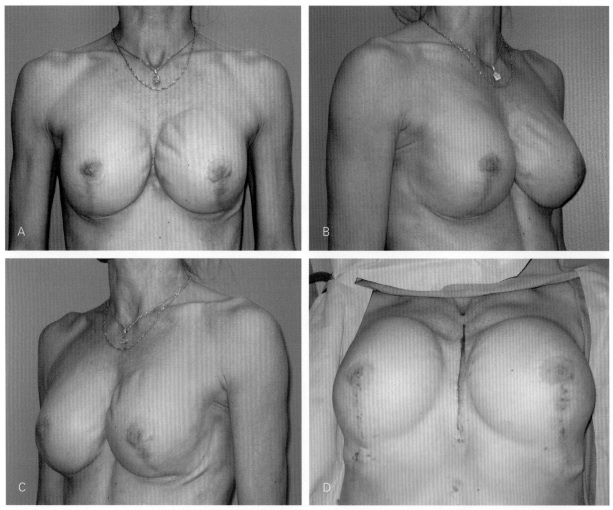

图124.18　A～C. 一例46岁女性,既往接受了包括隆乳、乳房包膜切除和垂直乳房固定术在内的多项手术后的图像。采用毛面硅胶假体放置于乳腺后腔隙,术后出现明显的波纹和折叠现象、并乳畸形和较宽的瘢痕,患者对此不满意。D. 在手术中可见标记的真实的正中线,提示左侧假体位置太过偏内侧。

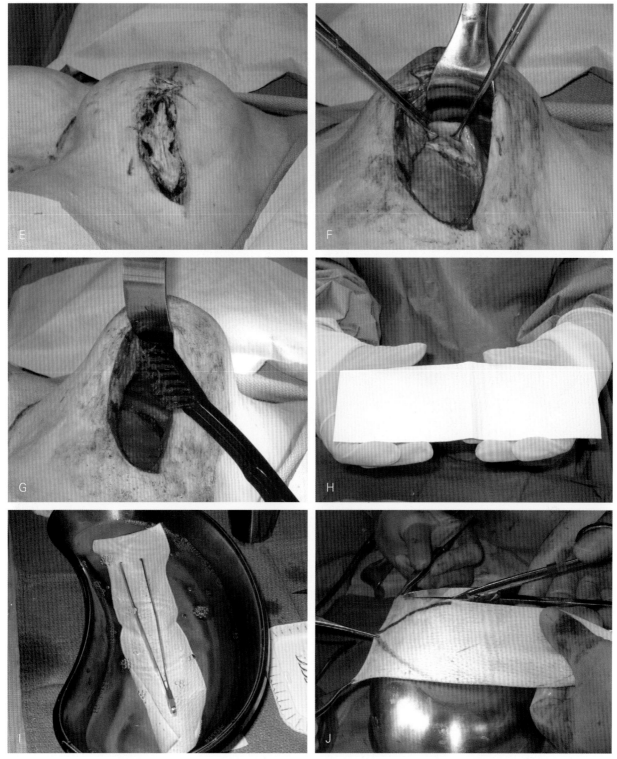

图 124.18（续） E. 切除增宽的垂直瘢痕，并通过此入路进入假体包膜腔。F. 从乳腺腺体后囊腔内取出假体，标记胸大肌
下缘，解剖分离胸大肌后腔隙并形成一个肌肉后囊腔。G. 采用一种坚硬的钢丝刷来使光滑的包膜表面变得粗糙，包括胸
大肌表面和乳腺腺体后囊壁的前壁。这一步的目的是促进胸大肌与乳腺紧密贴合，严密关闭之前的乳腺后腔隙，同时可
促进后续使用于乳房皮瓣深面的脱细胞真皮基质的血管再生和重建。H. NeoForm脱细胞真皮基质（Mentor Corp., Santa
Barbara, CA）在水化之前。I. 将脱细胞真皮基质水化（浸至含杆菌肽的生理盐水中）。J. 将脱细胞真皮基质修整成为所需
要的形状和大小。

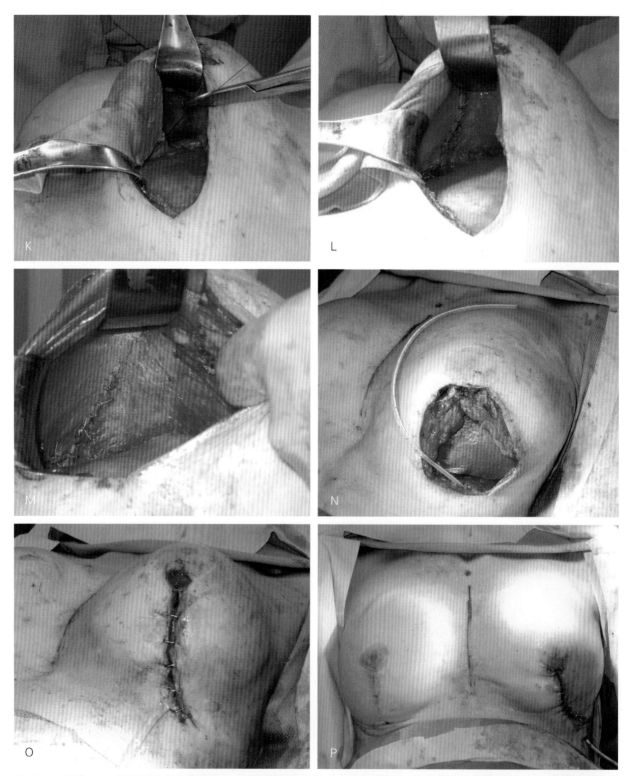

图 124.18(续)　K. 将脱细胞真皮基质缝合于切开的包膜边缘，与正中线距离 1 cm(以防止并乳复发)。L. 将脱细胞真皮基质缝合于胸大肌上面(图中垂直的缝线)和切开的包膜边缘的正中(图中水平的缝线)。M. 放大可见将脱细胞真皮基质间断缝合于胸大肌边缘。N. 将假体置于胸大肌后囊腔内，并用脱细胞真皮基质覆盖假体下极，在乳房下皱襞将脱细胞真皮基质缝合固定于胸壁。在乳房皮瓣深面在脱细胞真皮基质上方放置硅橡胶引流管，并沿胸大肌进行术区积液引流。O. 术中用皮钉将切口临时固定在一起，以观察乳房的外观和修复后假体的位置。P. 术中患者取坐位来观察并乳和波纹感的修复情况。

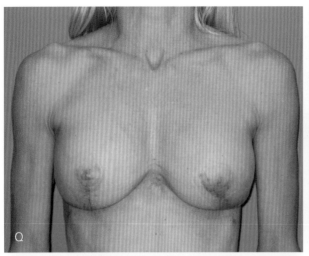

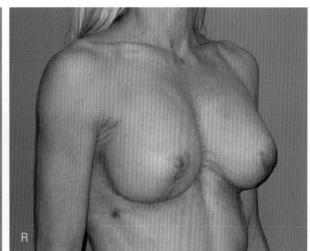

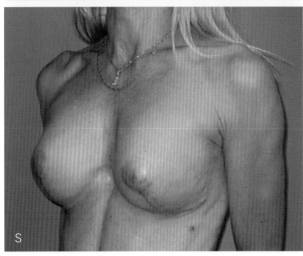

图124.18(续) Q~S. 术后5周的正面观和斜面观。

或近全切除完整的假体包膜。切除旧假体包膜瘢痕组织来避免乳房外观变形,从而使潜在腔隙得到闭合。此外,切除瘢痕组织囊的后壁,以防止积液,并促进乳腺重新附着于胸壁,也有助于提高修复效果。如果不能完全切除包膜,在平滑的表面进行划痕或将其变得粗糙,也将有助于促进组织黏附。在大部分病例中,即使在假体植入多年或乳房下垂和萎缩的情况下,仅仅通过取出假体和包膜切除就能获得满意的外观。如果下垂程度较为严重,则建议在取出假体同时或延期进行乳房上提手术来改善乳房外观。

经验表明,绝大多数的女性会拒绝取出假体而非不再进行假体植入。一般来说,尽管植入假体会导致各种问题和不便,但既往有过隆乳的患者会希望继续拥有假体。对这些女性的治疗方案应包括开放包膜切开术或包膜切除术(图124.19),并更换假体放置的平面,从乳腺后换为胸大肌后,或从胸大肌后更换为乳腺后(如果有足够的组织覆盖)(图124.20)。最近公布的数据也表明,长期形成的包膜挛缩可以通过采用一个精心设计的双平面位置放置假体来得到有效矫正[45](图124.21)。

通常植入一对新的乳房假体,特别是如果先前假体已经放置了数年,那么新假体发生包膜挛缩、硅凝胶渗漏和破裂的风险更小。通过个性化的治疗,以满足特定患者的具体需求和愿望。

以往有很大比例的女性在乳腺腺体后单平面放置光面的硅胶假体后出现包膜挛缩。处理这种情况时,取出假体,进行包膜切除并置换假体才是最有效的。新的假体可被重新放置到乳腺腺体后

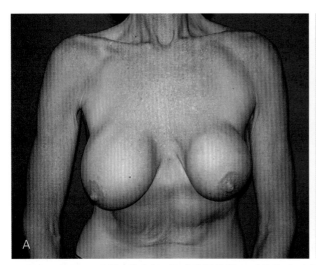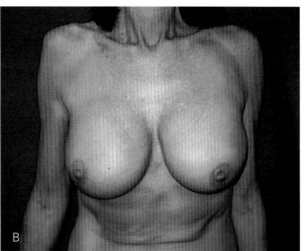

图124.19　A. 一例47岁女性,经硅胶假体植入后的隆乳手术20多年。右侧出现Baker Ⅲ级包膜挛缩,左侧出现Baker Ⅳ级包膜挛缩。B. 在进行双侧包膜切开并进行包膜近全切除术后在乳腺后腔隙重新放置一对新的硅胶假体。

包膜囊,或放置到胸大肌后的一个新的腔隙中。具体是否将假体放置到胸大肌后取决于几个考虑因素。胸大肌后(或双平面)的优点包括:在假体表面(尤其是假体上方)有更多的组织覆盖,而且术后还可进行乳房X线摄片。也有证据表明,胸大肌后腔隙放置假体可以减少(但不能完全消除)包膜挛缩复发的风险。胸大肌后放置假体的缺点是手术过程更为复杂,可能会增加术后不适。当胸肌收缩时,可能出现乳房的变平或扭曲。这种畸形对于经常锻炼的女性来说尤为重要。在充分告知每一种方法的优点和缺点后,医生应与患者共同协商决定将假体放置的平面,是乳腺腺体后方或是胸大肌后方。

包膜挛缩的修复手术最好在全身麻醉下进行。患者取仰卧位,上肢内收以减少胸肌的张力并使得乳房软组织得以松弛。

选取合适的皮肤切口后,采用电刀进行分离解剖以减少出血,并且可防止刺破假体。当解剖至假体包膜前壁时,应沿包膜与覆盖其表面的乳腺腺体组织腔隙进行解剖。通常可不进入假体包膜腔内即可暴露整个包膜前壁,也无须暴露假体,可将包膜后壁从胸壁上进行分离。这样就可将整个包膜连同假体一并切除。于包膜外进行手术的优势是,许多陈旧的硅胶假体可能出现严重的硅凝胶渗漏或假体破裂,通过保留整个包膜外的解

剖结构,术区几乎没有硅凝胶渗漏和污染。

有时,在技术上无法将假体和包膜同时一并切除。在这种情况下,可用电刀切开包膜,然后取出假体。如果假体已经出现渗漏,那就需要尽可能吸出这些渗出的硅凝胶。当用电刀来进行邻近组织的解剖分离时,应将包膜组织进行充分牵拉以获取足够的张力。在大多数情况下都可将包膜完整切除,如果包膜的后壁与胸壁致密粘连(尤其是假体包膜位于胸大肌后时),有可能穿透肋间组织并穿破胸膜壁层,从而导致气胸。在这种情况下,可能会残留一部分包膜后壁组织而出现不完整切除。

如果新的假体放置在胸大肌后腔隙,就不推荐在胸肌前表面进行包膜切除术,因为这将导致胸大肌的断裂或萎缩,从而减弱胸大肌的作用。新的胸肌后假体包膜腔可通过将胸大肌从胸小肌表面分离而形成囊腔。为了在正确的部位创建一个假体包膜腔,并为形成适当的乳房凸度,通常需要部分离断胸大肌在肋骨和胸骨的部分起点,术中可将胸大肌向前牵拉,用电刀进行胸大肌起点的离断。术中应谨慎避免分离得太靠近内侧,避免在正中线附近过度分离解剖胸大肌和皮肤,否则将会导致胸大肌的撕裂和回缩,影响乳沟,且增加并乳畸形的风险。这种并发症更常见于二次手术的患者,因为胸大肌不再紧贴其浅表的乳腺组

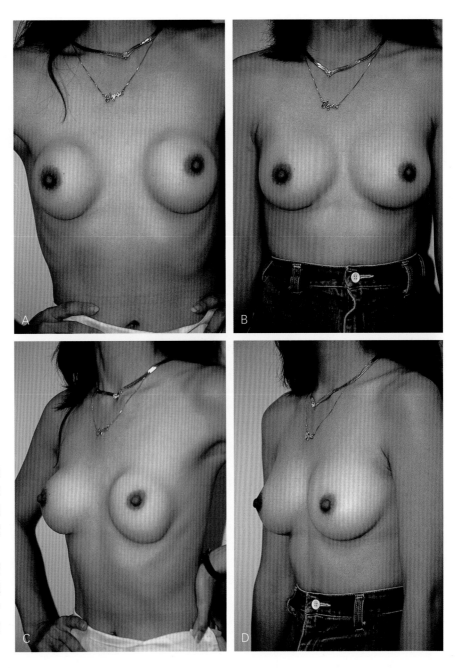

图124.20　A. 26岁患者进行隆乳术后出现Baker Ⅲ级包膜挛缩，图为患者正面观，发现乳腺异常的半球形外观，且乳房间距增宽。B. 患者进行修复手术：包括假体取出，包膜切除并重新在胸大肌后腔隙放置一对假体。C. 患者修复手术前的45°斜面照。D. 患者修复手术后的45°斜面照。

织。因此，一旦胸大肌被撕裂则没有组织可阻止胸大肌回缩。为了防止假体从胸大肌后方疝入乳腺腺体后方（旧的假体包膜腔），必须消除胸大肌与乳腺之间的潜在空间。这可通过采用不可吸收线在胸大肌外侧缘与其上方的乳腺腺体组织间进行多处的8字缝合来进行严密闭合。同时用电刀将平滑的囊壁表面粗糙化，也有助于促进组织黏附。

一旦在胸大肌后方建立了足够大的囊腔，可采用临时植入模具来确定合适的假体大小。通常

来说，需要用一个稍大一点的假体来替代之前的假体。当患者出现包膜挛缩时，由于乳房出现球形变形而导致的凸度增加，乳房可能会显得"更大"。如果采用同样大小的假体来替换，乳房可能看上去"更小"，尤其是从上面看乳房。因此，建议用一个比原假体大25～50 ml的假体来替代之前的假体。缝合切口前，在胸大肌后囊腔内放置一约7 mm至1 cm橡胶引流管，顺着下皱襞或腋窝引流出。切口关闭后，采用8字绷带加压包扎48小时，随后患者可采用具有弹性的胸罩来进行

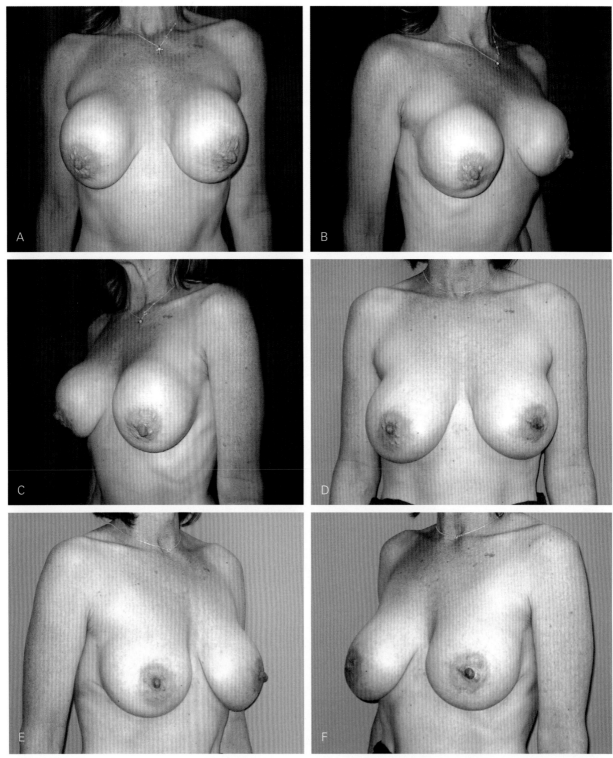

图124.21 A~C. 一位46岁女性的术前正面照和斜面照,经盐水假体放置于乳腺腺体后的隆乳手术15年。患者抱怨乳房坚挺、扭曲和柔软,而且对乳房外形也不满意,因为植入物的位置向上移位,同时假体表面的乳房组织下垂。患者还抱怨乳房的间距过大。D~F. 取出盐水假体,清除乳房下袋,在双平面袋内植入一对新的中等柔软度的硅胶假体。图为术后7个月的照片。

固定。

如果患者先前采用胸大肌后腔隙隆乳之后出现包膜挛缩,那么修复手术可将假体放置于原平面或乳腺后腔隙。如果新假体仍采用胸大肌后放置,原先的假体需按先前所描述的方法来进行暴露和取出。从技术上说,切除胸大肌深面的瘢痕组织囊壁是有困难的,可能会导致大出血。这个部位可采用包膜切开术而不采用完整的包膜切除术就可以得到有效处理。在乳腺腺体组织深面的其他部位,常规用电刀进行包膜切除术。最近提出的另一种方法是,通过分离解剖先前的包膜前壁与其表面的胸大肌之间的平面来建立新的包膜囊腔,可将假体保留在原位来进行平面的解剖分离,较为容易操作。然后将假体取出,并采用褥式缝合来关闭前后囊壁,新的假体放置于新的胸大肌后囊腔内。

而对于另一些患者,将胸大肌后方假体取出,并在乳腺后腔隙植入假体更为合适。如果上方和内侧有足够的乳腺组织覆盖假体时,没有必要完整切除囊壁。应在胸大肌与其表面的乳腺腺体组织间进行解剖分离,形成一个新的乳腺后腔隙,胸大肌降至正常的解剖位置并紧贴胸壁。采用8字缝合来缝合胸大肌外侧缘与胸壁(或囊腔壁的后壁切缘)。其余显露的假体的下囊腔壁需采用电刀进行切除。

由于最近获得了美国 FDA 的批准,整形外科医生可以不受限制地使用硅胶假体,因此接受包膜挛缩修复手术的患者可使用盐水假体或硅胶假体来进行。有证据表明,放置盐水假体[38,46]可减少包膜挛缩的风险。然而,出现假体边缘可触及、波纹和折叠现象的发生率更大,尤其是对于组织变薄的再次手术患者。对于许多包膜切除术患者,硅胶假体比盐水假体在手感和视觉上更为自然。在进行包膜挛缩的修复手术时,可根据局部的解剖条件和患者的意愿,选择使用盐水假体或硅胶假体。

除了选择假体的填充材料外,还必须考虑假体表面的纹理。硅胶假体的表面可以是光滑的,也可以是具有粗糙感的毛面。这种毛面处理的目的是为了减少包膜挛缩的风险。一些研究表明,毛面假体[47,48]可减少包膜挛缩的风险,但其有效程度仍存在疑问[18]。事实上,大样本的研究表明接受硅胶假体的隆乳患者(Mentor 和 Inamed Adjunct 临床试验)中,毛面硅胶假体(无论是 Siltex 或 Biocell)对包膜挛缩的发生率没有影响。如果使用毛面假体,就应该把它放置于一个有新鲜组织创面的囊袋里(而不是陈旧的瘢痕组织囊腔)。若使用新鲜的瘢痕组织形成的新囊壁将会呈现出一种波纹感的形态。为了减少毛面假体的包膜挛缩的风险,必须形成粗糙的瘢痕组织包膜而包绕假体。毛面假体导致皮肤波纹感的风险较高,这一缺点必须与减少包膜挛缩的复发这一优点相权衡。与光滑的盐水假体相比,毛面盐水假体出现自发性包膜挛缩的概率更高。

总之,当植入一个新的假体或者将假体从乳腺后腔隙移至胸大肌后腔隙时,即使只是一侧出现了严重的包膜挛缩,修复手术需双侧进行以期获得对称性。最近一些关于包膜挛缩的病因学的理论提出了一个假设,即在假体表面形成一个"生物膜",并为微生物提供一个有利的环境,而这种"亚临床"感染或污染诱发了包膜挛缩[49,50]。这对使用聚维酮碘灌洗和三种抗生素灌洗以减少包膜挛缩提供了基本理论依据[51]。既往聚维酮碘与乳房假体联用是有争议的。而最近的证据表明,聚维酮碘和硅胶假体之间的接触对假体并无害,而且是一种可以接受的治疗干预措施,既可以减少术后感染的发生,也可以降低包膜挛缩的风险[52,53]。

胸大肌后放置假体特有的并发症

之前介绍了胸大肌后(或双平面)植入假体的优点和缺点。缺点之一是当胸大肌收缩时,乳房可能会逐渐变得扁平或畸形(图 124.22)。畸形的发生程度取决于许多因素,包括在放置时胸大肌的起点的离断程度,肌肉的发育程度,乳房下垂的程度,以及覆盖的乳房组织量的多少。这种畸形在大多数类型的衣物掩盖下并不明显,但当患者脱去衣服或穿着贴身或暴露的衣服时,可能会很

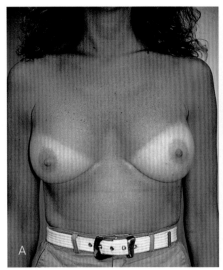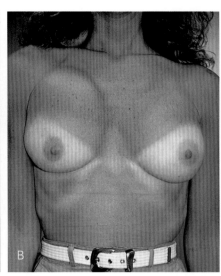

图124.22　A. 采用胸大肌后方假体隆乳术后静息状态。B. 胸大肌收缩后乳房变得扁平且向上方膨出。

明显。患者在初次进行隆乳手术时应被告知有这些潜在问题的风险。大多数患者可接受轻微的乳房扁平或变形，而不需要治疗。偶尔患者也会抱怨胸大肌收缩乳房外观的变化和不适感，在这种情况下，手术治疗则是有必要的。

手术时，取出胸大肌后假体，胸大肌的外侧缘即为先前假体包膜的下方。用电刀沿着胸大肌外侧缘邻近包膜切开，用Allis或Lahey钳夹起胸大肌前缘，用电刀和钝性分离相结合的方式将乳腺腺体从胸大肌表面分离解剖出来。当分离出一个足够大的乳腺后腔隙之后，松开钳使得胸大肌回至正常解剖位置紧贴于胸壁上方，并采用8字缝合固定（不可吸收的缝线）。这就消除了原有的胸大肌后方腔隙。假体重新植于乳腺腺体后方囊袋内，常规缝合切口。通常无须放置引流管。

那些因假体置于胸大肌后导致畸形或不适的患者，对将假体移至乳腺腺体后方所取得的改善感到非常满意。当然，他们必须愿意接受这种手术的局限性，包括：覆盖于假体的上半部分的组织量较少，以及假体可能对乳腺X线摄片的干扰。随着硅胶假体重置被普遍使用，更多的患者在乳腺腺体后植入假体获得良好的效果。

假体膨出

隆乳手术的患者偶尔会出现假体膨出。当使用类固醇注入假体包膜腔内或双腔假体的外腔时，这种并发症更为常见。类固醇的使用导致了软组织萎缩，使得皮肤和皮下组织有时变得非常薄，尤其是在乳房的支撑部分。假体膨出的患者，常见的是在乳房下极出现一块蓝色区域。覆盖假体的皮肤可能像纸一样薄。在极少数情况下，皮肤出现溃疡或破裂使得假体直接暴露在外（图124.23）。

无论植入物是否真的已经侵蚀到皮肤，或有该趋势，都必须进行治疗。如果局部或散在区域组织变薄，则可以切除萎缩组织，近切口处逐层缝合。此方法的缺点包括：乳房上会存在新的瘢痕，乳房轮廓轻微改变，假体暴露修复后再开裂，以及组织的反复萎缩变薄。也有人描述了局部囊状皮瓣技术，通过局部囊状皮瓣来加强薄的区域，或通过局部或间断的皮瓣来实现额外的软组织覆盖[20]。另一个更保守的方法是每次移植修复后等待几个月，以允许组织愈合。后来，如果患者希望再次假体植入，可以考虑是在乳腺下、胸骨下还是完全在肌肉下的位置植入假体。

硅凝胶渗漏

另一个乳房假体相关的常见局部并发症，是老一代假体可能出现的硅凝胶渗漏。即便假体完好无损，硅凝胶也会通过一种称为"硅凝胶渗漏"的情况渗出。硅凝胶分子穿透弹性的外壳，从外壳内向邻近的包膜中滚动，直到达到平衡状态。

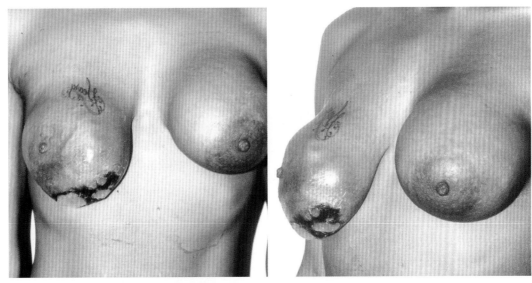

图124.23 隆乳术后出现右乳下极严重的组织萎缩变薄,导致假体外露。

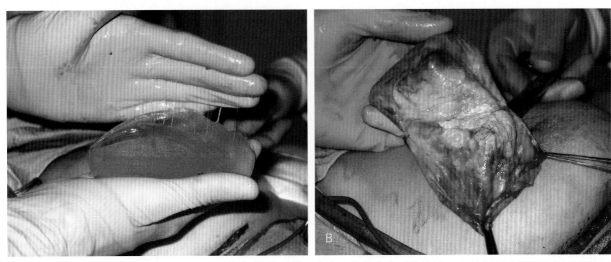

图124.24 A. 一例出现弥漫性硅凝胶渗漏的患者,这种情况在老一代假体中更为普遍。B. 广泛的硅凝胶渗漏至假体周围导致假体的包膜囊出现蛋壳样的微钙化。

在老式的单腔假体中硅凝胶渗出通常是很严重的,这种假体外壳相对较薄,硅凝胶低黏度且非交联。有时,包绕假体的瘢痕包膜囊内存在较多的硅凝胶渗出则会出现密集的钙化(图124.24)。这样的钙化很容易在乳腺X线摄片检查中发现,他们与乳腺癌相关的微钙化有着明显不同的表现并且很容易鉴别。新一代假体(低渗出的外壳,更有黏性的凝胶)较少出现硅凝胶渗漏。尽管有时可以在乳腺X线摄片时发现假体的边界是模糊的,但硅凝胶渗漏通常是无症状的。通常情况下,当因假体其他原因(包膜挛缩修复,假体大小改变,

假体移位,更改为盐水假体)取出假体时,才会发现并诊断为硅凝胶渗漏。硅凝胶渗漏的治疗(通常是偶然的)与包膜挛缩的治疗是相同的。

硅胶假体破裂和外渗

有时会发生硅橡胶外壳的直接破裂(图124.25)。植入失败率因具体产品的"代数"不同而有很大差异[54]。"现代"硅胶假体的破裂率比早期产品要低得多。在 Mentor Core 研究中,3 年的破裂率(通过MRI确定)为0.5%。在 Allergan Core 研究中,4 年的破裂率(MRI组队列)为2.7%。公认

的事实是,假体植入时间越长,破裂的风险就越高[55]。通常患者假体破裂是无症状的,尤其是凝胶留在瘢痕组织囊内(囊内破裂)[56]。通常,只有当硅胶往囊外扩散时,才会出现明显症状。在这些情况下,可能会出现乳房形态改变、可触及的肿块、腋窝腺病,或硅凝胶浸润到真皮导致皮肤炎症性变化(图124.26)。可通过超声或MRI鉴别囊内或囊外破裂。囊外破裂通常在钼靶摄影上很明显。有时,由于其他原因(包膜挛缩修复,假体大小改变,假体移位,更改为盐水假体)探查时意外发现假体断裂。无论是术前或是假体植入时发现并针对的假体破裂,均建议进一步治疗。当然,一种选择是不更换假体的情况下进行再植和包膜切开。然而,大多数患者需要更换假体。

如果发生了破裂,但泄漏的硅胶局限在包膜内,则按照与治疗包膜挛缩相同的方式进行包膜切除术。如果有硅胶囊外渗漏,则往往会导致邻近包膜的局部肉芽肿形成和炎症反应(硅胶乳腺炎)。如果这些区域较小,可以在不影响美观的情况下进行切除。如果硅胶肉芽肿很大,甚至延伸到皮肤或胸壁肌肉,可能很难完全切除。在这种情况下,则推荐次全切除术。若假体在乳腺后间隙,可能最好将新的假体放置在肌下位置,将其与硅胶感染区"隔离"。

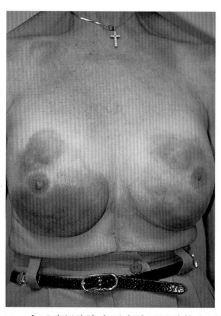

图124.26　由于硅凝胶渗出至皮肤而导致的广泛的硅凝胶皮炎。

盐水假体瘪陷

盐水假体包括硅凝胶弹性外壳和其内在植入时填充的生理盐水。随着时间的推移,一些盐水假体可能会泄漏,原因可能是假体外壳完整性破坏(折叠-破裂-失败),或是盐水假体阀门失灵。盐水假体的确切"失败率"因不同品牌和类型的假体而异。最近的数据表明,与光面假体相比,毛面假体瘪陷的概率要高得多。盐水假体填充不足也会增加假体紧缩的风险。已经肯定的是,盐水假体植入时间越长,出现瘪陷的可能性就越大。当盐水假体出现瘪陷时,患者多是无症状的,除非乳房的体积有明显缩小。出现乳房的大小、形状的急剧明显变化时,便可容易通过体检得出诊断。可能会出现明显的可触及的甚至是可见的褶皱或波纹感(图124.27)。患者通常都希望更换假体。这个手术很简单,手术步骤包括从原切口取出紧缩的假体并更换一个新的假体。在大多数情况下,可以在局部麻醉下联合静脉镇静药物来进行更换假体的手术。有时,即使假体瘪陷的时间相对较短,周围包膜也开始出现挛缩。如果发生了这种情况,在更换假体的同时进行包膜切开术,以确保假体植入在合适的位置和确保假体柔软的手感。

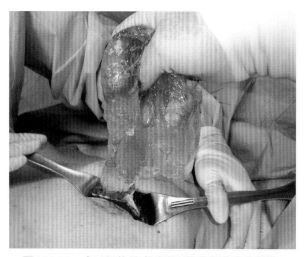

图124.25　由于假体外壳破裂而流出的游离硅凝胶。

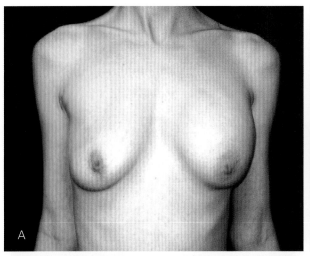

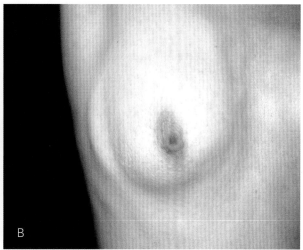

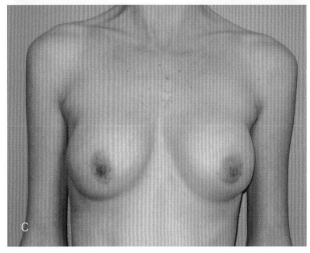

图 124.27 A. 一例 30 岁女性,右侧盐水假体出现瘪陷。B. 瘪陷假体的边缘可触及且可明显看见,尤其是上肢外展时。C. 更换右侧假体,同时将左侧假体向下和向内重新放置,双侧乳头矫正。

对乳腺 X 线摄片的影响

一段时间以来,人们已经意识到乳房假体有可能会干扰乳腺 X 线检查[57]。盐水和硅胶填充的假体都是不透射线的,因此,在乳腺 X 线检查时会留下阴影。而阴影总是覆盖部分乳腺腺体组织,可能会遮挡住一些微小的病变(如小肿瘤、微钙化、实质扭曲等),而这些病变可能是乳腺癌的早期影像表现。尽管许多研究证实假体阻碍了乳腺组织的可视性,但临床研究中假体对乳腺癌被延迟检出的影响程度尚不确定。目前还没有明确的证据证明隆胸女性被检出的乳腺癌的分期更晚。事实上,最近公布的数据表明,隆胸和非隆胸的乳腺癌患者的诊断时分期基本相似,复发率和生存率也相同[58]。然而,应提醒患者注意假体对乳腺 X 线检查的准确性有潜在的影响。此外,导致乳腺 X 线检查难度增加的因素还包括包膜挛缩和乳腺后间隙假体。当假体位于胸大肌后腔隙时,通过挤压和移动乳房可获得更好的图像效果,结合体检等手段可进一步提高检查的准确性[59]。

结论

虽然隆乳相关的局部并发症较为常见,但大多数都能有效地处理且能维持较好的美观效果。重要的是需告知患者可能出现的并发症,如果患者事先得到"警告",就更有可能"忍受"并接受并发症(以及必要的矫正修复手术)。尽管隆胸手术有一些不足且可能需二次手术,但绝大多数患者对接受隆胸手术后感到满意。大多数有假体相关并发症的患者也更愿意选择保留假体的治疗方法。极少有人会选择取出假体而不再植入假体。

编者评论

Handel 医生很好地描述了隆胸术后可能出现并发症的诊断和处理,并分为早期并发症和远期并发症。早期的并发症主要包括感染、血肿、乳房下皱襞不对称、Mondor病、溢乳、"双泡征"畸形,以及假体移位。远期并发症主要包括:波纹感、包膜挛缩、形状变形、假体挤压、硅凝胶渗漏和假体破裂、盐水假体瘪陷和干扰乳腺X线检查。Handel 医生提供了关于发病率、诊断和治疗的信息,这是非常有用的,尤其是在与患者进行沟通交流时。

Handel 医生在这一章用了很大篇幅介绍了对包膜挛缩的处理。他完整地综述了假体取出、包膜切开术、包膜切除术、包膜囊的变更和新胸大肌后腔隙的作用。目前正在研究的另一种方法,在本章中没有提及,是脱细胞真皮基质(ADM)的应用。考虑到弹性蛋白的作用和对ADM 表面纤维化的观察,ADM 具有潜在的优势。

包膜囊切除术在处理乳腺腺体后假体出现包膜挛缩或假体破裂时非常有效。留下假体包膜囊腔可导致迟发性血清肿形成。此外,瘢痕组织可使乳房变形,并有可能阻止恢复成自然状态。另一方面,当先前假体被置于胸大肌后腔隙时,切除包膜可能会导致更多更严重的问题,包括出血、对胸大肌的损伤、胸壁的损伤甚至气胸。由于这个原因,通常假体的胸大肌包膜囊壁是完整保留的,而在临床需要的时候,切除包膜的范围也是有限的。

(*M.Y.N.*)

参考文献

[1] Cronin TD, Gerow FJ. Augmentation mammaplasty: a new "natural feel" prosthesis. In: *Transactions of the Third International Congress of Plastic Surgery*. Amsterdam: Excerpta Medica; 1963:41-49.

[2] Beisang AA, Geise MS, Ersek RA. Radiolucent prosthetic gel. *Plast Reconstr Surg* 1991;87:885-892.

[3] Bondurant S, Ernster V, Herdman R, eds. *Safety of Silicone Breast Implants*. Washington, DC: National Academy Press; 1999:28-32.

[4] Hetter GP. Satisfactions and dissatisfactions of patients with augmentation mammaplasty. *Plast Reconstr Surg* 1979;64(2):151-155.

[5] Handel N, Wellisch D, Silverstein MJ, et al. Knowledge, concern, and satisfaction among augmentation mammaplasty patients. *Ann Plast Surg* 1993;30:13-20.

[6] McGrath MH, Burkhardt BR. The safety and efficacy of breast implants for augmentation mammaplasty. *Plast Reconstr Surg* 1984;74:550-560.

[7] Schusterman MA, Kroll SS, Reece GP, et al. Incidence of autoimmune disease in patients after breast reconstruction with silicone gel implants versus autogenous tissue: a preliminary report. *Ann Plast Surg* 1993;31(1):1-6.

[8] Gabriel SE, O' Fallon WM, Kurland LT, et al. Risk of connective-tissue diseases and other disorders after breast implantation. *N Engl J Med* 1994;330(24):1697-1702.

[9] Gutowski KA, Mesna GT, Cunningham BL. Saline-filled breast implants: a Plastic Surgery Educational Foundation multicenter outcomes study. *Plast Reconstr Surg* 1997;100(4):1019-1027.

[10] Gabriel EE, Woods JE, O' Fallon M, et al. Complications leading to surgery after breast implantation. *N Engl J Med* 1997;336(10):677-682.

[11] Rheingold LM, Yoo RP, Courtiss EH. Experience with 326 inflatable breast implants. *Plast Reconstr Surg* 1994;93(1):118-122.

[12] Mladick RA. No- touch submuscular saline breast augmentation technique. *Aesthet Plast Surg* 1993;17:183-192.

[13] Williams C, Aston S, Rees TD. The effect of hematoma on the thickness of pseudosheath around silicone implants. *Plast Reconstr Surg* 1975;56:194-198.

[14] Courtiss EH, Goldwyn RM, Anastasi GW. The fate of breast implants with infections around them. *Plast Reconstr Surg* 1979;63:812-816.

[15] Freedman A, Jackson I. Infections in breast implants. *Infect Dis Clin North Am* 1989;3:275-287.

[16] Cholnoky, T. Augmentation mammaplasty: survey of complications in 10,941 patients by 265 surgeons. *Plast Reconstr Surg* 1970;45(6):573-577.

[17] Ablaza VJ, LaTrenta GS. Late infection of a breast prosthesis with *Enterococcus avium*. *Plast Reconstr Surg* 1998;102(1):227-230.

[18] Handel N, Jensen JA, Black Q, et al. The fate of breast implants: a critical analysis of complications and outcomes. *Plast Reconstr Surg* 1995;96:1521-1533.

[19] Brand KG. Infection of mammary prostheses: a survey and the

question of prevention. *Ann Plast Surg* 1993;30:289-295.

[20] Spear SL, Howard MA, Boehmler JH, et al. The infected or exposed breast implant: management and treatment strategies. *Plast Reconstr Surg* 2004;113(6):1634-1644.

[21] fischl RA, Kahn S, Simon BE. Mondor's disease: an unusual complication of mammaplasty. *Plast Reconstr Surg* 1975;56(3):319-322.

[22] Sahy NI. Recurrent Mondor's disease after augmentation mammaplasty. *Aesthet Plast Surg* 1983;7:259-263.

[23] Deloach ED, Lord SA, Ruf LE. Unilateral galactocele following augmentation mammaplasty. *Ann Plast Surg* 1994;33:68-71.

[24] Caputy GG, Flowers RS. Copious lactation following augmentation mammaplasty: an uncommon but not rare condition. *Aesthet Plast Surg* 1994;18:393-397.

[25] Hartley JH, Schatten WE. Postoperative complication of lactation after augmentation mammaplasty. *Plast Reconstr Surg* 1971;47:150-153.

[26] Rothkopf DM, Rosen HM. Case report: lactation as a complication of aesthetic breast surgery successfully treated with bromocriptine. *Br J Plast Surg* 1990;43:373-375.

[27] Chasan PE. Breast capsulorrhaphy revisited: a simple technique for complex problems. *Plast Reconstr Surg* 2005;115:296-301.

[28] Spear SL, Little JW III, Breast capsulorrhaphy. *Plast Reconstr Surg* 1988;81(2):274-279.

[29] Voice SD, Carlsen LN. Using a capsular flap to correct breast implant malposition. *Aesthet Surg J* 2001;21:441-446.

[30] Spence RJ, Feldman JJ, Ryan JJ. Synmastia: the problem of medial confluence of the breasts. *Plast Reconstr Surg* 1984;73(2):261-269.

[31] Spear SL, Bogue DP, Thomassen JM. Synmastia after breast augmentation. *Plast Reconstr Surg* 2006;118(7 suppl):168S-171S.

[32] Baxter RA. Intracapsular allogenic dermal grafts for breast implant-related problems. *Plast Reconstr Surg* 2003;112(6):1692-1696.

[33] Coleman SR, Saboeiro AP. Fat grafting to the breast revisited: safety and efficacy. *Plast Reconstr Surg* 2007;119(3):775-785.

[34] Dowden DI. Correction of implant rippling using allograft dermis. *Aesthet Surg J* 2001;21:81-84.

[35] Vinnik CA. Spherical contracture of fibrous capsules around breast implants. *Plast Reconstr Surg* 1976;58:555-560.

[36] Caffee HH. The influence of silicone bleed on capsule contracture. *Ann Plast Surg* 1986;17:284-287.

[37] Cairns TS, deVilliers W. Capsular contracture after breast augmentation: a comparison between gel- and saline-filled prostheses. *S Afr Med J* 1980;57(23):951-953.

[38] McKinney P, Tresley G. Long-term comparison of patients with gel and saline mammary implants. *Plast Reconstr Surg* 1983;72(1):27-31.

[39] Chang L, Caldwell E, Reading G, et al. A comparison of conventional and low-bleed implants in augmentation mammaplasty. *Plast Reconstr Surg* 1992;89(1):79-82.

[40] Coleman DJ, Foo IT, Sharpe DT. Textured or smooth implants for breast augmentation? A prospective controlled trial. *Br J Plast Surg* 1991;44(6):444-448.

[41] Little G, Baker JL Jr. Results of closed compression capsulotomy

for treatment of contracted breast implant capsules. *Plast Reconstr Surg* 1980;65:30-33.

[42] Rohrich RJ, Janis JE, Reisman NR. Use of off-label and non-approved drugs and devices in plastic surgery. *Plast Reconstr Surg* 2003;112(1):242-243.

[43] Schlesinger SL, Ellenbogen R, Desvigne MN, et al. Zafirlukast (Accolate): a new treatment for capsular contracture. *Aesthet Surg J* 2002;22:329-331.

[44] Dowden RV, Reisman NR, Gorney M. Going off-label with breast implants. *Plast Reconstr Surg* 2002;110(1):323-329.

[45] Spear SL, Carter ME, Ganz JC. The correction of capsular contracture by conversion to "dual-plane" positioning: technique and outcomes. *Plast Reconstr Surg* 2006;118(7 suppl):103S-113S.

[46] Reiffel RS, Rees TD, Guy CL, et al. A comparison of capsule formation following breast augmentation by saline-filled or gel-filled implants. *Aesthet Plast Surg* 1983;7:113-116.

[47] Hakelius L, Ohlsen L. A clinical comparison of the tendency to capsular contracture between smooth and textured gel-filled silicone mammary implants. *Plast Reconstr Surg* 1992;90:247-254.

[48] Burkhardt BR, Demas CP. The effect of Siltex texturing and povidone-iodine irrigation on capsular contracture around saline inflatable breast implants. *Plast Reconstr Surg* 1994;93:123-128.

[49] Pajkos A, Deva A, Vickery K, et al. Detection of subclinical infection in significant breast implant capsules. *Plast Reconstr Surg* 2003;111(5):1605-1611.

[50] Prantl L, Schreml S, fichtner-Feigl S, et al. Clinical and morphological conditions in capsular contracture formed around silicone breast implants. *Plast Reconstr Surg* 2007;120(1):275-284.

[51] Adams WP Jr, Rios JL, Smith S. Enhancing patient outcomes in aesthetic and reconstructive breast surgery using triple antibiotic breast irrigation: six-year prospective clinical study. *Plast Reconstr Surg* 2006;118(7 suppl):46S-52S.

[52] Wiener TC. The role of Betadine irrigation in breast augmentation. *Plast Reconstr Surg* 2007;119(1):12-15.

[53] Becker HJ, Craig D. The effect of Betadine on silicone implants [Correspondence and brief communications]. *Plast Reconstr Surg* 2000;105(4):1570.

[54] Peters W, Smith D, Lugowski S. Failure properties of 352 explanted silicone-gel breast implants. *Can J Plast Surg* 1996;4:1-7.

[55] de Camara DL, Sheridan JM, Kammer BA. Rupture and aging of silicone gel breast implants. *Plast Reconstr Surg* 1993;9:828-834.

[56] Holmich LR, Kjoller K, Vejborg I, et al. Prevalence of silicone breast implant rupture among Danish women. *Plast Reconstr Surg* 2001;108(4):848-858.

[57] Silverstein MJ, Handel N, Steyskal R, et al. Breast cancer in women after augmentation mammoplasty. *Arch Surg* 1988;123:681-685.

[58] Handel N. The effect of silicone implants on the diagnosis, prognosis, and treatment of breast cancer. *Plast Reconstr Surg* 2007;120(7)(suppl 1):81S-93S.

[59] Handel N, Silverstein MJ, Gamagami P, et al. Factors affecting mammographic visualization of the breast after augmentation mammoplasty. *JAMA* 1992;286:1913-1917.

第 125 章

新胸大肌后平面技术修复假体移位

Neo-subpectoral Technique for Implant Malposition

众所周知，隆胸术后修复术比初次隆乳术更复杂更困难。隆胸术后二次修复手术最常见的原因是包膜挛缩和假体移位。对那些因为假体自身原因或者希望植入不同尺寸假体的患者来说，二次手术很简单。而对那些发生了包膜挛缩和假体移位的患者，需要切除或者调整假体包膜，手术就变得复杂些。众多已知的切除或修复问题假体包膜的技术方法各有优、缺点[1-4]。

在先前已形成的包膜囊中矫正位置不良的假体较为困难。最简单修复假体位置的方法是包膜囊缝合缩小和（或）包膜囊切开松解。收紧或松解现有的包膜，假体就可以调整到新的理想位置。裁剪原有包膜囊的修复在短期内会有效，可是一旦缝合的完整性消失，假体移位会再次发生。况且，包膜囊缝合缩小术重置假体需要技巧，甚至会使最富经验的外科医生感到棘手。

另外的选择是将假体从乳房后间隙移至胸肌后间隙，重新剥离新的囊腔。从原先的腺体后囊腔中取出，重新放置于胸大肌后的囊腔，既利用了胸肌后间隙位置优势，又用到其固有的组织平面。对外科医生而言，这相当于初次隆乳术，且容易界定准确的理想的假体囊腔上极位置。然而对胸大肌后间隙假体植入的患者，由于局部组织特征，假体移至腺体后间隙未必能达到理想的效果，对那些组织薄可见假体轮廓或皱褶，或之前存在包膜挛缩的患者，将假体置于腺体后间隙会增加假体再次移位的风险[5]。

对胸大肌后间隙平面的严重假体移位，可取出假体闭合囊腔一段时间，延期进行再次隆乳术。可以理解大多数患者都不喜欢这种手术方式，且许多医生也会将这种手术作为最后的选择。

包膜挛缩问题也可采用类似的方式解决。单纯包膜切开松解可以改善假体位置，但一样可能复发。完整切除包膜可解决包膜挛缩的问题，但留给外科医生一个更大的假体囊腔，使之难以准确地把控假体位置，对新一代固有形态的毛面硅胶假体更为麻烦，它需要一个恰好的假体囊腔来固定位置以防假体旋转。

新胸大肌后假体植入二次假体隆胸的方法既利用游离新囊腔的优点，又无须完整切除包囊或者改放假体至腺体后[6]。运用这种方法，医生剥离创建一个新的假体囊腔，前壁为胸大肌，之前囊腔的前瓣为后壁。一旦剥离出新囊腔，旧囊腔将会闭合并贴紧胸壁。不论之前假体的位置如何，这方法使医生能准确掌握新囊腔的所有参数。这种技术还可修复假体移位和复杂并乳畸形，也可用于某些包膜挛缩的病例（图 125.1～图 125.6）。这种方法使用适当的话，假体再次移位的可能性很小，且手术医生可准确把控假体囊腔的直径。

手术技术

术前准备始于患者于站立位或坐位的术前评估。有时假体移位在患者平卧时并不明显（并乳病例较为常见），而患者胸大肌收缩或胸部前倾时较为明显。之后仔细标记新的乳房假体位置的理想边界。合适的乳房下皱襞位置取决于乳头-乳房下皱襞距离和即将放入的假体体积及基底宽度（图 125.7）。

手术切口主要取决于局部解剖状况，因人而异。新胸大肌后假体囊袋尚不能使用现有仪器设备经腋下和脐周入路完成。因此，如果首次手术采用经腋下或经脐入路，修复时可采用环乳晕或乳房下皱襞切口。如果患者之前采用的是环乳晕切口，建议采用原切口进行假体错位修复，除非存在一些特殊的局部原因或技术原因做不了。例如,某些患者的乳晕直径和乳房实质厚度无法使术者直视假体囊袋的边界,无法精确解剖和无损伤植入。环乳晕切口位于乳房中心,到达新囊腔边界距离几乎相等,可清晰、等距地直视囊腔的完整周径。乳晕视角仿佛是假体的"赤道",从高处往下俯视囊腔边界。如果患者的入路是乳房下皱襞切口入路,则需评估是否采用原切口,因为采用此切口无法充分暴露手术视野,从而无法精确地解剖"新胸大肌后囊腔"来覆盖假体,尤其乳房下皱襞切口

位置低而假体较大的患者。此时,环乳晕切口更为合适。大多数情况下,沿原切口再手术可获得满意的效果。

尽可能长的时间进行假体原位解剖有利于新囊腔解剖。然而,高耸的假体不会很严重地妨碍环乳晕切口的解剖,但会妨碍乳房下皱襞切口的视野。在任何情况下,只要视野显露良好,保持假体原位持续解剖分离新囊腔,直至假体边缘无张力,取出假体后继续解剖囊腔。这些特殊病例切

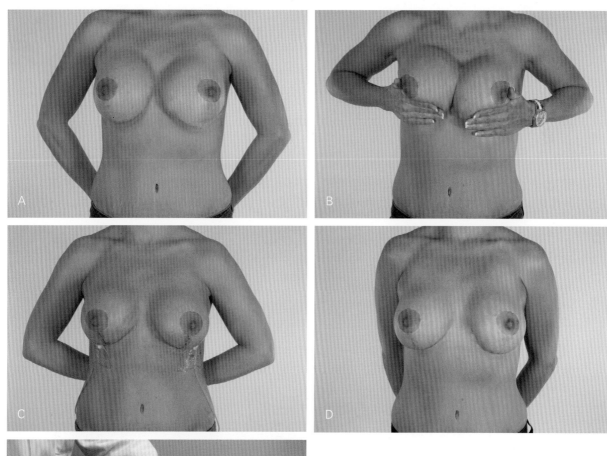

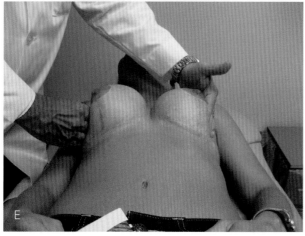

图125.1 39岁女性,有吸烟史,隆乳提升固定术后出现并乳畸形。A、B. 术前。C、D. 术后即刻和术后3个月。E. 术后3个月并乳完全矫正。

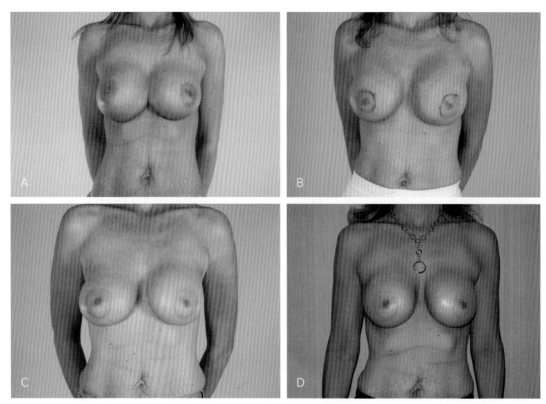

图125.2　39岁女性患者,隆乳术后出现并乳畸形,在进行包膜缝合术后早期复发。A. 术前照片。B. 采用新胸大肌后囊腔进行修复手术后的表现。C、D. 分别为术后5个月和18个月,彻底改善并乳畸形。

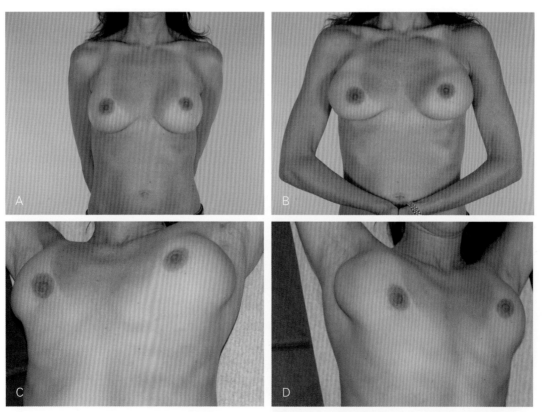

图125.3　36岁女性患者,经腋下入路行隆乳术后,在收缩胸大肌或仰卧位时会出现明显的假体外移。A～D. 术前图,可见异常明显的畸形,仰卧位可见假体移向腋窝。

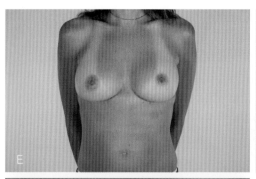

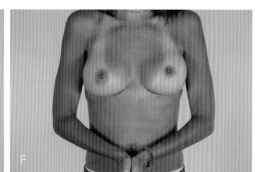

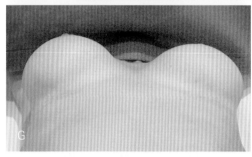

图 125.3（续） E、F. 采用新的胸大肌后修复术的术后 3 个月，可见畸形明显改善。G. 术后 10 个月，可见仰卧时的假体外移也完全得以修复。

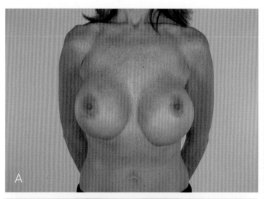

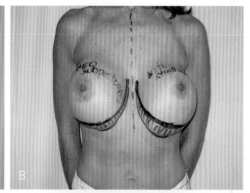

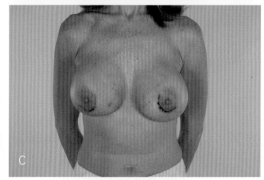

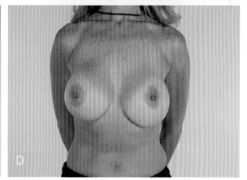

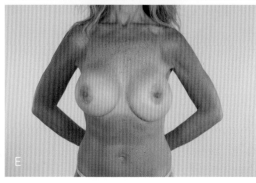

图 125.4　41 岁女性患者，多次隆乳术后出现假体下移。A. 术前观。B. 术前的标记线。C. 采用新胸肌后平面植入较小的假体，并采用脱细胞真皮基质来加固下皱襞。术后 2 周观。D. 术后 9 个月临床表现。E. 术后 8 个月可见双侧假体位置良好。

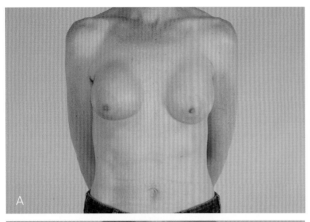

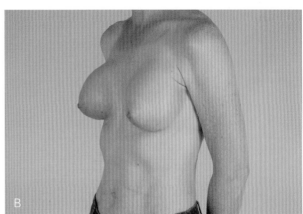

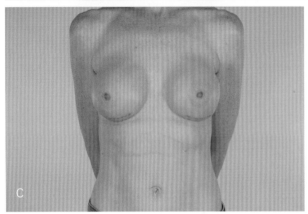

图 125.5　46 岁女性患者，双乳出现 Baker Ⅳ 级包膜挛缩。A. 术前观。B. 采用新的胸大肌后平面植入毛面假体进行修复术，术后 4 个月临床表现。C. 术后 10 个月可见假体质软且位置良好。

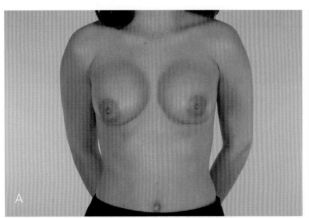

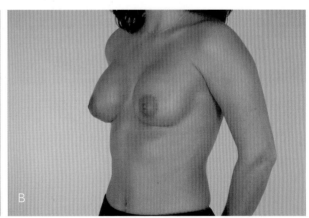

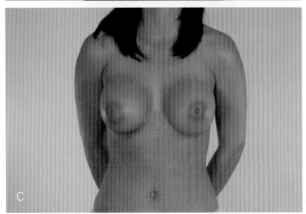

图 125.6　29 岁女性患者，假体上移，修复手术失败后临床表现。A. 术前观。B. 进行双平面和新的胸大肌后放置假体术后 4 个月临床表现。C. 术后 8 个月显示维持良好的外观。

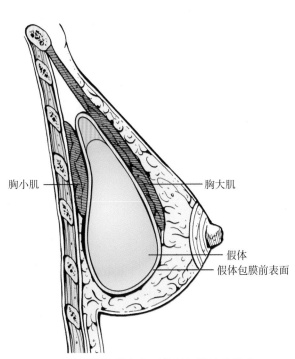

图 125.7　术前乳房假体和各层软组织结构的关系。

左图标注：胸小肌、胸大肌、假体、假体包膜前表面

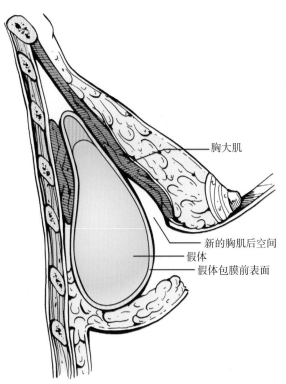

图 125.8　新胸肌后平面是指位于旧假体包膜前壁与胸大肌后表面上部及乳腺实质下部之间的腔隙。进行此解剖，利用双平面技术创建"新胸肌后平面"间隙。

右图标注：胸大肌、新的胸肌后空间、假体、假体包膜前表面

口的最终选择是有策略的，取决于所选切口是否能提供最佳的视野。

初始的解剖和完整包膜切除术的前期一样，切开后解剖向下至假体包膜，之后沿着囊腔前壁解剖而不进入囊腔。囊袋表面的上中部由肌肉覆盖，下方及外侧则由乳房腺体覆盖而形成新囊腔。因此，虽然手术称为"新胸大肌后平面"手术，但术者应清楚，和最初的隆乳时一样，胸大肌并非覆盖整个囊袋。

囊腔的分离解剖应在设定的新的囊腔壁的界限内进行，一旦取出之前的假体，假体囊腔的张力也随之消失，解剖很容易超出原先的预定范围。最好是保守解剖并使用假体测量模具再次评估新囊腔的边界，而不是过度解剖以致失判假体位置。与初次隆胸在疏松的乳晕平面分离不同，此次手术解剖游离在瘢痕组织里进行。一旦解剖游离完成，即可获得一个边界精确、稳定的新囊腔。

这个解剖平面在乳腺腺体与囊腔之间是极为明确的。随着向胸肌头端和胸肌后的解剖分离，

假体包膜通常很薄且与胸大肌深面紧密粘连。用 Allis 钳夹住胸肌尾端向前下方牵拉，对假体和包膜施加一个向下的压力，可便于这部分的解剖游离（图 125.8 和图 125.9）。

包膜通常与胸肌和乳腺腺体深面紧密粘连，可用手指钝性分离或器械锐性游离。但在许多情况下，包膜本身比它和覆盖组织之间的瘢痕组织质地更为脆弱，导致游离时出现非有意的包膜撕裂，而非沿预设平面解剖。游离解剖的难易程度直接与包膜厚度成正比关系。如果包膜透明菲薄，会使得分离解剖的难度巨大，常常出现包膜撕裂。通过小心谨慎地分离解剖，手术仍然可以进行，且手术过程不会因此或其他原因而中止。包膜囊较厚时，囊壁与乳腺组织之间的平面间隙会变得更为清晰明显，从而产生更大的囊袋边界张力，以方便更快更容易地游离解剖。

保持原假体原位的解剖分离直到新的囊腔几乎完成，或者直到先前的假体影响了手术视野。此时在合适的部位切开包膜囊取出假体。随着新

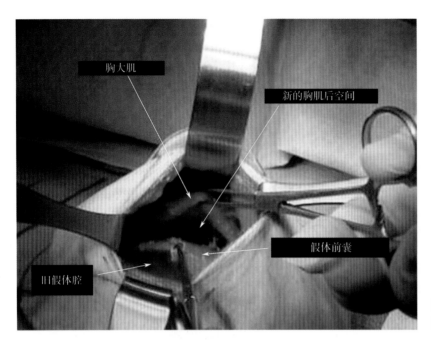

图125.9　术中见解剖平面位于胸大肌和旧假体包膜的前壁之间。

的胸肌后平面的解剖达到术前标记的边界时,注意力转至旧包膜,缝合修补关闭旧的囊腔。随后切开包膜的两个边缘并将其固定回胸壁(图125.10)。有时可能会出现多余的囊壁,可将其修剪合适。需要注意的是,关闭旧囊腔并不是修复假体移位的关键。它的作用是稳固旧囊腔,防止假体从边缘返回旧囊腔,且防止旧囊腔的前壁在胸壁上滑动。实际上,假体的重置是通过建立一个新的胸肌后平面囊腔而实现的。

在旧包膜前和胸大肌后创建一个"新胸肌后平面",假体测量器、旧假体或者新假体置入其中(图125.10)。最终的囊腔解剖到此时完成,避免过度解剖游离和潜在假体移位复发。假体一旦放置到位,同任意隆乳手术一样即刻逐层关闭术区,包括腺体层、浅筋膜层和真皮层。分别在旧的囊腔和新的囊腔内放置封闭的负压引流管,术后管理应包括指导患者穿戴舒适的支撑内衣。

该手术也可以稍微调整来修复仅乳房的下半部分出现问题的患者(如假体严重下移的患者)。为了达到这个目的,将旧包膜水平分为2个部分。上半部无须处理,而下半部则可利用为新囊腔的后壁。在乳腺下半部分的包膜的前壁与腺体之间游离解剖,放置假体于新的、较之前高的乳房下皱襞位置,而新胸肌后平面的上份则无须进行解剖

游离。

脱细胞真皮基质可作为新胸肌后平面技术的辅助手段来支持新假体位置。可将脱细胞真皮基质牵拉固定于修复后的乳房下皱襞位置,以防止假体下移或置于囊腔内侧以防止假体内移。只要假体的囊腔壁足够厚且局部组织完整充足,新胸肌后平面囊腔很可能无须其他支撑就足以维持假体不发生移位。如果这些因素中任何一个不足,

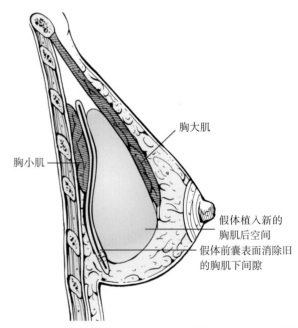

图125.10　图示假体位于已闭合的旧假体囊腔上面的新胸肌后平面。

那么,脱细胞真皮基质可安全地应用辅助完成假体囊腔的建立。更多关于脱细胞真皮基质的应用细节请参阅本书第128章。

结论

新胸肌后平面技术为解决隆胸术后的假体错位和包膜挛缩等问题提供了强有力的方法,且限制条件较少。患者必须有一成形的假体包膜方可更好地开展手术,而包膜通常在初次手术后6个月至1年内形成。显然,临床感染而导致初始包膜挛缩不能使用这项技术,感染会转至新的囊腔导致问题持续存在。除去这些要求,这项技术可灵活应用于大多数胸大肌后假体移位的情况。

编者评论

新胸肌后平面囊腔技术为整形外科医生解决早期包膜挛缩、并乳畸形和假体移位提供了另一种选择。新胸肌平面囊腔之前的重建术式包括包膜缝合缩小术或包膜囊改造术。包膜缝合术常容易复发,而包膜囊改造可能导致乳房畸形。新胸肌后平面技术成功的关键在于建立合适的囊腔,假体包膜太薄或太厚都会增加手术难度。新胸肌后平面技术致力于解决畸形。假体的外移可通过充分松解内侧假体包膜前壁,同时创建一个自然外侧腔隙来矫正。并乳畸形可充分游离松解包膜外侧,重塑内侧双乳分界带。

作者对这项技术进行了详细的介绍。此手术操作简单,效果显著。很显然,这种手术应成为整形外科医生面临隆乳修复时考虑的一种选择。

(M.Y.N.)

参考文献

[1] Esposito G, Gravante G, Marianetti M, et al. "Reverse" dual-plane mammaplasty. *Aesthet Plast Surg* 2006;30(5):521-526.

[2] Spear SL, Carter ME, Ganz JC. The correction of capsular contracture by conversion to "dual-plane" positioning: technique and outcomes. *Plast Reconstr Surg* 2006;118(7 suppl):103S-113S; discussion, 114S.

[3] Tebbetts JB. Discussion: capsulorrhaphy revisited: a simple technique for complex problems. *Plast Reconstr Surg* 2005;1(115):302.

[4] Tebbetts JB. Dual plane breast augmentation: optimizing implant-soft-tissue relationships in a wide range of breast types. *Plast Reconstr Surg* 2006;118(7 suppl):81S-98S; discussion, 99S-102S.

[5] Spear SL, Bulan EJ, Venturi ML. Breast augmentation. *Plast Reconstr Surg* 2006;118(7 suppl):188S-196S; discussion, 197S-198S.

[6] Maxwell GP, Gabriel A. The neopectoral pocket in revisionary breast surgery. *Aesthet Surg J* 2008;28(4):463-467.

Scott L. Spear
Jaime Schwartz

第126章

胸大肌下假体植入术后乳房畸形的结果评价

Outcome Assessment of Breast Distortion Following Submuscular Breast Augmentation

引言

胸大肌下假体植入术后可能会因胸肌收缩而产生活动性移位畸形的现象,这种情况是客观存在的,但其发生率和重要性最近才开始被阐明。目前报道描述这类畸形的可能矫正方式较少,更引人关注的是,已有一些系统回顾文献描述这一问题出现的频率及严重程度[1-4]。

尽管有些移位畸形可能在临床上比较显著,但关于畸形到底影响了多少患者,对患者的困扰如何以及有哪些特定的活动可能诱发畸形等诸如此类的信息却少之又少。本章目的是回顾移位畸形发生的频率、如何影响患者、关于这方面的客观证据、诱发畸形的原因以及如何对畸形具体测量、量化或分级评估。

胸大肌下双平面隆乳术

双平面法是我们优选用于隆乳的技术之一,也就是将假体上极置于胸大肌下方,假体下极在乳房下方[4,5]。这个技术使乳房的实质悬挂于假体下极,尤其适用于乳房下垂的患者。有助于避免乳房下极边界与假体边缘之间产生的双泡畸形。该手术过程始于对乳房后间隙少量的解剖分离,暴露胸大肌下缘。乳房后间隙解剖分离的范围取决于原有乳房下垂和松弛的程度。乳房小或无下垂的患者只需要切开几厘米,而具有乳房重度下垂的患者可能需要分离乳房后间隙到乳头水平或达到乳晕的上边界的水平,从而使乳房实质更好地覆盖假体。然后,用Allis钳抓住胸大肌下缘并

在直视下将其沿着乳房下皱襞水平切断,扩展胸大肌后间隙,并保留胸大肌胸骨旁起点附着的完整性。这样既可以防止胸大肌向上过度收缩,又可以使假体填充于乳房的最低位。假体被放置在胸大肌后间隙,但实质上位于"双平面"中,部分在乳腺下和部分在胸大肌下。双平面法尤其有益于乳房下垂并且体形偏瘦的患者或拥有狭窄乳房下极的患者,如果仅仅将假体置于乳房下,初始轮廓的控制性虽然好,但却以增加假体的可见性和可触性为代价。双平面技术具有在乳房上极添加软组织覆盖的优点,同时提供假体与乳腺下缘之间更大接触面,以获得更好的整体轮廓和悬垂作用。

结果

为评估患者对该手术的满意度,我连续对初次行胸大肌下隆乳术(未行乳房上提固定术)的195例患者进行了一项调查。最短观察时间为术后6个月。问卷涉及乳房畸形程度,对各种活动的影响以及整体满意度的自我评估。

来自195份调查问卷的调查结果,回复问卷共有69份(35%的答复率)。56例患者(82%)将其乳房畸形评为无或轻度,7例患者(10%)评价其变形为中度,5例患者(7%)认为术后发生严重乳房畸形(表126.1)。1例患者未回答关于乳房畸形严重程度的问题。当被问及可能引发肌肉相关乳房畸形的活动时,经统计,最常见的活动是举重和运动(分别为24%和19%)。尚无调查对象报告正常的日常活动对乳房畸形的发生有任何影响(表126.2)。

表126.1 患者对假体植入相关乳房畸形的自我评估

乳房畸形的程度	患者数量 （69）	百分率 （%）
没有	32	47
极小	16	24
轻度	8	12
中度	7	10
严重	5	7
无应答	1	–

表126.2 患者对于移位畸形相关各种活动的评价

患者活动因素	患者数量 （69）	百分率 （%）
日常生活	0	0
举重	16	24
锻炼	13	19
瑜伽	6	9
性	3	4
穿低胸设计的衣服	2	3

总体而言，假体放置于胸大肌后方患者满意度86%，3%患者持中立态度，10%患者感到有些不满意，1例患者完全不满意。当被问及是否再次选择胸大肌后放置假体时，70%患者回答是肯定的，28%患者不确定，3%患者表示不会选择胸大肌下放置假体。当被问及是否推荐胸大肌后方放置假体时，只有1例患者表示不会推荐胸大肌下放置假体的隆乳术。

为了改善乳房畸形的客观评价，如照片所示，描述4种乳房畸形程度的分级系统：Ⅰ级，乳房无畸形，从外观上无法辨别假体在胸大肌前面或后面；Ⅱ级，从外观上看出假体在胸大肌下方，但仅存在极轻微的畸形，仍然有良好的美学效果；Ⅲ级，中度畸形，但美学效果尚可接受；Ⅳ级，严重畸形，肌肉收缩导致美学效果差的外观。患者的照片显示均为胸大肌收缩下的静息状态（图126.1～图126.4）。

为了量化数据，我们从满意度调查对象中随机选择40例的胸大肌下假体植入术后患者，进行至少6个月随访。根据患者术前和术后静息状态肌肉收缩照片（表126.3）评估乳房畸形，结果85%被归类为Ⅰ级或Ⅱ级（无或轻度畸形），其中9例Ⅰ级（无畸形，22.5%），25例Ⅱ级（轻度畸形，62.5%），4例Ⅲ级（中度畸形）（10%），2例Ⅳ级（严重畸形，5%）。

表126.3 对移位畸形的客观评价

乳房畸形的程度	患者数量	百分率（%）
Ⅰ级（没有）	9	22.5
Ⅱ级（轻微）	25	62.5
Ⅲ级（中度）	4	10
Ⅳ级（重度）	2	5

讨论

在一些经常进行举重或锻炼的患者中，胸大肌后方假体植入术后移位畸形可能与之密切相关。患者的整体满意度高，但不确定这些患者是否存在移位问题或其他原因，比如假体大小或切口位置而感到不满意。值得注意的是，在过去10年间，该研究的作者未对移位畸形患者的假体位置进行由胸肌下向乳腺后间隙转移的实验。

最终，患者的满意度是评价任何手术的终点。虽有些患者认为移位畸形在锻炼活动中存在问题（19%），但绝大多数患者对其结果满意。只有3%患者表示如果可以重来，将不会选择胸大肌后方假体植入，仅有1例患者表示不推荐胸大肌后方放置假体。并没有患者选择在胸大肌前重新放置假体。

到目前为止，关于移位畸形的文献并不多。由Pelle-Ceravolo等进行的一项研究中，将畸形分为3级：Ⅰ级（轻度）、Ⅱ级（中度）和Ⅲ级（严重），并且评估了2组共348例患者[2]。一组患者接受胸大肌下的假体植入术；另一组患者进行改良的胸大肌下假体植入术，将胸大肌下半部分垂直切开，以避免肌肉相关的畸形。采用改良技术，仅5.4%的患者被归类为Ⅲ级，而采用标准胸大肌后假体植入术的患者中有47.4%被评估为Ⅲ级。然而，研究中观察者仅包括外科医生、护士和患者，观察者有限的数量和偏倚对这些结果的可信度有一定的影

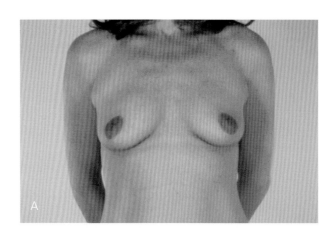

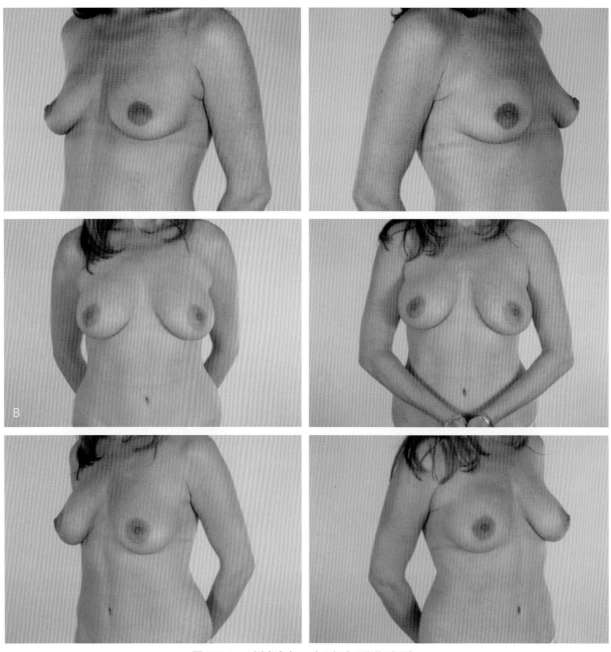

图 126.1　2 例患者（A、B）I 级（无移位畸形）。

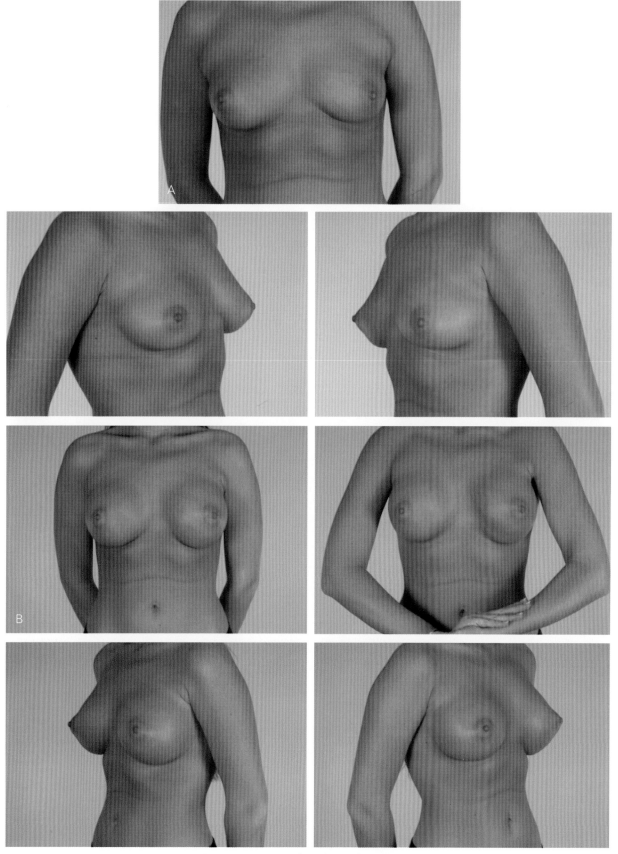

图 126.2　2例患者（A、B）II 级（轻度畸形）。

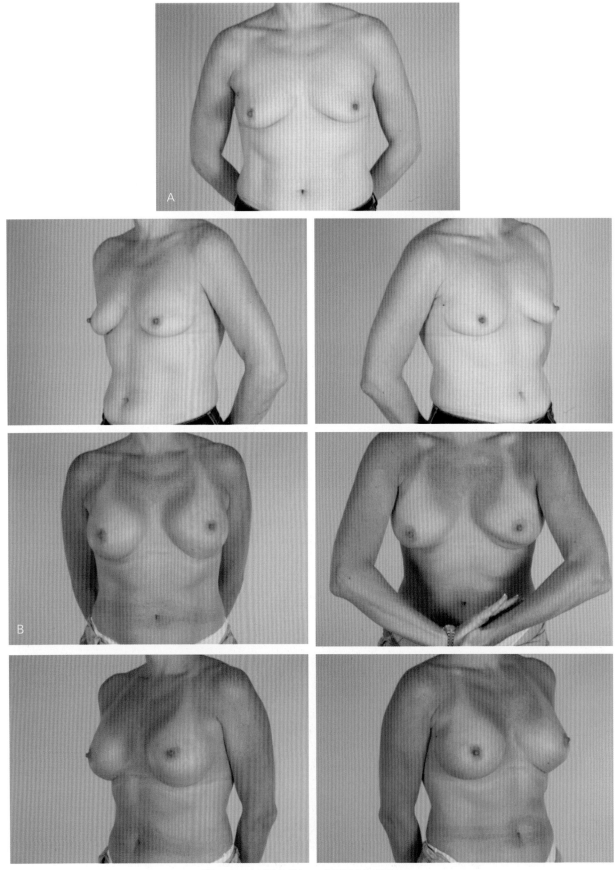

图126.3　2例患者(A、B)Ⅲ级(中度畸形)。

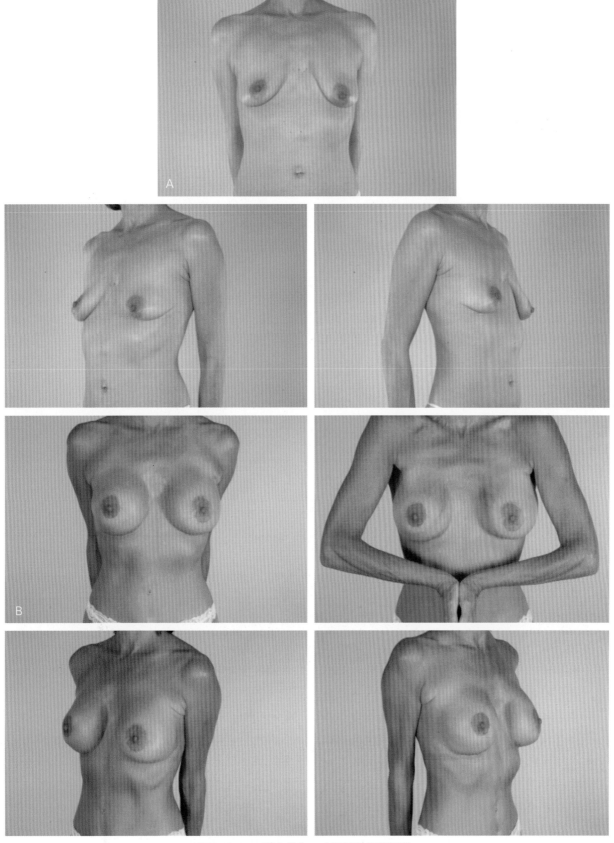

图126.4　2例患者(A、B)Ⅳ级(严重畸形)。

响。此外,该研究中植入物仅为毛面硅胶假体或聚氨酯涂覆的假体,而所使用植入物的类型也可能对移位畸形的程度产生影响。在 Pelle-Ceravolo 等的研究中,标准胸大肌后假体植入术Ⅲ级畸形发生率非常高(47.4%),这引起一些疑问——是否他们的手术技术或毛面硅胶假体,又或是聚氨酯涂覆的假体增加了移位畸形的发生率? 硅胶假体与盐水假体间的移位畸形发生率也可能存在或多或少的差异。

横断胸大肌有过度破坏性,特别是考虑到我们的研究中大多数患者没有抱怨与肌肉相关的移位畸形,这种技术可能会导致继发问题,如下极凹陷或变薄,特别是对于非常纤瘦的患者。其他针对移位畸形的治疗方法包括手术或化学性胸部神经处理或改变假体位置[3]。我们认为,唯一确切地避免或纠正移位畸形的方法是将假体置于胸大肌前。

在调查移位畸形的发生率和意义后,重要的是将数据进行分析。显然从移位畸形的角度来看,对于以大量运动或举重为主要日常生活患者来说,乳腺下植入假体可能更适合。这个问题最终会变成胸大肌下假体植入术的获益是否和发生移位畸形的风险相当。为了做更正确的选择,必须考虑在胸大肌下还是乳腺下放置假体这两种术式的所有利弊。乳腺下假体植入术可能的优点是几乎未发生移位畸形,改善轮廓和填充上极,乳房前倾时会有更自然的运动,并且术后疼痛也可能较轻。乳腺下假体植入术的潜在问题可能会出现更大的包膜挛缩风险;对于纤瘦的患者而言,假体外观明显,可见皱褶发生率更高;对于乳腺X线影像摄片的影响更大,这是一个需重点考虑的因素,因为乳腺癌的发病率高[6-9]。

胸大肌下假体植入术的优点包括改善纤瘦患者乳腺上极软组织较少的覆盖,假体皱褶少见,假体外观不明显,可能降低包膜挛缩率[10],以及提高乳腺X线影像的乳腺实质可见性。胸大肌下假体植入术的缺点是增加移位畸形的可能性,术后疼痛可能有所增加,并且在某些患者中,上部乳房轮廓的塑形能力也不甚理想。因此,尽管有些患者可能会发现移位畸形是一个问题,但是大部分患者仍然会选择胸大肌下假体植入术[6-8]。基于本研究收集的资料,我们建议当患者考虑行胸大肌下假体植入术时,应告知假体移位畸形的可能性。胸大肌下假体植入术可能的禁忌证包括健美运动员或上身锻炼强度大的运动员。

编者评论

胸大肌下假体植入术后的移位畸形复杂且难以纠正。Spear 医生及其同事研究这一问题的发生发展,并试图提供一些预防和纠正措施。鉴于许多女性选择进行胸大肌下假体植入术或双平面隆乳术,一定程度的移位畸形是不可避免的。当乳房植入物的包膜被牢固附着到胸大肌上时,肌肉收缩将经常导致一定程度的乳房畸形。一旦发生这种情况,如果仍然维持胸大肌下平面,则很难纠正畸形。正如作者指出的那样,转换到原始平面是必要的。这可能会导致另一组问题,将在其他章节中讨论。

在阅读本章时,我主要关心是否有办法防止移位畸形发生。像Spear 医生那样进行的绝大部分隆乳术均在双平面放置假体,极少发生畸形。通常使用光面圆形硅胶假体,不用毛面假体。我观察到,在那些发生移位畸形的患者中,假体本身构成了大部分的乳房轮廓,几乎没有乳腺实质,其中大部分已被假体压缩。我同意回归原始平面是一种补救措施,但增加波状起伏、褶皱、包膜挛缩和影响乳腺X线成像等的后果也令人担忧。有补救措施,如包膜切除术或切开术,自体脂肪移植术和肌肉分离技术可能仅仅具有短期而非长期的效果。因此,选择患者和假体总是至关重要的。在咨询初期就应设定实际的期望值,并选择小于最终乳房体积50%的假体。在肌肉和假体之上保持良好的乳腺实质覆盖可有效地使移位畸形最小化。

(M.Y.N.)

参考文献

［1］ Spear SL, Schwartz JS, Dayan JH, et al. Outcome assessment of breast distortion following submuscular breast augmentation. *Aesthet Plast Surg* 2009;33(1):44-48.

［2］ Pelle-Ceravolo M, Del Vescovo A, Bertozzi E, et al. A technique to decrease breast shape deformity during muscle contraction in submuscular augmentation mammaplasty. *Aesthet Plast Surg* 2004;28:288.

［3］ Maxwell GP. Management of mammary subpectoral breast distortion. *Clin Plast Surg* 1988;15(4):601.

［4］ Graf RM, Bernardes A, Rippel R, et al. Subfascial breast implant: a new procedure. *Plast Reconstr Surg* 2003;111(2):904.

［5］ Spear SL, Carter ME, Ganz J. The correction of capsular contracture by conversion to 'dual-plane' positioning: technique and outcomes. *Plast Reconstr Surg* 2006;118(7 suppl):103S.

［6］ Spear SL, Bulan EJ, Venturi ML. Breast augmentation. *Plast Reconstr Surg* 2006;118(7 suppl):188S.

［7］ Spear SL. Advances in breast augmentation. *Plast Reconstr Surg* 2006;118(7 suppl):197S.

［8］ Adams WP, Teitelbaum S, Bengston BP, et al. Breast augmentation roundtable. *Plast Reconstr Surg* 2006;118(7 suppl):175S.

［9］ McCarthy CM, Pusic AL, Disa JJ, et al. Breast cancer in the previously augmented breast. *Plast Reconstr Surg* 2007;119(1):49.

［10］ Tebbetts JB. Dual plane breast augmentation: optimizing implant-soft-tissue relationships in a wide range of breast types. *Plast Reconstr Surg* 2006;118(7 suppl):81S-98S.

G. Patrick Maxwell
Allen Gabriel

第127章

生物材料在乳房整形手术中的应用

Bioprosthetic Materials for Plastic Surgery of the Breast

引言

20世纪以来,乳房手术已经从很少进行的高风险手术变成了常规手术,随着乳房整形及重建手术的发展,恢复乳房形态已成为乳房手术的重要组成部分。乳房手术的美观度随着技术的发展不断进步,经历了非定型的"山丘"样凸起到几乎是正常乳房的自然形态。以前乳房手术几乎不可能做也很少做到的对称美,现在成为我们努力的标准。

历史

由于硅胶假体在腺体后间隙植入的安全性备受争议,使得1992年硅胶假体在乳房美容性隆胸手术中暂时停用。这迫使美国外科医生使用盐水假体,并置于胸肌深层,以获取更多的组织覆盖假体表面,从而减少乳房假体轮廓不规则的情况发生[1-3]。与此同时,大部分重建医生也转而使用盐水假体来重建乳房。在停用硅胶假体的14年中,乳房整形手术和重建手术的医生均被培训去使用盐水假体。

乳房修复手术(二期或三期手术)经常出现与假体相关的迟发性并发症,给整形外科医生带来了一系列的挑战。这一系列的并发症复杂、具有挑战性,且不可预测。多年来我们不得不一直通过胸肌后或腺体后间隙植入盐水假体行乳房重建来应对大假体薄乳房组织的问题,导致了很多长期并发症,如假体外露、假体破裂或渗漏、包膜挛缩、假体可触及、波纹畸形、双球畸形、"史努比乳房"、并乳畸形和假体移位[1-3]。

包膜挛缩多年来一直是乳房美容及重建术最常见的并发症,使整形外科医生倍感苦恼[4,5],也是大多数修复手术的原因[5,6]。众多原因均可以引起包膜挛缩,同时能明确的是包膜挛缩可以在初次手术时预防,包括完善技术,如精确、无创、无出血解剖游离;合适的三联抗生素冲洗假体囊腔;最大限度地减少手术过程中污染的可能性[7,8]。成形的包膜挛缩治疗可能会比较有挑战性,也有大量的技术被运用其中。了解疾病病理生理过程的本质就是在细胞水平来理解疾病。这样的话很明显,在细胞水平,任何产生并增加炎症反从而导致假体囊袋周围产生有害因子的过程均很可能引起包膜挛缩。纵观历史,解决包膜挛缩的方法包括将盐水假体替换为硅胶假体;应用包膜瓣稳固及覆盖;或者改变假体放置位置,但这些方法均无法完全解决某些假体植入的并发症问题[1,9]。包膜是可以用来修复,但对那些组织菲薄的病例,包膜瓣修复效果微乎其微。综上所述,除了上述提到的所有治疗和预防包膜挛缩的技术[1,4,7,10-16],我们认为脱细胞真皮基质(ADM)是对抗包膜挛缩进程的另一方式。ADM可以对抗炎症反应过程,增加组织相容性,并调控假体囊袋的内表面。

脱细胞真皮基质

ADM不仅在乳房及腹壁重建术中普遍使用,且临床运用广泛。疝修补术、面部及眼睑组织缺损修补术、腭裂修补术、软组织填充术、肌腱修复术、溃疡修复术及处女膜修复术,均见其相关临床报道[17-27]。ADM在重建术中常用作代替品,用于延伸残存组织或者组织补充加强。在乳房整形术中常用来矫正假体褶皱畸形和假体移位,也包括并乳畸形[28-30]。

基于组织扩张器或假体的即刻乳房重建术已经成为最常见的重建手术之一,可见褶皱及假体轮廓畸形也成了常见的手术并发症[31]。最近,异体组织的运用解决了自体组织覆盖假体的问题,有了其对假体的掩护,从而减少褶皱形成,增加软组织填充[31,43]。

乳房重建术时辅助应用 ADM 可以缩短组织扩张/假体重建过程,避免了乳房皮瓣在组织扩张时的挛缩,并在组织及假体之间形成一个组织加固层,为即刻一期乳房重建术多个式型选择[18,19,44-46]。

手术需求量的不断增长刺激了可用 ADM 数量的巨大增长,关于 ADM 在即刻乳房重建术中的用途和效果的已发表研究正在增加,却没有跟上市场扩张的速度。这些 ADM 的多功能性和其适应证,让那些想把 ADM 纳入治疗手段的医生在治疗决策时感到困惑。

据 ADM 的来源可以将移植分为异种移植和同种移植。将一个物种的组织移植到另一物种(或另一基因或家族)称为异种移植。然而将一个物种的组织或者器官移植到另一相同物种(但拥有不同的基因型)称为同种(异体)移植。所有移植物生产时都带着类似目的,即去除那些会引起排斥反应或者感染的细胞和抗原成分。免疫原性的缺失可以避免排斥、吸收和排出[18,19,27]。生产的过程保持基底膜和细胞基质的完好无损。细胞支

架的存在则允许宿主纤维原细胞及毛细血管长入,最终融合为一体。大部分细胞支架基质包含了完整的胶原纤维,附着在支架上支撑着长入的组织、蛋白,包括完整的弹性蛋白、透明质酸、纤维蛋白粘连素、纤维胶原蛋白、胶原蛋白Ⅳ型、血管及蛋白多糖,这些可以促使自身组织结构再生的成分[18,19,26,27,47-50]。

所有的 ADM 均明确通过 FDA 审核,尽管它们的功能和生产过程不尽相同。但 ADM 的成功最终取决于其满足了乳房重建和修复手术时模型化所需特征的能力。讨论的重点在于表 127.1 列出的当前用于乳腺手术的 ADM 产品。以下是市场上在不同运用领域的可用 ADM 清单:同种(异体)移植产品包括 AlloDerm(LifeCell, Branchburg, NJ),NeoForm(RTI Biologics/Tutogen Medical, Alachua, FL, for Mentor, Santa Barbara, CA),AlloMax(Regeneration Technologies/Tutogen Medical, for Bard/Davol, Cranston, RI),以及 DermaMatrix/ FlexHD(Processed by MTF for Synthes CMF, West Chester, PA, and Ethicon, Cornelia, GA)。异种移植产品包括:SurgiMend(TEI Biosciences, Boston, MA),Enduragen(Tissue Science Laboratories, Hampshire, UK, for Porex, Fairburn, GA),Ver-

表 127.1　市场上现有 ADM 产品的区别

产品名称	生产公司	材料	保存方法	年份介绍	氧化时间	贮藏寿命	冷藏要求
Alloderm	LifeCell 公司	捐赠的脱细胞人源性真皮	干冰法;拥有在冻干的同时防止组织破坏的专利	1994 年	依据厚度 10~40 分钟	2 年	需要冷藏
NeoForm	Mentor 公司旗下的 RT 及 TM 公司生产	捐赠的脱细胞人源性真皮	脱水溶剂法或者伽马射线	1997 年	5~30 分钟	5 年	不需要
FlexHD	通过骨骼肌转化生产,CMF 公司生产	捐赠的脱细胞人源性真皮	应用防腐剂(消毒液)储存在 70% 的乙醇溶液中	2007 年	无	未知	不需要
SurgiMend	TEI Biosciences 公司	牛源性真皮细胞胶原	应用乙烯氧化物消毒	2008 年	常温盐水中 60 秒	3 年	不需要
Strattice	LifeCell 公司	猪源性脱细胞基质	应用低剂量的电子束消毒	2008 年	在消毒盐水中最少 2 分钟	2 年	不需要
Veritas	SSI 公司	牛心包膜胶原	射线消毒	2008 年	无	2 年	不需要

itas（Synovis Surgical Innovations, St. Paul, MN），Permacol（Covidien, Mansfield, MA），以及 Strattice（LifeCell）。

已发表的文献

已发表有关 ADM 在乳房重建中的应用文献中，AlloDerm 无疑位于前列。在 PubMed 中检索 ADM 品牌名称和乳房重建术，大多数都是和 AlloDerm 相关。在这些 ADM 即刻乳房重建的文章中，10 篇关于即刻乳房重建辅助运用 ADM 的文章中，使用了 AlloDerm[18,19,26,27,31-34]，DermaMatrix[35] 以及 NeoForm[36]。近期发表的这些文章最早能回溯至 2005 年[18]。所有的非对照回顾性文献中，PubMed 检索乳房重建和其他人源或异种 ADM，如 FlexHD、AlloMax、SurgiMend、Enduragen、Synovis、Permacol 及 Strattice，无发表的文献。这些研究很可能刚开始或者还未完成。检索文献报道 AlloDerm 用法是将其在乳房下极完全覆盖乳房假体（扩张器或假体）。ADM 作为假体吊床或乳房下极支撑物构建了乳房下皱襞，消除了即刻乳房重建术的典型并发症——组织扩张器可见。

科学原理

当一个全新的产品被引入市场时，理解这个技术背后的科学原理是很重要的。耗材行业应和医药行业一样常被批判性评估，质疑其科学性，并试图去研究其作用机制。

批判性评估 ADM 时，理解身体如何对不同材料反应的差异很重要。并非所有的软组织材料都会激发相同的生物反应。任何组织材料，无论是合成还是生物材料植入人体时都会产生 3 个独立反应过程。所有植入人体的材料都会引起大量细胞保护因子和细胞毒性因子参与的炎症反应。反应的持续性受控于每一个细胞支架基质独有的内在机制。

再生

在此过程中，植入物产品通过快速的血管化及细胞增殖，作为完整的组织基质融合并成为宿主的一部分而被人体接受。这是乳腺手术获得完美形态最重要和最有益的过程，也是为什么我们在这类手术中较少见到假体包膜挛缩的原因。

再吸收

在此过程中，人体会攻击并替代这些组织，通过完全清除，并留下瘢痕的方式将其分解。常见于可吸收网状产品。

包膜化

在此过程中，产品通过炎症反应会被包膜化，由于产品合成特性或者生物材料在生产过程中被破坏或变性而不能被降解，因而被包膜化以隔绝宿主。此过程不单独针对合成产品，任何异物（如起搏器、假体等）植入身体时也会发生。

成人伤口的组织再生是组织固有再生过程的重演，组织再生以维持正常成年人的组织量[37]。瘢痕没有初始正常组织的天然结构、功能及生理学特性。伤口如有过于严重的缺失则需要一个细胞支架结构来支持组织重建。细胞支架结构的不同，将会发生前文阐述的不同反应过程。此时 ADM 内在的因子对协助每个特定的再生或修复过程非常重要。再生愈合的过程是破坏或缺损组织的结构、功能以及生物特性的恢复过程。修复愈合的特点则是通过瘢痕形成闭合伤口。所有的生物细胞支架由于制作工艺不同而不尽相同，包裹材料和瘢痕修复均无法达到再生愈合，因而修复效果欠佳。

讨论

很多作者在他们的报道中认为在疑难病例中的应用 ADM 可减少并发症。Spear 等认为对乳房切除术后皮瓣较薄和（或）合并其他影响伤口的愈合因素（如吸烟、糖尿病、类固醇激素使用等）的患者，在假体与组织之间植入 ADM 可使他们获益。模拟全肌肉覆盖，将有助于稳固假体位置，界定乳房下皱襞及外皱襞。他还总结到，避免全肌肉覆盖的手术，操作简单，疼痛减轻，手术满意度高。

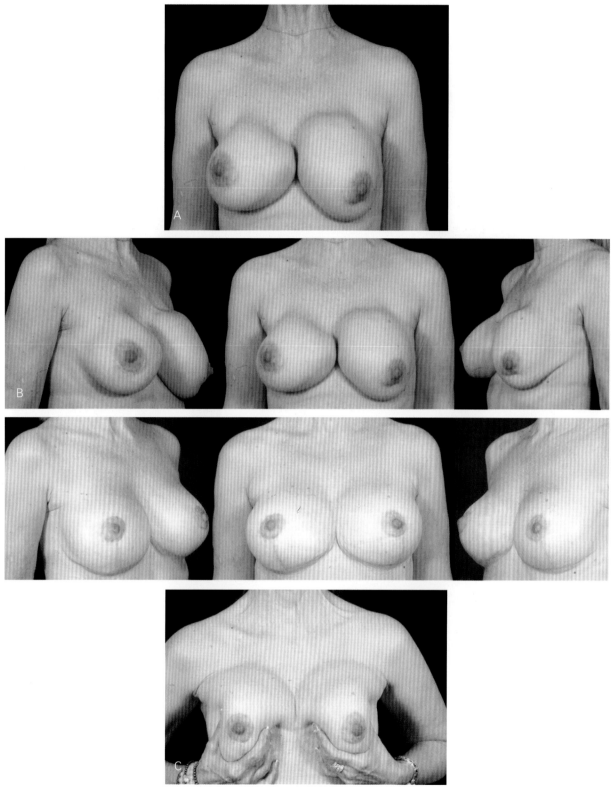

图 127.1　A. 42岁女性,多次隆胸术史。乳房下皱襞入路置换大假体为高凸低容量毛面硅胶假体,同时行环形垂直切口乳房提升固定术,术中使用ADM。B. 首排显示术前图片,第二排为术后1年。C. 术后图片。

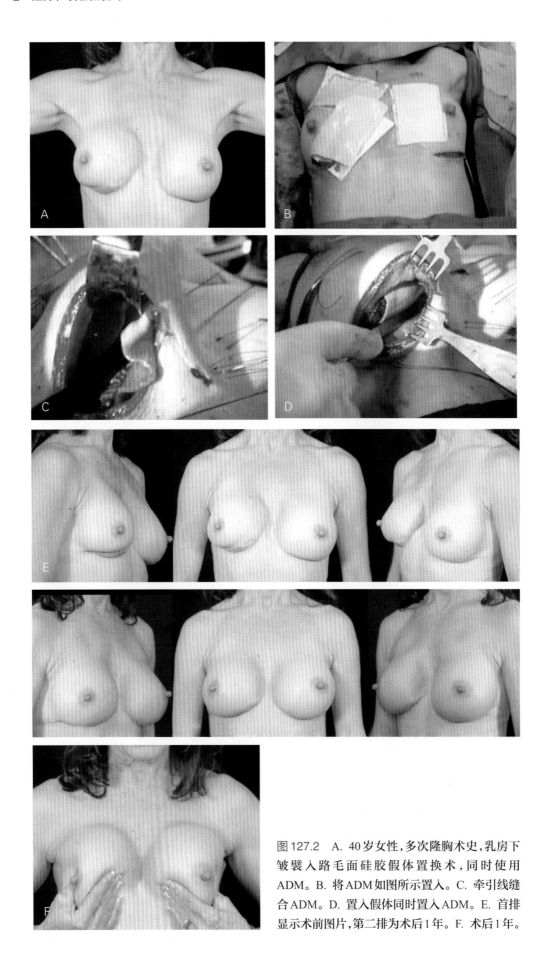

图 127.2　A. 40 岁女性，多次隆胸术史，乳房下皱襞入路毛面硅胶假体置换术，同时使用 ADM。B. 将 ADM 如图所示置入。C. 牵引线缝合 ADM。D. 置入假体同时置入 ADM。E. 首排显示术前图片，第二排为术后 1 年。F. 术后 1 年。

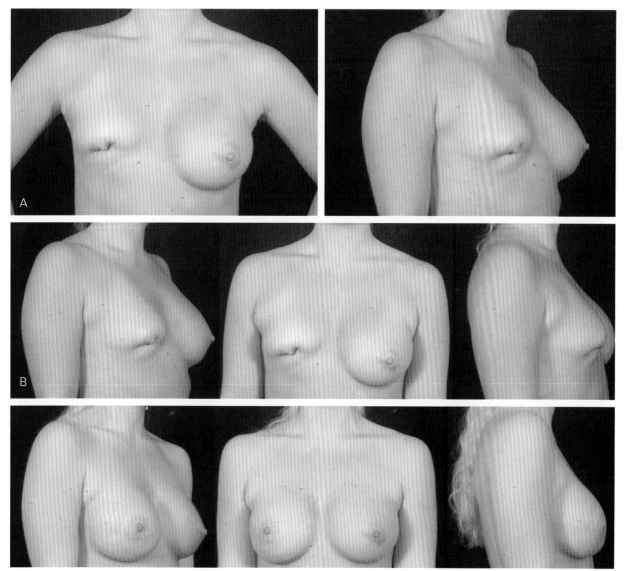

图127.3　A. 35岁女性，胸肌后平面盐水假体隆胸术史，伴切口瘢痕挛缩。行硅胶假体更换术，术中使用ADM。B. 首排显示术前图片，第二排为术后1年。

另外，近期的研究表明扩张器－假体乳房重建术中运用ADM可为那些接受乳房切除术后放疗的患者的乳房皮肤囊袋提供保护。研究者推测，这个ADM"吊床"可能会减轻术后放疗的副反应。有必要行进一步的研究以确定ADM是否能在该领域起保护的作用。最近的一项动物实验显示了ADM在这一领域的运用前景，AlloDerm[38]可以减少放疗相关性假体周围炎症反应。该实验的作者认为，ADM可以延迟或减少伪包膜形成，进而减缓包膜形成、纤维化及挛缩的进程。

ADM在整形手术中的应用日益增长[39,40,51-53]。

图127.1～图127.3证实了ADM在具有挑战性的乳房修复术中的成功应用。ADM在整形手术的运用中，逐渐出现的问题是其性价比。ADM的费用昂贵，致使没有医保支撑的手术费用高昂。毋庸置疑，ADM的未来将振奋人心，届时我们将进一步解决所有这些问题，并继续推动科技进展，以造福于我们的患者。

当我们追求完美的手术效果时，持续收集和回顾用于评估创新技术及耗材的数据很重要。如今我们甚至有更多的隆胸术方法供选择，无论是使用单一方法还是多种方法并用。在一期重建术及二期重建术中联合应用ADM、硅胶假体及脂肪移植的成功病例很多[39]。尽管脂肪移植不在本章的讨论范围，但保持这个想法很重要[41,42]。联合使用所有的已知方法（ADM、硅胶假体、脂肪移植），我们已能重建一个医患高度满意"生物工程乳房"[39]。在整形手术中，安全性一如既往地被关注，随着新技术及产品被引入，患者教育、知情同意及随访也很重要。

修复手术和即刻/延迟乳房重建术中崭露头角。在乳房重建术中，ADM的使用简化了手术，并且在不用破坏肌肉、筋膜的情况下覆盖乳房下极，减少远期并发症。在修复手术中，ADM通过最小化假体并发症给外科医生多一个工具来达到最终实现漂亮乳房的目的。最重要的是，使用ADM可解决成形包膜挛缩及其他假体相关并发症。我们期待未来深入的研究来证实这个发现。我们也将见证乳房整形及重建术中最常见的并发症之一——包膜挛缩日益减少。

结论

ADM因并发症少且手术效果满意而在乳房

编者评论

　　Maxwell和Gabriel医生对现代生物材料在乳房修复术中的运用做了一个精彩的回顾。本章的主要目的是介绍ADM在隆胸修复术中的应用。作者描述了传统隆胸术中一些长期存在的缺点，如包膜挛缩、假体移位。这些问题也困扰了整形医生多年。关于ADM优点的讨论非常精彩，包括减少假体植入术后皮肤皱褶、并乳畸形矫正及减少包膜挛缩发生，并提供假体额外的覆盖。不仅使隆胸患者获益，同样适用于乳房重建术的患者。目前可获取的各种产品也列举在了一个表格里。唯一的变动只是Neo-Form不太容易获得，而FlexHD是Johnson &

Johnson唯一的产品。这些产品的在人体的不同反应和各自相关的作用机制也已表述清楚。

　　ADM推进了乳房手术的巨大进步，在乳房重建术中作用明确。这些生物材料再血管化及细胞再生的潜能对复杂的病例的手术非常有帮助。ADM可以使成形包膜变稀疏的发现提示，当ADM减少了包膜的球形表面张力，挛缩就会减轻，就可解决包膜挛缩的问题。可以考虑设计一些临床实验来证明这一点。总而言之，这是一个很棒的内容，使生物材料未来在隆乳修复术中的应用迈上了一个新台阶。

（*M.Y.N.*）

参考文献

[1] Maxwell GP, Gabriel A. The neopectoral pocket in revisionary breast surgery. *Aesthet Surg J* 2008;28(4):463-467.

[2] Maxwell GP, Gabriel A. Possible future development of implants and breast augmentation. *Clin Plast Surg* 2009;36(1):167-172, viii.

[3] Maxwell GP, Gabriel A. The evolution of breast implants. *Clin Plast Surg* 2009;36(1):1-13, v.

[4] Spear SL, Carter ME, Ganz JC. The correction of capsular contracture by conversion to "dual-plane" positioning: technique and outcomes. *Plast Reconstr Surg* 2006;118(7 suppl):103S-113S; discussion 114S.

[5] Spear SL, Murphy DK, Slicton A, et al. Inamed silicone breast implant core study results at 6 years. *Plast Reconstr Surg* 2007;120(7 suppl 1):8S-16S; discussion 17S-18S.

[6] Cunningham B. The Mentor core study on silicone MemoryGel breast implants. *Plast Reconstr Surg* 2007;120(7 suppl 1):19S-29S; discussion 30S-32S.

[7] Adams WP Jr, Rios JL, Smith SJ. Enhancing patient outcomes in aesthetic and reconstructive breast surgery using triple antibiotic breast irrigation: six-year prospective clinical study. *Plast Reconstr Surg* 2006;117(1):30-36.

[8] Adams WP Jr. Capsular contracture: what is it? What causes it? How can it be prevented and managed? *Clin Plast Surg* 2009;36(1): 119-126, vii.

[9] Maxwell GP, Tebbetts JB, Hester TR. Site change in breast surgery. Paper Presented at American Association of Plastic Surgeons Annual Meeting, St. Louis, Missouri, May 1994.

［10］ Gancedo M, Ruiz-Corro L, Salazar-Montes A, et al. Pirfenidone prevents capsular contracture after mammary implantation. *Aesthet Plast Surg* 2008;32(1):32-40.

［11］ Ma SL, Gao WC. Capsular contracture in breast augmentation with textured versus smooth mammary implants: a systematic review. *Zhonghua Zheng Xing Wai Ke Za Zhi* 2008;24(1):71-74.

［12］ Scuderi N, Mazzocchi M, Rubino C. Effects of zafirlukast on capsular contracture: controlled study measuring the mammary compliance. *Int J Immunopathol Pharmacol* 2007;20(3):577-584.

［13］ Weintraub JL, Kahn DM. The timing of implant exchange in the development of capsular contracture after breast reconstruction. *Eplasty* 2008;8:e31.

［14］ Wiener TC. Relationship of incision choice to capsular contracture. *Aesthet Plast Surg* 2008;32(2):303-306.

［15］ Wong CH, Samuel M, Tan BK, et al. Capsular contracture in subglandular breast augmentation with textured versus smooth breast implants: a systematic review. *Plast Reconstr Surg* 2006;118(5):1224-1236.

［16］ Zimman OA, Toblli J, Stella I, et al. The effects of angiotensin-converting-enzyme inhibitors on the fibrous envelope around mammary implants. *Plast Reconstr Surg* 2007;120(7):2025-2033.

［17］ Bindingnavele V, Gaon M, Ota KS, et al. Use of acellular cadaveric dermis and tissue expansion in postmastectomy breast reconstruction. *J Plast Reconstr Aesthet Surg* 2007;60(11):1214-1218.

［18］ Breuing KH, Warren SM. Immediate bilateral breast reconstruction with implants and inferolateral AlloDerm slings. *Ann Plast Surg* 2005;55(3):232-239.

［19］ Breuing KH, Colwell AS. Inferolateral AlloDerm hammock for implant coverage in breast reconstruction. *Ann Plast Surg* 2007;59(3):250-255.

［20］ Cothren CC, Gallego K, Anderson ED, et al. Chest wall reconstruction with acellular dermal matrix (AlloDerm) and a latissimus muscle flap. *Plast Reconstr Surg* 2004;114(4):1015-1017.

［21］ Garramone CE, Lam B. Use of AlloDerm in primary nipple reconstruction to improve long-term nipple projection. *Plast Reconstr Surg* 2007;119(6):1663-1668.

［22］ Glasberg SB, D'Amico RA. Use of regenerative human acellular tissue (AlloDerm) to reconstruct the abdominal wall following pedicle TRAM flap breast reconstruction surgery. *Plast Reconstr Surg* 2006;118(1):8-15.

［23］ Kim H, Bruen K, Vargo D. Acellular dermal matrix in the management of high-risk abdominal wall defects. *Am J Surg* 2006;192(6):705-709.

［24］ Nahabedian MY. Secondary nipple reconstruction using local flaps and AlloDerm. *Plast Reconstr Surg* 2005;115(7):2056-2061.

［25］ Patton JH Jr, Berry S, Kralovich KA. Use of human acellular dermal matrix in complex and contaminated abdominal wall reconstructions. *Am J Surg* 2007;193(3):360-363; discussion 363.

［26］ Salzberg CA. Nonexpansive immediate breast reconstruction using human acellular tissue matrix graft (AlloDerm). *Ann Plast Surg* 2006;57(1):1-5.

［27］ Spear SL, Parikh PM, Reisin E, et al. Acellular dermis-assisted breast reconstruction. *Aesthet Plast Surg* 2008;32(3):418-425.

［28］ Duncan DI. Correction of implant rippling using allograft dermis. *Aesthet Surg J* 2001;21(1):81-84.

［29］ Baxter RA. Intracapsular allogenic dermal grafts for breast implant-related problems. *Plast Reconstr Surg* 2003;112(6):1692-1696; discussion 1697-1698.

［30］ Colwell AS, Breuing KH. Improving shape and symmetry in mastopexy with autologous or cadaveric dermal slings. *Ann Plast Surg* 2008;61(2):138-142.

［31］ Gamboa-Bobadilla GM. Implant breast reconstruction using acellular dermal matrix. *Ann Plast Surg* 2006;56(1):22-25.

［32］ Ashikari RH, Ashikari AY, Kelemen PR, et al. Subcutaneous mastectomy and immediate reconstruction for prevention of breast cancer for high-risk patients. *Breast Cancer* 2008;15(3):185-191.

［33］ Breuing KH, Colwell AS. Immediate breast tissue expander-implant reconstruction with inferolateral AlloDerm hammock and postoperative radiation: a preliminary report. *Eplasty* 2009;9:e16.

［34］ Zienowicz RJ, Karacaoglu E. Implant-based breast reconstruction with allograft. *Plast Reconstr Surg* 2007;120(2):373-381.

［35］ Becker S, Saint-Cyr M, Wong C, et al. AlloDerm versus DermaMatrix in immediate expander-based breast reconstruction: a preliminary comparison of complication profiles and material compliance. *Plast Reconstr Surg* 2009;123(1):1-6; discussion 107-108.

［36］ Losken A. Early results using sterilized acellular human dermis (NeoForm) in postmastectomy tissue expander breast reconstruction. *Plast Reconstr Surg* 2009;123:1654-1658.

［37］ Harper JR, McQuillan DJ. A novel regenerative tissue matrix (RTM) technology for connective tissue reconstruction. *Wounds* 2007;(6):20-24.

［38］ Komorowska-Timek E, Oberg KC, Timek TA, et al. The effect of AlloDerm envelopes on periprosthetic capsule formation with and without radiation. *Plast Reconstr Surg* 2009;123(3):807-816.

［39］ Maxwell GP, Gabriel A. Use of acellular dermal matrix (ADM) in revisionary aesthetic breast surgery. *Aesthet Surg J* 2009;29(6):485-493.

［40］ Mofid MM, Singh NK. Pocket conversion made easy: a simple technique using AlloDerm to convert subglandular breast implants to the dual-plane position. *Aesthet Surg J* 2009;29(1):12-18.

［41］ Coleman SR. Structural fat grafting: more than a permanent filler. *Plast Reconstr Surg* 2006;118(3 suppl):108S-120S.

［42］ Coleman SR, Saboeiro AP. Fat grafting to the breast revisited: safety and efficacy. *Plast Reconstr Surg* 2007;119(3):775-785; discussion 786-787.

［43］ Namnoum, JD. Expander/Implant Reconstruction with AlloDerm: Recent Experience. *PRS* Aug. 2009.

［44］ Sbitany, H. Acellular Dermis-Assisted Prosthetic Breast Reconstruction versus Complete Submuscular Coverage. *PRS* Dec. 2009.

［45］ Namnoum, JD. Expander/Implant Reconstruction with AlloDerm: Recent Experience. *PRS* Aug. 2009.

［46］ Maguina, P. et al. Single-Stage Immediate Breast Reconstruction After Skin-Sparing Mastectomy. *PRS* Dec. 2008.

［47］ Harper, JR. Extracellular Wound Matrices A Novel Regenerative Tissue Matrix (RTM) Technology for Connective Tissue Recon. *Wounds* 2007.

［48］ Xu, H. Host response to Human Acellular Dermal Matrix Transplantation in a Primate Model of Abdominal Wall Repair. *Tissue Eng* 2008.

［49］ Xu, et al. A Porcine-Derived Acellular Dermal Scaffold that Supports Soft Tissue Regen.*Tissue Engineering* 2009.

［50］ Connor, J. et al. Retention of structural and biochemical integrity in a biological mesh supports tissue remodeling in a primate abdominal wall model. *Regen Medicine* 2009.

［51］ Colwell, AS. et al. Improving Shape and Symmetry in Mastopexy with Autologous or Cadaveric Dermal Slings. *Ann Plast Surg* 2008;61(2):138-142.

［52］ Grabov-Nardini, G. et al. AlloDerm Sling for Correction of Synmastia After Immediate, Tissue Expander, Breast Reconstruction in Thin Women. *Eplasty* 2009;12:9:e54.

［53］ Duncan, DI. Correction of Implant Rippling Using Allograft Dermis. *Aesthet Surg J* 2001;21(1):81-84.

Scott L. Spear
Mitchel Seruya

第 128 章

脱细胞真皮基质预防及治疗假体相关乳房畸形

Acellular Dermal Matrix for the Treatment and Prevention of Implant-associated Breast Deformities

引言

脱细胞真皮基质(ADM)作为一种实用的材料,已越来越多的应用于初次乳房假体重建手术中[1-12]。其优点在于能够更好地调控假体的位置,对假体提供更好的支撑和覆盖,以及降低假体移植后包膜挛缩率[1-6,8-11,13-15]。一项对11例乳房切除术后胸大肌覆盖不足的患者的研究中,Gamboa-Bobadilla 在13个乳房假体植入时使用了人脱细胞真皮基质(HADM),其中92%的患者乳房重建满意,73%的患者乳房形态达到"完美"的美学效果[2]。Salzberg 对49个患者共计76个乳房进行一期即刻假体乳房重建时联合应用HADM,在随后长达52个月的随访中,包膜挛缩及严重并发症的发生率均为0%。Zienowicz 和 Karacaoglu 对30例患者实施联合使用HADM的一期假体乳房重建研究中,平均随访18个月的结果显示,发生包膜挛缩、波纹征、并乳畸形及假体翻转移位的发生率均为0%。在一项44例联合应用HADM的假体乳房重建的研究中,Breuing 和 Colwell 在6个月到3年的随访中,包囊挛缩发生率为0%,假体暴露发生率为2.3%,感染发生率为4.5%[5]。

此外,关于ADM在一期假体乳房重建中的应用文献报道越来越多,少部分研究还探讨了ADM在假体相关畸形治疗中的运用[5,16-18]。乳房的假体植入术后,包膜致密度下降,可出现假体移位或波纹征,而包囊挛缩可使部分患者出现假体过紧或扭曲。在 Duncan 使用HADM治疗34例假体波纹征的患者中,可触及波纹征得到了明显改善,患者平均满意率为85%,包囊挛缩发生率为2.9%,感染发生率为2.9%[16]。Baxter 运用HADM修复了10例严重乳房假体相关并发症(波纹征、假体反转、并乳畸形)患者,80%的患者修复效果稳定[17]。Breuing 和 Colwell 最终运用包囊切除联合HADM修复了23个假体相关的包囊挛缩,复发率为0%[5]。

适应证

鉴于应用ADM初次假体乳房重建术并发症较低,而且在选择性二期假体乳房重建术中也得到了令人鼓舞的初步数据[5,16-18],我们相信ADM可有效地辅助治疗和预防部分假体相关畸形。这一点意义重大,因为在过去,矫正假体植入相关畸形并获得长期效果尤为困难[19-27]。在二次乳房假体植入术中,假设ADM可解决如下一个或几个问题:包膜囊缝合缩小形成的乳房边界线减张,以促使正常乳房边界恢复;重建更好适配假体尺寸的空间,阻止瘢痕形成;加强或有效增厚较薄的皮瓣。

这些特征使ADM成为一个能够分别解决假体移位复发、波纹征、包囊挛缩以及皮瓣薄弱的实用辅助方法。此外,体重骤减患者行首次乳房假体手术时,ADM或许可以通过良好的支撑乳房下极来塑造外形和轮廓自然的乳房。这也有助于预防减肥术后患者出现乳房下皱襞缺失及假体翻转情况。

禁忌证

目前,ADM在乳房假体术中的应用未发现明确的禁忌证。但其也有一些缺点,尤其是产品的价格。一片 Alloderm(LifeCell, Branchburg, NJ)、大小16 cm×4 cm 的人源性ADM在美国的售价为 1 878.72 美元,而一片 DermaMatrix 等大小的 ADM(Synthes, West Chester, PA)售价为 1 825.00 美元[10]。

手术技巧

解决乳房假体相关畸形的技术通常包括:更换假体、更改假体位置、修整包膜囊及选择性使用 ADM。一般来说假体可以更换为不同形状、尺寸和材质的产品。需要时可以将假体重新放置在腺体后、胸大肌前、胸大肌后或者新胸肌后囊袋。必要时还可以通过包膜囊切开、包膜囊切除和(或)包膜囊缝合缩小来修复包膜囊。

ADM 制品有人源性和猪源性两种。现有的人源性制品包括 AlloDerm(LifeCell 公司)、Neo-Form(加利福尼亚州圣塔巴巴拉市的 Mentor 公司)、DermaMatrix(Synthes 公司),以及 Flex HD(新泽西州萨新泽西默维尔市的 Ethicon 公司)。猪源性制品有 Strattice(LifeCell 公司)。选择何种产品,需根据当下产品的可及性而定。当前没有研究显示哪一种 ADM 产品明显优于其他产品[10,11]。

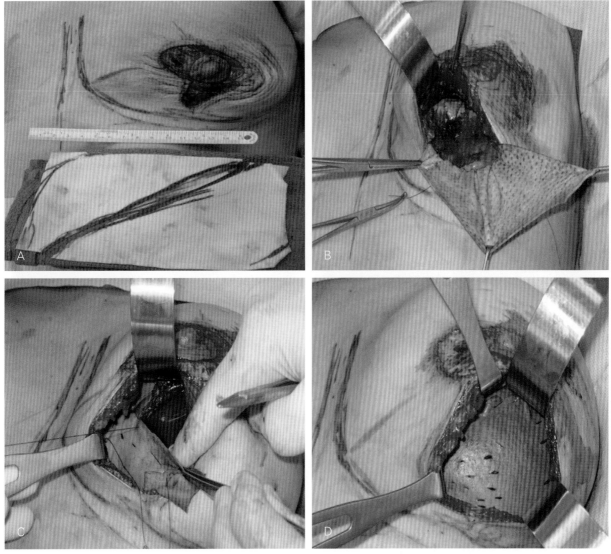

图 128.1 A. 根据术前标记的乳房下皱襞(IMF)及外侧皱襞(LMF)来测量和修剪内置移植物 ADM。B. 据 IMF 和 LMF 体表标记投影,2-0 缝线间断或连续将 ADM 缝合于胸壁上。C. 3-0 缝线连续缝合关闭 ADM/胸大肌接口。D. 完成 ADM 移植物内置插入以悬吊支撑乳房下外侧襞。

对那些困难性或者复发性假体包膜挛缩病例，ADM 可作为大内置移植物插入。插入位置主要是超出胸大肌覆盖假体的部位以阻止包膜形成，从而限制包囊挛缩的延伸范围。对波纹征病例，ADM 也可以作为内植移植物植入以支撑假体下外侧，从而减少假体介导的乳房软组织牵拉而产生的波纹现象。ADM 植入也适用于纠正或预防乳房下皱褶的缺失和假体翻转。ADM 的"内吊床"作用，有助于维持乳房的自然轮廓并支撑乳房下极。

资深作者的 ADM 作为内置（胸大肌-胸壁间隙）植入技术的步骤先前已描述过[8]，如图 128.1 所示。术前标记线包括患者的正中线、期望的乳房下皱襞（IMF）及外侧皱襞（LMF）线。IMF 与 LMF 的总弧长≤18 cm 时，一张 12 cm×4 cm 的 AlloDerm 可能够了。而 IMF 与 LMF 的总弧长超过 18 cm 时，一张 16 cm×4 cm 或 16 cm×6 cm 规格的 AlloDerm 可能更合适。操作者推荐因人而异自行调整 AlloDerm。

根据患者情况，AlloDerm 可用于假体更换、包膜囊调整及新胸肌后间隙囊袋建立。ADM 置于胸大肌后间隙平面时，需识别和分离胸大肌。胸大肌最内下方的一小部分附着点的剥离是预想内侧囊袋成形的必要步骤。手术者需要仔细操作避免内侧剥离过度，会引起医源性的并乳畸形或者是胸大肌"窗框影"畸形。

亚甲蓝术前标记乳房下皱襞和外侧皱襞及其在胸壁肌肉的投影。随后将 AlloDerm 置于胸壁，其真皮面向乳房皮瓣。AlloDerm 作为内置移植物，缝合至胸大肌下缘。之后 2-0 缝线或 3-0 缝线将 ADM 移植物两边边缘分别缝合固定至预设乳房下皱襞及外侧皱襞投影的两侧胸肌上。剩下的中间部分以 1～2 cm 间隔间断或连续缝合到所设定的乳房下皱襞和侧方皱襞。若为间断缝合，最中间的部分不打结，而暂时用止血钳固定。若为连续缝合，中间部分的缝线不拉紧也不打结。这样操作可以方便之后假体的置入，也便于之后的张力调整。

接着将假体置入胸大肌和 AlloDerm 下，小心将其置入囊袋，确保假体下缘和外侧缘与预设的下皱襞、外侧皱襞契合。在波纹征病例中，需要确保假体在乳房内下侧有足够的支撑，从而避免波纹出现。将 AlloDerm 上份拉至胸大肌的下界线，精确地与胸大肌边缘契合，重叠部分的 ADM 按需切除。下皱襞和侧方皱襞处先前未打结的间断缝合或松弛的连续缝合此时需打结或拉紧。然后用 3-0 的缝线将 AlloDerm 连续缝合在胸大肌上。

ADM 和乳房皮瓣"手套式"承托乳房假体很重要。类似于植皮，ADM 理想情况下应该没有折叠或褶皱，并与乳房皮瓣良好贴合，以确保合适的承托和融合。术区通常放置引流管，为减少 ADM 与乳房假体或 ADM 与乳房皮瓣间积液。3-0 缝线间断缝合真皮深层，3-0 缝线连续缝合表皮以关闭皮肤。

对于乳房皮瓣较薄的患者，ADM 可以用作底衬（皮瓣与包膜之间）或表衬（假体与包膜之间）置入来解决。ADM 置于乳房薄皮瓣下，可以加强软组织对假体的覆盖，并且通过 ADM 支架介导的血管生成以提高薄皮瓣的血运。关键手术步骤：包膜囊修整、假体置换及 ADM 作为底衬移植物插入。随着 ADM 的拉伸以消除皱纹或皱褶，注意避免张力过大，然后以 3-0 缝线间断缝合于乳房皮瓣的薄弱区域。

对于乳房假体内移位的矫正，ADM 作为表衬移植物通常需要联合新胸肌后囊袋（图 128.2），或者联合包膜囊缝合缩小术。通过强化包膜囊缝合缩小后形成的乳房边界，ADM 兼任了治愈和保护修复效果的作用。关键的手术步骤包括：首先创建新胸肌后囊袋或者多层乳房包膜囊缝合缩小术，这二种操作已有资深作者详细介绍过[18,28]，接下来就是 ADM 植入、假体置换及软组织缝合关闭。注意确保 ADM 覆盖缝合后的边界线，通常重叠覆盖 1～2 cm。然后放入所需假体，必要时置入单根细小引流管，3-0 缝线缝合乳房深层组织，3-0 缝线间断缝合真皮深层，3-0 缝线连续缝合表皮。

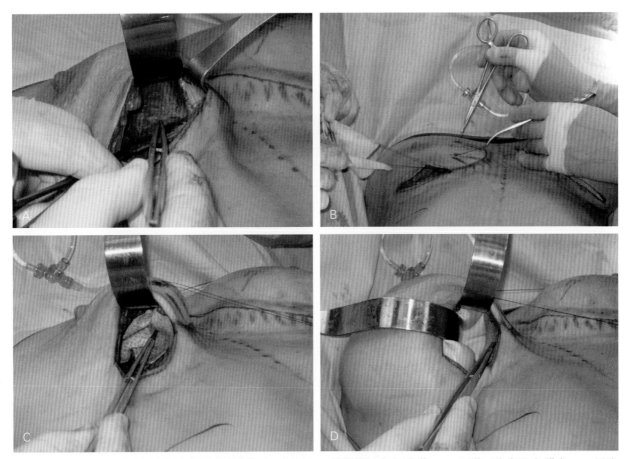

图128.2　A. 剥离新胸肌后间隙以纠正融合胸复发。B. 用2-0的缝线经皮牵引,将ADM覆盖于胸大肌/包膜囊。C. 沿胸大肌/包膜囊联合处小心植入ADM。D. 将假体植入新胸肌后囊袋,ADM覆盖加固。

术后处理

　　患者通常在手术当天出院,少数患者术后第1天出院。口服抗生素至全部引流管拔除,通常24小时引流量少于30 ml时拔除引流管。如果是褥式缝合,通常于术后7～10日拆线。避免细菌感染的关键步骤包括拆线前用碘消毒剂或酒精局部消毒,然后将缝线的一端在皮肤水平剪断,从另一端拉出,将感染可能降低到最小。

典型病例

包膜挛缩修复

　　35岁女性患者,既往有多次外院隆乳提升术史,伴双侧包膜挛缩复发及乳房下极凹陷畸形(图128.3)。为修复这些畸形,患者接受了双侧环乳晕切口乳房提升固定术、包膜囊前壁切除术、部分胸大肌下植入圆形光面硅胶假体(Allergan 15-234),以及ADM内置插入移植。对比术前与术后6个月照片,乳房变形消失,并呈现了自然的乳房轮廓。这位患者双侧包膜挛缩矫正术后随访1年仍保持良好状态。

波纹征修复

　　曾于外院行多次乳房后间隙平面隆胸术的42岁女性患者,因双侧乳房包膜挛缩,伴双侧乳房假体波纹征和乳房下垂入院治疗(图128.4)。手术步骤包括:双侧垂直双环切口乳房提升固定、包膜囊切除、胸肌后间隙重新植入光面、圆形硅胶假体(Allergan 15-457),ADM内置插入移植。术后6个月患者未出现波纹征和乳房下垂。术后11个月的随访照片显示假体相关畸形纠正效果稳定。

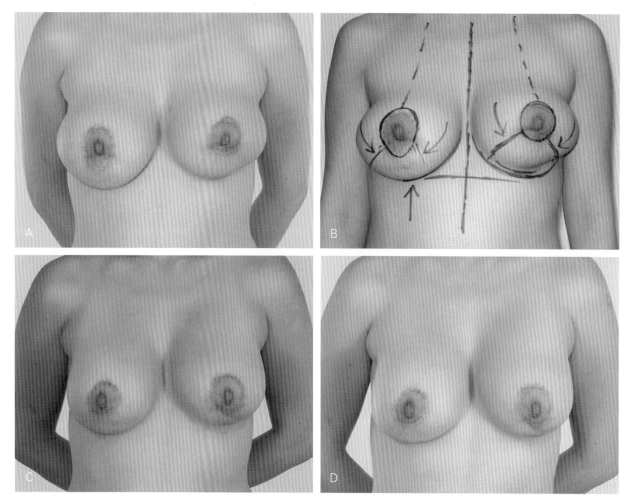

图128.3　A. 35岁女性,既往多次外院乳房隆胸提升固定术,伴双侧乳房包囊挛缩和乳房下极凹陷畸形。B. 手术包括部分胸肌后间隙植入圆形、光面硅胶假体(Allergan 15-234),ADM内置插入移植。C. 双侧乳房隆胸固定修复术后视图。D. 术后9个月,可见包囊挛缩已纠正,无乳房畸形。

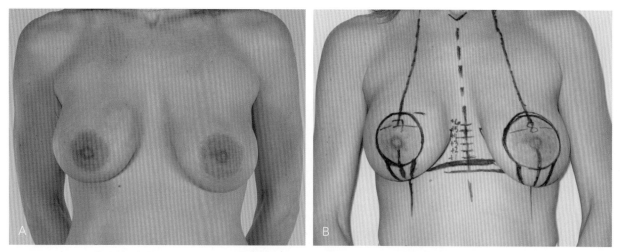

图128.4　A. 42岁女性,在外院接受了多次乳腺腺体后间隙隆胸手术,术后出现双乳假体波纹征和乳房下垂。B. 手术修复包括光面、圆形硅胶假体重置(Allergan 15-457)于胸大肌后方囊袋,同时ADM内置插入移植。

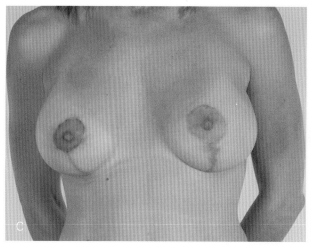
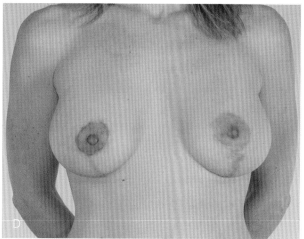

图128.4(续) C. 双侧隆胸提升固定修复术后6个月视图。D. 术后11个月的视图显示,无假体波纹征,假体位置适合。

下极移位的矫正

41岁女性,既往有多次隆胸手术史,伴乳房假体下极移位(图128.5)。为了修复畸形,剥离新胸肌后囊袋,更换假体为稍小体积的光面、圆形硅胶假体(Allergan 20-500),ADM 内置插入移植。术后照片显示成功修复假体下极移位,随访16个月效果稳定。

假体下移翻转的预防

36岁女性,既往有吸烟史,行减肥手术后体重减轻了117磅(约53 kg),诉求双侧隆乳 + 提升固定手术(图 128.6)。遂行双侧环形垂直切口乳房提升固定术、部分胸大肌后间隙圆形、光面硅胶假体(Allergan 15-286, 15-304) + ADM 植入术。术前和术后9个月的照片对比,假体位置理想且稳定,没有出现软组织拖拽延伸或假体下移翻转现象。

结 论

作者总结了2003年11月至2008年8月期间,运用ADM治疗并预防了18例患者26个乳房假体相关畸形。ADM 使用的指征包括预防和治疗乳

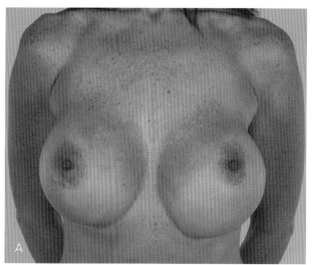
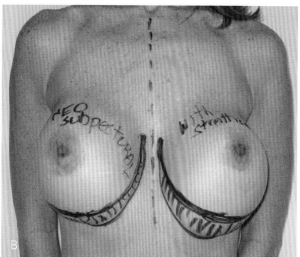

图128.5 A. 41岁女性经多次隆胸术后,出现乳房假体下极移位。B. 手术计划游离新胸肌后间隙,植入光面、圆形硅胶假体(Allergan 20-500),同时ADM内置插入移植。

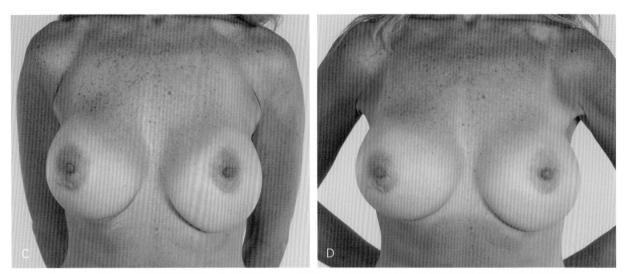

图128.5(续)　C. 隆胸矫正术后9个月视图。D. 术后16个月视图,乳房下极位置成功纠正,假体位置稳定。

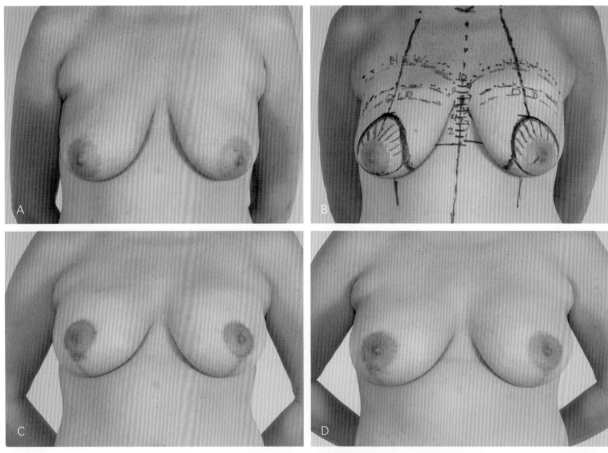

图128.6　A. 36岁女性,吸烟史,减肥术后体重减轻117磅,诉求两侧乳房隆胸+提升固定手术。　B. 手术计划行双侧环形垂直乳房切口乳房提升固定术+部分胸大后平面圆形、光面硅胶假体(Allergan 15-286,15-304)植入+ADM植入术。C. 双侧隆胸提升固定术后5个月效果。D. 术后9个月,假体位置适宜且未出下移翻转。

房假体相关畸形。特别 ADM 可用来预防假体下移翻转($n=4$)、纠正包囊挛缩($n=3$)、修复波纹征($n=5$)、改善皮瓣薄弱($n=8$)及纠正假体移位($n=14$)。基于 ADM 产品的可及性,不同种类的 ADM 用于上述修复治疗手术:AlloDerm($n=14$),Strattice($n=10$),以及 Flex HD($n=2$)。从这26个乳房手术经验看到 ADM 在治疗和预防假体包膜挛缩、乳房波纹征、假体移位、软组织皮瓣薄弱方面具有良好的运用前景,尤其是如上所述的假体相关问题从前极其难以达到持续长久的修复效果,而现在成为可能。

编者评论

这一章总结了 ADM 治疗和预防假体相关乳房畸形的内容。应用 ADM 作为假体乳房重建的辅助手段已经被广泛接受,也已被数十项临床及实验研究所证明。我们从乳房重建的经验中掌握的原则和概念目前正应用于纯粹美容手术。作者很好地回顾了 ADM 在乳房美容手术中的应用。我也有一些关于 ADM(AlloDerm)使用的临床经验,概括为以下内容分享给大家。

ADM 在重建术中的应用有不少优点,包括患者较少出现包囊挛缩、假体波纹及皱褶。另外,运用 ADM 可以使假体放在最佳位置,并提供完整的囊壁来包裹它。尽管没有特异性作用机制充分解释这些获益,还是有一些理论来阐释 ADM 如何减少包膜挛缩。很多 ADM 都饱含弹力蛋白成分,使得胶原的弹力蛋白比例保持不变,即使它与宿主组织融合也不变,其胶原蛋白和胶原的比例保持不变。当 ADM 沿假体包膜植入时,将打断假体包膜本来的球形特质,进而阻止后续长期渐进发生的包膜挛缩。另一个理论机制是 ADM 能够抑制其表面胶原蛋白的沉积而发挥 ADM 相关的细胞反馈机制。

假体波纹征和褶皱的修复仍然是一个挑战。整形外科医生曾选择硅胶假体替换传统盐水假体的方法取得一定程度的纠正。自体脂肪移植也能做到一定程度的修复。脂肪移植至包膜与皮肤之间,ADM 可同样置入。正如作者所指出的,ADM 可以被置于包膜与假体之间,也可以置于皮肤和包膜之间。这两种方法都有效并且被证明是成功的。ADM 在这两个平面上均观察到再血管化即血运重建。因此可以用来修复乳房的上、中或下极的畸形。

另外可修复的是假体移位。假体移位可以发生在内缘(融合胸)、下缘、外侧缘。将 ADM 的边缘定位并缝合于理想的位置,沿着包膜表面铺平,最后缝线固定。传统的包膜挛缩修复术具有较高的复发率,使我对 ADM 长久的修复效果印象深刻。

本章内容很重要,很好地介绍了 ADM 在乳房手术畸形修复中的应用理念。限制 ADM 在手术中使用的主要原因是花费较高。值得期待的是,随着一系列针对该问题的举措出台,花费将会降低。

(*M.Y.N.*)

参考文献

[1] Breuing KH, Warren SM. Immediate bilateral breast reconstruction with implants and inferolateral AlloDerm slings. *Ann Plast Surg* 2005;55:232-239.

[2] Gamboa-Bobadilla GM. Implant breast reconstruction using acellular dermal matrix. *Ann Plast Surg* 2006;56:22-25.

[3] Salzberg CA. Nonexpansive immediate breast reconstruction using human acellular tissue matrix graft (AlloDerm). *Ann Plast Surg* 2006;57:1-5.

[4] Bindingnavele V, Gaon M, Ota KS, et al. Use of acellular cadaveric dermis and tissue expansion in postmastectomy breast reconstruction. *J Plast Reconstr Aesthet Surg* 2007;60:1214-1218.

[5] Breuing KH, Colwell AS. Inferolateral AlloDerm hammock for implant coverage in breast reconstruction. *Ann Plast Surg* 2007;59:250-255.

［6］ Zienowicz RJ, Karacaoglu E. Implant-based breast reconstruction with allograft. *Plast Reconstr Surg* 2007;120:373-381.

［7］ Preminger BA, McCarthy CM, Hu QY, et al. The influence of Allo-Derm on expander dynamics and complications in the setting of immediate tissue expander/implant reconstruction: a matched-cohort study. *Ann Plast Surg* 2008;60:510-513.

［8］ Spear SL, Parikh PM, Reisin E, et al. Acellular dermis-assisted breast reconstruction. *Aesthet Plast Surg* 2008;32:418-425.

［9］ Topol BM, Dalton EF, Ponn T, et al. Immediate single-stage breast reconstruction using implants and human acellular dermal tissue matrix with adjustment of the lower pole of the breast to reduce unwanted lift. *Ann Plast Surg* 2008;61:494-499.

［10］ Becker S, Saint-Cyr M, Wong C, et al. AlloDerm versus DermaMatrix in immediate expander-based breast reconstruction: a preliminary comparison of complication profiles and material compliance. *Plast Reconstr Surg* 2009;123:1-6; discussion, 107-108.

［11］ Losken A. Early results using sterilized acellular human dermis (NeoForm) in postmastectomy tissue expander breast reconstruction *Plast Reconstr Surg.* 2009;123(6):1654-1658.

［12］ Chun YS, Verma K, Rosen H, et al. Implant-based breast reconstruction using acellular dermal matrix and the risk of post-operative complications. Paper presented at the 88th Annual Meeting of the American Association of Plastic Surgeons, Rancho Mirage, California, March 21-24, 2009.

［13］ Komorowska-Timek E, Oberg KC, Timek TA, et al. The effect of AlloDerm envelopes on periprosthetic capsule formation with and without radiation. *Plast Reconstr Surg* 2009;123: 807-816.

［14］ Mofid MM, Singh NK. Pocket conversion made easy: a simple technique using AlloDerm to convert subglandular breast implants to the dual-plane position. *Aesthet Surg J* 2009;29:12-18.

［15］ Stump A, Holton LH, Connor J, et al. The use of acellular dermal matrix to prevent capsular formation around implants in a primate model. Paper presented at the 25th Annual Meeting of the Northeastern Society of Plastic Surgeons, Philadelphia, Pennsylvania, October 2-5, 2008.

［16］ Duncan DI. Correction of implant rippling using allograft dermis. *Aesthet Surg J* 2001;21:81-84.

［17］ Baxter RA. Intracapsular allogenic dermal grafts for breast implant-related problems. *Plast Reconstr Surg* 2003;112:1692-1696; discussion, 1697-1698.

［18］ Sultan M, Smith M, Samson W. The correction of significant post augmentation boundary deformities with capsulorrhaphy and Allo-Derm. Paper presented at the 25th Annual Meeting of the Northeastern Society of Plastic Surgeons, Philadelphia, Pennsylvania, October 2-5, 2008.

［19］ Spear SL, Little JW III. Breast capsulorrhaphy. *Plast Reconstr Surg* 1988;81:274-279.

［20］ Collis N, Platt AJ, Batchelor AG. Pectoralis major "trapdoor" flap for silicone breast implant medial knuckle deformities. *Plast Reconstr Surg* 2001;108:2133-2135; discussion, 2136.

［21］ Massiha H. Scar tissue flaps for the correction of postimplant breast rippling. *Ann Plast Surg* 2002;48:505-507.

［22］ Spear SL, Carter ME, Ganz JC. The correction of capsular contracture by conversion to "dual-plane" positioning: technique and outcomes. *Plast Reconstr Surg* 2003;112:456-466.

［23］ McGregor JC, Bahia H. A possible new way of managing breast implant rippling using an autogenous fascia lata patch. *Br J Plast Surg* 2004;57:372-374.

［24］ Becker H, Shaw KE, Kara M. Correction of symmastia using an adjustable implant. *Plast Reconstr Surg* 2005;115:2124-2126.

［25］ Chasan PE. Breast capsulorrhaphy revisited: a simple technique for complex problems. *Plast Reconstr Surg* 2005;115:296-301; discussion, 302-293.

［26］ Chasan PE, Francis CS. Capsulorrhaphy for revisionary breast surgery. *Aesthet Surg J* 2008;28:63-69.

［27］ Foustanos A, Zavrides H. Surgical reconstruction of iatrogenic symmastia. *Plast Reconstr Surg* 2008;121:143e-144e.

［28］ Spear SL, Dayan JH, Bogue D, et al. The "neosubpectoral" pocket for the correction of symmastia. *Plast Reconstr Surg* 2009;124(3): 695-703.

第 129 章

Scott L. Spear
Michael Cohen

胸肌下或双平面法修复隆胸术后包膜挛缩

Correction of Capsular Contracture After Augmentation Mammaplasty by Conversion to the Subpectoral or "Dual-plane" Position

简介

在过去 10 年,随着包膜挛缩和假体移位修复术的不断发展,现在的外科医生在治疗有此类问题的患者时具有了更多的选择[1-4]。如果是包膜挛缩的问题,行包膜切开术或者尽可能多地切除包膜是很有必要的。同样的,如果是假体移位的问题,包膜切开的同时调整假体置入的位置,目的是重新固定假体[5]。然而,所有的治疗方法与假体原始位置的选择有关。若假体完全置于胸大肌下,将会向胸大肌上部移位。若假体完全置于腺体后,假体的上部将会失去覆盖,假体下移使得乳房失去自然形态。通常解决这些问题的方法就是重新选择假体植入位置。

双平面法为治疗手段提供了有价值的选择。双平面法即是将假体转移至双平面水平:在乳房腺体后的下 1/3 及胸大肌后的上 2/3 创造一个融合空间。这使得假体置于一个更合适的位置,乳房的形态也会更自然。

本章是对过去 20 年包膜挛缩修复术发展情况的介绍。从过去多年治疗经验来看,治疗的效果并不理想。通过将假体重新置于胸大肌后或者双平面水平,乳房的形态会更自然,同时发生包膜挛缩或其他并发症的风险会降低。

治疗方法

将假体从乳房腺体下或者胸大肌下重新转移至双平面水平,需要经历两个步骤:即创造新的双平面空间,并且闭合旧的假体空间。手术切口的选择可以是原隆胸时的手术切口,或者选择乳晕下切口或者乳房下皱襞切口。

对于这些原假体位于腺体下的患者,完整包膜切除术或者近全包膜切除术为首选。将胸大肌前的包膜完整保留的这种方法不推荐,因为它会限制胸大肌对假体的覆盖作用。在安全及操作技术娴熟的前提下尽可能多地切除挛缩的包膜,清晰暴露胸大肌边界(图 129.1)。在光纤照明下通过大量锐性分离、电凝止血、少量的钝性分离于胸大肌下形成一个空间(图 129.2)。沿胸大肌的下缘起点将其完全剥离,为获得较为理想的空间形状及中部乳腺边界,尽可能靠近中间部位行胸大肌下空间的切口。最初的包膜切除术重建一个合适的近乎满意的腺体下假体囊袋。行包膜切除术时一般会沿着胸大肌剥离,在其下缘尽可能向中间部分去延伸空间,除非这个延伸的空间靠中线过近。沿着胸骨边界从胸大肌下缘逐渐剥离至胸大肌上极是很明智的做法。沿胸骨边界过多的剥离胸大肌会造成"二乳合一"畸形、胸大肌"窗帘",从而使内侧乳房形态过于饱满而不自然。

从外侧用手术刀由胸大肌及前锯肌的边缘剥离开胸大肌,最终与我们行包膜切除术所形成的空间连接起来。不管是内侧、外侧或者下侧的多余空间都需要用可吸收线进行缝合。新假体上 2/3 可以放置在胸大肌后,剩余的下 1/3 可以置于乳房后(图 129.3)。3/5 的脂肪垫被固定线牵引,这些牵引线位于皮肤及胸大肌之间或者靠近乳晕下缘(图 129.4)。这些牵引线对于关闭前腺体上缘非常重要,将新假体位置移位到原来的位置。

对于这些最初植入的假体主要或者完全位于肌肉下的患者,手术的方法则完全不同,包膜切除术更具有可选价值。应用原乳房下切口或者乳晕下切口,创造一个部分位于乳腺下,部分位于胸大肌后的双平面的新空间。在进入之前的胸大肌下

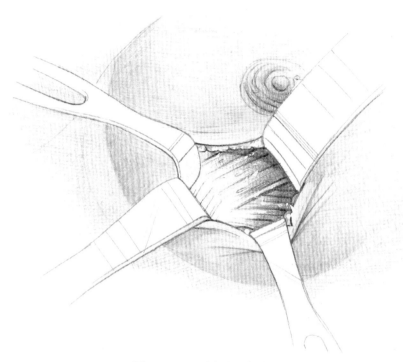

图 129.1　显露胸大肌的边界。

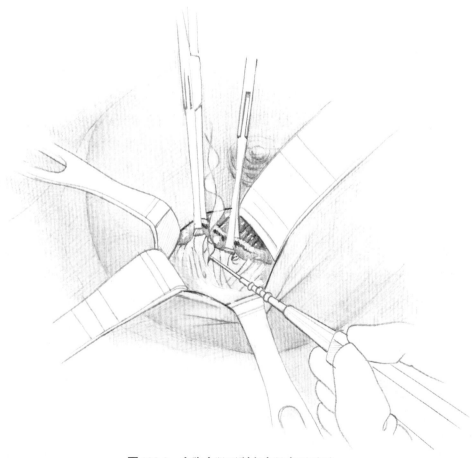

图 129.2　在胸大肌下剥离出肌肉下平面。

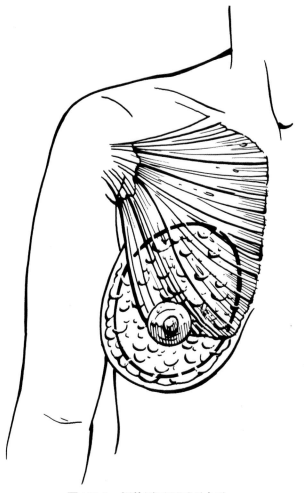

图129.3 假体置于双平面水平。

空间时,需要从乳房下皱襞与乳晕之间的垂线上切开。当患者有明显的乳房下垂时,切口则应靠近乳晕边界。同时行乳房悬吊术也是很有必要的。这一切口清楚地暴露了乳房下空间的最下极,同时也暴露胸大肌的下部边界。当创造一新的部分乳房下空间,它可以明确地划清胸大肌的下部及最下部。切口也可以设计在胸大肌下部边缘,这样可以暴露胸大肌下假体周围的包膜。

在临床病例中,需要根据具体的情况而定。手术方法有如下3种:第一种,应用包膜切除术对现已存在的胸大肌下的空间进行必要修复,同时关闭或重新移动包膜最低部。第二种,在胸大肌及包膜之间创造一个新的胸肌下空间。手术在二者之间进行,必要时进行延伸,创造一个合适的上部空间。之前深至胸大肌的包膜间隙,需要用缝线彻底封闭,将周围组织固定于胸壁上,避免假体

移回该部位。第三种,如果认为包膜切除术可以防止挛缩复发并且使软组织得到可靠的固定,则完全可以应用包膜切除术。其本质为应用包膜切除术形成双平面空间。由胸大肌下转移至双平面时不需使用牵引线(图129.5)。假体在近胸大肌水平的所占比例可以不同,并且可以根据情况改变包膜切除术的范围和包膜封闭的方法。所有的包膜挛缩都可以应用切除术,尤其对于挛缩情况较轻者。同时乳房下极的皮肤及软组织过于薄弱,在情况严重的病例中,可用ADM进行修补,将其缝合于胸大肌的下部边缘即乳房下皱襞处,其他如作者在第129章所描述的那样[6]。

讨论

将假体转移至双平面水平可以修复乳腺下及胸大肌下的假体植入所引起的包膜挛缩。该技术在本章的讨论创造"历史先河",尤其在避免新假体植入引起二次包膜挛缩方面。通过剥离胸大肌后及腺体后的空间,然后根据具体情况将它们融合为一个空间,这一融合水平面的选择上至乳晕上缘,下至乳房下皱襞部位。这一手术创造了一个双平面空间,确实与Tebbetts所描述的双平面位置很相近[7]。依据胸大肌下缘来设计切口可以形成一个理想的乳房形态,避免形成双乳畸形,减少胸大肌变形,降低远期包膜挛缩率。

这一技术的成功也证实了其他人的经验,即从非严格意义上来说,原硅胶假体的移除及包膜挛缩修复与成功修复包膜内的假体是一致的。无论是将假体转移至乳腺下还是胸大肌下,在严重的乳房松弛的病例中,都需要在乳房的最下部扩展或重新创造一个新的腺体下空间。需要在乳晕上缘至乳房下皱襞之间创造一个空间,将假体完全置入乳腺下。对于下垂情况较轻或者未经哺乳的乳房,仅需要将假体的10%~20%置入乳腺下水平。

在胸大肌下植入假体具有较高的成功率,并且发生包膜挛缩的风险很低。在一组由85例已经确诊为包膜挛缩患者组成的实验中[8],所有患者均

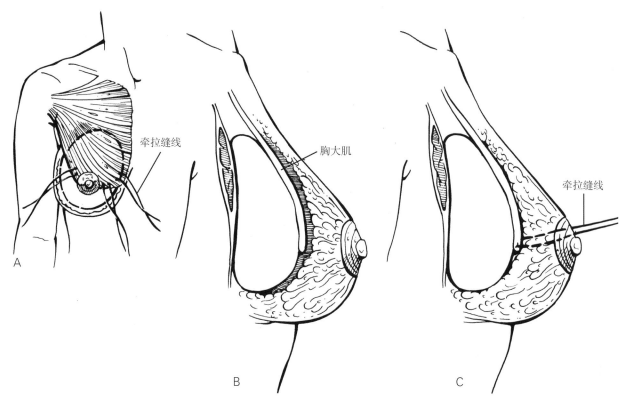

图129.4 A. 应用牵引线将假体固定于胸大肌的下缘。B. 原假体位于腺体后的患者,未用牵引线缝合腺体后及多余的空隙。C. 用牵引线闭合腺体后空间及多余的空隙。

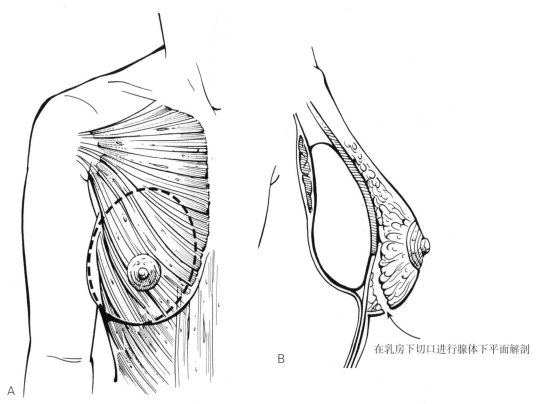

图129.5 A. 假体位于胸大肌下。B. 假体的位置。注意胸大肌上腺体后的缺失,避免应用牵引线,在腺体下平面的解剖使用以前的乳房下切口。

已出现包膜挛缩,因此在再次手术时有较高的包膜挛缩风险。在术后为期1年的随访中,仅有2位(即2%)患者发生 Baker Ⅱ 级包膜挛缩,其余患者均为 Baker Ⅰ 级[9]。

传统的假体植入物从乳房外观来看没有什么不同。不管是硅胶假体还是盐水假体,不论是光面还是毛面,其效果对患者是一样的[10,11]。现在所用的硅胶假体某种意义上被称为"后现代",因为这种硅胶的设计经得住FDA的审查,是更厚、放置时间更长并且引起渗漏率更低的硅胶假体。与早期的假体相对比,现在的硅胶假体内的分子量更加一致,并且分子的凝聚力也更强。

本章所介绍的治疗方法,它的起源是想要通过全包膜切除术或者近全包膜切除术同时将假体置入胸大肌下的方法来修复包膜挛缩,这种方法可以避免假体再一次滑入乳腺下引起肌肉变形、瘢痕挛缩,同时胸大肌的筋膜也可以防止假体下移。

之前的努力都是想通过包膜切除术、内部筋膜的剥离及原植入位置的瘢痕带松解来修复包膜挛缩,结果都不是很成功。在单独剥离开胸大肌之前,我们需要有目的地在腺体后的下部位置创造一个大小合适的空间,即双平面方法,通过更清晰的切口位置,更多地识别解剖结构。这一治疗方法得到了快速的发展,产生了很好的治疗效果,并且很少有复发。

取出原植入的假体,将新的硅胶假体或盐水假体植入精心创造出的双平面位置,可以有效地修复形成时间较长的假体包膜挛缩。部分胸大肌后应用这一技术已在本书中介绍过了。尽管其他治疗方法对部分或者大部分患者是有效的,但我们所介绍的治疗方法非常简单明了,极具解剖性和精确性,并且取得了成功的治疗效果,同时预防了其他畸形及并发症的发生(病例见图129.6~图129.9)。

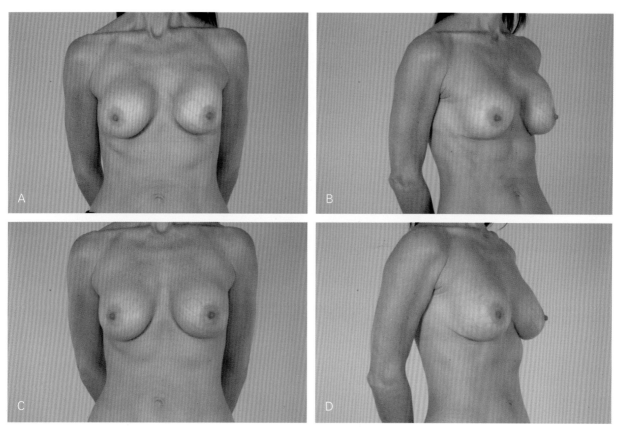

图 129.6　一例46岁的患者,使用硅胶假体于腺体后行双侧乳房隆胸术后18年。A、B. 修复前双侧为 Baker Ⅲ 级包膜挛缩。C、D. 使用240 ml光滑硅胶假体在双平面位置行修复术,术后1年的图像。

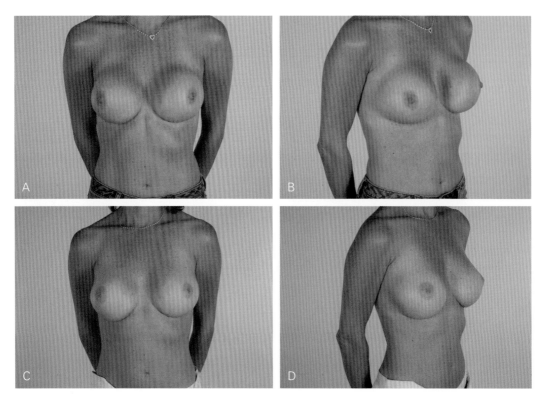

图129.7　一例47岁的患者,19年前于胸大肌下植入硅胶假体,17年前将硅胶假体重新植于腺体后,这是术后2年的照片。A、B. 右侧假体破裂,发生Baker Ⅱ级挛缩。C、D. 应用全包膜切除术及重新在双平面水平植入硅胶假体,术后6个月的图像。

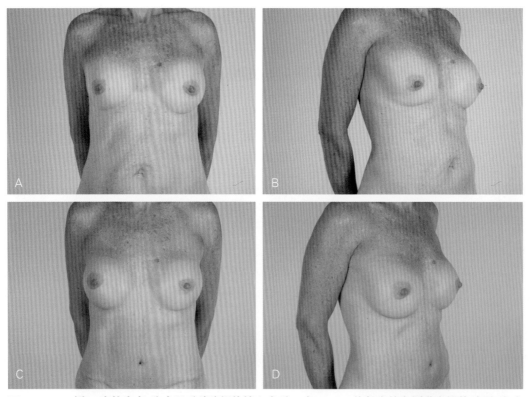

图129.8　一例57岁的患者,胸大肌后硅胶假体植入术后20年,A、B. 修复术前右侧乳房假体破裂,发生Baker Ⅱ～Ⅲ级的包膜挛缩。C、D. 使用硅胶假体植入双平面位置,术后10个月的图像。

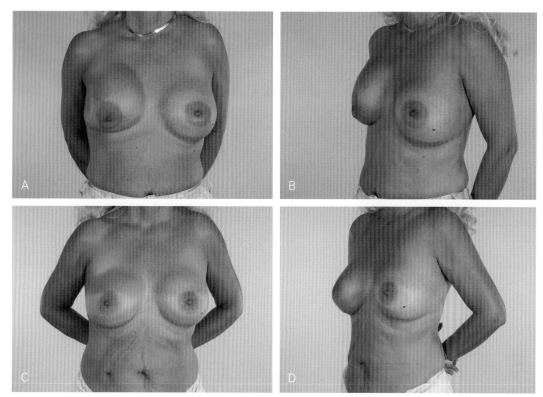

图129.9　这位胸大肌下假体隆胸患者,18年后行修复术,由于复杂的修复术引起血肿后右侧形成包膜挛缩。A、B. 修复术前,右侧为Baker Ⅲ级包膜挛缩。C、D. 应用硅胶假体于胸大肌下行双平面隆胸术及包膜切除术,术后10个月的图像。

编者评论

虽然现在应用假体进行隆胸的包膜挛缩率较前减少,但假体隆胸包膜挛缩的问题仍会持续存在。

对于包膜挛缩的女性来说,治疗方法的选择有多种。例如应用包膜切除术保留原假体、在原位进行假体置换(胸大肌下或腺体下),或者重新选择位置植入假体。将假体由腺体下转移至胸大肌下是我们常用的手术方法,主要因为腺体下的假体发生包膜挛缩率更高。本章作者也一再强调预防假体进入原始空间的重要性,这一要求在实际操作中比预想更困难。通常应用连续缝合封闭原始腔隙,但是有时治疗结果却达不到我们的审美预期。尤其在严重的

乳房发育不良或腺体脂肪萎缩的情况下,有时会看到松弛乳房皮肤的褶皱,幸运的是随着时间推移,这些问题都得到了解决。

双平面技术将会使修复后的乳房形态更加优美,我同意作者的这一观点。这也是我首选的植入方法,主要原因在于它能展现一个很好的乳房轮廓。这一技术是从我的包膜切除术的经验总结而来,选择小一些的假体对于创造一个自然的乳房形态来说是很重要的。这是由于包膜一旦被切除,乳房轮廓会增大,乳房容积也会相应增大。完全置于胸大肌下将会使假体的最佳填充效果受到制约,从而破坏乳房的形态。

(M.Y.N.)

参考文献

［1］ Siggelkow W, Lebrecht A, Kolbl H, et al. Dual-plane implant positioning for capsular contracture of the breast in combination with mastopexy. *Arch Gynecol Obstet* 2005;273:79-85.

［2］ Maxwell PG, Gabriel A. The neopectoral pocket in revisionary breast surgery. *Aesthet Surg J* 2009;28:463-467.

［3］ Walker PS, Walls B, Murphy DK. Natrelle saline-filled breast implants: a prospective 10-year study. *Aesthet Surg J* 2008;28:19-25.

［4］ Wong CH, Samuel M, Tan BK, et al. Capsular contracture in subglandular breast augmentation with textured versus smooth breast implants: a systematic review. *Plast Reconstr Surg* 2006;118(5): 1224-1236.

［5］ Collis N, Sharpe DT. Recurrence of subglandular breast implant capsular contracture: anterior versus total capsulectomy. *Plast Reconstr Surg* 2000;106:792-794.

［6］ Mofid MM, Singh NK. Pocket conversion made easy: a simple technique using AlloDerm to convert subglandular breast implants to the dual-plane position. *Aesthet Surg J* 2009;29:12-18.

［7］ Tebbetts JB. Dual plane breast augmentation: optimizing implant-soft-tissue relationships in a wide range of breast types. *Plast Reconstr Surg* 2001;107(5):1255-1272.

［8］ Spear SL, Carter ME, Ganz JC. The correction of capsular contracture by conversion to "dual-plane" positioning: technique and outcomes. *Plast Reconstr Surg* 2003;112(2):456-466.

［9］ Spear SL, Baker JL. Classification of capsular contracture after prosthetic breast reconstruction. *Plast Reconstr Surg* 1995;96(5): 1119-1123.

［10］ Tarpila E, Ghassemifar R, Fagrell D, et al. Capsular contracture with textured versus smooth saline-filled implants for breast augmentation: a prospective clinical study. *Plast Reconstr Surg* 1997; 99(7):1934-1939.

［11］ Collis N, Coleman D, Foo ITH, et al. Ten-year review of a prospective randomized controlled trial of textured versus smooth subglandular silicone gel breast implants. *Plast Reconstr Surg* 2000;106: 786-791.

第130章

Bradley P. Bengtson

乳房下皱襞组织学和解剖学、分类及修复加强手术的选择

The Inframammary Fold: Histologic and Anatomic Description,
Classification and Definitions, and Options for Repair and Reinforcement

　　乳房下皱襞是乳腺的"基石"，同时也是乳腺最重要的基本结构。2000年以前，很多时间、注意力和研究都集中在了乳房下皱襞上，近年来人们再次认识到乳房下皱襞的重要性。本章主要介绍和讨论了乳房下皱襞在组织学及解剖学上的细微差别、围绕乳房下皱襞可能发生畸形的术语及分类，以及如果发生错位如何去重建乳房下皱襞的一些技巧。

　　上一版的编者 Nava 等在综述中对乳房的浅筋膜系统做了精彩阐述[1]。他们描述了乳房浅筋膜系统及其与乳房下皱襞之间的关系。从轮廓、水平面、角度及对称性上对浅筋膜进行进一步的解剖（参见图43.1），从组织学角度描述了在横截面上浅筋膜的纤维是如何在斜向垂直的位置插入胸壁的。

　　路易斯维尔的 Acland 团队对乳房下皱襞做了进一步组织及解剖学的描述[2]（图130.1）。他们详细地描述了乳房下皱襞的范围，尤其是从垂直方向展示浅、深筋膜组织如何通过斜行的方式融合的。为什么说研究这些对临床很重要？每个做过巨乳缩小术的整形医生都见过术后皱襞上的横行切口上移，尤其在缝合张力过大的时候。这种情况在隆胸手术中也会发生。如果不考虑该解剖结构，假体将会降至这一垂直方向筋膜下的间隙内，同时乳房切口位置相对预先设计的会更高。更重要的是，不管有意或者无意地松解了筋膜附着点，乳房及假体的位置会在胸壁上进一步下降。

　　我认为从解剖上来说，乳房下皱襞是一个静止或坐位时的皱褶位置，也是真实存在的位于乳房基底部的，在这里浅筋膜纤维进入深部的筋膜

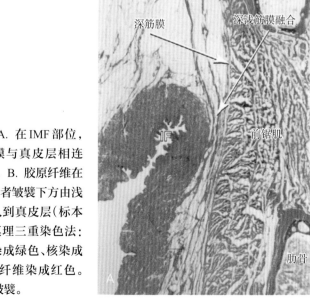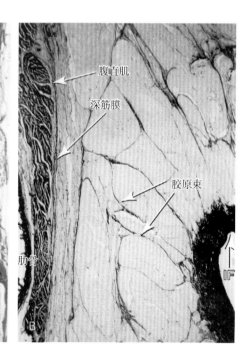

图130.1　A. 在 IMF 部位，深浅层筋膜与真皮层相连（标本350）。B. 胶原纤维在皱襞水平或者皱襞下方由浅层筋膜进入到真皮层（标本416）。戈莫理三重染色法：胶原纤维染成绿色、核染成蓝色、肌肉纤维染成红色。IF，乳房下皱襞。

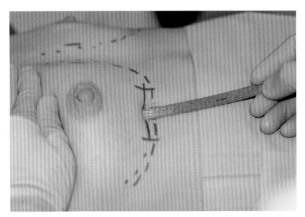

图 130.2 乳房下皱襞在基底部,当患者站立位时,乳房筋膜的纤维组织从这个位置进入皮肤形成皮肤褶皱。

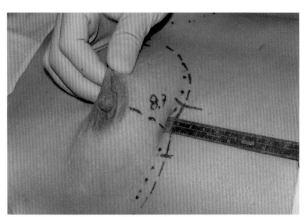

图 130.4 与图 130.2 相似,这幅图展示乳房下皱襞距乳头的最大距离 8.7 cm,一个体积为 400 ml、底部宽度为 14.5 cm 的假体在设计时还要把周围组织计算在内,因此需切 9 cm 的实际褶皱区域。

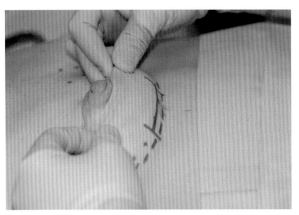

图 130.3 如图 130.2 所示,真正的乳房下皱襞,即深筋膜纤维进入胸壁相连的部位,通常比实际所认为的乳房下皱襞低 1～2 cm。

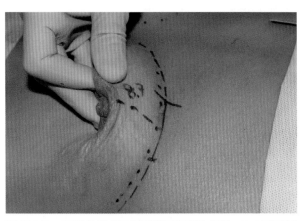

图 130.5 真实的乳房下皱襞位置已经在图 130.4 展示过了,这一切口选在了新的乳房下皱襞处,在缝合皮肤之前,新的乳房下皱襞位置需要进一步加固。

组织。实际上乳房下皱襞位置比我们看到的皮肤与胸壁形成的褶皱位置低至少 1～3 cm(图 130.2～图 130.5)。乳房皱襞位置也可以通过牵拉乳房的筋膜并透过乳房下极的皮肤标记它的附着点来显示(图 130.6)。这一解剖结构在乳房下皱襞切口入路隆胸手术中均可以看到,这也就是为什么在切开皮肤后需要选择垂直倾斜 60°～80° 的角度行剥开分离,避免破坏乳房下皱襞,保留真实的折叠位置。再者,我倾向于在部分胸大肌下植入假体时保留乳房下皱襞中间部分的筋膜组织,有助于保持乳腺手术中乳房下皱襞的最终位置。同时进一步加固了假体的位置,避免皱襞位置改变(图 130.7)。

更重要的是不同假体的类型、尺寸及容量,关系到乳头与乳房下皱襞之间的完美距离。这些原则是基于 Tebbetts 和 Adams 的成果,他们最初根据 TEPID 系统(乳房的组织特点、包膜、软组织以及植入物和植入物相对于软组织的尺寸和活力)来描述,最近则是 High Five 选择系统[3,4]。通过超过 2 000 例隆胸手术及测量,我们进一步扩大了这概念,定义了一种选择工具,从而简化了这一关系[5]。例如,如果最终假体的容积为 300 ml,则乳头至乳房下皱襞的距离(N-IMF)最大应该约为 8 cm,如果乳房皮肤和组织比较紧致,则应该再增加 5 mm;如果比较松弛,需要减少 5 mm。假体每增加或减少 50 ml,这一距离就需要增加或减少 5 mm,

或10 ml对应1 mm。因此对于一体积为400 ml的假体,在皮肤张力正常的情况下,理想的乳房下皱襞与乳头的距离为9 cm,当一个人应用250 ml的假体时,这一理想的N-IMF应约为7.5 cm。这一测量对于选择乳房下皱襞切口进行硅胶假体隆胸的患者非常重要,并且是要十分精确的。这对于乳房下皱襞较高及乳房较小的患者尤其关键。在选择乳房切口前,整形医生需要对新的乳房下皱襞位置胸有成竹,如果计划设计合理,切口应该就在最终乳房下皱襞的位置或者在其旁边几毫米处(图130.8)。当把皱襞移动到一个新的适当的位置时,通过2-0薇乔线将深部筋膜缝合至切口上缘的筋膜组织进行进一步加强是非常重要的。这一操作帮助固定乳房下皱襞,这样就很少出现下皱

襞位置低于实际乳房下皱襞或者静息位的皱褶,除非乳房非常小或是在乳腺的修复术中。

解释清楚我们正在描述的事情是很关键的,最起码我们需要一种共同的语言去描述它。当涉及这一领域的解剖以及随后可能出现的畸形的种类时,会有不同术语或分类进行描述。我的目的不是说服别人,如果他们可以用特定的方式去描述这些组织结构,至少要确保我们用相同的语意,或者至少要知道别人在讲什么。乳房下皱襞是一个众所周知的解剖结构。当设计一个乳房下皱襞切口的位置时,主刀医生需要知道乳房下皱襞的准确的解剖位置,以及他预期的乳房下皱襞位置。当最大程度牵拉乳头中央点至皱褶处时,这一皱襞也接着被测量。一些术者还会测量肚脐到

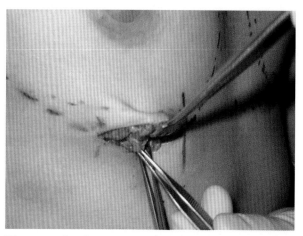

图130.6 这一切口展示乳房下皱襞的真实位置,当患者站立的时候,乳房筋膜进入皮肤的位置由于具有伸缩性形成了乳房下皱襞。测量、保留或设置这个褶皱将会避免术后形成下皱襞畸形。

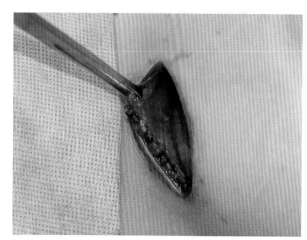

图130.7 这一假体均匀地位于保留的筋膜组织上,部分胸大肌移植袋内部,从这一切口俯视图角度很容易看到真实的乳房下皱襞在这一切口底部。确定真实乳房下皱襞是决定假体基底位置的关键。

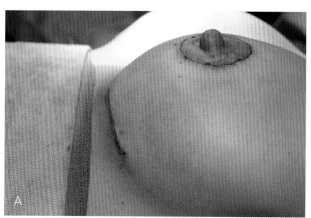

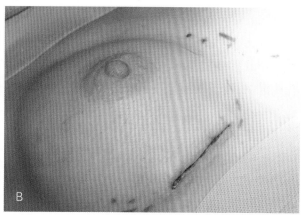

图130.8 A、B. 当适当运用组织基底"规则"时,切口的位置将会直接在新的乳房下皱襞部位。

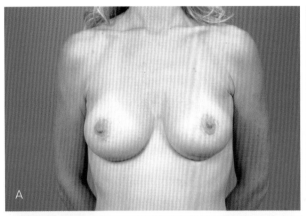

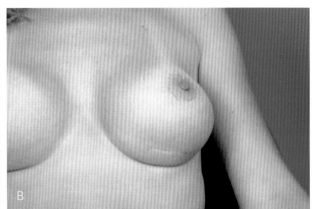

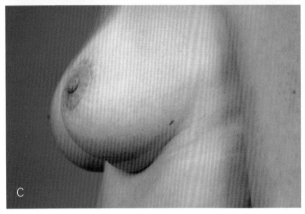

图130.9 从各个角度将左侧IMF畸形进行展示。先前的乳房下皱襞切口高于乳房的下缘,乳头位置高于正常乳头的位置。

皱襞的距离,作为额外的固定参考点,做的切口也是接下来的参考点。如果缩乳术或乳房固定术中假体或腺体组织滑落于该位置,即切口位置偏上,我将会给它定义为皱襞移位。

如果切口位置或乳房下皱襞位置不变,仅仅为乳头距乳房下皱襞的距离增加,我会把它定义为"拉伸畸形"。相比之下,乳房上极的拉伸畸形改变而乳房下皱襞的位置相对固定则是乳房下垂。乳头位置低于乳房下皱襞,乳房上极被拉伸。下极同时也会因为乳腺柔软的组织不能支撑假体的重量或自身残留的组织重量而加长。乳腺的底部或下极拉伸了,这一现象在假体过大或者乳房缩小术或固定术且皮肤弹性差的患者中很常见(尤其是过度减肥的患者)。如果上述两种畸形同时存在(即乳房下皱襞畸形与拉伸畸形同时存在),我们通常将其一起归入更广的分类,称为触底畸形。然而知晓原发的畸形是至关重要的,因为治疗的方法可能会不同。在对比两侧乳房后,甚至在同一乳房中,患者通常会合并多种或其中

部分的这些问题。下面是乳房畸形的一些病例(图130.9 A、B,图130.10)。

有很多的方法或技巧已经被Ryan在手术中发展应用[6,7]。这些方法对于切口已选择在乳房下皱襞上的乳房再造术尤其有用。对于美容手术,尤其是小切口,在内部进行乳房下皱襞的重建将

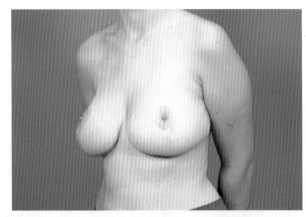

图130.10 乳房下极的拉伸畸形,乳头的位置固定,没有下垂。乳房下皱襞的位置同样固定,但是由乳头至乳房下皱襞之间的软组织拉长了。

会取得更高的成功率[8,9]。

最后,我介绍该领域最新进展——脱细胞真皮基质(ADM),ADM补片的应用进一步减少了错位畸形并支撑了乳房下极。在本书之前的版本中,Spear及他的同事已经报道过这个问题,我也应用同样的缝合方法,但做了少许改进。任何方法可以应用,但如果应用ADM进行修复,包囊切除术也就变得不是那么重要了[10](参见第42章,图42.5和图42.6)。

第42章中的图42.6剖面图中,应用包囊缝合术闭合了之前的移位间隙。我更倾向于切除原来的乳房下皱襞这部分多余的囊腔,包括前部和深部的囊腔面,并且缝合新的软组织,阻止假体再次进入旧腔隙中(图130.11)。如果缝线一旦裂开,假体将会掉回之前的间隙中。目前我选用不可吸

收线,例如3-0 Ethibond线闭合这个间隙。通过分离及留下适量的组织,应用这些组织形成额外的包囊瓣进一步来支撑假体,将包膜直接缝合到预先设想的乳房下皱襞上,术后没有患者出现包膜挛缩。我还发现,将这条下皱襞线用亚甲蓝事先标记出来很有用。尽管之前进行了精确的测量和设计,但在进行最后的缝合之前让患者处于坐位非常重要,这样就可以确保两侧乳房的对称性。

近期,ADM补片展示它在乳房重建术中的优势,并且也进入了乳房美容这一领域。分清这种材料是必须用或者可选用是很重要的。对于这些患者来说,我们需要竭尽所能去阻止二次修复的发生。为减少复发,这个过程包括将盐水假体换成硅胶假体,考虑选择织纹面假体,将可能引起复发畸形的大号假体换成小号,应用标准的修复

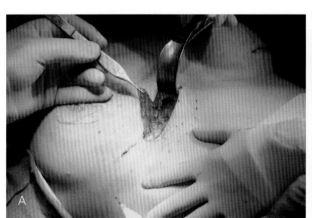 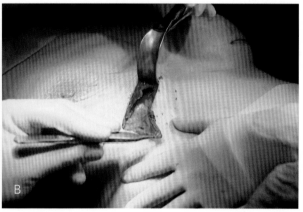

图130.11 A、B. 通过包囊切除术,切除多余的包膜组织,包括前后的表面一起被切除后缝合,然后将前腹壁的皮肤推进与胸壁缝合。

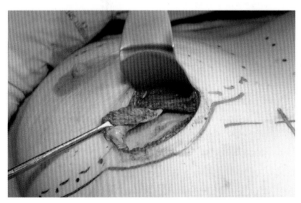 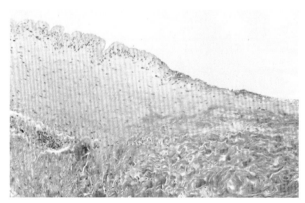

图130.12 行部分包囊切除术,保留后部的包膜。这部分包膜和ADM放置在一起。

图130.13 苏木紫及伊红染色在100倍的放大镜下观察,乳房的包膜组织与ADM在左侧的波纹线逐渐融合。同时,可以看到ADM下无包膜存在。

技术比如包囊缝合术及新的胸大肌下囊袋术及包膜瓣修正术。除了这些标准的技术,ADM 作为一个内部的"悬吊带",可以起到一个额外的支撑作用,支撑乳房下部软组织的重量,并进一步加强皱襞的标准修复。手术方法需要依据特定畸形的类型及表现进行选择。多种畸形同时存在也很常见,例如乳房下皱襞畸形及乳房侧皱襞畸形同时存在。因为 ADM 可以解决很多问题,但同时它的价格也比较昂贵,所以我们可以优先考虑常规手术,合适且必要的话再考虑应用 ADM。同时我们也需要注意在修复一种畸形时避免引起另一种畸形。例如,在修复包膜挛缩时,引起乳房下皱襞畸形。

接下来介绍应用 ADM 组织进行乳房下皱襞畸形修复的一个例子。任何一部位出现包膜挛缩,包囊切除术在这一过程中的应用都很重要(图130.12)。也有证据证明在 ADM 之下及 ADM 与假体之间不会形成囊性组织,包膜到达 ADM 边缘会在包囊和 ADM 连接处自动停止生长,从而进一步抑制包膜挛缩复发[11](图130.13)。然而,如果包膜比较薄弱,这种情况也经常发生,包膜将会被用来进一步支撑假体或腺体,同时 ADM 会被置于包膜的外层及乳房深部软组织之间。很多方法已经介绍过,从将 ADM 植入修复后包膜腔到作为一个内部吊带支撑乳房下极的软组织,我更喜欢它可以增加乳房薄弱下部的厚度及覆盖面这一附加优点。然而这样的话,其限制假体与软组织之间包膜形成的优势就丧失了(图130.14)。

总而言之,乳房下皱襞是乳房的基础及基石。对于整形医生来说,熟悉乳房的解剖及组织学很重要,尤其是乳房下皱襞。首先,其挑战在于更好地理解及设计切口位置,保留乳房下皱襞结构,或者需要改变皱襞位置时,应该尽可能好地计划新皱襞的最终位置。其次,我们需要对乳房下皱襞更多的重视,不去破坏深筋膜附着点,引起乳房下垂,给我们自己带来不必要的后期工作,同时给患者带来额外的修复手术。第三,我们需要更好地理解解剖结构,这样才能更好进行修复;再

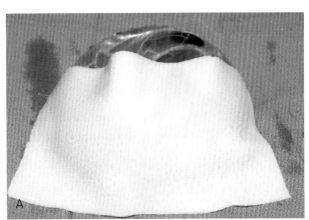

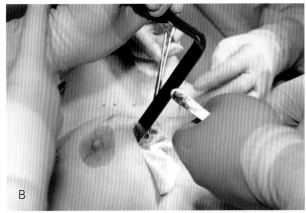

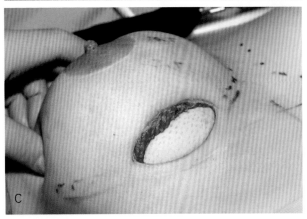

图130.14 A. ADM 将被置于并覆盖假体下极,具体位置如图所示。这一材料将会被剪裁成与假体基本匹配的梯形形状,然后将其置于设定的位置并缝合至胸大肌上。B. 先将 ADM 置于旁侧,然后均匀地放到胸大肌前侧缘下方,最后是乳房下皱襞侧,用来支持乳房下皱襞。C. ADM 手术后放置的位置,在假体及乳房软组织之间承受重力确保乳房下皱襞不移位。

次,加强这一新皱襞,可以避免并发症,同时使我们的修复手术取得更大的成功。希望本章内容可以帮助大家在未来的工作中更好地理解、保护、重建以及修复乳房下皱襞。

Bengtson 医生在本章给我们关于乳房下皱襞以及该结构对于隆胸患者的重要性做了一个精彩的讲解。本章也介绍了关于材料选择、乳房位置及对称性等问题,并介绍了如何适当地计算其与乳房下皱襞位置的关系。他同时也回顾了不同隆胸手术方法以及这些方法对乳房下皱襞位置的影响。介绍了什么情况下乳房下皱襞的位置将会受到影响。最后,还介绍了 ADM 的适用情况及作用,以及其修复乳房下皱襞相关畸形的优势。这一章使读者更好地了解一些乳房下皱襞的基本解剖、组织学及其在乳房整形术中的重要性。

(M.Y.N.)

参考文献

［1］ Nava M, Ottolenghi J, Egidio R. Re- creating the inframammary fold with the superficial fascial system. In: Spear S, ed. *Surgery of the Breast: Principles and Art*. 2nd ed. Philadelphia: Lippincott Williams & Wilkins; 2006:581-600.

［2］ Muntan CD, Sundine MJ, Rink RD, et al. Inframammary fold: a histologic reappraisal. *Plast Reconstr Surg* 2000;105(2):549-556.

［3］ Tebbetts J. A system for breast implant selection based on patient tissue characteristics and implant- soft tissue dynamics. *Plast Reconstr Surg* 2002;109:1306-1409.

［4］ Tebbetts J, Adams WP. Five critical decisions in breast augmentation using five measurements in 5 minutes: the high five decision support process. *Plast Reconstr Surg* 2005;116(7):2005-2016.

［5］ Adams WP Jr, Teitelbaum S, Bengtson BP. Breast implant selector system. U.S. Patent 7685721.

［6］ Ryan JJ. Recreating the inframammary fold: the external approach. In: Spear S, ed. *Surgery of the Breast: Principles and Art*. 2nd ed.

Philadelphia: Lippincott Williams & Wilkins; 2006:560-570.

［7］ Ryan JJ, Lewis JR. A lower thoracic advancement flap in breast reconstruction after mastectomy. *Plast Reconstr Surg* 1982;70(2):159-160.

［8］ Versaci AD. Method of reconstructing a pendulous breast utilizing the tissue expander. *Plast Reconstr Surg* 1987;80(3):387-395.

［9］ Spear S, Little JW. Breast capsulorrhaphy. *Plast Reconstr Surg* 1988;81(2):274-279.

［10］ Spear SL, Mesbahi AN, Beckenstein M. Recreating the inframammary fold: the internal approach. In: Spear S, ed. *Surgery of the Breast: Principles and Art*. 2nd ed. Philadelphia: Lippincott Williams & Wilkins; 2006:566-580.

［11］ Bengtson BP. Is capsular contracture a thing of the past? Use of Strattice acellular dermal matrix for prevention of recurrent capsular contracture. Presented at the Atlanta Breast Symposium, Atlanta, Georgia, January 18, 2009.

用解剖结构稳定的硅胶植入物进行隆乳修整术

Revision Augmentation With Anatomic Form-stable Silicone Gel Implants

引言

隆乳修整术是一非常棘手和极具挑战性的手术。乳房正常的解剖结构不复存在。外科医生需处理各种已知和未知的问题,包括乳房内外的瘢痕,原有的组织解剖平面,乳房深浅血供及胸肌发生改变,假体表面覆盖软组织变薄和延伸,先前假体周围包囊的后遗效应等。

很多原因可导致女性需再次行假体植入术。最常见的原因是包囊挛缩[1]。其次是植入假体位置不正,包括上方、下方、外侧或内侧的位置不正

(图131.1)。其他常见的原因有假体植入术后出现波纹、褶皱及假体边缘的暴露,假体大小发生变化,对因软组织重构或之前手术造成的血肿、感染、辐射等问题进行处理。

不论何种情况,都必须给再次假体植入的患者制订一套安全、系统的方案,找出隐患,突破局限,使预期成效最大化。

假体的选择是隆乳修整术效果好坏的关键。可供选择的假体有多种,如圆形盐水假体,光面和毛面并存的圆形硅胶假体,以及毛面成型硅胶假体。成型假体作为独特装置对隆乳修复患者有着

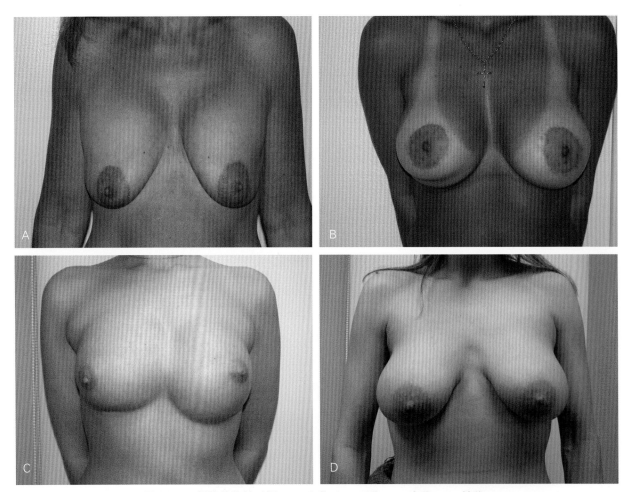

图131.1 假体移位的示例。A. 上移。B. 下移。C. 内移。D. 外移。

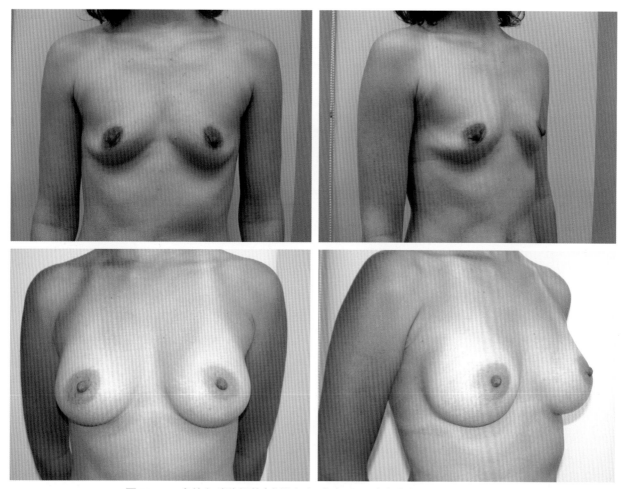

图 131.2 术前和硅胶假体(中等高度,全突,295 g)隆乳术后 8 个月的外观。

诸多好处。自 20 世纪 60 年代以来,成型硅胶假体就以多种形式使用。直到 20 世纪 90 年代初,这些假体才得到广泛的接受。主要用于隆乳术[2]和乳腺全切术后的乳房重建[3]。成型假体适合那些将获益于解剖型装置和需要假体精确符合假体植入腔并保持稳定的患者。

成型硅胶假体的优点是它的致密性和稳定性,能让乳房看来既丰满又自然(图 131.2);假体形状和大小多样性使其能匹配大多数患者乳房;外形的稳定和上极的填充可以减少波纹的产生;而黏稠度高的凝胶,可以减少假体脱离其外壳,保护假体的完整性(图 131.3)[3]。许多研究均证明解剖型硅胶假体包囊挛缩率较低[3-5]。Allergan 公司的核心数据显示用 410 型硅胶假体隆乳术后包囊挛缩率为 3.3%(5 年),而圆形硅胶假体的挛缩率为 15.5%(7 年)。在行隆乳术后修整的患者中,解

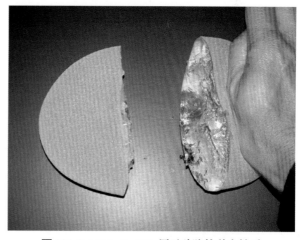

图 131.3 Natrelle 410,展示硅胶的黏合性质。

剖型假体的挛缩率为 6.4%(5 年),而使用圆形假体的挛缩率是 20.4%(7 年)[6]。与形状不稳定的假体相比,具有形状稳定性质的假体有挛缩率低、不易变形且不良反应更少的特点。

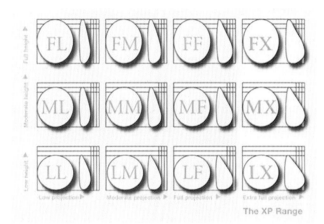

图131.4　Allergan Natrelle 410型假体。

成型硅胶假体的尺寸与形状的多样性是基于其高度、宽度和凸度。Allergan 公司(Irvine,CA)的 Natrelle 410 型就是一个这样的假体。基于不同高度和凸度可产生"3×4"的组合,可供外科医生根据患者的精确尺寸去灵活选择合适的假体(图131.4)。假体的纹理可提高组织黏附力和假体在假体腔内的稳定性,这点对重新植入假体的患者大有裨益(图131.5)。而光面假体如同乳房下方自由活动的物体,与上面覆盖的乳腺组织相互独立、分离,这可能导致假体因体位的变化发生非正常移位。而使用稳定的毛面假体,则可以使假体、假体腔、乳腺组织间更加紧密,表面看起来浑然一体,这种"一个乳房的感觉"让患者更像有一个正常的乳房,也鲜有继发移位的问题[3]。

与 Natrelle 410 型一起被广泛运用于北美的硅胶假体还有 Mento 公司生产的 CPG。这种假体运

用反面印刷技术形成织纹面,有3个高度和3个凸度可供选择。这种类型的表面不易引起组织挛缩,因此可以根据假体的尺寸准确设计出植入腔,以保证假体在植入腔内的稳定性。

适应证

必须仔细评估患者的问题、与患者充分探讨其目标和期望后,再决定是否行隆乳修整术。医生必须遵循以下基本核心原则来降低术后修整率,包括患者的术前教育及知情同意、术前规划、个性化的假体选择、精细的手术操作、规范化的术后护理,因为几乎每台修整术的指征都能在以上原则中找到或多或少的根源。

例如,患者假体与软组织包囊不匹配易致假体移位、旋转或产生波纹;术前未告知患者其现有的乳房不对称为术前就有,则患者术后无法接受继有的差异;不精细的手术将增加感染、假体挛缩、局部血肿和假体移位的风险;而手术切口太小易致假体放置失败。

因此,最好在一开始进行修整术时就避免这些问题。之前就曾提到:失误确实会发生,例如实际软组织结构与预期相悖,发现先前制订的计划并不合适,患者身体会时刻发生变化和地心引力作用影响等,这些因素均会导致隆乳修整术的存在和需要。

评估修整患者的第一步就是对她的关注点和期望值有一个清晰的理解。不同的患者沟通难易

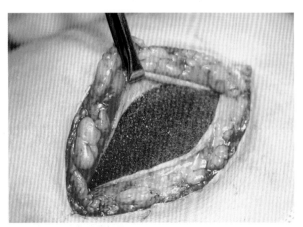

图131.5　假体包囊黏附于 Natrelle 410 型假体表面(照片由 Bradley Bengtson 医生提供)。

程度不一,通常患者谈论起自己的关注点都非常抽象。她们会说:"这不是我想要的""我对我的乳房非常不满意"和"我的朋友告诉我这不合适,应该再修复",它们虽然表达了患者对隆乳结果的不满意,但并不具体。对医生而言,必须知道问题是什么和产生问题的原因,才能做出一个合理的修整方案。而且不可能解决所有的问题和让所有患者感到完美。

外科医生应该花时间与患者进行风险效益分析。一方面患者渴望修整,因为假体包囊挛缩或愈合欠佳时瘢痕挛缩产生的疼痛,使她不得不限制一些运动,进而影响其日常生活。另一方面她担心修整术后生活质量会下降,如乳房不对称,大小不合适,假体移位或挛缩等会限制其穿衣风格,从而影响患者的自我形象、自尊心以及自信心,而这些因素恰好也是患者最初行隆胸术的原因。因此,必须平衡好术前的固有风险、术后并发症及患

者的期望值。帮助患者权衡利弊,避免因小失大。

有些修整术不需要使用假体。如患者有多次手术史、疼痛性包囊挛缩、假体破裂或复杂的移位问题,此时最好的处理方式应该是进行伴或不伴包囊切除的假体取出术,之后患者基本都可以通过即时或者延迟的乳房固定术来重塑乳房外形(图 131.6)。

对于需要使用假体的患者,应谨慎选择假体类型。假体既能与乳腺组织的数量和质量相匹配,又稳定、美观,与假体腔相吻合,还满足患者的偏好。在许多修整术中可以选择使用成型硅胶假体。稳定的硅胶假体有助于乳房塑形,并减少一些继发问题;有纹理的假体可以提高假体在假体腔内的稳定性,防止移位。关于 Natrelle 410 型假体包囊挛缩事件的报道极少,对有包囊问题的患者是个非常好的选择[3,5]。

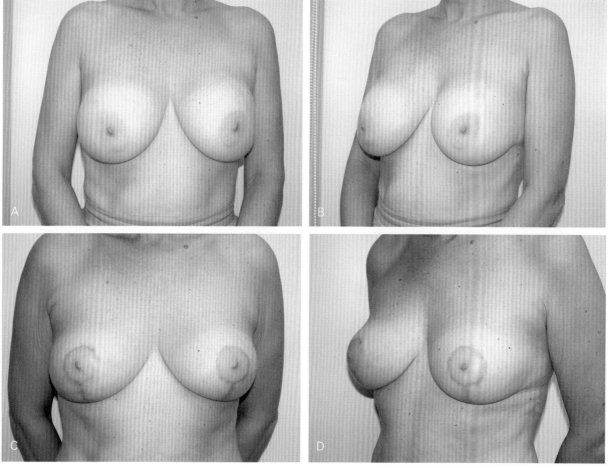

图 131.6　A、B. 双侧疼痛性包囊挛缩和有足够自然乳房组织的患者。C、D. 假体取出、包囊切除、Wise 乳房固定术后 6 周。

禁忌证

同任何手术一样,患者必须对即将进行的隆乳修整术抱着切合实际的期望。并不是所有的问题都有解决的办法,在某些情况下最好不要选择手术。

在修整术中成型硅胶假体的使用有具体的禁忌证。当然,这是针对愿意使用该硅胶假体的患者。在北美以外的地方,这基本不是个问题,不过还是有很多加拿大和美国的女性愿意继续选择舒适度更好的盐水假体。

选择出最佳假体的关键是了解女性的想法,成型假体不适合追求乳房上部丰满的患者。稳定型的硅胶假体会比较高反应性的硅胶假体略显结实,而不愿意乳房看起来结实的患者,最好选择更软的圆形硅胶或盐水假体。

大多数假体植入的患者会比较关注手术瘢痕的位置和长度。实施修整术应以患者原有的瘢痕为切口,当无法采用原来切口时,则必须取一个新的切口。成型硅胶假体需要一个足够长的切口(一般约 5 cm)来避免放置时受损,故切口位置的选择受切口长度限制,所以一般在乳房下皱襞或乳晕旁做切口。如果选择腋窝入路,切口必须足够长。无法接受拟定切口长度和位置的患者,不宜使用成型假体。

成型假体最大的优点之一就是通过锥形上极能够满足不同填充需求。然而受形状影响,这类假体特有的问题却是不能旋转。它们必须放在专门与假体尺寸相匹配的假体腔内。在行修整术时,成型假体必须在一个新的假体腔内,这通过改变放置部位或切除原有假体包囊即可解决。但要注意如果假体放在原植入腔是禁忌的。

根据乳房宽度、高度及软组织包囊大小来选择假体尺寸,是成型假体的使用基本原则之一。填充软组织时可以进行小范围旋转。拒绝按原则选择假体尺寸的患者不适合使用成型假体。

术前计划

详细的术前计划是任何隆乳术成功的基石,隆乳修整术更是如此。医生必须对患者之前的隆乳术有所了解。如果有条件,可以查看患者之前的手术记录。因为有假体问题的女性通常有着多次手术史,包括乳房固定术、缩乳术、乳房活检、乳房肿瘤切除术。这些手术会产生瘢痕,导致乳房内正常血流和乳头 – 乳晕复合体发生改变。因此了解患者之前假体的填充形式、表面材质、型号和假体腔情况以及切口的方式很重要,并记录下诸如假体感染、挛缩或移位之类的并发症及其解决方法。

详细的病史包括患者的目标和期望、一般健康状况和影响愈合的风险因素评估(包括吸烟史、系统性疾病和乳房放疗史)。体格检查主要在于假体、软组织和骨骼肌肉框架位置。务必检查假体在乳房组织内的位置和在假体腔中的稳定性,可分为内侧、外侧、下极("双泡形")或上极移位。通过让患者变化体位来评估假体在腔内的稳定性,如站立位手臂侧举和上举、仰卧位、侧卧位,注意观察有无包囊挛缩、波纹和是否能触及明显的假体边缘。

软组织检查对手术方案的确定和患者术后实际效果的评估非常重要。通过测量胸骨切迹与乳头之间的距离、乳头到乳房下褶皱的距离、乳房宽度、乳头在乳房的位置以及乳房或腺体下垂的程度,将所有不对称的地方都进行记录和探讨,评估乳房 4 个象限组织的质量和数量,以确保足够的软组织覆盖,这需要通过主观评估或更客观的诸如提捏试验这样的测量方法来完成,检查乳房和腋下是否有异常肿块,最后记录所有瘢痕的位置和形态。

骨骼肌肉解剖学的检查是保证乳房假体稳定性的重要基础,应当记录已有的脊柱侧弯或胸壁不对称。使用成型假体时,可以选择不同高度或凸度的假体来调整这些不对称。而胸骨内凹或外凸造成的轮廓异常会影响假体的内侧定位。同时应该检查胸肌,因为它可能被先前的手术损坏或过度分离,在极少数 Poland 综合征的患者中,肌肉可能缺失或退化。

表131.1　假体腔的选择

同一个假体腔
- 开放性包囊切开术
- 部分包囊切除术

同一位置完全包囊切除术
乳腺腺体下转至胸大肌下
胸大肌下转至乳腺腺体下
新的胸大肌下假体腔
转为双平面

具体的手术计划最终取决于患者的具体情况。乳房修整术可能会有假体取出,伴或不伴乳房固定术。如果计划需要植入新的假体,则需要遵循以下几个基本要点。首先,选择假体植入腔是十分重要的考量(假体腔的选择归纳见表131.1)。若假体周围有足够的软组织覆盖,假体与软组织之间结构良好,可以使用同一个假体腔。最常见的乳房修整是改变假体尺寸或减少包囊挛缩。对于包囊挛缩较轻的患者,可以采用开放性包囊切开术或部分包囊切除术。对于 Baker Ⅲ/Ⅳ级挛缩,假体移位、波纹,或假体边缘可触及,通常需改变假体腔位置。当修整术需要使用成型硅胶假体时,则必须换成一个精确匹配假体的植入腔。这可以通过切除包囊,或从乳腺腺体下转到胸大肌下,从胸大肌下转换到乳腺腺体下,或者在原来胸大肌下包囊的上方做一个新的胸大肌下假体腔来改变位置[7]。

有一种位置的变换就是 Spear 等所描述的双平面法[8]。这种方法对许多假体挛缩或上移的患者很有用。

第二个考虑的关键是假体的类型、形状和大小。没有哪个方案可以杜绝所有隆乳修整术后出现的问题,但可遵循基本原则来选择。为防止包囊挛缩,可以使用毛面假体。很多研究都表明,使用毛面假体的包囊挛缩率较低,尤其是将假体放置在腺体下时[9];也可以考虑使用更小型号的假体,隆乳术后继发的许多问题都是由于假体较大致软组织改变引起,而使用较小的假体联合皮肤紧缩术往往要优于使用较大体积的假体。成型硅

胶假体在隆乳修整术中的地位举足轻重。虽然它们常规需要一个新的假体腔,但还是有很多优点,例如低挛缩率,较少的波纹,且形态稳定。其尺寸丰富,可以选择合适的尺寸对不对称的乳房进行调整,而且形态稳定的凝胶假体可以修饰乳房的外形,而不是要乳房来顺应假体。假体型号的选择需基于乳房测量后准确的高度、宽度和凸度,以确保软组织下假体稳定[2,3]。

最后,根据软组织进行术前决策。对于乳房下垂、不对称或乳头移位的患者,必须对软组织的包囊进行改造(图131.7)。隆乳修整术 + 乳房固定术是一个充满变数的复杂手术,有些甚至无法预测。故有伤口延迟愈合风险的患者不宜进行,术中应谨慎处理软组织,将皮肤损害降到最低,以减少对皮瓣或乳头损伤。

术中、术后护理

成功的隆乳术所需的技术步骤超出了本章的范围。隆乳修整术的许多原则已经阐述。术前标记时要取患者站立位或坐位,这些标记对成型假体植入至关重要,因为假体腔必须被分离得足够大,才能放置假体。每个患者的手术步骤都有一定差异,但通常有类似的模式:去除旧的假体,处理现有的包囊,为新的假体创建或预备一个假体腔,放置新的假体,然后修整软组织。在肉眼下进行精确分离比较合适,尤其是在使用成型假体时。首次隆乳术很少用到扩张器,但在乳房修整术中,扩张器会频繁使用。在成型假体植入术中,使用比假体尺寸稍小的扩张器很重要,太大的扩张器将导致假体腔过度分离,会增加日后假体扭转的概率。

假体植入时,术者的手尽量少接触或不接触假体。植入完毕后,触诊假体的定位点以确保假体放置在解剖位置上。修整术中应采用封闭式引流,尤其是切除包囊或改变假体腔时。对于乳房偏瘦的患者,在皮下隧道放置一条长的闭式引流管非常重要,可以降低术后感染的概率,特别是拔出引流管后。

手术后的护理步骤依术式和假体类型而定。

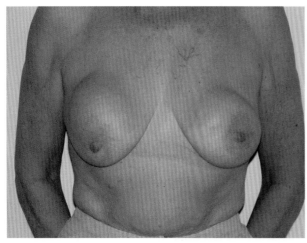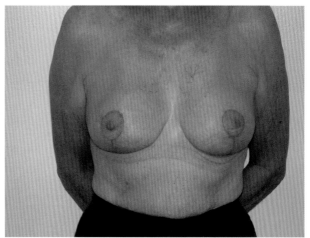

图 131.7　Baker Ⅳ级包囊挛缩和软组织下垂患者接受了假体取出，包囊切除，假体植入和覆盖组织的乳房固定术。

修整假体移位术后，可能需要对乳房进行包扎以保持假体在一个特定的位置，比如，纠正假体不对称后，绷带或棉垫一般放在胸骨上以支持内侧修复。抗生素至少使用到去除引流后。虽说移位按摩技术常用于光面假体，然而成型假体的术后按摩并非不可。很多外科医生会让患者至少佩戴具有支持作用的胸罩 1 周，以促进假体在假体腔内的稳定性。

案例

移位

假体移位是最常见的问题之一，通过使用形态稳定的凝胶假体即可有效处理。举几个病例来阐述这些应用于修整中的原则。

一例 26 岁的女性，通过乳房下皱襞切口，植入 260 ml 盐水假体隆乳术后 6 年。出现假体上部位置不正和乳房下皱襞轮廓的消失（图 131.8 A、B）。上极提捏试验显示组织小于 2 cm，拟行胸肌下假体取出，并建立一个新的位于原假体包囊前、胸肌后的假体腔[7]。谨慎操作避免分离新的假体植入腔至已计划的乳房下皱襞下方。患者想要维持双侧相似的大小。她的乳房宽度测量为 12 cm，胸骨切迹到乳头的距离为 19.5 cm。我们选择了 Natrelle style 410 型 MM280（中等高度、中等凸度；Allergan Medical, Irvine CA）假体。此假体基底宽 12 cm，具有和之前的盐水假体相似的下极凸度。

术后 6 个月的照片如图 131.8 C、D。在这个病例中，我们之所以选择成型硅胶假体，是因为可以设计一个新的精确适合所需假体的假体腔，且假体的稳定性和纹理特性有助于其在假体腔内的稳定，减少假体上极下滑的可能性。

一例 35 岁的女性诉求纠正 15 年前隆乳术后的乳房不对称来到我们医院就诊。她曾行右侧假体植入类型和大小均不详的隆乳术（图 131.9A、B），双乳的不对称和右乳房外形异常长期困扰着她。检查发现其胸部存在许多复杂的问题，如脊柱侧凸、右侧胸壁凹陷畸形、左侧胸壁凸出畸形、低位的漏斗胸、部分胸肌缺如和乳房假体内侧移位。患者的要求比较实际，只想穿衣服时舒适点，也已为拥有更大的双乳做好两侧会出现一定程度不对称的准备。手术计划是去除旧的假体和植入不完全对称的假体。因为患者的诸多骨骼问题和薄弱的软组织，我们为其选择形态稳定的成型假体。移除右侧原有假体，切除部分包囊，缝合并修复内侧边界，植入 Natrelle 410 型 FF375（全高、全凸）假体。左侧使用 Natrelle 410 型 LF310（低高、全凸）假体。术后 1 年效果如图 131.9 C、D。

包膜挛缩

也许隆乳修整术最常见的适应证就是包囊挛缩。挛缩的处理方法之一是行开放式包囊切开术。因为新的假体需放置在已有的假体腔，成型

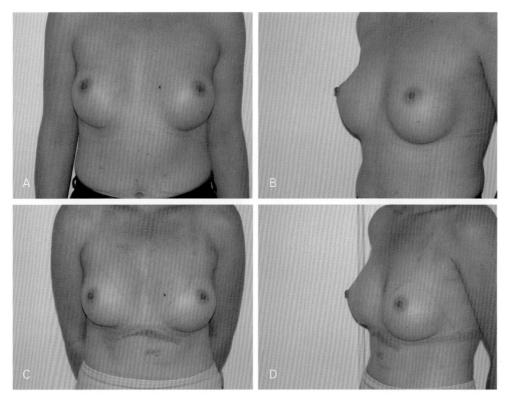

图 131.8　假体移除后新的胸肌下层假体腔,植入 Natrelle 410 型 MM280 假体治疗假体上部位置不正。A、B. 术前。C、D. 术后6个月。

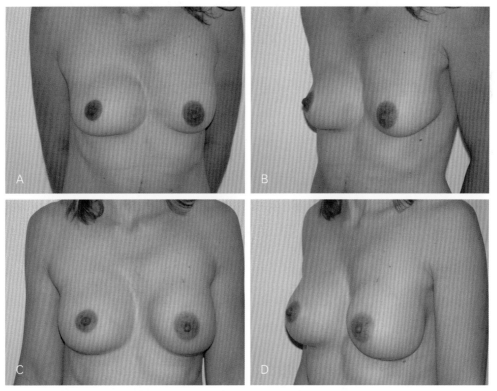

图 131.9　复杂的胸壁畸形伴右乳假体内侧位置不正的处理:假体移除、修复内侧边界,并于右侧植入 Natrelle 410 型 FF375 假体,左侧植入 Natrelle 410 型 LF310 假体。A、B. 术前。C、D. 术后1年。

假体并不适合。当通过包囊切除术或者改变假体腔位置，成型假体就非常适合。不仅具有低挛缩率，而且外形稳定的特点使其更不易变形。比可反应性硅胶假体的挛缩率低，进而乳房产生的临床问题也小。

一例 28 岁女性，表现为双侧 Baker IV 级包囊挛缩（图 131.10 A～C）。她曾行经乳房下皱襞植入盐水假体隆乳术。假体包囊挛缩令她十分疼痛。她渴望更加柔软和丰满的乳房。术中移除原有假体并检查包囊，发现有一个光滑且没有钙化的囊壁，假体腔内没有液体，于是决定留下原有包囊并在其上创建一个新的胸肌后假体腔。行 Natrelle 410 型 FM310（全高、中凸）假体植入，同时行旧包囊内闭式引流。图 131.10 D～F 显示术后 6 个月效果。

一名 47 岁的女性，行经乳房下皱襞切口植入光面圆形凝胶假体隆乳术后出现 Baker III 级包囊挛缩（图 131.11）。她上极提捏试验有大于 2 cm 的组织。手术移除假体时发现包囊有钙化，所以行包囊完全切除术，术中注意避免将假体腔分离得比计划的成型假体大。Natrelle 410 型 MF295 假体（中高、全凸）植入同一个腺体下空间，并同时放置负压引流。图 131.11B 为术后 6 个月外观。

一位 62 岁女性向我们求助，22 年前接受过隆乳术，腺体下植入假体的型号和大小都未知。她表现为双侧 Baker IV 级包囊挛缩，软组织覆盖非常少，而且前方乳腺组织下垂（图 131.12A、B）。她健康状况良好，不吸烟。我们对手术方案的选择进行讨论，包括单纯假体移除或假体移除 + 乳房固定术。她想保持她的乳房大小，所以我们决定行假体移除 + 部分包囊切除 + 假体腔转至胸肌下 + Wise 乳房固定术。假体移除后，行完全包囊切除，只保留下面的少量包囊来支持胸肌下新假体腔内的假体。其他处理包括缝合关闭腺体下层面，经皮肤贯穿缝合胸肌下缘，以及使用脱细胞异体真皮基质增加下侧的支持。选择 Natrelle 410 型 MM280（中高、中凸）假体。假体植入后，乳房固定术形成新的乳房外形。图 131.12C、D 显示术后 6 周效果。

波纹

一例 39 岁女性患者，12 年前曾行经乳晕下缘切口的盐水假体植入隆乳术，假体位置在胸大肌下层。患者双侧乳房 Baker III 级包囊挛缩，但患者在意的是双乳内侧缘的波纹，右边更甚。检查发现内侧的胸肌过度分离且软组织覆盖非常少（图 131.13A～C）。手术原计划纠正包囊挛缩及改善内侧波纹，但最后只能改善波纹，无法完全根除。

处理波纹的方法有多种。可以通过改变假体腔的位置的同时来获得更大的软组织覆盖，而如果假体置于胸肌下层时仍有波纹存在，那么改变位置则无济于事。在这种情况下，可以考虑自体脂肪移植或添加一个异体脱细胞真皮基质以增加病变区域的覆盖。使用形态稳定的凝胶假体可以显著减少波纹。尽管所有假体都可能产生波纹，但成型假体稳定的外形特点可显著降低波纹发生。

这位患者接受了假体摘除，创建一个新的胸肌下假体腔，以及 Natrelle 410 型 FF375 假体（全高，全突）植入。图 131.13 D、E 是术后 6 周效果图，双侧外形和内侧波纹改善，计划二期脂肪移植。

管状乳房和 Poland 综合征

虽然对管状乳房畸形和 Poland 综合征的处理不属于隆乳修整术的范围，但它们都是乳房假体使用中的特殊挑战，而运用形态稳定的成型硅胶假体可以解决这些问题。

管状乳房存在一系列的问题，包括乳房发育不全、下垂、基底收缩、乳晕肥大和乳晕假性疝出。通常涉及乳房假体植入的整形外科都需要进行个体化设计。最严重的情况需要先行乳房基底扩张后再行 II 期乳房重建，但大多数情况下可以 I 期纠正，成型硅胶假体即被报道可用于 I 期矫正[10]。解剖假体在那些不需要特别丰满的地方——在短少的下极，乳腺锥形上缘，可以充分发挥作用。凝胶形态的稳定性和假体的纹理可固定假体和防止下极组织绷紧牵拉造成变形。管状乳房的患者常有乳房不对称，可通过定制合适大小的假体来帮助外科医生纠正不对称。图 131.14 显示一例 21 岁女性患有 III 型管状乳房。通过乳晕缩

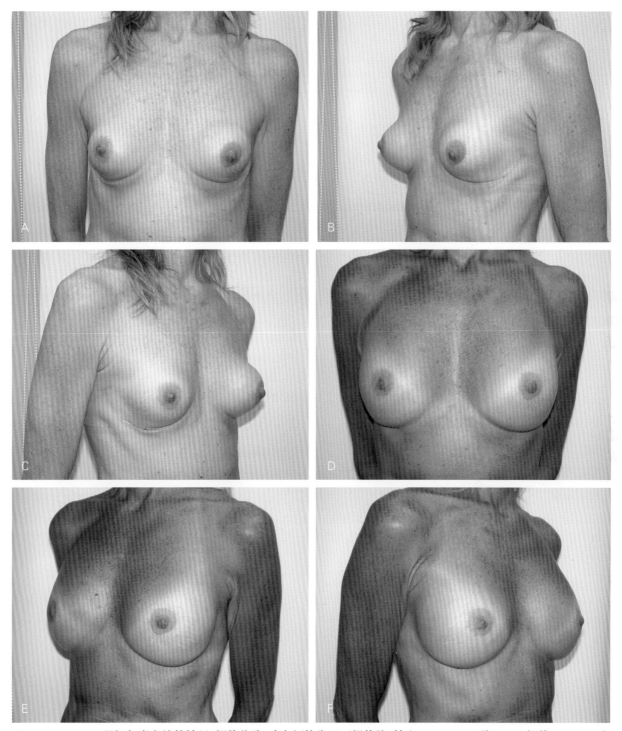

图 131.10　Baker Ⅳ 级包囊挛缩的处理：假体移除，建立新的胸肌下假体腔，植入 Natrelle 410 型 FM310 假体。A～C. 术前。D～F. 术后 6 个月。

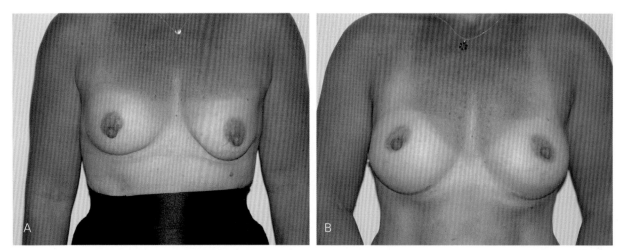

图 131.11　Baker Ⅲ 级包囊挛缩治疗,钙化包囊切除,腺体下植入 Natrelle 410 型 MF295 假体。A. 手术前。B. 术后 6 个月。

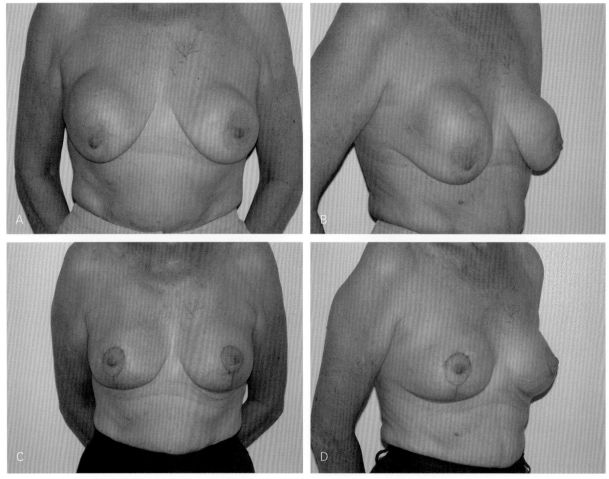

图 131.12　Baker Ⅳ 级包囊挛缩的处理:移除假体,部分包囊切除,建立新的胸肌下假体腔,植入 Natrelle 410 型 MM280 假体,行 Wise 乳房固定术。A、B. 术前。C、D. 术后 6 周。

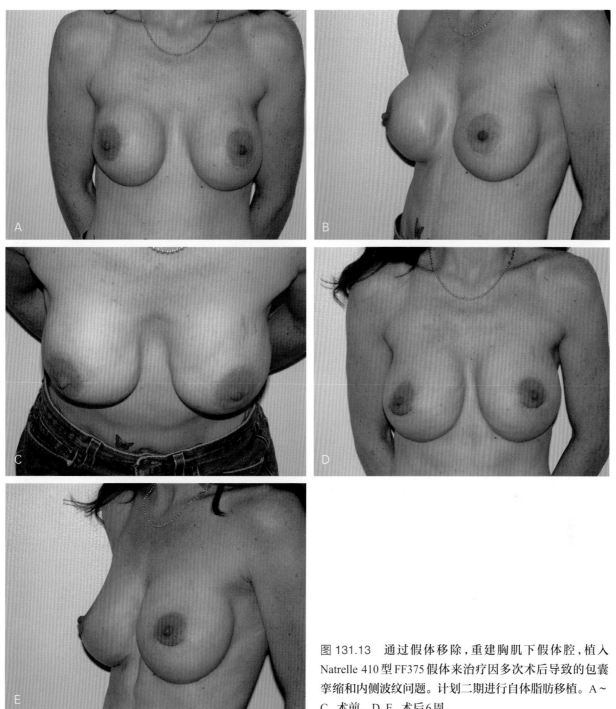

图 131.13　通过假体移除,重建胸肌下假体腔,植入 Natrelle 410 型 FF375 假体来治疗因多次术后导致的包囊挛缩和内侧波纹问题。计划二期进行自体脂肪移植。A~C. 术前。D、E. 术后6周。

小、下极径向评分和 Natrelle 410 型 MF295 假体(中高、全突)植入对该女性进行治疗。

　　Poland 综合征通常表现为胸骨端胸肌缺如,腋前皱襞缺失,单侧乳腺发育畸形,合并乳头 – 乳晕复合体、胸廓、肩袖和周围肌肉的畸形。可转移自体组织和植入乳房假体进行矫正。当胸肌缺乏导致软组织覆盖不够时,一般选用假体,因为即使

运用背阔肌可以增加覆盖,为避免削弱肩袖通常也不选择,而是选择形态稳定的成型假体,不仅可以使乳房形态看起来更加自然,而且能减少波纹产生。通过转移皮瓣或自体脂肪可以解决因假体缺乏软组织覆盖,导致假体边缘可触及的问题。图 131.15 为一例患右侧乳房 Poland 综合征的 18 岁女性,行单侧腺体下 Natrelle 410 型 LF270(低

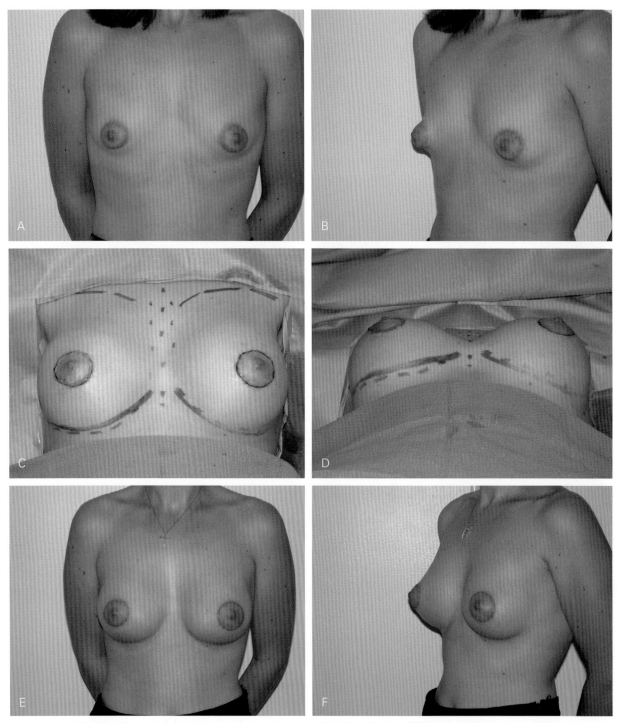

图131.14　通过乳晕缩小、径向评分和Natrelle 410型MF295假体植入治疗Ⅲ型管状乳房畸形。A、B. 术前。C、D. 术中。E、F. 术后6周。

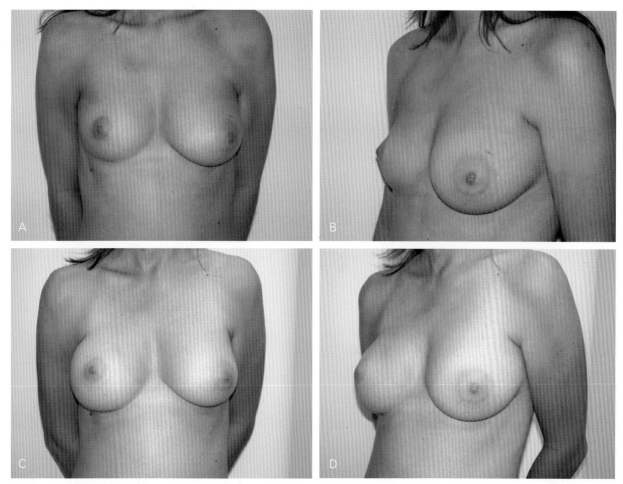

图 131.15　通过单侧腺体下 Natrelle 410 型 LF270 假体植入治疗单侧 Poland 综合征伴右侧乳房发育不全和腋前皱襞缺失。A、B. 术前。C、D. 术后 6 个月。

高、全突)假体隆乳术后 18 个月见图。图 131.16 是一个难度更高的例子,一位渴望双侧隆乳的 19 岁女性患者。她右乳腺体下植入 Natrelle 410 型 FF220(全高、全突)假体,左侧植入 MM160(中高、中凸)假体。

使用形态稳定的成型硅胶假体隆乳修整术将涉及初次假体隆乳术的所有风险。因为此时外科医生要面对的是一个解剖结构和血供已遭破坏、内部和表面都有瘢痕和软组织持续变薄的乳房,而这些因素均可增加术后感染、假体暴露、皮瓣或乳头发生坏死以及伤口延迟愈合的风险。

成型假体需要一个与其精确匹配的腔隙。太小的假体腔会使假体变形,进而导致假体发生明显畸形或外壳破裂,而太大的假体腔容易造成假体的旋转和移位。为避免这些问题,应将成型假

体严格控制在具有新假体腔的患者中使用,术前即确定好假体尺寸和与假体精确匹配的假体腔。详细的隆乳修整术风险见表 131.2。

表 131.2　隆乳修整术的风险

感染	假体破裂
血肿	包囊挛缩
血清肿	干扰乳腺 X 线检查
感觉减弱	旋转
可能影响母乳喂养	移位
难看的瘢痕	不对称
组织坏死	再次替换术
皮肤	波纹
乳头乳晕	边缘可触及
脂肪	未达到患者期望
软组织的再次改变	

相比首次隆乳术，隆乳修整术更为复杂和更具挑战性，最好由对常见问题有丰富经验的医生来进行。当隆乳术后的继发问题严重影响患者生活质量甚至对其造成毁灭性伤害时，则亟须进行修整。

运用科学的方法管理患者很重要。首先应综合现有问题、手术的风险和利益，与患者进行详细分析和探讨。没有哪个方案能解决所有问题，而有些问题也不需要处理。对于因乳腺组织异常或结构扭曲等问题需要使用乳房假体的患者，稳定型硅胶假体由于形态稳定、上极呈锥形和不易发生破裂、包囊挛缩、波纹，是一个极佳选择。然而，重要的一点我们应该知道，假体的选择只是隆乳修整术成功或失败的众多因素之一，并不是全部。

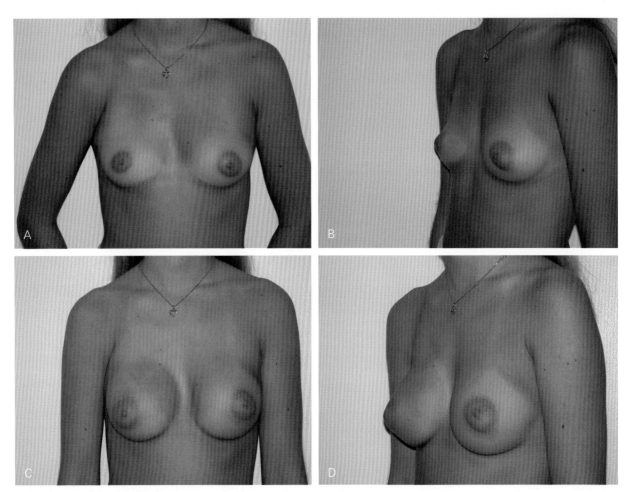

图131.16 双侧不对称腺体下隆乳术治疗单侧Poland综合征，右侧植入Natrelle 410型FF220假体，左侧植入Natrelle 410型MM160假体。A、B. 术前。C、D. 术后6个月。

编者评论

Brown医生对隆乳修整术进行了很好的回顾。这一章的重点是阐述由包囊挛缩、假体移位和假体可触及所致的乳房修整术。作者强调稳定型硅胶假体（410型）使用的重要性和优势。因为与光滑圆形假体相比，它有着更低的包囊挛缩率（3.3% vs. 15%）和移位。但我们无法充分理解这一现象，尤其是结合我们所学的关于生物膜和微生物在包囊挛缩发展中的作用机制,只能假设是这些假体的独特纹理防止了这个顽固的后遗症。

整形医生应当注重了解患者的选择偏好和期望值,明确之前的手术原理可避免重蹈覆辙。需要重点注意的是,使用稳定型假体时必须改变原有假体植入腔的位置。文中提到多种新假体植入腔的设计方法,其中包括胸大肌下假体腔。Brown 医生在文中讨论了假体的位置、尺寸和乳房组织特点的重要性,但并没有关于假体腔冲洗和抗生素使用的叙述,而这两点在修整术中是重要的步骤,否则易致细菌感染。

文中也提到一些稳定型假体的使用问题,包括假体的旋转和固定。Brown 医生重点强调对假体腔空间和结构的优化,稳定型假体的使用要点清晰且全面。

然而,该假体的详细使用内容已经超出了本章的范围。我认为选择合适的假体是隆乳修整术成功的主要因素,当然,其他一些因素也有助于整形医生获益。脱细胞真皮基质的应用有助于更好地定义假体植入腔的尺寸,尤其是对假体移位的患者,在包囊球形结构破坏时还可以降低包囊挛缩率,这可能是源于其能弱化假体的外在收缩力的结果,对此我们正在研究这一现象,以获取明确的证据。最后,我觉得区分患者行隆乳修整术是出于主观要求还是因为乳房出现问题被迫进行很重要,而一些整形外科医生和美国FDA常把两者混为一谈,让人误以为行隆乳修整术就是为了解决隆乳术后出现的相关问题。

事实上很多情况下,患者只是想改变假体的尺寸、体积和材质。总的来说,这是很好的一章内容。

(*M.Y.N.*)

参考文献

[1] Spear SL, Murphy DK, Slicton A, et al. Inamed silicone breast implant core study results at 6 years. *Plast Reconstr Surg* 2007;120(7 suppl):8S-16S.

[2] Heden P, Jernbeck J, Hober M. Breast augmentation with anatomical cohesive gel implants. *Clin Plast Surg* 2001;28(3):531-552.

[3] Brown MH, Shenker R, Silver S. Cohesive silicone gel breast implants in aesthetic and reconstructive breast surgery. *Plast Reconstr Surg* 2005;116(3): 768-779.

[4] Heden P, Bone B, Murphy DK, et al. Style 410 cohesive silicone breast implants: safety and effectiveness at 5 to 9 years after implantation. *Plast Reconstr Surg* 2006;118(6):1281-1287.

[5] Bengtson BP, Van Natta BW, Murphy DK, et al. Style 410 highly cohesive silicone breast implant core study results at 3 years. *Plast Reconstr Surg* 2007;120(7 suppl):40S-48S.

[6] Allergan. Directions for use. Natrelle silicone- filled breast implants. 2009. Available at: http://www.allergan.com/assets/pdf/L034-03_Silicone_DFU.pdf. Accessed July 21, 2010.

[7] Maxwell GP, Gabriel A. The neopectoral pocket in revisionary breast surgery. *Aesthet Surg J* 2008;28(4):463-467.

[8] Spear SL, Carter ME, Ganz JC. The correction of capsular contracture by conversion to "dual-plane" positioning: technique and outcomes. *Plast Reconstr Surg* 2006;118(7 suppl):103S-113S; discussion, 114S.

[9] Barnsley GP, Sigurdson LJ, Barnsley SE. Textured surface breast implants in the prevention of capsular contracture among breast augmentation patients: a meta- analysis of randomized controlled trials. *Plast Reconstr Surg* 2006;117(7):2182-2190.

[10] Panchapakesan V, Brown MH. Management of tuberous breast deformity with anatomic cohesive silicone gel breast implants. *Aesthet Plast Surg* 2009;33(1):49-53.

初次隆胸术后下垂的矫正

Correction of Ptosis in the Previously Augmented Breast

初次隆胸术后产生的乳房下垂并没有得到应有的关注。大多数病例接受隆胸手术的年龄在20多岁或者30岁出头[1]。随着时间变迁,隆胸术后一些可预见的改变常常使她们返回再次手术[2]。其中的一些改变是由于自然生理和年龄增长所致,如乳房退化伴体积缩小、脂肪替代、皮肤松弛、弹性下降,以及进行性乳房下垂。妊娠、哺乳以及体重的变化可能会加速这些过程。乳房假体也可能直接导致这些变化,包括压迫腺体萎缩、压薄软组织、过度牵拉皮肤、加速乳房下垂,以及加速包膜挛缩发展。

常有隆胸病例因隆胸后随时间改变逐渐发生的乳房下垂而要求行矫正术。她们通常有类似的症状:中、重度的皮肤囊袋松弛,乳腺组织萎缩或变薄,以及一定程度的包膜挛缩(图132.1)。这些病例渴望改善乳房外形和恢复乳房柔软度,但是很少有人愿意通过缩小乳房体积来实现。事实上,较多的患者想在二次手术时植入更大的假体。这些患者绝大部分实际接受了包膜囊手术、提升固定术及假体置换手术的组合。这部分病例因很难达到持久的美容效果而颇具挑战性,而手术的并发症发生相对更为频繁,甚至偶尔出现手术失败。

观察到隆胸术后接受延期乳房提升固定术的病例并发症多且效果不满意后,我对解决这个问题产生了浓厚的兴趣。我的一些患者出现了伤口延迟愈合,乳头位置不佳,以及手术瘢痕欠佳的并发症。我也见到一些患者出现了严重的并发症,例如:张力性皮肤坏死,脂肪坏死,感染,假体外露,部分或全层的乳头乳晕缺失(图132.2~图132.5)。

当二次手术效果不好时,不仅是患者,医生也同样焦虑和压力倍增。多次手术者也会因这些副作用付出惨重的代价。多年来,由于整形手术后二次假体手术案例所产生的诉讼已导致了巨大的经济损失。如果患者发生严重的瘢痕、乳头-乳晕复合体的缺失或永久的乳房畸形,一般会判决获得250 000~800 000美元的赔偿(2003年,美国加州纳帕,M. Gorney)。

包膜手术、乳房提升固定术及假体置换术组合的手术风险较高有以下这些原因。一部分的风险增加的原因仅仅是多个乳腺手术同时进行所致。例如,隆胸术联合乳房提升固定术时,风险发生可不是简单相加。单独隆胸术的风险很低,且通常不会很严重。同样的,单独的乳房固定术,手术的风险也相对低,且出现的问题通常是可以解决的。然而,正如Spear观察到的:当两种手术联合进行时,每一种手术都会增加另一种手术的难度,并增加并发症的发生率[3,4]。产生这一现象的原因可能与这两种手术的治疗目的相互矛盾有关。乳房提升固定术的目的是提升乳头和收紧乳房,此手术通常会切除乳房多余的皮肤。隆胸的目的则是增加乳房体积,需扩张皮肤囊袋来实现。因此,同时进行乳房提升固定术和隆胸术可能导致容纳假体的软组织相对不足,从而导致切口张力增加或组织的血供不足。乳头坏死的风险在乳房提升固定术联合隆胸术中远高于单独的乳房提升固定术或单独的隆胸术(图132.6、图132.7)。其他乳房提升固定术联合隆胸术增加的并发症包括:皮瓣坏死,伤口不愈合,假体的外露,宽或错位愈合手术瘢痕,乳晕过度扩张,乳头位置不佳,皮肤感觉的减退,脂肪坏死以及感染。

当我们行初次隆胸后乳房下垂矫正术时,不仅需要关注联合手术风险增加,而且要关注由于假体植入所带来的乳房解剖和生理的显著变化。乳房假体最重要的副作用是随着时间延长不可避免地出现乳腺组织变薄和萎缩。

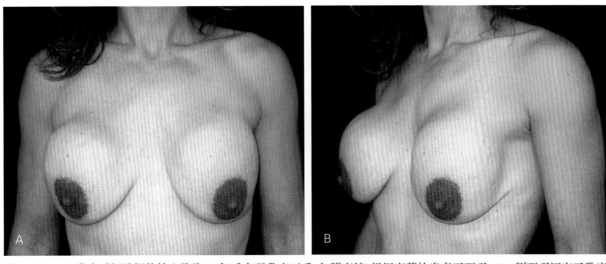

图 132.1　A. 乳房后间隙假体植入隆胸 16 年后出现乳房下垂、包膜挛缩、组织变薄的患者正面观。B. 侧面观证实了乳房下垂和由于包膜挛缩导致的假体上移。

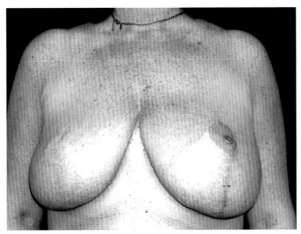

图 132.2　49 岁女性,行假体取出、包囊切除术、Wise 法乳房提升固定术和假体置换后出现右乳头－乳晕复合体完全缺失。

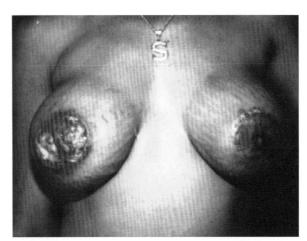

图 132.3　26 岁女性,在行包膜切开、假体置换和环乳晕切口乳房提升固定术后,出现乳头－乳晕复合体全层缺失和乳房中央脂肪坏死缺失。

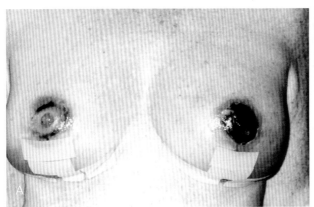

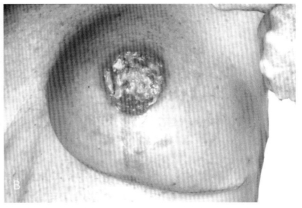

图 132.4　A. 39 岁病例。在行假体取出、包膜切除术、Wise 法乳房提升固定术及更大的假体置换术后 2 周,乳头出现缺血性改变,左侧尤为明显。B. 患者术后 1 个月,左侧乳头－乳晕复合体完全缺失,乳房中央区脂肪坏死。

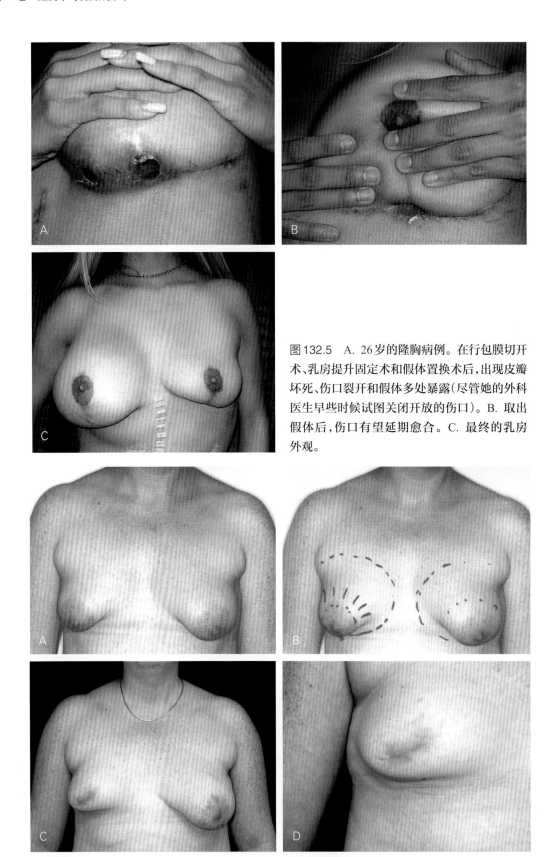

图132.5　A. 26岁的隆胸病例。在行包膜切开术、乳房提升固定术和假体置换术后，出现皮瓣坏死、伤口裂开和假体多处暴露（尽管她的外科医生早些时候试图关闭开放的伤口）。B. 取出假体后，伤口有望延期愈合。C. 最终的乳房外观。

图132.6　A. 38岁乳房下垂和不对称病例。B. 右侧行环乳晕切口乳房提升固定术联合隆胸术，左侧行新月形切口乳房提升固定术联合隆胸后的皮肤斑纹表现。C. 患者出现右乳永久性的乳头-乳晕复合体缺失及中央区脂肪坏死，左乳宽瘢痕及乳房下垂纠正效果不佳。D. 切除坏死乳头和伤口关闭后的右乳。

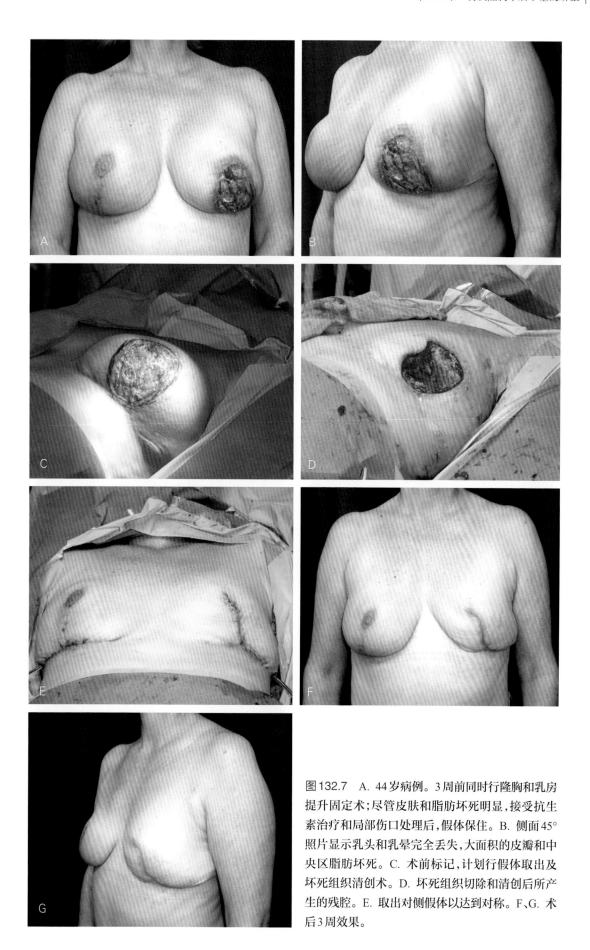

图132.7　A. 44岁病例。3周前同时行隆胸和乳房提升固定术;尽管皮肤和脂肪坏死明显,接受抗生素治疗和局部伤口处理后,假体保住。B. 侧面45°照片显示乳头和乳晕完全丢失,大面积的皮瓣和中央区脂肪坏死。C. 术前标记,计划行假体取出及坏死组织清创术。D. 坏死组织切除和清创后所产生的残腔。E. 取出对侧假体以达到对称。F、G. 术后3周效果。

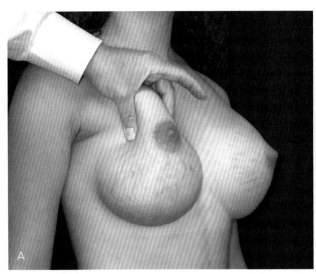
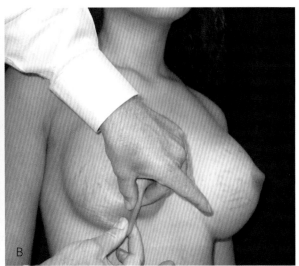

图132.8　A. 22岁病例。隆胸术后1年,乳房上极腺体实质仍保持一定厚度。B. 指捏压检查提示乳腺下极薄、萎缩,腺体实质皮瓣只有几毫米的厚度。

整形外科医生早已注意到乳房假体会引起相邻组织萎缩。实际上,即使是相对坚硬的、不可塑的组织也会受到影响。许多下颌硅胶假体植入的患者出现了邻近下颌骨萎缩[5,6],而乳房假体二次手术时也观察到了骨性胸廓的破坏和挤压。如果像骨和软骨这样的坚硬组织都会因为假体引起萎缩,那像乳腺这样的软组织萎缩会更严重。事实上,隆胸病例的乳房假体周围软组织囊袋普遍变得极薄。Tebbetts曾强调过这些现象[7],乳房假体植入术后并发症有:乳房下垂,组织延展,组织变薄,如组织覆盖不足及皮下组织萎缩。由于重力的影响,大部分的组织萎缩和变薄都发生于乳房的下极。乳房触诊可诊断(图132.8),且隆乳后钼靶检查可确认(图132.9)。

假体在体内放置时间较长的病例不仅组织变薄和过度拉伸,而且可能有包膜挛缩松解的手术史[8]。无论行包膜切开还是切除术,目的都是为了减轻包膜挛缩,同时也使乳腺组织变得更薄和血运更差。此外,除非经腋或经脐入路,大多数隆胸手术的手术瘢痕都可能进一步损害乳房或乳头-乳晕复合体的血供。

不同的乳房整形手术有不同的风险。风险最小的是单独的隆胸或乳房提升固定术。风险次之的是隆胸联合乳房提升固定术。风险最大的是隆胸后发生包膜挛缩和下垂的患者同时进行假体置

换、包膜手术和乳房提升固定术。这几类不同手术的解剖特征及其发生手术并发症的风险如图132.10所示。隆胸后发生乳房下垂(合并或不合并包膜挛缩)有几种治疗方案。第一种是单纯假体取出,不进行乳房提升固定术或假体置换。第二种是单纯包膜手术,包括假体重置,但不行乳房提升固定术。第三种是单纯乳房提升固定术,不对假体进行处理。第四种是假体取出联合乳房提升固定术。不得已的最后选择(风险最大却又最

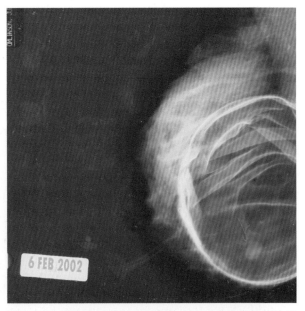

图132.9　隆胸术后的乳房钼靶检查显示乳房上极腺体组织厚,而下极腺体组织变薄、萎缩。

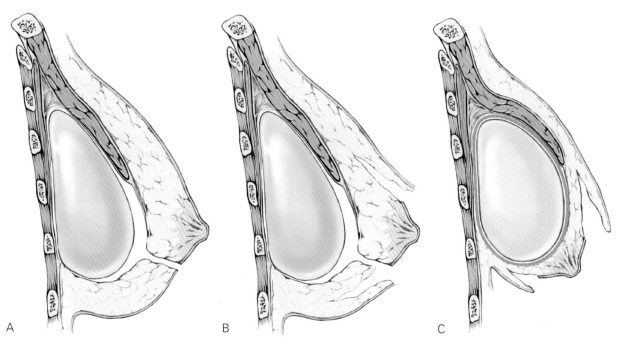

图132.10　A. 接受单纯隆胸手术的病例皮瓣较厚且无额外切口,皮肤或乳头缺血的风险很小。B. 同时接受隆胸和乳房提升固定术的病例,由于需要同时游离乳房提升固定术的皮瓣和乳房后间隙,皮肤或乳头缺血风险增高。C. 同时接受包膜切除术、乳房提升固定术和假体置换术的病例出现皮瓣和乳头－乳晕复合体的缺血风险较高。

常施行)是同时行假体术、包膜手术、乳房提升固定术及假体置换术。选择第一种策略——单纯假体取出,不提升不置换新假体的患者是最少见到的。但个别少数仅有中度乳房下垂且皮肤弹性良好的患者仅仅取出假体就能达到惊人的效果。假如主刀医生不确定假体皮瓣囊袋将来的收缩如何,可以考虑二期延迟行乳房提升固定术。当取出假体而不立即放置新的假体时,建议行彻底的包膜切除术。通常,对于乳房后间隙隆乳病例来说,完整的包囊切除术很容易实现。对于假体置于胸肌后的病例,邻近乳房腺体的上份包膜比较容易切除,而胸肌表面的包膜粘连紧密,剥离时容易出血。另一种选择是用电刀轻划包膜表面,或使包膜表面粗糙不平整。同样的,如果包膜与肋骨和肋间筋膜粘连紧密,试图切除这部分包膜则有大出血甚至气胸的风险。在这种情况下,包膜囊后壁粗糙化,要么机械性摩擦,要么电刀轻划几下,使其表面不平,以确保假体移除后的包膜能与组织更好贴合。术后常规放置引流。

当包膜基本被保留时,它可能会长期存在而不被吸收。这可能会导致血清肿形成,或进而影响乳房与胸壁的再贴合。因此,尽可能充分地切除包膜囊是很重要的。

第二种相对常被采用的方案往往是"假性下垂"的患者。在这些患者当中,通常会有包膜挛缩伴有假体上极的移位。上述症状出现时覆盖假体上极的皮肤松弛,乳头－乳晕复合体就悬挂在乳房丘顶端,指向地面,呈现出乳头下垂的外观。实际上,乳头并没有真正在乳腺下皱襞的下方,这个"下垂"的外观是由于假体向上移位导致的。通常这种情况可以通过包膜切除术或包膜切开术及下调整假体囊袋位置而获得极好的修复效果(图132.11)。有时候也可以通过放置一个更大体积的假体使松弛的乳腺假体囊袋皮肤饱满起来。如果患者有足够量的软组织来覆盖假体,从肌肉下到乳腺下或双平面位置的转变或许可以达到更好的美学效果。

偶尔1~2个患者也会要求仅仅通过乳房提升固定术来获得较好的美学效果。如果患者没有包膜挛缩,并且假体的形态良好和位置合适,那么仅仅进行乳房提升固定术也可以获得较好的美学效果。这种情况常见于乳腺切除术后,并进行假体

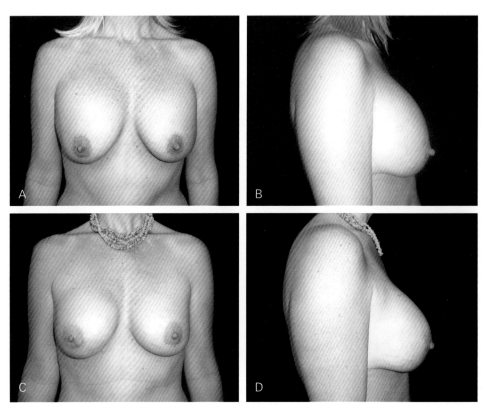

图 132.11　A. 39 岁的病例。隆胸术后 7 年，主诉乳房"下垂且毫无美感"。B. 侧面照显示乳房并非真性下垂，而是假体向下移位。C. 正面观为矫正术后，切除了多余的乳房下极包膜。D. 侧面照显示乳房轮廓明显改善，通过假体位置重置即可实现，不需要任何形式的乳房提升固定术。

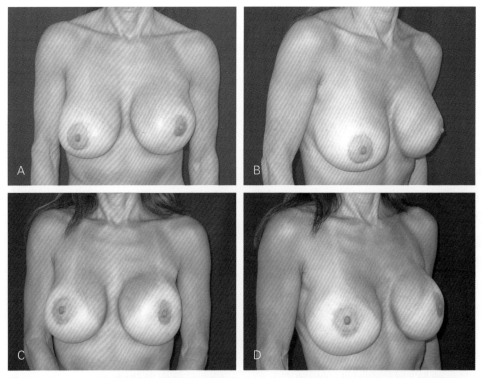

图 132.12　A、B. 肿瘤病例，左乳行假体重建术，右乳行隆胸术以达对称目的，术后乳房下垂。C、D. 右乳环乳晕切口乳房提升固定术纠正乳房下垂，不需要包膜或假体植入手术。

乳腺重建及对侧隆胸(以获得较好的对称性)的患者。随着时间的流逝,对侧行隆胸的乳房相对患侧重建的乳房更容易出现乳房下垂,通常需行乳房提升固定术来获得两侧乳房的对称性(图132.12)。其中最重要的手术技术是,由于乳腺组织变薄,游离提升固定术皮瓣需在保护皮肤血供且不阻断为乳头供血的带蒂皮瓣的层面上进行。对于隆胸术乳房下垂的病例,可供选择的另一种术式为假体取出术联合乳房提升固定术,而不再植入新的假体。这种术式适合很多病例,尤其是植入假体很长时间,不再想要太丰满乳房的病例,或是曾有过多次假体植入手术史,希望不再有假体相关问题出现的病例(图132.13)。也有些患者希望先行假体取出术联合乳房提升固定术,后续返回行新的假体植入术。这也在一定程度上降低了一次同时合并完成所有手术所带来的风险。

行假体取出联合乳房提升固定术的患者,尤其是联合包膜切除术的病例,手术风险绝对高于未隆胸的患者单纯进行乳房提升固定术病例,甚至高于乳房提升固定术联合初次隆胸术的病例。如前所述,乳腺组织萎缩,皮瓣变薄,此时行包囊切除术联合乳房提升固定术会影响乳头和皮瓣的血供。乳房腺体实质相对减少时也会影响乳房提升固定术的实施。近年来,有学者强调应用乳腺实质瓣和内缝合来增强乳房提升固定术的效果和维持时间[9,10]。支持这一术式的学者认为内缝合或是乳腺实质悬吊可以降低组织"下移翻卷"的风险,从而预防乳腺下垂。有些假体植入的病例,常常出现乳腺组织的严重萎缩及变薄以致没有太多组织行内部位置调整和缝合。此外,术中乳腺实质大部分会从胸壁剥离,从而导致血供障碍。以上因素均会导致乳腺实质缝合技术变得更为困难,并增加缺血和脂肪坏死的发生风险。隆胸患者如果行二次乳房提升固定术,皮肤切除、皮瓣游离、真皮层黏附生长情况将比乳腺实质缝合更加重要。

近年来,"短瘢痕"技术包括垂直切口乳房提升固定术得以广泛应用。这类技术的优点是不仅可以减少乳房下皱襞的瘢痕,还能增加乳房的凸度和上极的饱满度[11]。这对于很多患者来说是个绝佳的术式。但是,对于隆胸后行垂直切口乳房提升固定术的病例,手术医生需要考虑假体植入后对乳腺产生的变化。因为乳房下极组织通常变得最薄,因此手术时选择上蒂(Lejour, Lassus)相对安全(图132.14)。而下蒂,如SPAIR(短瘢痕环乳晕下蒂)乳房成形术[12]是相对禁忌的(图132.15)。对于乳房下垂矫正术,可供选择的术式是很多的。术式从新月形乳头牵拉到传统的Wise法乳房提升固定术[13]。总体来说,创伤最小,效果最佳的术式是最合适的。

最后一种隆胸术后乳房下垂矫正术可采取的术式是假体取出术、包膜切除术、乳房提升固定术及新假体植入术。这种联合式的手术风险最高,但也是患者最常要求的术式。合理的术前方案及正确的手术操作可以显著降低术后缺血的风险。关键是尽量避免采用很长且很薄的皮瓣,并且尽量行减张缝合。已行假体置换术的病例,并不需要行扩大的包膜切除术。对于松解包膜挛缩,包膜切开术更安全且等效于包膜切除术。尤其重要的是避免从较薄的皮瓣基底部剥离包膜。此外,患者已行假体置换术,那么通常可以采取不要太激进的乳房提升固定术。一般情况下,应选择对血供影响最小的乳房提升固定术。

对某些病例,简单的新月形切口乳房提升固定术就可以获得不错的美学效果[14]。新月形切口乳房提升固定术对全层组织切除的修复手术,即从皮肤经乳腺腺体实质至胸肌筋膜全层楔形切口,是一种更为有效的术式(图132.16)。当这种全层的新月形切口逐层关闭,会提升乳头及乳房下极,并减少皮肤切口缝合的张力,减少乳晕上半部分的牵拉力,从而避免瘢痕扩大。然而,如果患者的乳头下方和后方位置的血供不足(如环乳晕切口隆胸术),那么最好避免乳腺上极组织的全层切除。以保留连接乳头的供血皮瓣。此时仅可行皮肤去表皮或全厚皮肤切除(图132.17)。

环乳晕切口乳房提升固定术对二次乳房假体植入的病例来说通常有效[15,16]。虽然这种术式乳头仅可以上移3~4 cm,但是这种术式具有很大的

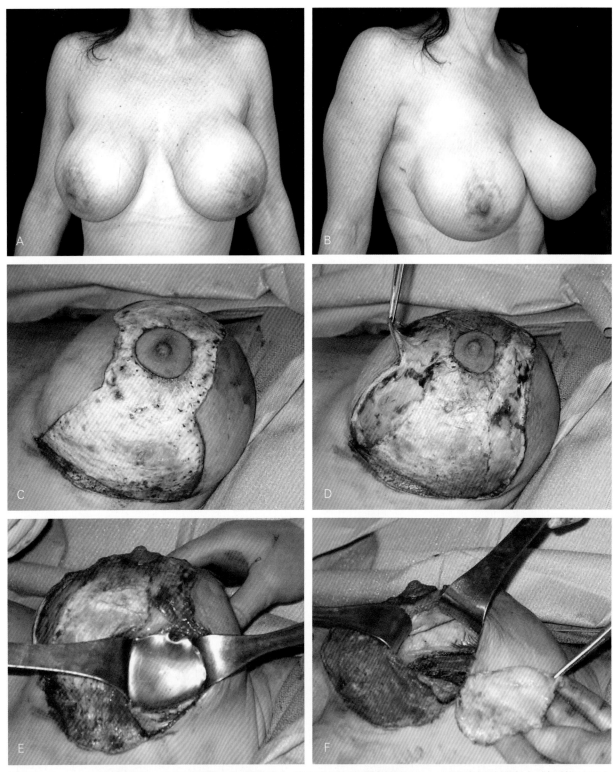

图132.13 A、B. 37岁病例。15年前行第一次隆胸手术;第二次则行包膜切除术、Benelli乳房提升固定术,并置换了更大的假体。现在她主诉乳房下垂明显、包膜挛缩复发且乳房"沉重"。患者决定行保留假体的乳房提升固定术。C. Wise法,去表皮。D. 皮瓣上提的距离设计得比较短,以保证皮肤的血液供应。E. 暴露及取出假体。F. 切除增厚、挛缩的后壁包膜。

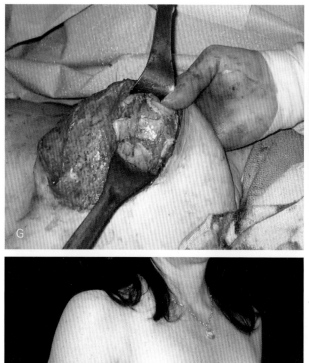

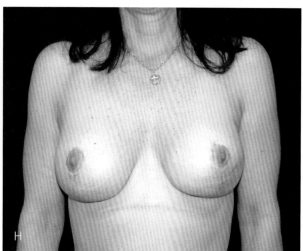

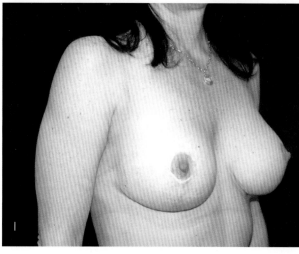

图 132.13(续) G. 保留垂直双蒂皮瓣深面的包膜,以保持乳头的血液供应;对包囊轻轻划动几下,使其与胸壁更容易贴合。H、I. 术后6个月随访照片。

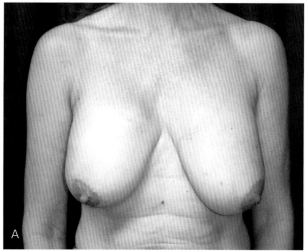

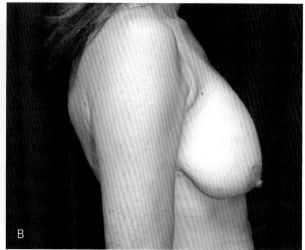

图 132.14 A、B. 53岁病例。20年前行硅胶假体隆胸手术;她对乳房下垂不满意且担心硅胶假体"渗漏"。她希望取出假体同时行乳房提升固定术,不想再放新假体。

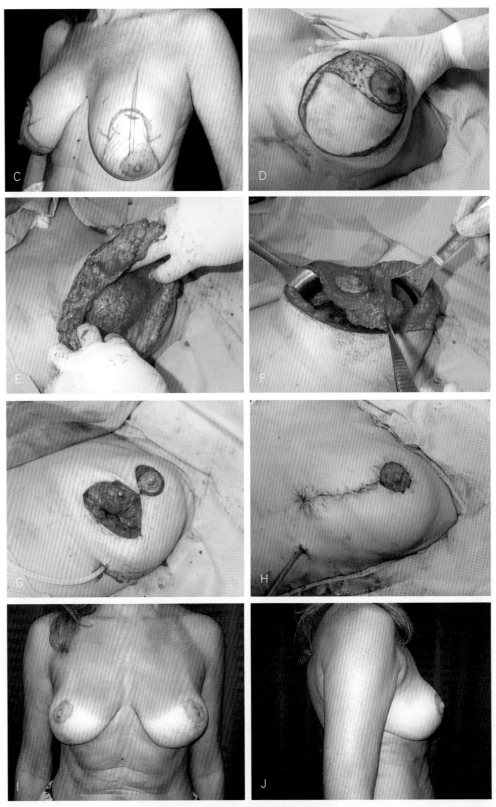

图132.14(续) C. 画出乳房提升固定术的垂直皮肤切口以及供应乳头血运的内上蒂。D. 蒂部皮肤去表皮。E. 取出假体(已有明显的硅凝胶渗漏),并切除全部的假体包膜。F. 乳头的血液供应和神经支配来自内上蒂;蒂周保留额外的组织,同蒂一起旋转上移使上极更加饱满。G. 乳头旋转上移嵌入圆顶样切口;分层缝合内侧和外侧的腺体。H. 关闭环乳晕和垂直皮肤切口。I、J. 术后6个月正、侧面观。

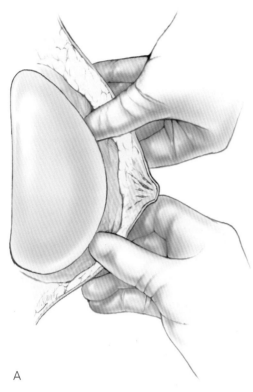

A

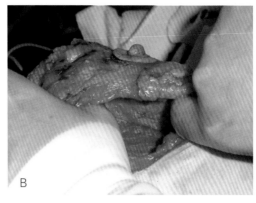

图 132.15　A. 假体植入术后的病例,乳房上极及下极连接乳头的蒂皮瓣相对较厚。B. 设计乳房提升固定术的皮瓣时,一侧需要通过乳房上极较厚的皮瓣来保留血供(右侧),下方薄一点的皮瓣(左侧)可能以提供额外的静脉回流通路,但是不能作为乳头-乳晕复合体可靠的供血皮瓣。

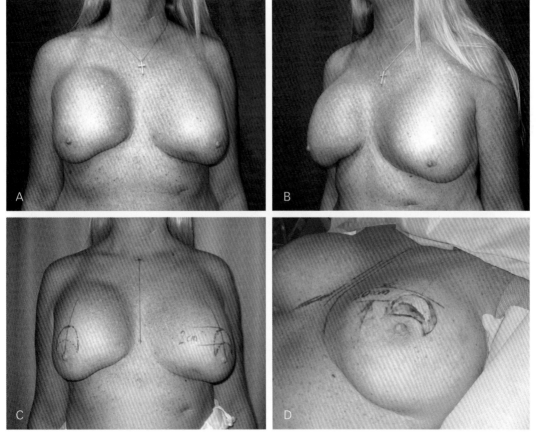

图 132.16　A、B. 47 岁病例。20 年前行胸肌后间隙假体隆胸术;现主诉乳房下垂,以及由于包膜挛缩而导致乳房变硬和假体移位。C. 术前皮肤标记为双侧新月形切口乳房提升固定术,目的是使双侧乳头提高 2 cm。D. 切开皮肤及皮下组织。

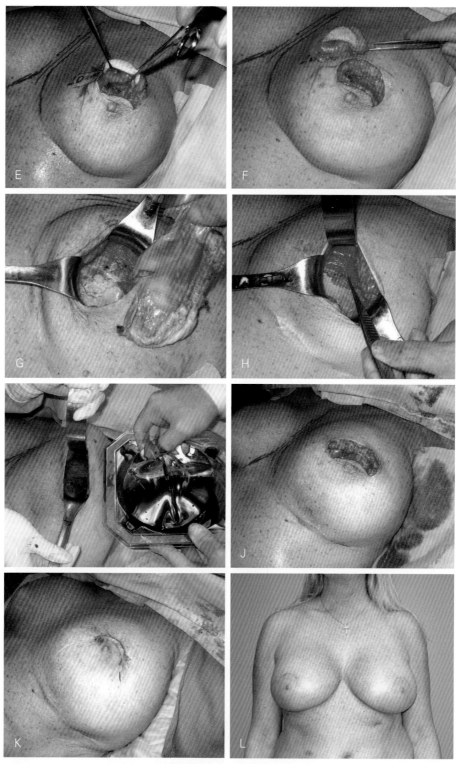

图 132.16(续) E. 继续往深层切开至肌肉筋膜或前包膜的位置。F. 切除新月形的皮肤和全层乳腺实质。G. 行包膜囊次全切除术。H. 制作新的乳房后间隙囊袋,胸大肌的前外侧边界与下胸壁缝合。I. 准备将新的假体置于乳腺后间隙囊袋(冲洗术区以阻止细菌生物膜形成,以期减少包膜挛缩的风险);对于具有足够软组织覆盖的乳房下垂病例,假体通常改为放置在乳房后间隙或"双平面"囊袋里,因为这有助于新包膜的形成。J. 逐层关闭新月形残腔,提升乳房下极,避免皮肤承受过多张力,并有助于防止乳晕瘢痕过度拉伸和扩大。K. 缝合皮肤后照片。L. 术后4个月随访。

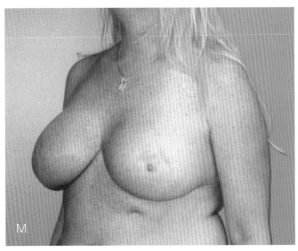

图132.16(续)　M. 术后4个月随访。

灵活性和操控性(图132.18)。乳头可以垂直提升(图132.19),或者设计环乳晕切口为偏心性,从而使乳头向内或向外移横向至乳房中轴线(图132.20和图132.21)。手术时选择不可吸收倒刺缝合线(Gore-Tex, nylon 或 Prolene),皮肤收紧效应也将永久存在,乳晕不会扩散,瘢痕也不易被牵拉。一个重要的技术要点是记得关注游离皮瓣时的斜面角度。因为乳晕下组织的萎缩变薄不易引起注视(尤其是在假体植入位置),在这种情况下制备皮瓣时角度过锐而严重打断了乳头、乳晕的血供。因此我们需要在相对浅的平面来游离皮瓣,以减少这种并发症的发生(图132.22)。如果行向心性切口,通常根本没必要游离周围皮瓣,从而一定程度上减少乳头缺血的风险。

垂直切口乳房提升固定术适合乳腺严重下垂的病例,她们希望上提乳头,且横向切除多余的皮肤(图132.23)。如前所述,设计垂直乳房提升固定术皮瓣方案时,牢记应注意乳腺下极区域受假体压迫而极可能出现萎缩变薄的情况。因此,乳头和乳晕区的供血蒂皮瓣主要选择乳腺上极部分(例如 Lassuma、Lejour),并且尽量避免使用下蒂技术(SRAIR)。经典垂直乳房提升固定术式是通过缝合内侧和外侧的乳腺实质"柱"来维持乳腺的"挺拔"状态[17]。曾行隆胸手术的患者的乳腺下极剩余腺体很少,技术上很难获取满意的腺体"柱"

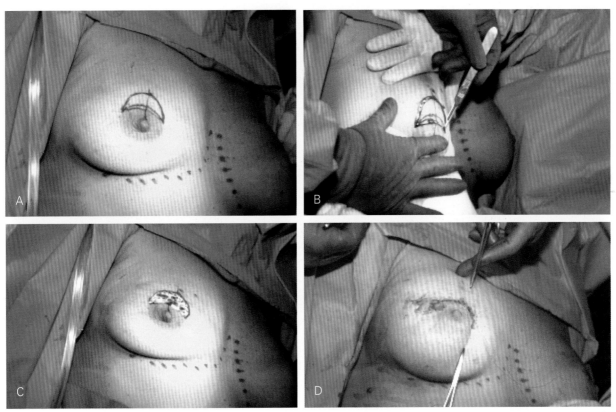

图132.17　A~D. 患者曾环乳晕切口假体植入术,全层的乳腺切除可能会损伤乳头-乳晕复合体的血供,这种情况下只有去表皮化或全厚皮肤切除是适宜的。

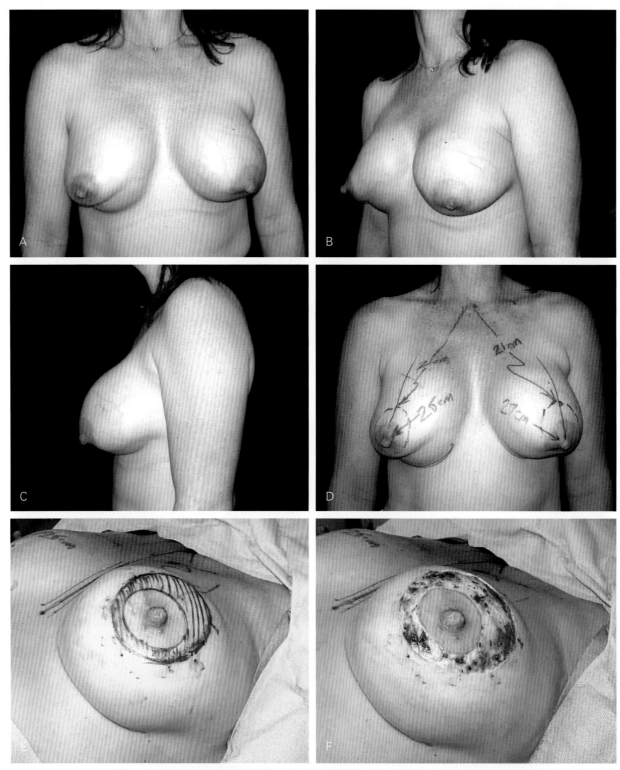

图 132.18　A～C. 患者 15 年前行胸肌后间隙假体植入术，现出现乳房下垂、包膜挛缩、"双泡"乳房畸形（右侧严重）、乳腺上极膨隆、双侧乳晕不对称。D. 术前设计及标记：Beneli 乳房提升固定术，联合包膜切除术，假体更换并重置于乳腺后间隙。E. 标记去表皮区及乳晕边界。F. 去表皮完成。

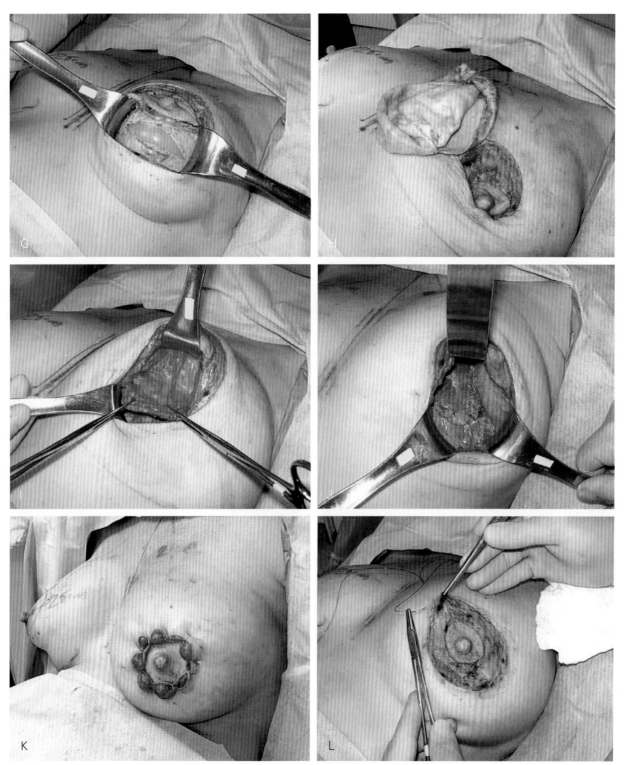

图 132.18(续)　G. 乳房下皱襞切口至假体周围间隙,这里由于假体长期挤压至组织变薄,保留乳头上方和内侧组织不被打断以确保乳头充分的血供和感觉。H. 完整的包膜囊切除。I. 确定胸大肌前外侧缘以便游离一个新的乳房后间隙。J. 乳腺后间隙囊腔创建完成后,非可吸收线将胸肌重新缝合于胸壁。K. 植入"假体测量器",暂时关闭切口。患者于手术台取坐位以确保新囊腔游离充分。L. 永久性假体植入后,真皮浅层环乳晕荷包缝合(通常是0号或1号Prolene或nylon)

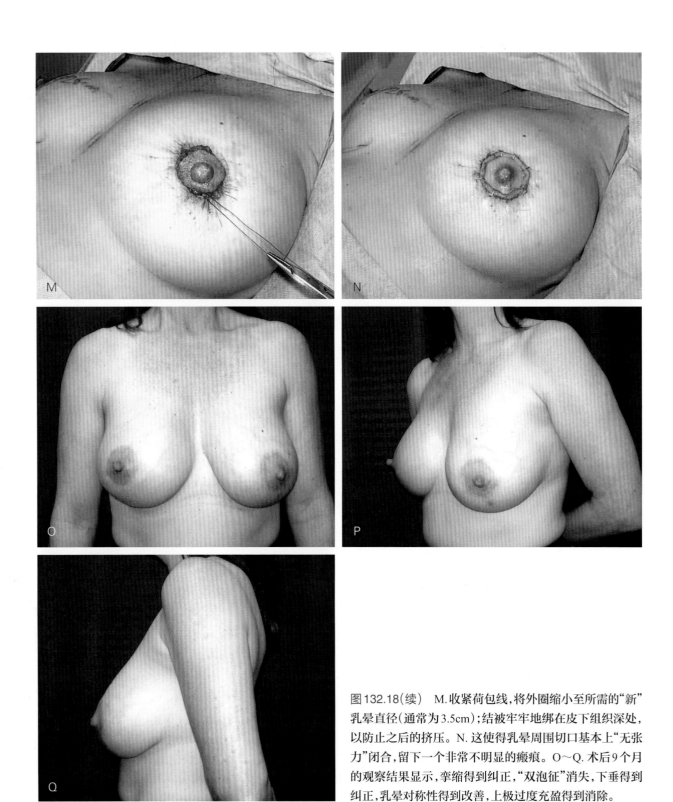

图 132.18(续) M. 收紧荷包线,将外圈缩小至所需的"新"乳晕直径(通常为 3.5cm);结被牢牢地绑在皮下组织深处,以防止之后的挤压。N. 这使得乳晕周围切口基本上"无张力"闭合,留下一个非常不明显的瘢痕。O~Q. 术后 9 个月的观察结果显示,挛缩得到纠正,"双泡征"消失,下垂得到纠正,乳晕对称性得到改善,上极过度充盈得到消除。

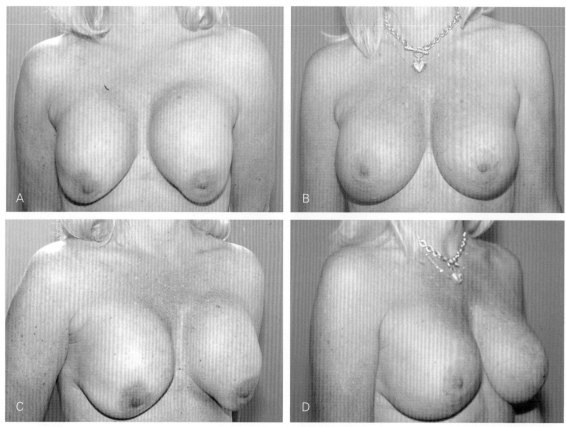

图132.19　A～D. Ⅲ度包膜挛缩和中重度乳房下垂的患者行包膜切除术、假体置换术和环乳晕乳房提升固定术的术前、术后照片。

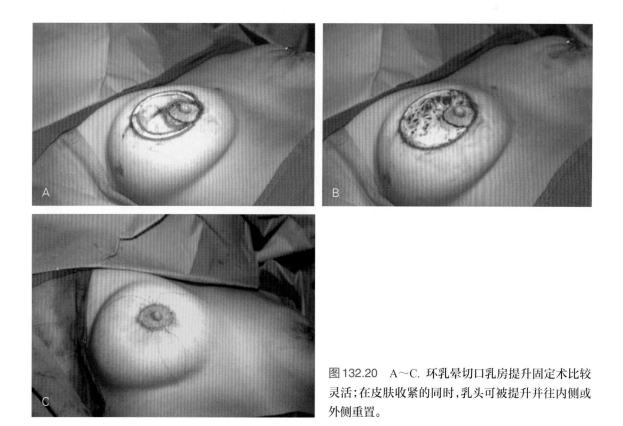

图132.20　A～C. 环乳晕切口乳房提升固定术比较灵活；在皮肤收紧的同时，乳头可被提升并往内侧或外侧重置。

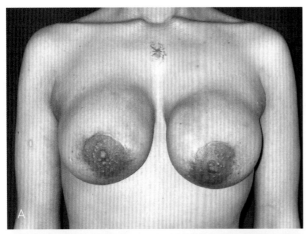
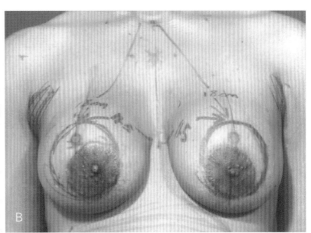
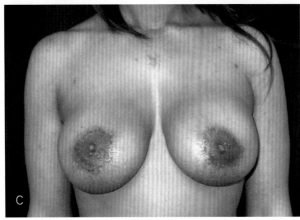

图 132.21　A. 26岁女性病例，双侧Baker Ⅲ级包膜挛缩、乳房下垂和乳头内侧移位。B. 设计偏心性环乳晕切口乳房提升固定术。C. 行包膜切开术、环乳晕切口乳房提升固定术和假体置换术后的效果。

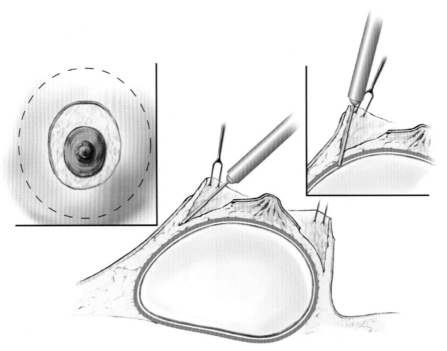

图 132.22　在假体植入的病例中，乳晕下组织可能已经严重变薄。行环乳晕切口乳房提升固定术时，必须小心注意游离皮瓣斜面不要太深，以免造成不可逆乳头失血供、血运的风险。

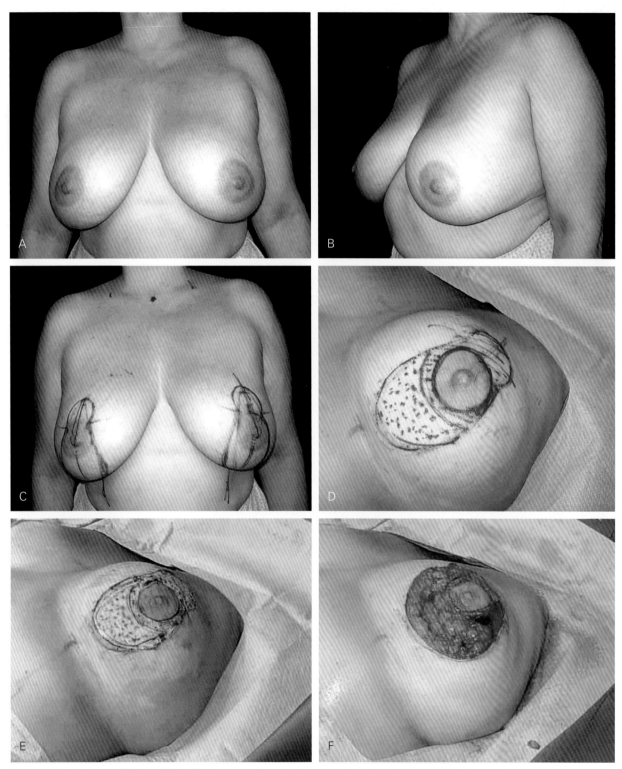

图132.23　A、B. 56岁患者，曾有假体植入史，现出现乳房下垂，需行假体更换及乳房提升术。C. 术前标记上蒂垂直切口乳房提升固定。D. 术中标记，乳头下方斑点状标记的部位行全厚组织切除，乳头上方斜条纹标记的部位去表皮制备上蒂。E. 标记部位皮肤切除完成，蒂皮瓣去表皮完成。F. 从乳房下极中央切开皮肤和乳腺组织，创建乳腺内、外侧腺体实质"柱"，以及便于假体植入的入口。

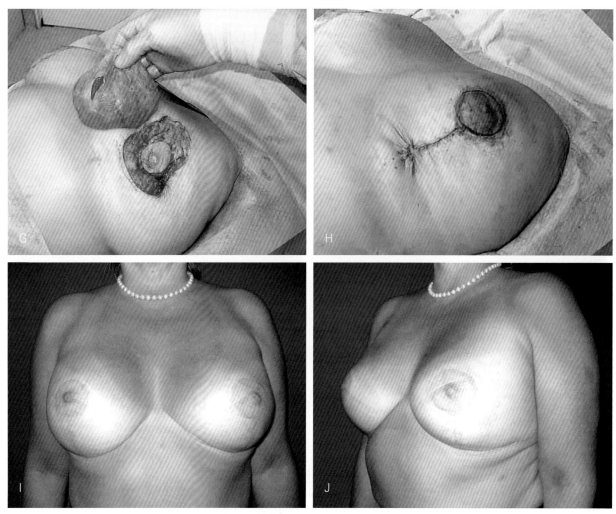

图132.23（续） G. 依次取出旧假体和切除包膜囊。H. 植入新假体，关闭切口。I、J. 术后4个月的表现。

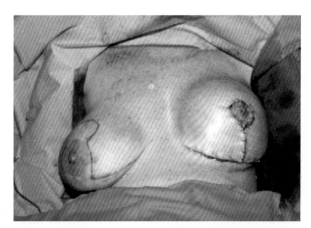

图132.24 传统Wise法乳房提升固定术联合包膜切开术可以有效地切除水平及垂直方向过多的皮肤。

来支撑。然而，我们可以尝试使用乳腺实质或皮下组织至垂直缝合位置并分层修复。垂直蒂的最下份最易出现伤口裂开和分离，如果没有充足的

组织覆盖假体，极易出现假体外露。

基于Wise法皮肤切口的传统的乳房提升固定术[18]，适用于很多患者。这种类型的皮肤切口对横向和纵向切除多余的皮肤最有效（图132.24）。因为下极组织最可能变薄萎缩。因此，我们设计乳头、乳晕的供血蒂时，应选择上蒂和上内蒂及上外蒂。乳头也在垂直双蒂皮瓣中上下移动[19]。下蒂可能薄且萎缩，但它仍然可为乳头－乳晕复合体提供额外的静脉回流。更重要的是，下蒂可形成皮瓣下的组织保护层。乳房提升固定术的倒T形切口出现切口裂开并不罕见，这可能导致假体外露。如果保留下蒂，它可挡住假体避免其外露（图132.25）。在某些情况下，蒂的设计和皮瓣的制备需"个体化"，以适应每个患者的解剖或生理特征（图132.26）。

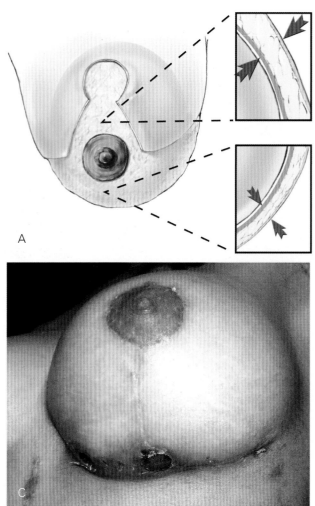

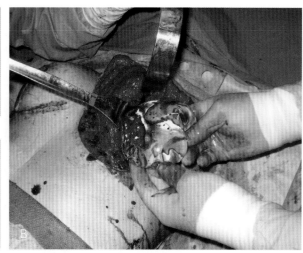

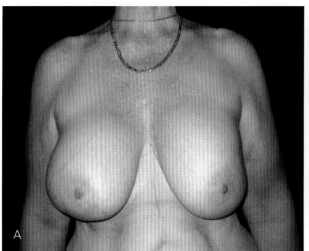

图 132.25　A. 由于乳房下极组织变薄，乳头的血液供应主要依赖于上蒂、内上蒂或外上蒂。B. 该患者进行 Wise 法乳房提升固定术联合包膜切除术和假体置换术，保留下蒂以在假体下极提供一层额外的软组织覆盖。C. 保留下蒂可以在乳房提升固定术后皮瓣裂开的情况下（如这个病例）阻止假体外露。

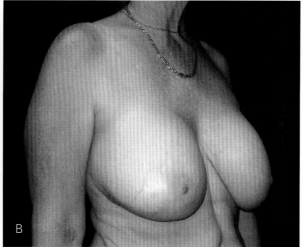

图 132.26　A～C. 64 岁的病例。双侧硅胶假体破裂并渗漏了很长一段时间；右侧假体广泛渗透至乳房实质腺体和真皮层（尤其是乳房的外下象限和中下部，这些区域的皮肤出现红斑及硬结）。她还伴有中重度的乳房下垂。她希望取出渗漏的假体及处理硅凝胶渗漏的所有区域的组织，提升乳房，更换新的假体，并且不愿意"缩小"她的乳房。

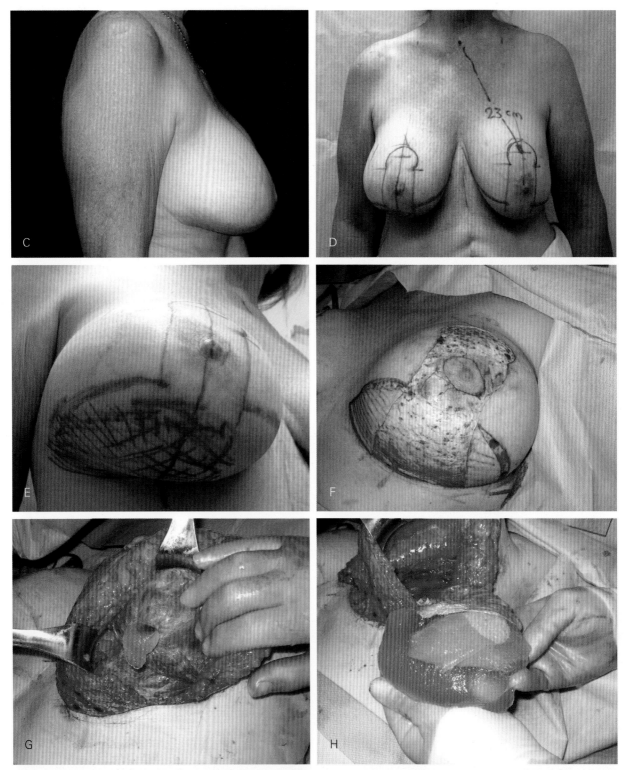

图132.26(续) D. Wise法乳房提升固定术的术前皮肤标记。E. 交叉线标记的区域为硅凝胶渗漏的乳腺实质腺体和真皮区域。F. 左侧设计了常规的Wise法垂直双蒂皮瓣,去表皮。G. 术前检查提示大量硅凝胶渗漏,原本计划切除假体及周围包膜,术中见渗漏的假体仍然包裹在假体包膜囊内。H. 完整移除渗漏的硅凝胶、破裂的假体外壳和附着的Dacron fixation补片(典型的老一代假体)及瘢痕组织包膜。

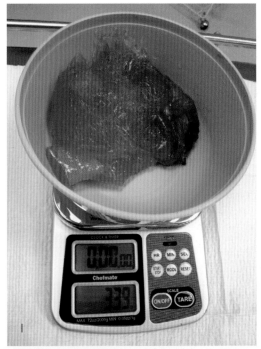

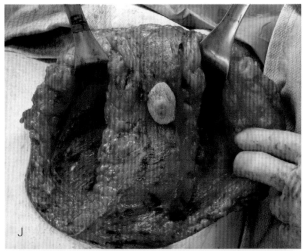

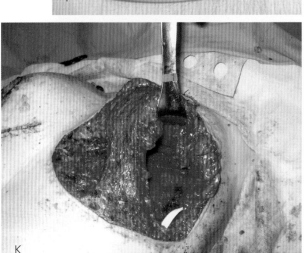

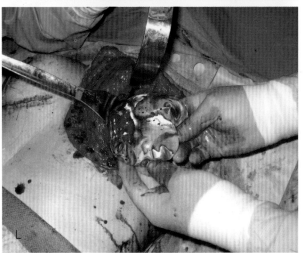

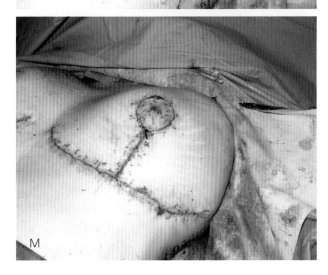

图 132.26（续） I. 左侧标本重 339 g；这有助于确定新假体的大小。J. 左侧乳头、乳晕良好的血供来自于垂直双蒂皮瓣。K. 下蒂将提供一层"额外的"软组织层覆盖假体，以防止提升术皮瓣裂开时假体外露。L. 350 ml 硅胶假体植入假体囊袋；下蒂覆盖在假体下半部表面。M. 逐层关闭切口。

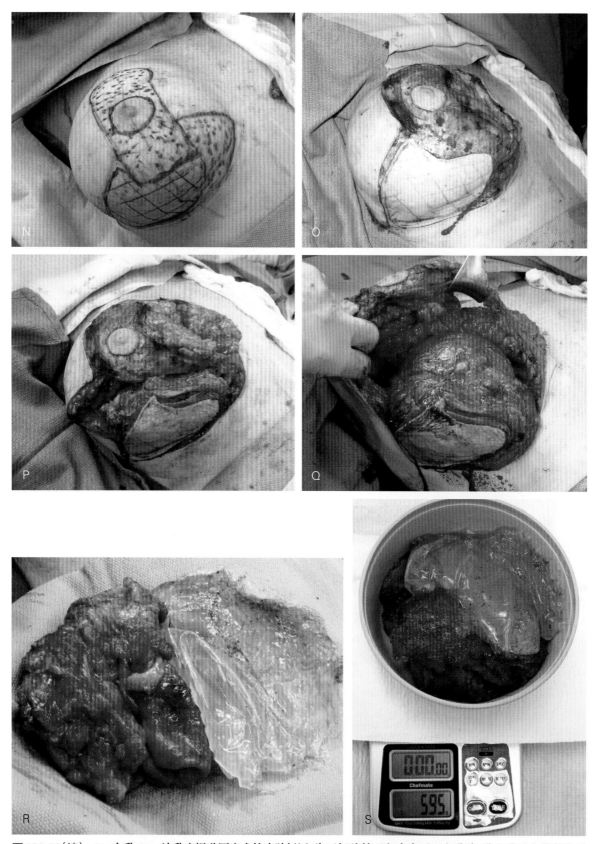

图132.26（续） N. 右乳Wise法乳房提升固定术的皮肤标记；为了切除外下和中央区下方乳腺，乳头乳晕血供蒂做了调整。点状区域将去表皮，以制备上蒂和"改良"下蒂，而交叉线区域将切除全厚皮肤及腺体。O. 皮肤按计划切开，带蒂皮瓣去表皮。P. 继续往下切开以制备蒂部，切除受累的皮肤和腺体至破裂的假体及包膜表面。Q. 将受累的皮肤和腺体连同包膜和破裂的假体整块切除。R. 切下的右乳标本。S. 标本重595 g，这有助于确定新的假体大小。

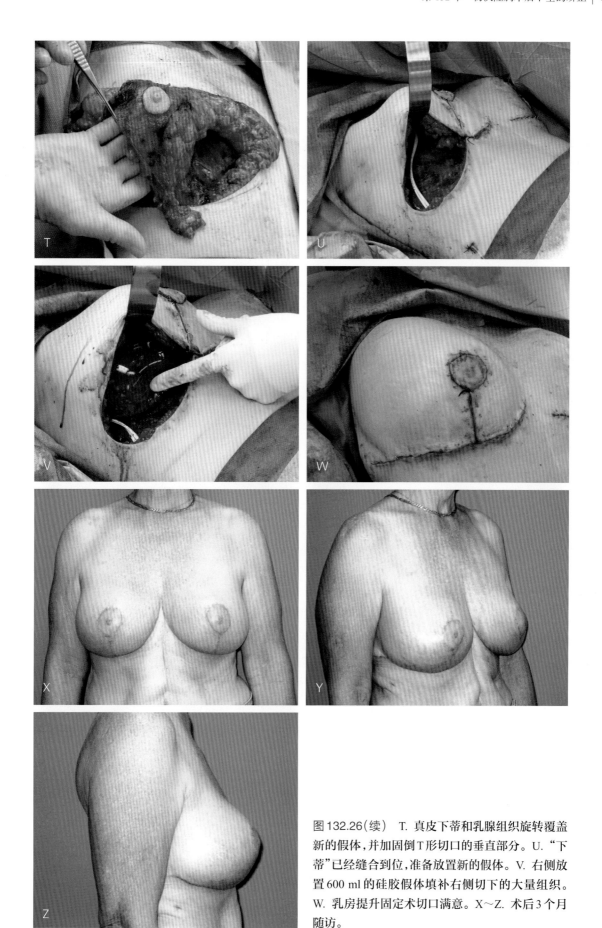

图 132.26（续） T. 真皮下蒂和乳腺组织旋转覆盖新的假体，并加固倒 T 形切口的垂直部分。U. "下蒂"已经缝合到位，准备放置新的假体。V. 右侧放置 600 ml 的硅胶假体填补右侧切下的大量组织。W. 乳房提升固定术切口满意。X～Z. 术后 3 个月随访。

无论选择哪种类型的乳房提升固定术,不应过早切除过多的皮肤。最好先保守设计,重置假体后再根据实际情况切除多余的皮肤。这将有助于减少不可逆的皮肤短缺情况,并减少缝皮后皮肤过度紧张的可能。

选择大小合适的假体也很重要。需平衡好各个因素的关系。大假体将撑开回缩的皮肤有助于纠正乳房下垂,但也会增加皮瓣张力,并可能压迫乳头和乳晕的血管蒂。避免冲动(或答应患者要求)地放置过大的假体。

我们在手术过程中需要考虑乳头－乳晕复合体或乳房提升固定术的皮瓣都可能需上提。在这种情况下,不应行即刻假体植入术,而是几个月之后再行延迟假体植入术。如果患者观察到有术后血供障碍问题,我们可以采取多种方案来改善供血。有时拆除乳晕周围的缝线和提升固定术皮肤切口的缝线可改善静脉的回流,缓解淤血情况,从而快速地改善皮瓣外观(图132.27)。如果是盐水假体,可以抽掉部分盐水(或者取出假体)来减轻皮瓣张力,改善皮瓣缺血。高压氧治疗也可改善皮瓣缺血,其作用是通过减少自由基的生成从而降低缺血区的炎症反应来提高缺血区血流灌注。2%的硝酸甘油软膏也可以用在淤血区域以改善血液循环。用法:7.5 mg硝酸甘油软膏涂于淤血部位,1天2次。

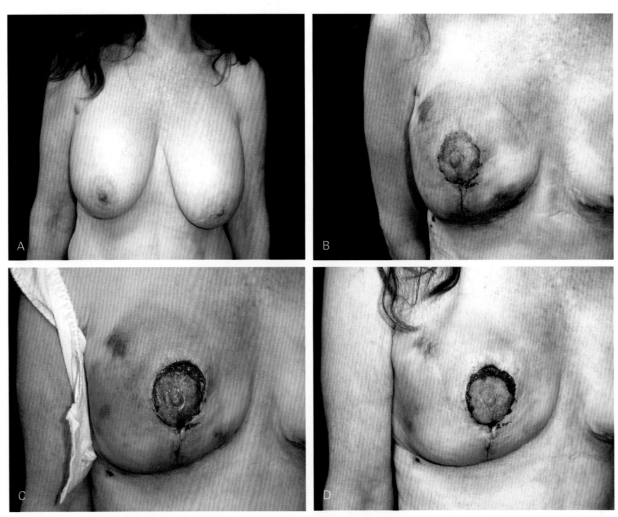

图132.27　A. 57岁女性病例。20年前行假体隆胸术,现主诉双乳巨大、下垂、不对称。她选择行假体取出(不是置换)术,包膜切除术和Wise法乳房提升固定术。B. 术后72小时,右侧乳头－乳晕复合体出现严重淤血,皮温降低,无毛细血管充盈。拆除乳晕周围缝线,乳晕涂抹硝酸甘油软膏。C. 随访4天淤血部分改善,乳头－乳晕复合体淤血减轻。D. 涂抹软膏的第5天,虽然仍然有片状的淤血,乳头－乳晕复合体血液循环明显改善。

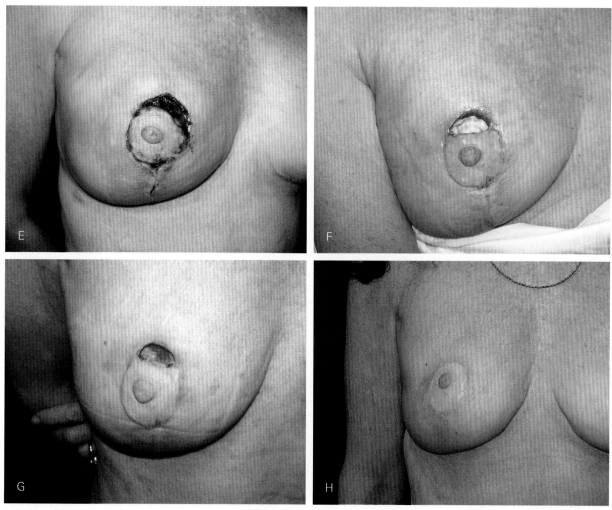

图 132.27(续) E. 第 3 周,乳头-乳晕复合体全恢复。F. 第 5 周,痂块提示脂肪坏死风险行清创术,开放伤口,保守清创后湿盐水敷料覆盖创面。G. 在第 7 周,伤口基底面出现健康肉芽组织,缝合切口。H. 6 个月后,创面完全愈合,乳晕有轻微扭曲不平整,将通过环乳晕切口乳房提升固定术来矫正。

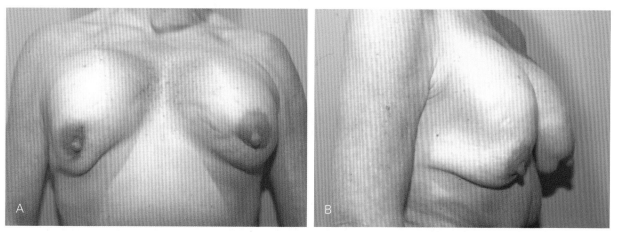

图 132.28 A、B. 双侧 Baker 评分Ⅳ级包膜挛缩和乳房下垂病例术前观。

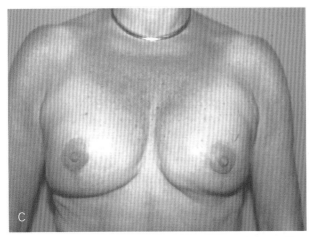
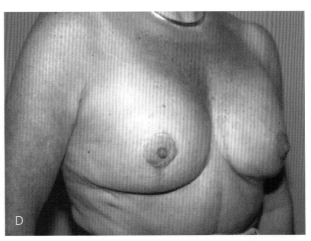

图132.28(续) C、D. 同一病例二期矫正术完成后。一期手术包括假体取出、包膜切除及乳房提升固定术,二期手术为胸大肌后间隙新假体植入术。

综上所述,隆胸术后乳房下垂矫正术正日益成为一个重要的话题,其作为复杂手术的治疗适应证值得引起关注。随着这些隆胸患者的年龄增长,越来越多的患者要求联合手术,包括乳房提升术、包膜手术和假体更换术。这些联合手术存在较高的风险,部分缘于假体对乳腺解剖和生理学的影响。这些影响包括组织萎缩、变薄和牵拉,以及减少皮肤和乳头的血供。实施这些患者的手术时需时刻保持警惕。合理的术前设计,关注细节,大多数的病例都会避免严重的并发症而获得良好的手术效果(图132.28)。

编者评论

这一章非常重要,因为我们不确定是否在假体取出术后应该即刻还是延期行乳房提升固定术。Handel医生对隆胸术后即刻行乳房提升固定术的病例准确地强调了一些重点关注事项。从基本的乳头-乳晕复合体的固有血供开始谈起,涉及乳房历经不同程度的萎缩和变薄后塑形的问题。我的大多数病例假体取出术后并没有即刻行乳房提升固定术,而是几个月后血管重建到一定程度,乳房逐渐出现压缩、萎缩的状态,处于稳定后再行延期乳房提升术。Handel医生正确地强调了假体取出术、包膜切除术联合乳房提升固定术会增加伤口延迟愈合和组织坏死的发生率。我同样观察到部分患者假体取出术后效果满意,而没有继续原计划的乳房提升固定术。这种情况常见于那些年轻、植入假体较小(小于250 ml)的病例。

如果有必要必须进行乳房提升固定术,我会更倾向最小化切口来保护血供和减少瘢痕形成。我偶尔做新月形切口乳房提升固定术、环乳晕切口乳房提升固定术、垂直双蒂乳房提升固定术和乳房下极切除的乳房提升固定术。最后一种术式是在一个假性乳房下垂且伴乳腺下皱襞长切口的病例中实施的。适应证对的手术都会取得满意的效果,像这个病例,我是不会选择Wise法乳房提升固定术的。

(M.Y.N.)

参考文献

［1］ American Society of Plastic Surgeons. 2007 Plastic Surgery Statistics. Available at: http://www.plasticsurgery.org/Media/Statistics/2007_Statistics.html. Accessed July 21, 2010.

［2］ Gabriel SE, Woods JE, O' Fallon M, et al. Complications leading to surgery after breast implantation. *N Engl J Med* 1997;336(10): 677-682.

［3］ Spear SL. Augmentation/mastopexy: "surgeon beware." *Plast Reconstr Surg* 2003;112:905-906.

［4］ Spear SL, Giese SY. Simultaneous breast augmentation and mastopexy. *Aesthet Surg J* 2002;20:155-164.

［5］ Pearson DC, Sherris DA. Resorption beneath Silastic mandibular implants: effects of placement and pressure. *Arch Facial Plast Surg* 1999;1:261-265.

［6］ Matarasso A, Elias AC, Elias RL. Labial incompetence: a marker for progressive bone resorption in Silastic chin augmentation: an update. *Plast Reconstr Surg* 2003;112(2):676-678.

［7］ Tebbetts JB. The greatest myths in breast augmentation. *Plast Reconstr Surg* 2001;107:1895-1903.

［8］ McGrath MH, Burkhardt BR. The safety and efficacy of breast implants for augmentation mammaplasty. *Plast Reconstr Surg* 1984; 74(4):550-560.

［9］ Lassus C. Vertical scar breast reduction and mastopexy without undermining. In: Spear SL, ed. *Surgery of the Breast: Principles and Art*. Philadelphia: Lippincott-Raven; 1998:717-734.

［10］ Lejour M. Vertical mammaplasty for breast reduction and mastopexy. In: Spear SL, ed. *Surgery of the Breast: Principles and Art*. Philadelphia: Lippincott-Raven; 1998:735-747.

［11］ Spear SL, Howard MA. Evolution of the vertical reduction mammaplasty. *Plast Reconstr Surg* 2003;112(3):855-867.

［12］ Hammond DC. Short-scar periareolar-inferior pedicle reduction (SPAIR) mammaplasty. *Oper Techn Plast Reconstr Surg* 1999;6: 106-118.

［13］ Handel N. Augmentation mastopexy. In: Spear SL, ed. *Surgery of the Breast: Principles and Art*. Philadelphia: Lippincott-Raven; 1998:921-937.

［14］ Puckett CL, Meyer VH, Reinisch JF. Crescent mastopexy and augmentation. *Plast Reconstr Surg* 1985;75(4):533-539.

［15］ Benelli L. A new periareolar mammaplasty: the "round block" technique. *Aesthet Plast Surg* 1990;14:93-98.

［16］ Brink RR. Management of true ptosis of the breast. *Plast Reconstr Surg* 1993;91(4):657-662.

［17］ Hall-Findlay EJ. A simplified vertical reduction mammaplasty: shortening the learning curve. *Plast Reconstr Surg* 1999;104(3): 748-759.

［18］ Wise RJ. A preliminary report on a method of planning the mammaplasty. *Plast Reconstr Surg* 1956;17:367-372.

［19］ McKissock PK. Reduction mammaplasty with a vertical dermal flap. *Plast Reconstr Surg* 1972;49(3):245-252.

索 引

（按首字汉语拼音排序）